Christa Wilczek
Kristin Merl

MemoVet

5. Auflage

Christa Wilczek
Kristin Merl

MemoVet
Praxis-Leitfaden Tiermedizin

5. Auflage

Mit 118 Abbildungen
und 128 Tabellen

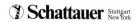
Schattauer Stuttgart New York

Christa Wilczek
Dr. med. vet., Veterinäroberrätin
Fachbereich Tierschutz und Tierseuchen
Amt für Veterinärwesen und Verbraucherschutz
Haardtring 369
64295 Darmstadt
E-Mail: c.wilczek@ladadi.de

Kristin Merl
Dr. med. vet., Veterinärrätin
Dezernat V54: Veterinärwesen und Verbraucherschutz
Darmstadt Regierungspräsidium
Wilhelminenstraße 1–3
64283 Darmstadt
E-Mail: k.merl@rpda.hessen.de

Bibliografische Information der Deutschen Nationalbibliothek
Die Deutsche Nationalbibliothek verzeichnet diese Publikation in der Deutschen Nationalbibliografie; detaillierte bibliografische Daten sind im Internet über http://dnb.d-nb.de abrufbar.

Besonderer Hinweis:
Die Medizin unterliegt einem fortwährenden Entwicklungsprozess, sodass alle Angaben, insbesondere zu diagnostischen und therapeutischen Verfahren, immer nur dem Wissensstand zum Zeitpunkt der Drucklegung des Buches entsprechen können. Hinsichtlich der angegebenen Empfehlungen zur Therapie und der Auswahl sowie Dosierung von Medikamenten wurde die größtmögliche Sorgfalt beachtet. Gleichwohl werden die Benutzer aufgefordert, die Beipackzettel und Fachinformationen der Hersteller zur Kontrolle heranzuziehen und im Zweifelsfall einen Spezialisten zu konsultieren. Fragliche Unstimmigkeiten sollten bitte im allgemeinen Interesse dem Verlag mitgeteilt werden. Der Benutzer selbst bleibt verantwortlich für jede diagnostische oder therapeutische Applikation, Medikation und Dosierung.
In diesem Buch sind eingetragene Warenzeichen (geschützte Warennamen) nicht besonders kenntlich gemacht. Es kann also aus dem Fehlen eines entsprechenden Hinweises nicht geschlossen werden, dass es sich um einen freien Warennamen handelt.
Das Werk mit allen seinen Teilen ist urheberrechtlich geschützt. Jede Verwertung außerhalb der Bestimmungen des Urheberrechtsgesetzes ist ohne schriftliche Zustimmung des Verlages unzulässig und strafbar. Kein Teil des Werkes darf in irgendeiner Form ohne schriftliche Genehmigung des Verlages reproduziert werden.

© 2008 by Schattauer GmbH, Hölderlinstraße 3, 70174 Stuttgart, Germany
E-Mail: info@schattauer.de
Internet: http://www.schattauer.de
Printed in Germany

Lektorat: Dr. med. vet. Marie Teltscher
Umschlagabbildung: „Dog with stethoscope around her neck"; Keriok © Fotolia.com
Satz: Alexandra Kramm
Druck und Einband: AZ Druck und Datentechnik, Kempten/Allgäu

ISBN 978-3-7945-2540-9

Vorwort zur 5. Auflage

Wir freuen uns sehr, Ihnen eine neue und vollständig überarbeitete 5. Auflage des Buches MemoVet vorlegen zu können.
„Neu" im Hinblick auf die Aktualisierung des gesamten Inhaltes und die Zusammensetzung der Autoren – „alt" im Hinblick auf die bewährte Kompaktheit und Übersichtlichkeit des beliebten Kitteltaschen-Handbuches.
Vor nunmehr dreizehn Jahren beschlossen drei Studienfreunde, eine Idee zu verwirklichen und mit Unterstützung des Schattauer Verlages erschien dieses Buch erstmals auf dem Markt. Nach Fertigstellung der 4. Auflage schieden zwei Autoren aus beruflichen Gründen aus, sodass sich die Frage stellte: Wie geht es mit MemoVet weiter? Mit Frau Dr. Kristin Merl, zuständig für die Tierarzneimittelüberwachung im Regierungsbezirk Darmstadt, konnte eine neue Autorin gewonnen werden, die den gesamten Arzneimittelbereich überarbeitete und auf den neuesten Stand brachte. Darüber hinaus erfolgte auch eine Aktualisierung der übrigen Kapitel und nun stellen wir mit Stolz und Freude fest: „Es ist geschafft!!"
Vor Ihnen liegt ein Werk, das weiterhin ein zuverlässiger Ratgeber in täglichen Praxisfragen sein soll und das Sie sicherlich auch außerhalb der Kitteltasche gerne begleitet. Wenn wir in den folgenden Kapiteln von „Tierärzten" schreiben, sind damit selbstverständlich auch alle Kolleginnen gemeint. Für Anregungen und konstruktive Kritik sind wir jederzeit offen und danken allen, die uns mit viel Geduld, Verständnis und Engagement unterstützt haben.

Darmstadt, im April 2008 **Dr. Christa Wilczek**
Dr. Kristin Merl

Vorwort zur 1. Auflage

„Spickzettel der Veterinärmediziner", das etwa könnte die Übersetzung für unser Buch sein. Wir, Kristine, Christa und Uwe, sind Studienfreunde, die gemeinsam ihr Examen gemacht haben. Seit dieser Zeit hat jeder seinen Weg eingeschlagen (Promotion, Kreisexamen, Assistenzzeit, Vertretungen, Amtstierarzt), doch bei den leider seltenen Treffen fielen uns immer wieder Gemeinsamkeiten auf, zum Beispiel: Trotz des langen Studiums fehlt uns immer noch (oder schon wieder?) Basiswissen. Es sind keine gravierenden Dinge, doch stets hat man das Gefühl, man benötigt eine Sammlung von Fachliteratur im mitgeführten Koffer (Wäschekorb), um einigermaßen selbstbewusst diesen vielfältigen Beruf ausüben zu können. Besonders schmerzlich fiel es uns immer bei Vertretungen auf: Die so lieb gewonnenen Medikamente hatte der Kollege nicht da, statt dessen andere Arznei, die uns ach so fremd erschien und ohne Waschzettel im Hause stand. Plötzlich verließ uns der Mut, mussten wir rasch eine Narkose mit uns relativ unbekannten Narkotika machen – kein gutes Gefühl!

Aus dieser Problematik heraus machte Uwe sich auf die Suche nach einem Handbuch, was nicht die Krankheitsbilder und deren Therapie beinhaltet (gibt es genug), sondern nach einem Handbuch für die Kitteltasche, das einem helfen kann, die täglichen Nöte des Vertreters oder Anfängers zu besiegen; aber er fand nichts. Und da war der Entschluss gefasst: Wir machen selbst ein Buch, ein MemoVet.

Nur für Studenten und Anfänger?

Nein, mit Sicherheit nicht! „Nobody is perfect", auch wenn so mancher Lehrpraktiker gerne den Anschein erwecken möchte. Nie haben wir Kollegen getroffen, die auf allen Tätigkeitsfeldern sattelfest waren. Gerade in den Randbereichen braucht man bisweilen eine Gedankenstütze und sollte sich aus falscher Eitelkeit nicht davon freisprechen. Gerade der Gemischtpraktiker wird gerne zum MemoVet greifen.

Dennoch, unser MemoVet kann kein Lehrbuch ersetzen!

Die Dosierungen und Tipps sind nach bestem Wissen und Gewissen, nach sorgfältigen Recherchen erstellt worden, doch entbinden sie nicht von kritischer Prüfung.

Gerade die erste Auflage sollte dem Leser Anlass zu konstruktiver Kritik geben, damit MemoVet ein noch zuverlässigerer Partner werden kann.

Die Autoren

Inhalt

I Allgemeines ... 1
1. Maßeinheiten und Umrechnungswerte ... 2
2. Röntgen ... 10
3. Chirurgisches Nähen ... 26
4. Rezepte ... 52
5. Dokumentationspflichten in der tierärztlichen Hausapotheke ... 62
6. Infusionstherapie ... 66
7. Labor ... 82
8. Grundlagen der Endokrinologie ... 116
9. Corticoide ... 127
10. Antibiotika, Chemotherapeutika und Antimykotika ... 132
11. Anästhesie ... 150
12. Der Notfallkoffer ... 169
13. Zoonosen ... 175
14. Tierseuchen ... 194
15. Einfuhr und Verbringen von Tieren in die EU ... 204

II Hund und Katze ... 209
1. Anatomie und Zugänge ... 210
2. Altersbestimmung ... 226
3. Physiologische Standardwerte ... 232
4. Laborwerte ... 236
5. Impfschemata ... 240
6. Parasitenbekämpfung ... 243
7. Gynäkologie ... 248
8. Anästhesie ... 264
9. Notfalltherapie ... 280
10. Dosierungsvorschläge ... 303

III Pferd ... 309
1. Anatomie und Zugänge ... 310
2. Altersbestimmung ... 330
3. Physiologische Standardwerte ... 338
4. Laborwerte ... 342

5	Impfschemata	345
6	Parasitenbekämpfung	347
7	Gynäkologie	351
8	Anästhesie	363
9	Notfalltherapie	373
10	Dosierungsvorschläge	396

IV Rind 401

1	Anatomie und Zugänge	402
2	Altersbestimmung	413
3	Physiologische Standardwerte	418
4	Laborwerte	423
5	Impfschemata	428
6	Parasitenbekämpfung	437
7	Gynäkologie	440
8	Anästhesie	450
9	Notfalltherapie	457
10	Dosierungsvorschläge	475

V Schwein 481

1	Anatomie und Zugänge	482
2	Altersbestimmung	494
3	Physiologische Standardwerte	497
4	Laborwerte	502
5	Impfschemata	505
6	Parasitenbekämpfung	510
7	Gynäkologie	513
8	Anästhesie	523
9	Notfalltherapie	528
10	Dosierungsvorschläge	537

Sachverzeichnis 541

Abkürzungsverzeichnis

A

A., Aa.	Arteria, Arteriae
AB	Antibiotikum
AM	Arzneimittel
AMG	Arzneimittelgesetz
AMV	Arzneimittelvormischung
AMVV	Arzneimittelverschreibungsverordnung
Art., Artt.	Articulatio, Articulationes

B

BfARM	Bundesinstitut für Arzneimittel und Medizinprodukte
BmTier-SSchV	Binnenmarkttierseuchenschutz-Verordnung
BSE	bovine spongiforme Enzephalitis
BSG	Blutsenkungsgeschwindigkeit
BTM	Betäubungsmittel
BtMBinHV	Betäubungsmittel-Binnenhandelsverordnung
BtMG	Betäubungsmittelgesetz
BtMVV	Betäubungsmittelverschreibungsverordnung
BW	Brustwirbel
BZ	Blutzucker

C

C.l.	Corpus luteum
CWD	chronic wasting disease

D

DD	Differenzialdiagnose
DT	Dauertropf

E

ED	Erhaltungsdosis
EP	Europäische Schweinepest
EW	Endwirt
ext.	externa

F

Flfr	Fleischfresser
For.	Foramen

G

G 5	Glucose-Lösung 5%
G 25	Glucose-Lösung 25%
ggr.	geringgradig
GT	Großtiere

H

HAM	Humanarzneimittel
Hd	Hund
HD	Hüftgelenksdysplasie

HF	Herzfrequenz			
hgr.	hochgradig			
HHL	Hypophysen-hinterlappen			
HMV	Herz-Minuten-Volumen			
HWZ	Halbwertszeit			

I

i. a.	intraarteriell
i. abd.	intraabdominal
ICR	Interkostalraum
ID	Initialdosis
i. d. R.	in der Regel
i. k.	intrakardial
i. m.	intramuskulär
i. p.	intraperitoneal
i. pulm.	intrapulmonal
i. v.	intravenös
IZ	Inkubationszeit

K

KB	Künstliche Besamung
KGW	Körpergewicht
KI	Kontraindikation
KM	Knochenmark
KT	Kleintiere
Ktz	Katze

L

lat.	lateral
lfd.	laufend
Lig.	Ligamentum
LM	Lebensmittel
LMo	Lebensmonat
Ln., Lnn.	Lymphknoten
Lsg.	Lösung
LW	Lendenwirbel
LWo	Lebenswoche

M

M., Mm.	Musculus, Musculi
MB	Mastbetrieb
med.	medialis
MKS	Maul- und Klauenseuche
Mon.	Monat

N

N., Nn.	Nervus, Nervi
neg.	negativ
NNR	Nebennierenrinde
NW	Nebenwirkung

O

OK	Oberkiefer
OP	Operation

P

p. c.	post conceptionem
Pfd	Pferd
Pflfr	Pflanzenfresser
p. o.	per os
pos.	positiv
p. ov.	post ovulationem
p. p.	post partum
prim.	primär

R

Rd	Rind

S

s. c.	subkutan
Schf	Schaf
Schw	Schwein
sek.	sekundär
Std.	Stunde
supf.	superficialis

T

tägl.	täglich
TÄHAV	Tierärztliche Hausapotheken-Verordnung
TAM	Tierarzneimittel
Tbc	Tuberkulose
Tier-ImpfStV	Tierimpfstoff-Verordnung
TierSch-TrV	Tierschutz-transportverordnung
TierSG	Tierseuchengesetz
TME	transmissible mink encephalopathy
TollwV	Verordnung zum Schutz gegen die Tollwut
Tox.	Toxine
TSchG	Tierschutzgesetz

U

UK	Unterkiefer

V

V., Vv.	Vena, Venae
ViehVerkV	Viehverkehrsverordnung

W

WaffG	Waffengesetz
Wdk	Wiederkäuer
Wo.	Wochen

Z

ZB	Zuchtbetrieb
Zg	Ziege
ZNS	Zentrales Nervensystem
ZW	Zwischenwirt

I Allgemeines

1 Maßeinheiten und Umrechnungswerte

1.1	SI-Einheiten	2
1.2	Präfixe vor Maßeinheiten	5
1.3	Umrechnungswerte für labordiagnostische Parameter	6
1.4	Deutsche Maße und Gewichte	7
1.5	Angloamerikanisches Maßsystem	8

1.1 SI-Einheiten

Um international gültige Maßeinheiten zu ermöglichen, entstand das **Système international d'unités, kurz SI** genannt (Tab. 1-1). Tabelle 1-2 enthält Vorsatzzeichen für Zehnerpotenzen, während Tabelle 1-3 aus Umrechnungswerten für labordiagnostische Parameter besteht. Seit Ende der 1970er Jahre ist es auch in Deutschland gesetzlich vorgeschrieben, „alte Einheiten" (z. B. PS oder Kalorien) durch SI-Einheiten zu ersetzen. Einige deutsche Maße und Gewichte sind in Tabelle 1-4, Haushaltsmaße für Flüssigkeiten in Tabelle 1-5 aufgeführt. Mittlerweile gibt es die SI-Einheiten in über 100 Ländern; Ausnahmen bilden Amerika und Großbritannien. Die meisten Briten rechnen weiterhin in Unzen und britischem Pfund, in Gallonen, Fuß, Meilen, Inches und Stones, sodass die Tabellen 1-6 und 1-7 das Umrechnen erleichtern sollen.

Tab. 1-1 SI-Einheiten, abgeleitete Einheiten und deren Beziehungen. Die SI-Symbole und die Basiseinheiten sind fett gedruckt.

Messgröße	SI-Einheit		Weitere Einheiten		
	Begriff	Symbol	Begriff	Symbol	Beziehungen
Länge	Meter	**m**	Dioptrin	dpt	1 dpt = 0,1 m
Fläche (abgeleitet)	Quadratmeter	m²			
Volumen	Kubikmeter	m³	Liter	l	1 m³ = 1 000 l
Masse	Kilogramm	**kg**	Gramm	g	1 g = 0,001 kg
			Tonne	t	1 t = 1 000 kg
			Dalton	D	1 D = 1,661 × 10^{-24} g
Stoffmenge	Mol	mol			1 mol = 6,022 × 10^{23} Teile
Molarität	Molar	M			mol/l
	Mol durch Kilogramm				mol/kg
Val					1 mval/l = 1 mmol/l bei 1-wertig. Ionen 2 mval/l = 1 mmol/l bei 2-wertig. Ionen
Katalyt. Aktivität	Katal	kat			mol/s 1 kat = 1 mol Substrat umgesetzt/s
Enzymaktivität	Unit	U			1 U = 1 µmol Substrat umgesetzt/min
Zeit	Sekunde	**s**	Minute	m	1 m = 60 s
			Stunde	h	1 h = 60 m
			Tag	d	1 d = 24 h
Frequenz	Hertz	Hz			1 Hertz = 1 Ereignis/s
Geschwindigkeit	Meter d. Sek.	m/s	Kilom. d. Std	km/h	1 km/h = 1/3,6 m/s
Beschleunigung	Meter d. s²	m/s²			

Tab. 1-1 Fortsetzung

Messgröße	SI-Einheit		Weitere Einheiten		
	Begriff	Symbol	Begriff	Symbol	Beziehungen
Kraft	Newton	N			1 N = 0,102 kgp 1 N = 1 kg m/s²
Leistung	Watt	W			1 W = 1 J/s = 1 Nm/s = 1 Va
Energie, Arbeit, Wärme	Joule	J			1 J = 1 Ws = 0,239 cal
Temperatur	Kelvin	**K**	Grad Celsius	°C	1 K = 1 °C 0 °C = 273,15 K
Druck	Pascal	Pa			0,0075 mmHg (Torr) = 1 Pa
			Bar	bar	1 mmHg (Torr) = 133,322 Pa 1 mbar = 100 Pa
			phys. Atmosph.	atm	1 atm = 101,3 kPa

1.2 Präfixe vor Maßeinheiten

Tab. 1-2 Vorsatz und Vorsatzzeichen für Zehnerpotenzen (sowohl für SI- als auch für abgeleitete Einheiten verwendbar)

Vorsatz	Vorsatzzeichen	Potenz	Zahlenname und Beispiele
Deka	da	10^1	Zehn
Hekto	h	10^2	Hundert 1 Hektogramm = 100 g 1 Hektoliter = 100 l
Kilo	K	10^3	Tausend 1 Kilometer = 1000 m
Mega	M	10^6	Million
Giga	G	10^9	Milliarde
Tera	T	10^{12}	Billion
Peta	P	10^{15}	Billiarde
Exa	E	10^{18}	Trillion
Zetta	Z	10^{21}	Trilliade
Yotta	Y	10^{24}	Quadrillion
dezi	d	10^{-1}	Zehntel 1 Dezimeter = 0,1 m 1 Kubikdezimeter = 1,0 l
centi	c	10^{-2}	Hundertstel 1% 1 Zentimeter = 0,01 m 1 Kubikzentimeter = 0,001 l
milli	m	10^{-3}	Tausendstel 1‰ 1 Millimeter = 0,001 m 1 Milligramm = 0,001 g 1 Millimikron = 10 Angström = 0,000001 mm
mikro	µ	10^{-6}	1 ppm (= Teil/Million) z. B. 1 mg/kg
nano	n	10^{-9}	1 ppb (= Teil/Milliarde) z. B. 1 µg/kg
pico	p	10^{-12}	1 ppt (= Teil/Billion) z. B. 1 ng/kg
femto	f	10^{-15}	Teil/Billiarde
atto	a	10^{-18}	Teil/Trillion
zepto	z	10^{-21}	Teil/Trilliade
yocto	Y	10^{-24}	Teil/Quadrillion

1.3 Umrechnungswerte für labordiagnostische Parameter

Zur Umrechnung von einer in die andere Maßeinheit muss der entsprechende Messwert mit dem zugehörigen Umrechnungsfaktor multipliziert werden (z. B. Bilirubin in mg/dl × 17,104 = Bilirubin in µmol/l).

Tab. 1-3 Umrechnungstabelle für labordiagnostische Parameter

Parameter	Alte Einheit	Umrechnungsfaktor in SI-Einheit	SI	Umrechnungsfaktor in alte Einheit
Blut				
Erythrozyten	Mio/µl	1	T/l = 10^{12}/l	1
Hämoglobin	g/dl	10	g/l	0,1
Hämatokrit	%	0,01	l/l	100
Leukozyten	1/µl	0,001	G/l = 10^9/l	1000
Thrombozyten	1/ml	0,001	G/l = 10^9/l	1000
Elektrolyte				
Calcium	mg/dl	0,2495	mmol/l	4,0080
Chlorid	mg/dl	0,2821	mmol/l	3,5453
Eisen	µg/dl	0,1791	µmol/l	5,5847
Kalium	mg/dl	0,2557	mmol/l	3,9102
Kupfer	µg/dl	0,1574	µmol/l	6,3532
Magnesium	mg/dl	0,4113	mmol/l	2,4312
Natrium	mg/dl	0,4350	mmol/l	2,2989
Phosphat	mg/dl	0,3229	mmol/l	3,0974
Zink	µg/dl	0,1530	µmol/l	6,5370
Substrate				
Albumin	g/dl	144,9	µmol/l	0,0069
Bilirubin	mg/dl	17,104	µmol/l	0,0585
Cholesterin	g/dl	0,0259	mmol/l	38,664
Fibrinogen	mg/dl	0,01	g/l	100
Gesamteiweiß	g/dl	10	g/l	0,1
Glucose	mg/dl	0,0555	mmol/l	18,016
Harnstoff	mg/dl	0,1665	mmol/l	6,0060
Harnsäure	mg/dl	59,48	µmol/l	0,0168
Kreatinin	mg/dl	88,402	µmol/l	0,0113
Lactat	mg/dl	0,111	mmol/l	9,0080
Triglyceride	mg/dl	0,0114	mmol/l	87,500

1.4 Deutsche Maße und Gewichte

Tab. 1-4 Umrechnung deutscher Maßeinheiten in das metrische System

Längenmaße			
1 geografische Meile	=	7,42 km	
1 Seemeile	=	1 Knoten	= 1,85 km
Hohlmaße			
1 Klafter	=	3,338 m^3	
1 Scheffel	=	54,96 l	
Flächenmaße			
1 Quadratkilometer	=	1 000 000 m^2	
1 Hektar	=	10 000 m^2	= 4 Morgen
1 preußischer Morgen	=	2 553 m^2	
1 Ar	=	100 m^2	
Stück- und Zählmaße			
1 Gros	=	12 Dutzend	= 144 Stück
1 Schock	=	3 Stiegen	= 60 Stück
1 große Mandel	=	16 Stück	
1 kleine Mandel	=	15 Stück	
Gewichte			
1 kg	=	1 000 g	= 2 Pfund
1 Tonne	=	1 000 kg	
1 Doppelzentner	=	100 kg	
1 Zentner	=	50 kg	
1 Registertonne (Schifffahrtsmaß)	=	2,832 m^3	

Tab. 1-5 Haushaltsmaße mit Maßangaben

Haushaltsmaße			
1 Tropfen	ca.	0,06	ml
16 Tropfen	ca.	1	ml
1 Teelöffel	ca.	5	ml
1 Esslöffel	ca.	15	ml
1 Teetasse	ca.	160	ml
⅛ Liter (l)	=	125	ml
¼ Liter	=	250	ml
⅜ Liter	=	375	ml
¾ Liter	=	750	ml
1 Liter	=	1 000	ml

1.5 Angloamerikanisches Maßsystem

Temperatur

Die angloamerikanische Einheit ist Fahrenheit. Allgemein gilt folgende Umrechnung: °C = (°F − 32) : 1,8

Tab. 1-6 Die wichtigsten Umrechnungen für das Fieberthermometer

Grad Fahrenheit (°F)		Grad Celsius (°C)
98,6	=	37,0
99,5	=	37,5
100,5	=	38,1
102,0	=	38,9
103,0	=	39,4
104,0	=	40,0

Tab. 1-7 Umrechnung von metrischen Maßen in britische und amerikanische Maßeinheiten (und umgekehrt)

Längenmaße			
1 mm	=	0,03937	inch
1 cm	=	0,3937	inch
1 dm	=	3,937	inches
1 m	=	39,37	inches
	=	3,28	feet
	=	1,09	yard
1 km	=	1 000	metres
	=	0,621	British/Statute Mile
1 inch (in.)	=	2,54	cm
1 foot (ft.)	=	30,48	cm
1 yard (= 3 ft.) (yd.)	=	91,44	cm
1 mile (mi.)	=	1,6093	km
1 link (li. l.)	=	20,12	cm
1 rod (od. pole, perch) (rd.)	=	5,03	m
1 chain (ch.)	=	20,12	m
1 furlong (fur.)	=	201,17	m
Flächenmaße			
1 mm^2	=	0,0015	square inch
1 cm^2	=	1/1 0000	square metre
1 m^2	=	1,1959	square yard
1 square inch (sq. in.)	=	6,45	cm^2
1 square foot (sq. ft.)	=	929,03	cm^2
1 square yard (sq. yd.)	=	0,836	m^2

Tab. 1-7 Fortsetzung

Raummaße			
1 cubic inch (cu. in.)	=	16,387	cm^3
1 cubic foot (cu. ft.)	=	0,028317	m^3
1 cubic yard (cu. yd.)	=	0,765	m^3
Volumina			
1 cm^3	=	0,06	cubic inch
1 m^3	=	1,30	cubic yard
1 l	=	1,76	pint (Brit.) o. 2,1134 pints (US)
	=	0,22	gallon (Brit.) o. 0,264 gall. (US)
Gewichte			
1 mg	=	0,015	grain (troy)
1 g	=	15,43	grains (troy)
1 Pfd.	=	1,10	pound (avdp.)
	=	1,34	pound (troy)
1 kg	=	2,20	pounds (avdp.)
	=	2,68	pounds (troy)
1 t	=	0,98	British ton
	=	1,10	US ton

Internetlinks

www.laboklin.de
de.wikipedia.org

2 Röntgen

2.1	Das Röntgenprinzip	11
2.2	Einstellung des Röntgengerätes	11
2.3	Röntgenkassette und Filmgröße	11
2.4	Kennzeichnung der Röntgenaufnahme	11
2.5	Standardprojektionen	12
2.6	Lagerung des Kleintierpatienten	13
2.6.1	Kopf und Hals	13
2.6.2	Vordergliedmaße	14
2.6.3	Hintergliedmaße	16
2.6.4	Thorax und Abdomen	20
2.6.5	Flüssigkeitsansammlungen	20
2.7	Die Aufnahme	20
2.7.1	Allgemeines	20
2.7.2	Methoden zur Verbesserung der Aufnahmen	21
2.7.3	Kontrastaufnahmen	22
2.8	Entwicklung	23
2.9	Bildbetrachtung und -auswertung	24
2.10	Strahlenschutz	24

Die Röntgenuntersuchung ist ein wichtiges diagnostisches Hilfsmittel in der tierärztlichen Praxis, um die vorausgegangenen allgemeinen und speziellen Untersuchungen zu vervollständigen.
Auf physikalische und technische Grundlagen (z. B. Aufbau und Funktion des Röntgengerätes) wird in diesem Rahmen verzichtet und auf die entsprechende Literatur verwiesen.

2.1 Das Röntgenprinzip

Das Röntgenbild stellt in vereinfachter Form ein Schattenbild dar. Je nach **Objektdichte** und **-struktur** wird ein Teil der einfallenden Strahlung absorbiert, der andere Teil gestreut. Je dichter ein Objekt ist, desto weniger Strahlen treffen auf den Film. Nach der Entwicklung ergeben sich hierdurch verschiedene Farbschattierungen von weiß (Mineralien, Knochen) über grau (Flüssigkeit, Weichteile, Fett) zu schwarz (Luft, Gas). Neben der Dichte und der Struktur ist die Betrachtung der **Kontur** eines Objektes von Bedeutung. Veränderungen der Kontur stellen sich in Form von Verlagerungen oder Verformungen dar.

2.2 Einstellung des Röntgengerätes

- Pferd: 90–100 kV, 30–60 mA
- Kleintiere: 55–100 kV, 30 mA (Ausgleich der kleineren mA-Zahl durch Verstärkerfolien)

2.3 Röntgenkassette und Filmgröße

Der Aufbau der Metallkassette in Richtung des Strahlenganges stellt sich wie folgt dar:
- Aluminiumdeckel
- Vorderfolie
- Film
- Hinter-/Rückfolie
- Andruckplatte
- Bleiboden (Absorption der Röntgenstrahlung)

Der Film wird in der Dunkelkammer eingelegt.
Die Wahl der Filmgröße richtet sich nach dem Motto:
„So groß wie nötig und so klein wie möglich."
Als sogenannte Standardgrößen gelten:
13 × 18 cm, 24 × 36 cm und 30 × 40 cm

2.4 Kennzeichnung der Röntgenaufnahme

Jede Röntgenaufnahme ist ein Dokument. Die einheitliche Kennzeichnung ist für die richtige Betrachtung und Beurteilung der Röntgenaufnahme von großer Bedeutung – vor allem unter dem Gesichtspunkt, dass ein Kollege Röntgenbilder beurteilen muss, die ein Patientenbesitzer eventuell aus einer anderen Praxis oder Klinik mitbringt.

Folgende Punkte sind zu beachten:
- **Seitenzeichen (Blei)**
  – Seitenzeichen vor der Aufnahme an den Rand der Filmkassette legen. Bei kraniokaudalen bzw. kaudokranialen Gliedmaßenaufnahmen (s. S. 14–6) an der lateralen Gliedmaßenseite positionieren.
  – Die Bezeichnung erfolgt immer in Richtung des Strahlenganges.
- **Grafitfolie**
  – Folie beschriften und während der Aufnahme auf Kassette bzw. Film legen.
- **Scribor**
  – Wichtig: Abkleben eines Teiles der Röntgenkassette (keine Belichtung!) und Kennzeichnung des Filmes nach der Aufnahme in der Dunkelkammer vornehmen.

Die Grafitfolie oder der Scribor sollte folgende Angaben enthalten:
- lfd. Röntgen-Nummer
- Name des Patientenbesitzers
- Tierart, Rasse, Name und Alter des Patienten
- Diagnose, Verdacht
- Name des Tierarztes
- Datum

2.5 Standardprojektionen

Als Ausgangspunkt ist eine einheitliche Beschreibung (Nomenklatur) des Strahlenganges notwendig. Die erste Hälfte des Wortes beschreibt den Strahleneintritt, die zweite Hälfte den Strahlenaustritt (dort wo der Röntgenfilm liegt).

Allgemein
- von außen nach innen — lateromedial (lm)
- von innen nach außen — mediolateral (ml)
- von vorne nach hinten — kraniokaudal
- Gliedmaße (von „oben") — dorsopalmar/-plantar (dp)
- von hinten nach vorne — kaudokranial
- Gliedmaße (von „unten") — palmo-/plantodorsal (pd)
- von außen zur Mitte — lateroaxial (la)
- von innen zur Mitte — medioaxial (ma)

Rumpf
- rechte Seitenlage — sinistrodextral (sd)
- linke Seitenlage — dextrosinistral (ds)
- seitlich — laterolateral (ll)

- von oben nach unten — dorsoventral (dv)
- von unten nach oben — ventrodorsal (vd)

Zusätzlich können Schrägprojektionen verwendet werden.

2.6 Lagerung des Kleintierpatienten

Neben der Aufnahmetechnik ist eine korrekte Lagerung des Kleintierpatienten von großer Bedeutung. Hiezu können Hilfsmittel wie Sandsäcke, Kissen, Holzblöcke oder Bänder benutzt werden. Meist ist eine Sedierung des Patienten erforderlich.

2.6.1 Kopf und Hals

- **Schädel** (Übersicht) (Abb. 2-1a, b)

Bei nicht sediertem Tier ist der dorsoventrale Strahlengang zu empfehlen. Der Kopf wird durch leichten Druck im Nacken in Position gehalten. Der Zentralstrahl sollte auf die Mitte einer Verbindungslinie zwischen den Augen gerichtet sein und in rechtem Winkel auf die Kassette fallen.

Bei sedierten Tieren kann auch eine ventrodorsale (mandibulofrontale) Aufnahme erfolgen. Hierbei sollte ein Kissen unter den Nacken und ein Keil unter die Nase gelegt werden. Wichtig ist eine parallele Ausrichtung der Unterkieferäste. Der Zentralstrahl muss die Mitte der Verbindungslinie zwischen den zwei letzten Backenzähnen treffen.

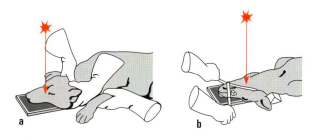

Abb. 2-1a, b Lagerung des Kleintierpatienten

- **Oberkiefer** (Abb. 2-1c)
Das Tier befindet sich in Seiten- bzw. Schräglage. Die Maulspalte ist mittels Spreizer geöffnet. Jochbogen und Nase liegen dem Film an, der harte Gaumen befindet sich im 45°-Winkel zur Kassette. Der Zentralstrahl trifft auf den Alveolarrand in Höhe des 1. Molaren.
- **Unterkiefer** (Abb. 2-1d)
Hier ist die Brust-Bauch-Lage zu empfehlen. Der Kopf liegt in einem Winkel von 45° zur Röntgenplatte. Der Zentralstrahl ist wiederum auf den Alveolarrand des 1. Molaren gerichtet und sollte in einem rechten Winkel auf den Film treffen (Sinofilm).
- **Seitliche Kopfaufnahme** (Abb. 2-1e)
Der Kopf liegt auf der Kassette. Die Unterkieferäste müssen dabei parallel übereinander stehen. Unterstützend kann ein Polster unter den Fang gelegt werden. Der Zentralstrahl sollte den Kopf in der Mitte zwischen Ohrgrund und temporalem Augenwinkel treffen und in rechtem Winkel auf die Kassette fallen.
- **Halswirbelsäule** (laterolateral) (Abb. 2-1f)
Wichtig ist die parallel zum Röntgentisch gelagerte Wirbelsäule. Eine Hilfsperson fixiert den Kopf an den Ohren und am Fang. Der Kopf wird hierbei leicht gestreckt. Die Vordergliedmaßen werden nach kaudal gezogen.
Der Zentralstrahl richtet sich ca. 2 Fingerbreit oberhalb der Trachea auf den 3. Halswirbel. (feinzeichnende Folie, Bucky-Blende)
- **Halswirbelsäule** (ventrodorsal) (Abb. 2-1g)
Das Tier liegt in Rückenlage mit nach kaudal gezogenen Vordergliedmaßen. Kopf und Hals sind gestreckt, der Unterkiefer liegt parallel zur Kassette. Der Zentralstrahl sollte etwa 15° nach kranial gerichtet sein und in der Mitte zwischen der Schädelbasis und den Schulterblättern den 3. Halswirbel treffen. (feinzeichnende Folie, Bucky-Blende)

2.6.2 Vordergliedmaße

- **Schultergelenk** (kaudokranial) (Abb. 2-1h)
Das Tier befindet sich in Rückenlage. Die Vordergliedmaße wird weit nach vorne-unten gezogen (Hilfsperson kann sich auf Tisch stützen und mit den Vorderbeinen den Kopf fixieren) und der Brustkorb von der Skapula weggedreht.
Der Zentralstrahl sollte die Gliedmaße in Höhe des Tuberculum majus humeri treffen und senkrecht zur Kassette einfallen. Ist oft nur in Narkose möglich! (hochverstärkende Folie, Bucky-Blende)

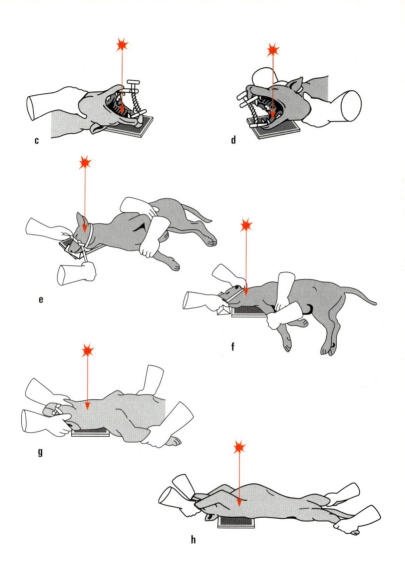

Abb. 2-1c–h Lagerung des Kleintierpatienten

- **Schultergelenk** (mediolateral) (Abb. 2-1i)

Die betroffene Gliedmaße liegt der Kassette auf und wird weit nach vorne, die obenliegende Gliedmaße maximal nach hinten gezogen. Kopf und Hals werden nach dorsal abgewinkelt. Der Zentralstrahl wird auf die Mitte des Schultergelenkes gerichtet. (feinzeichnende Folie, Bucky-Blende)

- **Ellenbogen** (kraniokaudal) (Abb. 2-1j)

In Brustlage wird der Kopf des Tieres weit nach hinten gezogen. Gleichzeitig wird der Oberarm fixiert und der Unterarm auf die Platte gedrückt. Eine zweite Hilfsperson zieht die Vordergliedmaße nach vorne und fixiert sie so, dass nur das Olekranon, nicht aber ein Epikondylus gleichzeitig auf der Platte zu liegen kommt. Es ist auch möglich, die Gliedmaße in angehobenem Zustand zu röntgen (Vorteil: Der Ellenbogenhöcker wird aus dem Gelenk herausgelagert).

Der Zentralstrahl muss 1 Fingerbreit distal der Epikondylen auftreffen. (Sinofilm)

- **Ellenbogen** (mediolateral)

Die Lagerung erfolgt wie bei der mediolateralen Schultergelenkaufnahme. Der Zentralstrahl wird jedoch auf das Ellenbogengelenk gerichtet.

- **Karpalgelenk** (dorsopalmar)

Die Lagerung des Tieres entspricht der der Röntgenaufnahme vom Ellenbogen im kraniokaudalen Strahlengang. Der Zentralstrahl richtet sich direkt auf das Karpalgelenk.

- **Karpalgelenk** (mediolateral) (Abb. 2-1k)

Die betroffene Extremität wird am Oberarm und an der Pfote fixiert. Die Zehen müssen senkrecht zueinander und zur Platte liegen. Die obenliegende Gliedmaße wird nach hinten gezogen. Der Zentralstrahl richtet sich auf das Karpalgelenk. (Sinofilm)

2.6.3 Hintergliedmaße

- **Becken** (ventrodorsal), HD-Lagerung (Abb. 2-1l)

Die Aufnahme des sedierten Tieres erfolgt in Rückenlage. Die Fixation des Thorax kann durch das seitliche Anlegen der nach kaudal gerichteten Vordergliedmaßen unterstützt werden; i.d.R. werden die parallel liegenden Vordergliedmaßen jedoch nach kranial gestreckt. Um die Wirbelsäule zu strecken und das Becken parallel zum Tisch zu lagern, werden die Hintergliedmaßen an den Sprunggelenken fest gepackt und soweit parallel nach hinten gezogen, bis sie dem Röntgentisch aufliegen. Die Beine werden anschließend abduziert und nach innen eingedreht. Die Femurhälse lassen sich dadurch korrekt darstellen. Die Kniescheiben werden in der Trochlea liegend abgebildet.

Der Zentralstrahl richtet sich auf die Medianlinie in Höhe des Trochanter major.

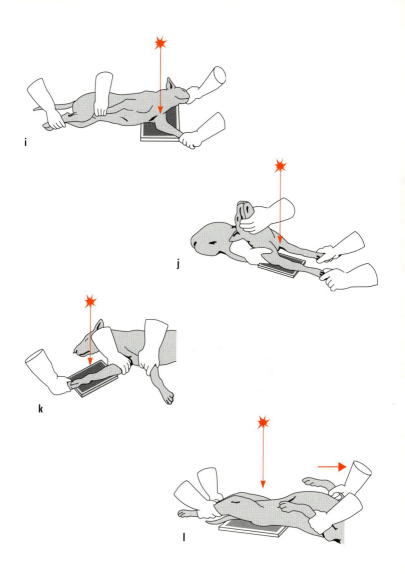

Abb. 2-1i–l Lagerung des Kleintierpatienten

- **Becken** (laterolateral) (Abb. 2-1m)

Die Wirbelsäule wird parallel zur Kassette gelagert und die Hintergliedmaßen werden mäßig nach hinten gezogen. Der Zentralstrahl trifft den Trochanter major. (feinzeichnende Folie, Bucky-Blende)

- **Kniegelenk** (mediolateral) (Abb. 2-1n)

Um Überlagerungen zu vermeiden, wird die obenliegende Gliedmaße nach hinten abgespreizt und die Rute fixiert. Die betroffene Extremität soll mäßig gestreckt der Kassette aufliegen. Der Zentralstrahl soll den Gelenkspalt treffen. (Sinofilm)

- **Kniegelenk** (kraniokaudal) (Abb. 2-1o)

Die Hinterextremitäten werden nach kaudal gezogen, auf den Tisch gedrückt und leicht nach innen gedreht. Die Patella wird hierdurch direkt über die Gelenkfläche geschoben.
Der Zentralstrahl trifft median, proximal der Tuberositas tibiae auf.

- **Tarsalgelenk** (dorsoplantar) (Abb. 2-1p)

Das Tier befindet sich in Bauchlage. Die zu untersuchende Gliedmaße wird nach kranial gestreckt und am Oberschenkel fixiert. Der Tarsus liegt der Kassette auf, wobei sich der laterale und mediale Malleolus auf gleicher Höhe befinden. Der Zentralstrahl trifft die Mitte des Tarsalgelenkes. (Sinofilm)

- **Tarsalgelenk** (lateromedial) (Abb. 2-1q)

Die betroffene, unten liegende Gliedmaße wird nach kaudal gezogen und am Kniegelenk fixiert. Die Zehen sollten senkrecht übereinander und zur Platte stehen. (Sinofilm)

- **Zehen** (dorsoplantar)

Lagerung: siehe Karpal- bzw. Tarsalgelenk

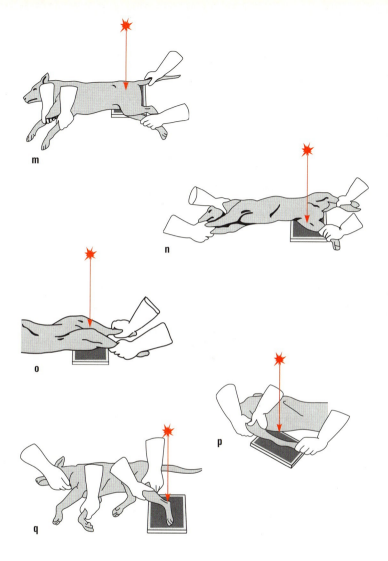

Abb. 2-1m–q Lagerung des Kleintierpatienten

2.6.4 Thorax und Abdomen

- **Thorax** (ggf. in linker Seitenlage)

Auf eine parallele Lagerung der Wirbelsäule zur Platte ist zu achten (Unterlegteile). Um Überlagerungen zu vermeiden, werden die Vordergliedmaßen weit nach kranial gezogen. Der Zentralstrahl trifft in halber Höhe auf die 5. Rippe. Bewegungsunschärfen lassen sich durch kurzfristiges Zuhalten der Nase des Tieres nach maximaler Inspiration vermeiden.

- **Thorax** (ventrodorsal)

Der Patient befindet sich in Rückenlage. Die Vorderbeine werden nach kranial gestreckt. Der Zentralstrahl ist auf die Mitte zwischen die Schulterblattränder gerichtet.

- **Abdomen** (rechte Seitenlage)

Die Hintergliedmaßen werden weit nach kaudal gestreckt.

Der Zentralstrahl richtet sich nach dem zu untersuchenden Organ; beim Hund gilt:

- Magen: mittlere Bauchwand, Höhe der 12. Rippe
- Nieren: mittleres bis dorsales Drittel, Höhe des 2. Lendenwirbels
- Dünn- u. Dickdarm: mittlere Bauchwand, Höhe des 3. Lendenwirbels
- Blase: ventrales bis mittleres Drittel, Höhe des 7. Lendenwirbels

- **Abdomen** (ventrodorsal)

Die Hinterextremitäten sollten bis auf die Tischplatte gezogen werden. Der Zentralstrahl ist auf das darzustellende Organ gerichtet (s.o.).

2.6.5 Flüssigkeitsansammlungen

Werden Flüssigkeitsansammlungen in Thorax oder Abdomen vermutet, bieten sich seitliche Aufnahmen im Stehen an. Nachteilig bei der Thoraxdarstellung (Zentralstrahl im Bereich der 5. Rippe) ist, dass es zu einer Überlagerung durch die Vorderbeine kommt. Oft sind die Patienten auch sehr unruhig, sodass leicht Bewegungsunschärfen entstehen.

Durch das Aufstellen des Patienten auf die Hinterbeine ist es möglich, Flüssigkeitsspiegel in Thorax und Abdomen gleichzeitig darzustellen. Der Zentralstrahl trifft hierbei die Mittellinie in Höhe des 12. Brustwirbels.

2.7 Die Aufnahme

2.7.1 Allgemeines

Da die Röntgenaufnahme ein Objekt nur zweidimensional wiedergibt, empfiehlt es sich, immer zwei Aufnahmen in zwei verschiedenen Ebenen anzufertigen.

2.7.2 Methoden zur Verbesserung der Aufnahmen

- **Einstellung des Röntgengerätes**

Ausgangspunkt für gute Röntgenbilder ist eine möglichst optimale Einstellung des Röntgengerätes.

Die Stromstärke/Zeiteinheit (**mAs**) stellt die Mengenangabe der Röntgenstrahlen in einer Zeiteinheit dar. Sie sorgt somit für eine ausreichende Grundschwärze und ist maßgebend für die Verbesserung von Kontrasten.

Die Röhrenspannung (**kV**) ist für die Objektdurchdringung (= Härte) verantwortlich.

- **Verminderung der Streustrahlung**

Effekt: Schärfe und Kontrast nehmen zu.
Möglichkeiten:
- optimaler Abstand Fokus–Film: 70–20 cm
- optimaler Abstand Fokus–Objektiv: 5-fache Objektdicke
- Abstand Objekt–Filmkassette möglichst gering halten
- Einbau von Streustrahlenraster zwischen Objekt und Filmkassette
- Nutzstrahl einengen (Strahlenstreublende an der Röntgenhaube)

- **Schärfe und Kontrast**

Schärfe, Streustrahlung und Kontrast stehen in direktem Zusammenhang.

Tab. 2-1 Unterschiedliche Röntgenfolien und ihre Verwendung

Arten	Verstärkungsfaktor	Belichtungsfaktor	Verwendungsbeispiel
Hochverstärkende Folien	2	0,4	Knie- und Hüftgelenk Pferd
Universalfolien	1	1	
Feinzeichnende Folien	0,5	2	Zehenknochen Katze
Spezialfolien	feinzeichnend und hochverstärkend		
Seltene Erden (SE)	feinzeichnend	0,01	

Wichtig ist es, die Bewegung des Tieres möglichst gering zu halten (z. B. durch Sedation). Bei **Verstärkerfolien** wird der Röntgenfilm von beiden Seiten belichtet. Dadurch nimmt die Belichtungszeit um etwa $\frac{1}{10}$ s ab. Bezüglich des **Kontrastes** lassen sich auf dem Röntgenbild Strukturen nur aufgrund ihrer unterschiedlichen Dichte voneinander abgrenzen. In den Bereichen, in denen der Strahl den Film ungehindert trifft, kommt es nach der Entwicklung zu einer deutlichen Filmschwärzung. Erscheinen die Weichteile zu dunkel, ist ein höherer mAs-Wert zu wählen. Um Knochenstrukturen hervorzuheben, ist eine Erhöhung der kV-Eingabe ratsam. Kontrastreichere Bilder erscheinen schärfer.

Anwendungsbeispiele

Thorax
- Messung des Brustdurchmessers
- Verwendung eines Rasters, wenn Durchmesser mehr als 15 cm beträgt
- Gut sind Röntgengeräte, die eine Belichtungszeit unter $\frac{1}{30}$ s, besser noch unter $\frac{1}{60}$ s ermöglichen. Die Belichtung ist optimal, wenn auf der seitlichen Aufnahme die Dornfortsätze gerade noch zu sehen sind.

Abdomen
- Messung der Dicke des Abdomens am letzten Rippenbogen
- Verwendung eines Rasters, wenn Tiere dicker als 10 cm sind
- Aufnahme in der Atempause
- Erhöhung des Kontrastes durch hohen Röhrenstrom (kV) und niedrige Röhrenspannung (mA).
- Ursachen für ein **zu dunkles** Bild:
– überbelichtet (kV-Zahl zu hoch oder zu lange belichtet)
– zu lange Zeit im Entwickler
- Ursachen für ein **zu helles** Bild:
– unterbelichtet (kV-Zahl zu niedrig oder zu kurz belichtet)
– zu kurze Zeit im Entwickler oder Entwickler verbraucht

2.7.3 Kontrastaufnahmen

Sie dienen der Darstellung von Strukturen, die in der Leeraufnahme nicht sichtbar wären.
Man unterscheidet:
- **Positive Kontrastmittel** (strahlendichte Stoffe)

1. Anwendung: Ösophagus, Magen-Darm-Trakt (z. B. Bariumsulfatpulver)
– Hund: 6–10 ml/kg KGW
– Katze: 12–16 ml/kg KGW
– 1:1 mit lauwarmem Wasser zu Brei anrühren, eingeben
– Kontraindikation: Aspirationsgefahr, Perforationen

Bei Verdacht auf Perforationen muss man auf weniger reizende Substanzen zur Kontrastdarstellung zurückgreifen. Zu nennen sind hier besonders die organischen Jodverbindungen, z. B. Gastrografin®. Ähnliche Substanzen werden auch für die Angiografie verwendet.

Bei jodhaltigen Kontrastmitteln (z. B. Telebrix®, Urografin®) zur Darstellung des Urogenitaltraktes ist ein Kontrastgehalt von mindestens 60–70% (entspricht einem Jodgehalt von 300–350 mg/ml Injektionslösung) notwendig.
2. **Anwendung:** insbesonders Diagnostik von Blasenrupturen
− Hund: 20–30 ml
− Katze: 10–15 ml; Ultraschall vorziehen!!
− Kontraindikation: Hyperthyreose, schwere Niereninsuffizienz, Jodallergie

- **Negative Kontrastmittel** (strahlendurchlässige Stoffe)
Anwendung: Blasendarstellung (z. B. CO_2, Luft; wird mittels Katheter in die Blase insuffliert, sog. Pneumografie)
− kleiner Hund: 20–30 ml Luft
− großer Hund: 100 ml Luft

> **Merke:** Bei der Katze vorzugsweise CO_2 statt Luft nehmen!

- **Doppelkontrastdarstellung**

Man kann beide Methoden auch kombinieren, indem im Anschluss an die positive Kontrastdarstellung Luft insuffliert wird. Diese Methode eignet sich besonders zur Untersuchung von Magen-Darm-Trakt und Harnblase, weil sich damit Organwand und Schleimhaut sehr gut darstellen lassen. Hilfreich ist die zusätzliche Verwendung von Spasmolytika.

2.8 Entwicklung

Die Dunkelkammer sollte sich in unmittelbarer Nähe des Röntgenzimmers befinden und von diesem durch einen Vorraum (Lichtschleuse) getrennt sein. Die Beleuchtung erfolgt mit Rotlicht.
- **Handentwicklung** (mit Schalen/Wannen; Dauer: ca. 45 min)

Trockenarbeitsplatz: Entnahme des Filmes aus der Kassette und Einspannen in den Rahmen
Nassarbeitsplatz:
− Entwickler (Phenidon-Hydrochinon, 4–8 min, 20 °C)
− Wässern (fließendes Wasser, 1 min)
− Fixieren (Natriumthiosulfat 15 min, Benzkatechin 2 min)
− Wässern (fließendes Wasser, 20–30 min)
− Trocknen (Lufttrocknen, Trockenschrank)
- **Entwicklungsmaschine** (Dauer: ca. 2 min)

Maschine warm laufen lassen, spezieller Film notwendig
Nachteile: teuer, Wartung, kein Einfluss auf die Bildqualität

2.9 Bildbetrachtung und -auswertung

Zur Beurteilung der Röntgenaufnahme ist am besten ein abgedunkelter Raum mit **Leuchtschirm** geeignet, weil dieser eine gleichmäßige Ausleuchtung des Bildes ermöglicht. Mit sog. **Masken** oder verstellbaren Jalousien kann der Leuchtkasten an das Filmformat angepasst werden. Für die Betrachtung von Details ist eine **Lupe** sehr nützlich.
Grundlage für die Auswertung von Röntgenbildern sind Kenntnisse der Anatomie. Wichtig ist die sorgfältige Betrachtung aller Strukturen auf **Lage, Form und Größe.** Dabei sollte man stets nach einem bestimmten Schema (z. B. von außen nach innen, von vorne nach hinten) vorgehen. Es besteht sonst die Gefahr, dass man sich aufgrund von Verdachtsdiagnosen auf bestimmte Körperteile oder Organe fixiert und andere wichtige Veränderungen übersieht.

2.10 Strahlenschutz

Röntgenstrahlen werden im Körper kumuliert und erzeugen durch ihre ionisierende Wirkung biologische Veränderungen (somatisch und genetisch). Deswegen sollte die Strahlenbelastung aller betroffenen Personen (Mitarbeiter, Patientenbesitzer) möglichst gering gehalten werden. Es ist stets zu überprüfen, ob eine Indikation zum Röntgen tatsächlich besteht! Wenn ja, dann ist eine **Schutzausrüstung** erforderlich, die aus Schürze (mit Schilddrüsenschutz) und Handschuhen (Bleigummilamellen) besteht. Ein Dosimeter, das unter der Schutzkleidung getragen wird, ist für alle Mitarbeiter vorgeschrieben, die sich im Kontrollbereich (Röntgenraum) aufhalten. Patientenbesitzer erhalten ein sogenanntes Stabdosimeter, das direkt abgelesen werden kann. Schwangere und Jugendliche unter 18 Jahren (außer Auszubildende) dürfen den Kontrollbereich nicht betreten.
Für die Betriebserlaubnis ist i.d.R. das **Gewerbeaufsichtsamt** zuständig. Das Röntgengerät wird vom **TÜV** geprüft und abgenommen; alle 5 Jahre erfolgt eine erneute Messung der Strahlendosis. Diese TÜV-Kontrollen sind durch den fachkundigen Betreiber der Röntgeneinrichtung (Tierarzt) – er wird als „Röntgenschutzbeauftragter" regelmäßig geschult – in Auftrag zu geben. Nicht vergessen, da sonst empfindliche Geldbußen!!

- **Aufzeichnungen**

Über die Anwendung des Röntgengerätes (Datum, Strahlenqualität, Filmabstand, Patient, Feldgröße, Folienart) muss Buch geführt werden. Dieses ist zehn Jahre lang aufzubewahren.

Die Aufbewahrungspflicht für die Röntgenbilder beträgt sechs Jahre (vorzugsweise solange der Patient lebt); eine Abgabe an den Patientenbesitzer (der als Eigentümer gilt) ist entsprechend zu dokumentieren.

- **Gesetzliche Grundlage**

Die Verordnung über den Schutz vor Schäden durch Röntgenstrahlen (**Röntgenverordnung [RöV]** in der Fassung der Bekanntmachung vom 30. April 2003; BGBl. I S. 604) mit den dazugehörigen Ausführungsbestimmungen umfasst alle technischen, medizinischen und tiermedizinischen Anwendungsarten. Die Verordnung zur Änderung der Röntgenverordnung dient als Umsetzung der

– Richtlinie 96/29/EURATOM des Rates vom 13. Mai 1996 zur Feststellung der grundlegenden Sicherheitsnormen für den Schutz der Gesundheit der Arbeitskräfte und der Bevölkerung gegen die Gefahren durch ionisierende Strahlung und

– der Richtlinie 97/43/EURATOM des Rates vom 30. Juni 1997 über den Gesundheitsschutz von Personen gegen die Gefahren ionisierender Strahlung bei medizinischer Exposition

sowie zur Aufhebung der Richtlinie 84/466/EURATOM.

Weiterführende Literatur und Internetlinks

Kealy JK. Röntgendiagnostik bei Hund und Katze. Stuttgart: Enke 1998.

Schebitz H, Wilkens H, Waibl H, Mayrhofer E. Atlas der Röntgenanatomie des Hundes; Atlas der Röntgenanatomie der Katze, 2 Bände. Stuttgart: Parey 2005.

www.gesetze-im-internet.de

3 Chirurgisches Nähen

3.1	Faden und Nadel.. 27
3.1.1	Faden.. 27
3.1.2	Nadel.. 32
3.2	Chirurgisches Nähen.. 35
3.2.1	Knüpftechnik... 35
3.2.2	Nahttechnik... 36
3.3	Drainagen.. 47

Die Geschichte des chirurgischen Nähens reicht bis in die Anfangszeit der Menschheit zurück. In der Frühzeit wurden für das Nähen von Stoffen die gleichen Materialien verwendet wie für den Verschluss einer Wunde – dies waren z. B. Haare, Tiersehnen, aus Tierdärmen gedrehte Fasern, Pflanzenfasern sowie feine Leder- oder Pergamentstreifen. Erst seit 1860 gibt es - mit der Einführung des Karbol-Catguts - das erste „echte" resorbierbare Nahtmaterial tierischen Ursprungs, 1931 folgte synthetisches Material aus Polyvinylalkohol. Mittlerweile ist in der EU die Herstellung und Verwendung von Catgut verboten, da seit Beginn des Jahres 2001 der komplette Rinderdarm von Rindern jeden Alters als spezifiziertes Risikomaterial bewertet und unschädlich beseitigt werden muss. Alternativ stehen neben Schaf- und Ziegen-Catgut zahlreiche synthetische resorbierbare Nahtmaterialien zur Verfügung, wie z. B. Polyglykolsäure(PGS)- und Polydioxanon(PDS)-Fäden. Zu den synthetischen nicht resorbierbaren Fäden gehört Nahtmaterial aus Polyamid (Supramid) und Polyester.

In der heutigen Zeit wird durchtrenntes Gewebe durch spezielle Nähte, Klammern oder Klebstoffe adaptiert. Die Naht unterstützt und verkürzt die Heilung, indem sie Gewebe aneinander annähert. Für Ligaturen können auch Kunststoffclips eingesetzt werden. Organkleber finden z. B. als Fibrinkleber bei Leber- oder Milzrupturen Anwendung.

3.1 Faden und Nadel

3.1.1 Faden

In der Fadenkunde erfolgt, wie bereits erwähnt, eine Einteilung in **resorbierbares** und **nicht resorbierbares** Nahtmaterial (Tab. 3-1) mit unterschiedlicher Fadenstruktur (**monofil** und **poly-** oder **multifil**; Abb. 3-1).

Die resorbierbaren Fäden werden vom Organismus enzymatisch (Catgut) oder hydrolytisch (PGS und PDS) aufgelöst und resorbiert. Die nicht resorbierbaren Fäden (Seide, Zwirn, Metall, Polyamid, Polyester, Polyethylen) bleiben reaktionslos im Gewebe liegen oder werden erst nach langer Zeit abgebaut. Monofile Fäden werden durch ein Schmelzspinnverfahren hergestellt („extrudieren") und haben eine glatte geschlossene Oberfläche mit guter Gleiteigenschaft; nachteilig ist der schlechtere Knotensitz. Bei poly- oder multifilen Fäden werden mehrere dünne Einzelfäden miteinander verdreht, verflochten oder verzwirnt, sodass ein sehr guter Knotensitz entsteht. Verflochtene Fäden sind z. B. Polyamid- und Polyesterfäden, zu den gezwirnten Fäden gehört Leidenzwirn und Seide.

Die klinisch maßgeblichen **Qualitätsmerkmale** eines Fadens:
- Sterilität
- Zug- und Reißfestigkeit, Knotenfestigkeit
- Geschmeidigkeit
- Gewebeverträglichkeit (reizarm und quellfrei)
- geringe bis keine Dochtwirkung

Ein Faden erfüllt nur solange seine Funktion, wie er eine höhere Reißfestigkeit hat als das Gewebe, das er halten soll. Die Reißkraft nimmt permanent ab, bis der Faden nichts mehr halten kann (obwohl er noch nicht vollständig resorbiert ist).

> **Merke:** Resorptionszeit ≠ Reißkraftverlust. Daher wird i. d. R. die **Halbwertszeit** (HWZ) eines Fadens angegeben, die die Reißkraft berücksichtigt.

Tab. 3-1 Verschiedene Arten von Nahtmaterialien

Nahtmaterial	Vorteile	Nachteile
Resorbierbare Fäden		
Polyglykolsäure-derivate = PGS – Muskeln, Faszien, Hernien, Ligaturen, Hohlorgane – HWZ ca. 18 Tage	– hydrolytische Spaltung, daher reizarm – hohe Zug- und Reißfestigkeit – beim Abbau entstehen fungizide, bakterizide und viruzide Stoffe, die die Wundheilung fördern – auch in infizierten Geweben anzuwenden	– teuer – nicht einsetzen in Geweben mit hohem pH-Wert (z. B. bei Zystitis mit bestimmten Keimen oder Herbivorenblasen, da deren Harn physiologischerweise hohe pH-Werte aufweist!). Der Faden löst sich dann bereits nach wenigen Tagen auf.
Polydioxanon = PDS – Hernien, Sehnen, Laparotomiewundedes Pferdes und alle Anwendungen wie unter PGS – HWZ ca. 7 Wochen	– hydrolytische Spaltung – Knotenfestigkeit ist doppelt so hoch wie bei Catgut – Reißkraftverlust ist nur halb so hoch wie bei PGS-Fäden – Absorptionsdauer ca. 180 Tage	– teuer
Catgut – Muskeln, Faszien, Subkutis, Ligaturen – HWZ: 6–7 Tage bei unbehandeltem Catgut, 14 Tage bei Chromcatgut	– gewisse Elastizität durch spiralige Struktur – billiges Material aus Schaf- und Ziegendünndarmteilen **(vom Rind in der EU verboten!!)**	– enzymatischer Abbau, dadurch entzündliche Reaktionen vorprogrammiert – schneller Verlust der Zug- und Reißfestigkeit – reißt rasch beim Knüpfen – mindestens 3 Knoten übereinanderlegen

Tab. 3-1 Fortsetzung

Nahtmaterial	Vorteile	Nachteile
Nicht resorbierbare Fäden		
Seide – Hautnähte, Schwein: auch Ligaturen sowie Muskel- und Fasziennähte	– sehr billiges Nahtmaterial – geschmeidig – sehr gute Knüpfeigenschaften – beim Schwein: reizarm	– unbehandelt: sehr große Dochtwirkung; wird durch Wachsen vermindert
Metalle – Knochen- und Sehnenchirurgie, Wundklammerung	– keinerlei Dochtwirkung – einfach zu sterilisieren – höchste Zug- und Reißfestigkeit – völlig reizarm – auch in infizierten Geweben anzuwenden	– schwierige Knüpftechnik durch hohe Starrheit des Materials
Polyamid, Polyester, Polyäthylen – alle Gewebe, die mit nicht resorbierbarem Material genäht werden können	– preiswert – hohe Zug- und Reißfestigkeit – reaktionslos im Gewebe – auch als sehr dünner Faden sehr gute Eigenschaften (Mikrochirurgie)	

1. Monofile Fäden

massiver Faden, keine Dochtwirkung, gleitet gut wegen seiner glatten Oberfläche

Nachteil: starr in der Handhabung

Vertreter: moderne Kunststofffäden

2. Polyfile Fäden

bestehen aus mehreren Einzelfäden. Die Einzelfäden werden entweder geflochten oder gezwirnt, beliebige Fadenstärke kann erreicht werden, geschmeidig, gut zu knüpfen, Knoten halten gut.

Nachteile: starke Dochtwirkung, daher Probleme bei der Wundheilung rauhe Oberfläche, sägend

Vertreter: Catgut, Seide

3. Beschichtete polyfile Fäden

Durch eine Beschichtung mit füssigkeitsabweisenden Materialien können Dochtwirkung und Oberflächenrauhigkeit reduziert werden.

4. Pseudomonofile Fäden

Es wird eine Ummantelung des pseudomonofilen Fadens vorgenommen.

Vereinigung der Vorteile monofiler Fäden mit denen der polyfilen Fäden
hohe Knoten- und Zugfestigkeit
beliebige Stärke, gute Handhabung
reizarm
keine Sägewirkung

Vertreter: Supramid®

Abb. 3-1 Fadenstrukturen

Jede Nahtsubstanz führt zu einer spezifischen Fremdkörperreaktion. Das Ausmaß der Bindegewebsreaktion steigt in folgender Reihenfolge: Stahl, Polyester, PDS, PGS, Seide, Zwirn, Catgut und Chromcatgut. Bei der Anwendung von Nahtmaterial kann man sich merken:

- **Hautnaht:** Stahl oder synthetischer monofiler Faden, Klebestreifen, Klammern
- **Versenkte Naht:** resorbierbare synthetische Fäden (PGS, PDS)
- **Schleimhautnaht:** Catgut bei zweireihiger Naht oder PGS

- **Gefäßnaht:** resorbierbare oder nicht resorbierbare synthetische Fäden
- **Faszien und Aponeurosen:** Draht oder wie bei Gefäßnaht
- **Infizierte Wunden:** resorbierbares synthetisches Nahtmaterial (bes. PGS)

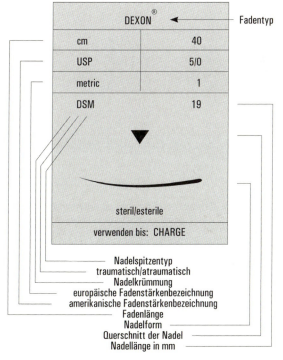

Abb. 3-2 Die Nadel-Faden-Kombination mit Angaben

Heute werden die Fäden neben den bekannten **Fadenspulen** häufig in kleinen Fadenpackungen angeboten, z. T. als **Nadel-Faden-Kombinationen**. Auf den Verpackungen dieser Kombinationen stehen zahlreiche, für den Arzt wichtige Informationen (s. Abb. 3-2) mit USP- und Metric-Angabe. Da diese Angaben in der Literatur nicht immer zu finden sind, hilft eine Umrechnungstabelle (Tab. 3-2).

Tab. 3-2 Umrechnungshilfe bei Fadenstärkenangaben in Metric und USP

Catgut	Sonstige Fäden	Europ. Pharmakopöe in metric	Durchmesser in mm mit gewisser Variation
7/0	6/0	0,7	0,07
6/0	5/0	1	0,1
5/0	4/0	1,5	0,15
4/0	3/0	2	0,2
3/0	2/0	3	0,3
2/0	0	3,5	0,35
0	1	4	0,4
1	2	5	0,5
2	3	6	0,6
3	4	7	0,7
4	5	8	0,8
5	6	9	0,9

Die Fadenstärke wird mit X/0 bezeichnet. Hohe X/0-Werte (z. B. 7/0-10/0) bezeichnen besonders dünne Fäden.

3.1.2 Nadel

Für die verschiedenen Anwendungsbereiche gibt es unterschiedliche

Nadelformen (Querschnitt der Nadel)
Die Nadelstärke wird in Gauge gemessen:

rund = **atraumatisch** oder armiert, schneidet das Gewebe nicht
Anwendung: Augen, Gefäße, Hohlorgane, Muskeln

dreieckig = **traumatisch** mit scharfen Rändern, die in das Gewebe schneiden
Anwendung: leichtes Nähen auch von festem Gewebe, z. B. Sehnengewebe, Faszien, Bänder und Haut

spatel- od. lanzettförmig = Spezialform für Augenchirurgie, Dura und Faszie

Nadel-Faden-Verbindungen
- **Nadel mit Federöhr**
- Es handelt es sich um die klassische Methode, bei der ein Faden mittels Federöhr in die Nadel eingefädelt wird (Abb. 3-3a).
- *Vorteile:* kostengünstig; die Nadel kann mehrmals benutzt werden. Darüberhinaus ist die Fadenlänge frei variabel.
- *Nachteile:* Beim Einfädeln wird der Faden leicht eingeklemmt, sodass an dieser Stelle die Reißfestigkeit beeinflusst wird (Risiko bei

fortlaufender Naht). Außerdem ist ein Federöhr im Durchmesser stärker als der Nadelquerschnitt, sodass eine stärkere Traumatisierung des Gewebes verursacht wird.
- **Nadel-Faden-Kombination**

Der Faden ist an die Nadel angeschweißt bzw. eingepresst (Abb. 3-3b).
- *Vorteil:* Durch Harmonisierung des Übergangs Faden-Nadel ist das Gewebstrauma deutlich geringer.
- *Nachteile:* kostenintensiver; die Grenzen des Systems sind z. B. in der Rinderchirurgie erreicht, wo sehr lange Fäden, sehr große Nadeln und preisgünstige Kombinationen aus beiden gebraucht werden.

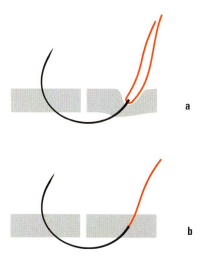

Abb. 3-3 Das Penetrationsverhalten von Nadel mit Federöhr und Nadel mit angeschweißtem Faden. **a)** Nadel mit Federöhr. Das durchstochene Gewebe wird deutlich traumatisiert. **b)** Nadel mit angeschweißtem Faden, die ohne große Traumatisierung durch das Gewebe gleitet, da sich der Faden übergangslos der Nadel anschließt.

Spezialnadeln

Für einige Indikationen gibt es Spezialnadeln, wie sie in den Abbildungen 3-4a–c gezeigt und erläutert werden.

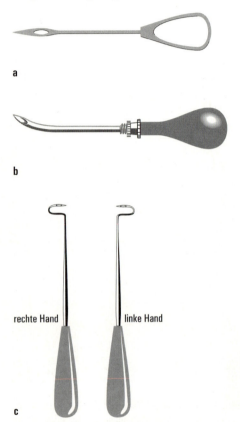

Abb. 3-4 Spezialnadeln. **a)** Gerlachnadel. Gestielte Nadel zum Anlegen des Bühnerbandes beim Vaginalprolaps des Rindes, Schafes und der Ziege. **b)** Hohlnadel zum Anbringen des Flessaverschlusses beim temporären Scheidenverschluss.
c) Dechampsnadel zum Anbringen von Ligaturen in der Tiefe des Abdomens oder des Thorax

3.2 Chirurgisches Nähen

3.2.1 Knüpftechnik

In der Medizin/Veterinärmedizin benutzt man in der Regel den **chirurgischen Knoten**, da er schon nach der ersten Schlingung ein Gewebe unter Spannung halten kann. Durch seine Doppelschlinge hat er eine breite Basis, die den Druck gut verteilt. Abhängig vom Fadenmaterial wird über den chirurgischen Knoten ein oder mehrmals ein **Reff- oder Schifferknoten** gesetzt, um ein Lösen des Knotens zu verhindern. Der **Weiberknoten** sollte nicht benutzt werden, da durch seine gleichgerichtete Knüpfung ein Verzerren des Knotens und damit ein ungewolltes Öffnen möglich ist. Abbildung 3-5a–c zeigt im Detail die Unterschiede.

Bezüglich der Knüpftechnik gibt es zwei Methoden, die beide gut beherrscht werden sollten, da sie sich sinnvoll ergänzen:
- **Handknüpftechnik** mit den Fingern
- **Instrumentenknüpftechnik** mit Pinzette und Nadelhalter

Die jeweiligen Vor- und Nachteile sind in Tabelle 3-3 aufgeführt.

Zum Erlernen dieser Techniken bieten Herstellerfirmen von Nahtmaterial die sog. Knüpflernbretter (z. T. mit Knüpfanleitung) an, die man sich auch selbst fertigen kann. So werden z. B. zwei verschiedenfarbige dickere Fäden an ein Rundholz (Besenstiel) getackert und schon ist das Übungsmodell fertig. Zusätzlich gibt es spezielle Fachliteratur.

Tab. 3-3 Vor- und Nachteile der Knüpftechniken

Knüpftechnik	Vorteile	Nachteile
Handknüpftechnik	– gefühlvolles Knoten möglich – sehr schnell	– teuer durch hohen Fadenbedarf – höherer Platzbedarf
Instrumentenknüpftechnik	– billiger – geringer Platzbedarf – hygienischer, da die Hände weniger in die Wunde kommen	– weniger Gefühl beim Knüpfen – zeitaufwendiger

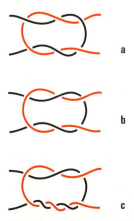

Abb. 3-5 Chirurgische Knüpftechnik. **a)** Weiberknoten = einfacher geknüpfter „Haushaltsknoten"; Fäden werden zweimal in gleicher Weise geknüpft. **b)** Schifferknoten (Reffknoten); die Fadenführung bei der zweiten Schlingung ist gegenläufig und damit auch bei glatten Fäden stabil. **c)** Chirurgischer Knoten; siehe Schifferknoten, nur mit einer doppelten ersten Schlingung. Nach der ersten Schlingung hält der Faden bereits so gut, dass das Gewebe adaptiert ist.

3.2.2 Nahttechnik

Es gibt viele Methoden, die mehr oder weniger geeignet sind, um eine Wunde zu schließen. Prinzipiell unterscheidet man zwischen **Einzelheften** und **fortlaufenden Nähten** sowie zahlreichen **Spezialnähten**. Oftmals sind die verschiedenen Techniken mit Eigennamen bezeichnet. Eine kleine Übersicht ist in der Tabelle 3-4 sowie in den Abbildungen 3-6 bis 3-9 zusammengestellt.

Tab. 3-4 Vor- und Nachteile der Einzelhefte und der fortlaufenden Naht

Methode	Vorteile	Nachteile
Einzelhefte	– Reißt ein Heft, ist die Naht noch nicht in Gefahr. – Im Falle eines Wundsekretstaus lassen sich Einzelhefte gezielt entfernen, ohne die Naht zu gefährden.	– zeitaufwendig – viel Nahtmaterial – viele Knoten, die u. U. die Wundheilung stören können

Tab. 3-4 Fortsetzung

Methode	Vorteile	Nachteile
Einzelhefte (Fortsetzung)	– geringerer Druck auf den Wundrand und damit bessere Perfusion der Wunde mit besserer Heilungsaussicht – flexible Nahttechnik	
Fortlaufende Naht	– schneller Wundverschluss – sparsamer Fadenverbrauch – nur 2 Knoten/Naht, belastet das Gewebe minimal	– Reißt der Faden an einer Stelle, ist die Naht nicht mehr zu retten. – Bei langen Nähten kann es durch postoperative Bewegungen zu Veränderungen der Spannungsverhältnisse und damit zu Wundundichtigkeiten kommen (z. B. Uterusnähte). – peristaltikhemmende Strikturen am Darm – schlechte Wundrandperfusion

Praktische Tipps
- Möglichst wenig Fadenmaterial in Wunden einbringen.
- Bei Wunden, die stark unter Spannung stehen, lieber viele dünne Fäden als wenige dicke Fäden verwenden.
- Abstand der Nähte zueinander und zum Wundrand sollte etwa so groß sein, wie die Wundränder dick sind.
- Wundränder sollten schonend, d. h. so leicht wie möglich adaptiert werden, um die Blutzirkulation im Wundrandgebiet nicht zu behindern (ansonsten Wundheilungsstörungen, wie z. B. Wundrandödeme, Nahtdehiszenzen oder gar Nekrosen).
- Einzelhefte gleichmäßig anziehen.
- Gleicher Abstand der Ein- und Ausstichstelle vom Wundrand beachten (Abb. 3-6a).
- Die Wunden weder zu flach noch zu tief nähen (Abb. 3-6b, c).

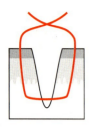 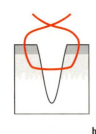 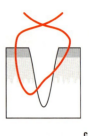

a b c

Abb. 3-6 Prinzipielle Hefttechnik. **a)** Korrekt geführter Faden. **b)** Zu flach geführter Faden (Hohlraumbildung). **c)** Ungleich geführter Faden (Einrollen der Wundränder).

Die wichtigsten Nahttechniken
- **Einzelhefte** **(Abb. 3-7; 1–5)**
  Knopfnaht (Abb. 3-7; 1)
  U-Heft (rückläufige Naht) (Abb. 3-7; 2)
  Rückstichnaht nach Donati (Abb. 3-7; 2a)
  Rückstichnaht nach Allgöwer (Abb. 3-7; 2b)
  Achternaht nach Moser (Abb. 3-7; 3)
  Achternaht nach Forssell (Abb. 3-7; 3a)
  Sultan-Diagonalnaht (Abb. 3-7; 4)
  Entspannungshefte (Abb. 3-7; 5)
- **Fortlaufende Nähte** **(Abb. 3-8; 1–5)**
  Kürschnernaht (Abb. 3-8; 1)
  Naht nach Reverdin (Abb. 3-8; 1a)
  Matratzennaht (fortlaufende U-Naht) (Abb. 3-8; 2)
  Naht nach Lembert (Abb. 3-8; 3)
  Naht nach Schmieden (Abb. 3-8; 4)
  Intrakutane Naht nach Halsted (Abb. 3-8; 5)

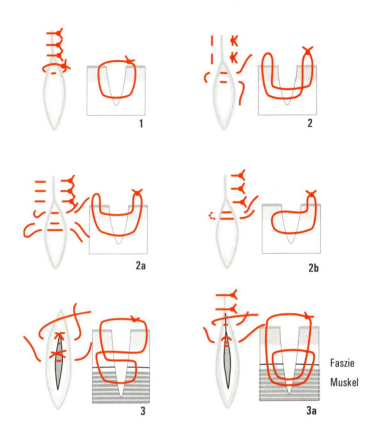

Abb. 3-7 Einzelhefte. **1)** Knopfnaht. Anwendung bei spannungsarmen Gebieten in schwer erreichbaren Stellen (Haut und Abdomen). **2)** Klassisches U-Heft. **2a)** Rückstichnaht nach Donati (Kammbildung und gute Wundrandperfusion). **2b)** Rückstichnaht nach Allgöwer (keine Kammbildung und gute Adaptation). Anwendung in spannungsreichen Gebieten; flächenhafte Adaptation (Haut, Muskel, Hernien). **3)** Achternaht nach Moser (lästiger Wechsel der Nadelrichtung nötig). **3a)** Achternaht nach Forssell (Richtungswechsel entfällt; Anwendung zur gleichzeitigen Vereinigung von Haut und Faszien). Beide Techniken ermöglichen ein gleichzeitiges Adaptieren von verschiedenen Schichten.

Chirurgisches Nähen

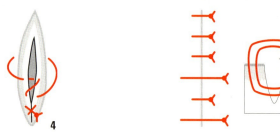

Abb. 3-7 Einzelhefte. **4)** Sultan-Diagonalnaht. Anwendung in spannungsreichen Gebieten (z. B. Naht der Linea alba des Hundes). **5)** Entspannungshefte. Variantenreiche Methode, z. T. unter Benutzung von Schlauchstückchen. Die Abbildung zeigt einfache Entspannungshefte (Anwendung Haut).

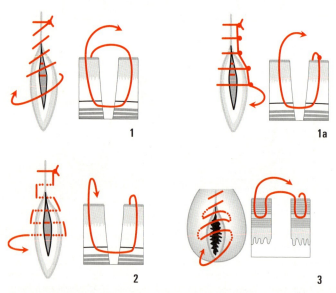

Abb. 3-8 Fortlaufende Nähte (zeit- und fadensparend). **1)** Fortlaufende Naht nach Kürschner. Anwendungsbereiche: Haut, Muskel, Faszien, elastische Häute, Bauchfell, Subkutis, Laparotomie beim Rind und kleinen Wdk und die entstülpenden Nähte bei Uterus, Darm und Blase. **1a)** Fortlaufende Naht nach Reverdin (kein Verziehen der Wundränder). **2)** Matratzennaht (stabile, nicht ausreißende Naht, wirkt aber zirkulationsstörend). **3)** Fortlaufende Naht nach Lembert (einstülpend, nicht perforierend).

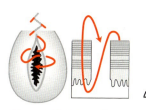 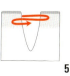

Abb. 3-8 Fortlaufende Nähte **4)** Fortlaufende Naht nach Schmieden (einstülpend, perforierend). **5)** Intrakutannaht nach Halsted. Anwendung bei kosmetischen Nähten spannungsarmer Hautgebiete.

- **Spezialnähte**
  Umschlingende Achternaht (Abb. 3-9; 1)
  Sehnennaht (Abb. 3-9; 2)
  – nach Bunnell (Abb. 3-9; 2a)
  – nach Kessler (Abb. 3-9; 2b)
  Gefäßnaht (Abb. 3-9; 3)
  – kleine Gefäße (Abb. 3-9; 3a)
  Zitzennaht (Abb. 3-9; 4)
  – nach Allgöwer (Abb. 3-9; 4a)
  Uterusnaht (s. S. 46)
  Pansennaht (Abb. 3-9; 5)
  Klassische Darmnaht (Abb. 3-9; 6)
  Schichtgerechte Adaptation (Abb. 3-9; 6a)
  Herniennaht (Abb. 3-9; 7)
  – nach Guibé und Quénu (Abb. 3-9; 7a)
  – nach Becker (Abb. 3-9; 7b)

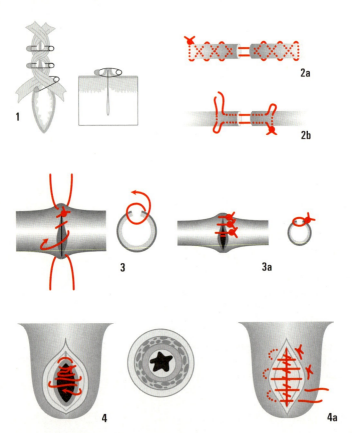

Abb. 3-9 Spezialnähte. **1)** Umschlingende Achternaht. Anwendung: in spannungsreichen Gebieten, z. B. als Ergänzung zum Flessaverschluss der Scheide bei Wdk. **2a)** Sehnennaht nach Bunnell (Stahldraht oder Kunststofffaden). **2b)** Sehnennaht nach Kessler (Stahldraht oder Kunststofffaden). **3)** Gefäßnähte bei großen Gefäßen. Hierbei ist möglichst quer zur Längsachse zu nähen, um eine Lumenverengung zu vermeiden; i. d. R. fortlaufende Naht. **3a)** Naht bei kleinen Gefäßen mit Einzelheften. **4)** Zitzennaht. Die sorgfältige Versorgung des Strichkanals ist für die Melkbarkeit wichtig. Naht: fortlaufend, nicht perforierend an der Schleimhaut-Haut-Grenze. Die Haut kann mit Einzelheften, einfachen Knopfheften oder besser mit einer Naht nach Allgöwer (4a) versorgt werden. Nahtmaterial: atraumatische Nadel-Faden-Kombination, resorb. Kunststofffäden 1–1,5 metric. **4a)** Zitzennaht nach Allgöwer.

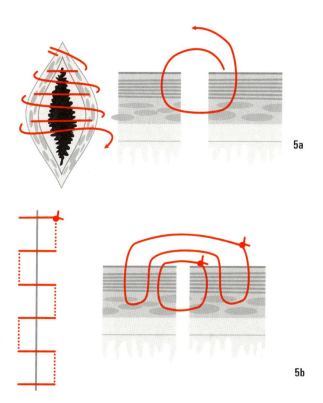

Abb. 3-9 Spezialnähte. **5)** Seromuskuläre Pansennaht (Fremdkörper-Op., versehentliche Verletzung bei der Sektio). Die Schleimhaut darf nicht perforiert und nicht zu stark angezogen werden, da ansonsten Zirkulationsstörungen (5a). Empfehlenswert ist eine zusätzliche einstülpende, nicht perforierende Matratzennaht (5b).

Chirurgisches Nähen 43

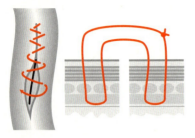

6

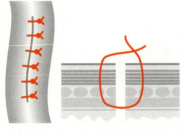

6a

Abb. 3-9 Spezialnähte. **6)** Klassische Darmnaht. Prinzipiell sollte man längs eröffnete Darmwunden (Fremdkörper) quer vernähen, damit keine Lumenverengungen entstehen. Die klassische Darmnaht ist die einstülpende Lembertnaht. Niemals darf ausstülpend genäht werden. **6a)** Schichtgerechte Darmadaptation. Wer es sich zutraut, kann diese Technik bei der Darmnaht verwenden, wobei Einzelknopfhefte anzuwenden sind.

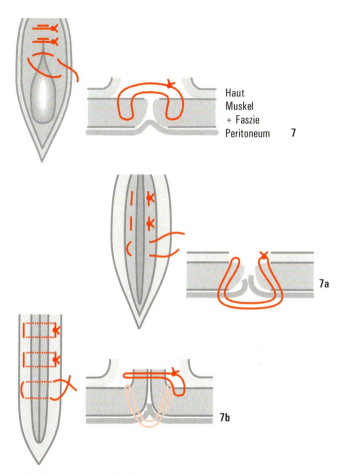

Abb. 3-9 Spezialnähte. **7)** Herniennaht (Nabel und Bauch). Einfache Einzelhefte nach Donati. **7a)** Herniennaht nach Guibé und Quénu. In diesem Fall ist der Bruchsack eröffnet. Zunächst näht man eine Reihe U-Hefte, danach wird der gebildete Kamm an der Muskulatur angeheftet (sehr guter Verschluss). Benutzt wird ein kräftiger, monofiler Faden, der nach 8–10 Tagen wieder entfernt wird (Nabel- und Bauchwandbrüche bei Klein- und Großtier). **7b)** Herniennaht nach Becker. Im Prinzip eine modifizierte Naht nach Donati.

- **Uterusnaht**
Diese ist immer zweischichtig anzulegen. Die erste Naht kann eine Schmiedennaht sein, die zweite eine Lembertnaht. Auch zwei Lembertnähte sind möglich. Knoten sollten wegen postoperativer Verklebungsgefahr versenkt werden. Manche Autoren empfehlen Einzelhefte, was jedoch eine Sektio beim Rind auf ein sehr hohes Zeitmaß ausdehnt.

- **Verschluss von Laparotomiewunden verschiedener Tierarten**

Katze
Peritoneum und Muskulatur mit einer Sultan-Diagonalnaht (chromierter Catgut oder resorbierbarer synthetischer Faden der Stärke 4 metric). Anschließend Knopfnaht der Haut, u. U. mit nicht resorbierbarem Kunststofffaden.

Hund
Linea alba mit Sultan-Diagonalnaht oder Matratzennaht; Haut wie bei der Katze. Faden ggf. etwas stärker wählen.

Rind
Flankenwunde wird in Schichten genäht. Erste Schicht als fortlaufende Matratzennaht mit Peritoneum und M. transversus abdominis. Eventuell den Kamm mit einer Kürschnernaht zusätzlich vernähen. Die zweite Schicht umfasst den M. obliquus abdominis internus und den M. obliquus abdominis externus sowie die subkutane Faszie. Diese Schicht kann mit einfachen Knopfnähten oder mit einer einfachen Kürschnernaht vereinigt werden. Dabei sollte der Kamm der ersten Schicht hier und da mit durchstochen werden, um Hohlraumbildungen zu vermeiden. Beide Schichten sind mit Catgut der Stärke 6–7 metric zu nähen.
Als letzte Schicht bleibt die Haut, die mit Seide oder mit Klammern vereinigt werden kann; zusätzlich sollte eine Drainage gelegt werden (s. 3.3).

> **Tipp:** Das Vorlagern des Fetus in die Sektiowunde wird erheblich erleichtert, wenn man die Schnittführung in der Flanke leicht nach kranioventral (anstatt ventral) abändert.

Kleiner Wiederkäuer
Sektio in der Flanke erfolgt analog der des Rindes mit entsprechender Laparotomienaht. Chromiertes Catgut ist gut verwendbar; Stärke 4 metric.

Pferd
Laparotomiewunde in der Linea alba wird in folgenden Schichten genäht: Erste Schicht vereinigt nur das Peritoneum mit einer fortlaufenden Naht mit Catgut 7 metric. Als nächstes löst man das gelbe Bauchfett von der Faszie und näht die gelbe Bauchhaut mit doppeltem Faden (PGS) mit einer Matratzennaht; Fadenstärke 5 metric. Die Haut wird mit einem monofilen nicht resorbierbaren Faden der Stärke 3,5 metric mit Knopfheften vereinigt. Dabei sollte der Wundkamm der letzten Schicht miterfasst werden, um Hohlraumbildungen zu vermeiden.

Schwein
Beim paramedianen Kaiserschnitt hat man es mit dem Bauchfell, der Fascia transversa, dem M. rectus abdominis und der Haut zu tun. Die erste Schicht vereinigt Peritoneum und Fascia transversa mit U-Heften (chromierter Catgutfaden der Stärke 5–6 metric).
In der zweiten Runde vereinigt man den M. rectus abdominis mit der Haut durch Donatinähte; hier gelangt ein nicht resorbierbarer monofiler Kunststofffaden der Stärke 4 metric zur Anwendung.

3.3 Drainagen

Drainagen sind eine in der Humanmedizin täglich benutzte Technik, die mittlerweile auch in der Veterinärmedizin an Bedeutung gewonnen hat, sodass ausgeprägte Serome – wie sie früher nach Kaiserschnitten beim Rind häufig zu beobachten waren – der Vergangenheit angehören sollten. Eine Wunde drainieren bedeutet, auch nach der Operation eine Abflussmöglichkeit für Wundflüssigkeiten zu schaffen und/oder bakterienkontaminiertes Sekret zu entfernen. Dadurch vermeidet man, dass die Wundsekrete die Wundflächen auseinanderdrücken, sich Abszesse bilden und die Wundheilung gestört wird.

Generell gilt:
- im Zweifel lieber eine Drainage zuviel als zuwenig
- immer den tiefsten Punkt eines Wundbereiches drainieren
- Drain am Tier fixieren (mittels Knopfheft mit abdeckendem Verband)

- Den Drain nicht länger als nötig einsetzen, da er als Fremdkörper die Wundheilung verzögern kann (bei aseptischen Wunden 2–3 Tage, bei septischen Wunden solange, bis sich das Sekret verringert hat und klar ist). Bei infizierten Wunden kann man Saug-/Spüldrainagen anwenden, über die antibiotikumhaltige Spülflüssigkeiten ein- und ausgebracht werden. Ein Drain dient zum Infundieren (evtl. mit Bakterienfilter), ein zweiter Drain zum Ablassen.

> **Merke:** Ein Drain ist keine Einbahnstraße – er birgt immer auch die Gefahr, als Leitschiene für aufsteigende Infektionen zu dienen. Der Drain ist daher täglich zu kontrollieren und zu pflegen; Hygiene ist alles!!

Indikationen
- Vermeidung von postoperativen Seromen
- Eingriffe in Thorax und Abdomen, falls mit einer Kontamination zu rechnen ist
- Osteosynthese nach offenen Frakturen
- infizierte Wunden aller Art

Drainageformen
- **Redon-Drain** (Abb. 3-10)

Ein starrer, heparinisierter Kunststoffschlauch mit seitlichen Löchern wird in die Wunde gesetzt (über einen wundfernen Zugang!) und an ein Unterdrucksystem (Vakuumflasche/3-Wege-Hahn-Systm) angeschlossen. Dieses System braucht tägliche Pflege und Kontrolle; zudem ist es relativ teuer. Eine für die Großtierpraxis praktikable Technik, die Vakuumflasche zu ersetzen, zeigt Abbildung 3-10b.

- **Infusionsschlauch**

Hat man keinen speziellen Redon-Schlauch zur Hand, kann man auch einen sterilen Infusionsschlauch nehmen, den man vor dem Einbringen mit Löchern versieht.

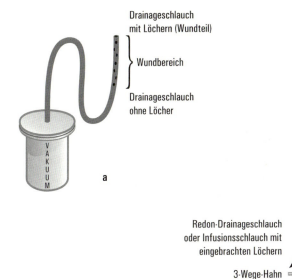

Abb. 3-10 a) Redon-Drainagesystem. **b)** Redon-Drainage mit 3-Wege-Hahn.

- **Penrose-Drainage**

Schlapper Latexschlauch ohne Löcher und ohne Vakuum, der auf der Basis von Kapillarwirkung und Schwerkraft funktioniert. Auch hier sollte der Drain nicht durch die Wundränder in die Wunden gelegt werden, sondern über einen separaten Zugang (Abb. 3-10c u. 3-10d). Die Sekrete fließen weniger innen, sondern vielmehr außen am Schlauch entlang. Das System ist billiger und weniger pflegeintensiv als das Redon-System.

Bei Abdominaldrainagen hat sich der Penrose-Drain jedoch nicht bewährt, da vermehrt mit aszendierenden Infektionen zu rechnen ist.

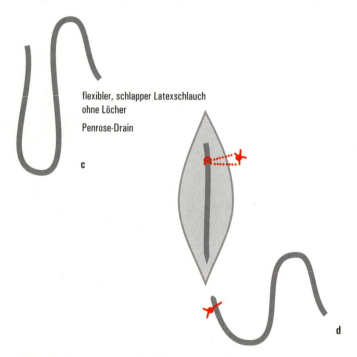

Abb. 3-10 c) Penrose-Latexschlauch. **d)** Einlegen des Penrose-Latexschlauchs. Beachte, dass der Schlauch nicht über die Wunde ein- oder ausgeführt werden darf: Es muss ein eigener Zugang außerhalb des Wundrandes erfolgen. Im Schlauchverlauf muss der tiefste Wundenpunkt mit einbezogen werden. Den Schlauch auf gar keinen Fall in die Wundnaht einbeziehen.

- **Jodoformgaze**
Jodoformgetränkte Gazestreifen werden in die Wunde eingelegt, um einen Sekretabfluss zu gewährleisten. Billig und effektiv.
- **Spezialdrainagen** von Thorax und Abdomen
Diese sind jeweils unter den Tierarten nachzulesen (s. Teil II–V: Kap. 1 Anatomie und Zugänge).

Weiterführende Literatur und Internetlinks

Ammann K, Becker M. Nahtverfahren bei tierärztlichen Operationen. Stuttgart: Parey 2005.

Chirurgische Knotentechnik. Norderstedt: Ethicon.

Gellert K. Techniken zum Wundverschluss. Stuttgart: Thieme 2003.

Schebitz H, Brass W, Wintzer HJ. Allgemeine Chirurgie für Tierärzte und Studierende. Stuttgart: Parey 1993 (Neuauflage Dez. 2007).

Schumpelick V, Kasperk R, Stumpf M. Operationsatlas Chirurgie. Stuttgart: Thieme 2006.

Originalbeipackzettel der Hersteller

www.bfr.bund.de

www.suru.com

www.vetline.de/facharchiv

4 Rezepte

4.1	„Gemeines Rezept" 52
4.2	BTM-Rezept 54
4.2.1	Verschreiben von BTM für einen Patienten 55
4.2.2	Verschreiben von BTM für den Praxisbedarf 58
4.2.3	Verschreiben von BTM in der Tierklinik 59
4.2.4	Bezug von BTM über den pharmazeutischen Großhandel..59
4.2.5	Dokumentation des Bezugs und Verbrauchs von BTM 61

- Tierärzte dürfen Medikamente auf Rezept verschreiben (§56a AMG).
- Ein Rezept gilt drei Monate (normal) bzw. sieben Tage (BTM).
- Normale Rezepte sind ohne zwingende äußere Form, BTM-Rezepte jedoch als gesetzlicher Formblock genormt.

4.1 „Gemeines Rezept"

Wie ein gemeines Rezept auszusehen hat, ist gesetzlich nicht vorgeschrieben. Die Arzneimittelverschreibungsverordnung (AMVV) gibt jedoch vor, was darauf stehen muss (§2 AMVV). Es kann z. B. wie auf Abbildung 4-1 aussehen.

Vorgeschriebene Angaben auf dem Rezept
1. Name, Berufsbezeichnung und Anschrift des Tierarztes
2. Datum der Ausfertigung
3. Name des Tierhalters, Zahl und Art der Tiere, für die das Medikament bestimmt ist
4. Bezeichnung des Fertigarzneimittels oder des Wirkstoffes oder, bei in der Apotheke herzustellenden Arzneimitteln, deren Zusammensetzung nach Art und Menge
5. Darreichungsform
6. abzugebende Menge des verschriebenen Medikamentes
7. Dosierung pro Tier und Tag
8. Dauer der Anwendung
9. eigenhändige Unterschrift des verschreibenden Tierarztes oder, bei Verschreibung in elektronischer Form, dessen qualifizierte elektronische Signatur

Dr. med. vet. Anton Lehnert
Praktischer Tierarzt
Feldstr. 6
91468 Hammersbach
Tel. (06185) 1301

Hammersbach,
den 1. 2.00

Rp.
Luminal Tabl. 0,1 (100 mg)
1 OP Nr. 50

D.S. Jeweils abends 1 Tabl. eingeben.
Für den Hund von Frau Maria Maier.

A. Lehnert

Abb. 4-1 „Gemeines Rezept"

Besonderheiten
- Stellt man ein Rezept für Tiere aus, die der Lebensmittelgewinnung dienen (Wiederkäuer, Pferde, Schweine, Nutzfische, Geflügel, Wildtiere, Kaninchen und Bienen), so sind weitere Angaben zu machen:
– Identität der Tiere, für die das Medikament verschrieben wird
– Angabe von Indikation und Wartezeiten am Ende des Rezepts
- Der behandelnde Tierarzt kann ein anderes Medikament „umwidmen", falls bezüglich der diagnostizierten Krankheit für die entsprechende Tierart kein Medikament zur Verfügung steht und die notwendige arzneiliche Versorgung ansonsten ernstlich gefährdet wäre (= **Therapienotstand**) und die Gesundheit von Mensch und Tier durch die Umwidmung nicht gefährdet wird.

> **Umwidmungskaskade** (§56a Abs. 2 AMG)
> a) Tierarzneimittel (TAM) mit Zulassung für die betreffende Tierart und anderes Anwendungsgebiet;
> b) TAM mit Zulassung für eine andere Tierart;
> c) in Deutschland zugelassenes Humanarzneimittel (HAM) oder ein TAM mit Zulassung in einem EU-Mitgliedsstaat oder in einem anderen Vertragsstaat des Abkommens über den Europäischen Wirtschaftsraum;
> d) ein in einer Apotheke hergestelltes oder von einem Tierarzt durch Mischen mit arzneilich nicht wirksamen Bestandteilen hergestelltes AM.

Die Wartezeit beträgt dann 28 Tage für essbares Gewebe, sieben Tage für Milch, zehn Tage für Eier (§12a TÄHAV).
Das Beispiel gilt analog für alle Tiere, die der Lebensmittelgewinnung dienen. Es ist jedoch stets zu beachten, dass nur Arzneimittel auf diese Tierarten umgewidmet werden dürfen, die Wirkstoffe enthalten, die in den Anhängen I – III der VO (EWG) 2377/90 („Rosa Liste") gelistet sind.

- Die Wartezeit für homöopathische Arzneimittel, deren Verdünnung die 6. Dezimalpotenz nicht unterschreitet, darf auf 0 Tage festgesetzt werden.
- Rezepte für Lebensmitteltiere sind mit zwei Durchschlägen auszufertigen. **Original:** Tierhalter; **1. Durchschrift:** Apotheker; **2. Durchschrift:** Tierarzt, der diese fünf Jahre lang aufbewahren muss (§13a TÄHAV). Außerdem muss der Tierhalter auf die Wartezeit hingewiesen werden (§12a TÄHAV).
- Auch ein Tierarzt ohne eigene Praxis darf gemeine Rezepte ausstellen bzw. Medikamente aus der Apotheke beziehen.
- Natürlich kann ein Tierarzt auch ein Medikament vom Apotheker speziell zubereiten lassen. Dazu bedarf es einer **Praescriptio** (Vorschrift), die die nötigen Grundstoffe mit Angabe der Gewichtsmengen nennt, und einer **Bereitungsvorschrift,** die dem Apotheker mitteilt, welche Arzneiform hergestellt werden soll (z. B. Salbe, Pillen, Tinkturen).

4.2 BTM-Rezept

Das Ausstellen von Rezepten für Betäubungsmittel ist wesentlich komplizierter. Das Betäubungsmittelgesetz (BtMG) definiert genau, was BTM sind; dabei handelt es sich um **suchterzeugende** Mittel.
Einige dieser Mittel, z. B. Benzodiazepine (wie das Diazepam) oder bestimmte Barbiturate (wie das Phenobarbital Luminal®) können je-

doch auch auf gemeinen Rezepten verschrieben werden, da die gängigen Zubereitungen unter die **„ausgenommenen Zubereitungen"** fallen. Diese enthalten eine Wirkstoffkonzentration pro Abpackungseinheit, die unter eine vom Gesetz festgelegte Grenze fällt. Wird jedoch der Apotheker beauftragt, eine Zubereitung herzustellen, die diese Grenze überschreitet, so muss ein BTM-Rezept verwendet werden. BTM-Rezepte werden vom Bundesinstitut für Arzneimittel und Medizinprodukte (BfARM) auf Anforderung an den Tierarzt ausgegeben.

Die BTM werden in drei Hauptgruppen unterteilt, definiert in den Anlagen I–III des BtMG.

- BTM aus **Anlage I** sind **nicht verkehrsfähig** (z. B. Cannabis, Heroin).
- **Anlage II** beinhaltet **zwar verkehrsfähige, aber nicht verschreibungsfähige** BTM. Es handelt sich um BTM, die als Grundstoffe zur Arzneimittelherstellung dienen. Aus dieser Gruppe kommen einige der ausgenommenen Zubereitungen. Zu nennen sind z. B. die Kodeintropfen *ohne* sonstige Stoffe (bis 2,5%ig) oder die Kodeintabletten (bis 100 mg/Tabl.).
- Das eigentliche tierärztliche BTM-Feld befindet sich in **Anlage III**. Diese enthält starke Analgetika, starke kodeinähnliche Hustenmittel, Hypnotika und Weckamine. Sie sind **sowohl verkehrs- als auch verschreibungsfähig** mittels BTM-Rezept **und** der Einhaltung gewisser Höchstmengen pro Tier und Tag. Geregelt wird die Verschreibung der BTM (auch homöopathischer BTM) durch die Betäubungsmittelverschreibungsverordnung (BtMVV). Unter den homöopathischen Präparaten gibt es BTM-Substanzen als „ausgenommene homöopathische Zubereitungen" (z. B. Papaver somniferum ab D4-Potenz und Homöopathika mit Opium ab D6-Potenz).

4.2.1 Verschreiben von BTM für einen Patienten

Jeder Tierarzt, der auf Antrag vom BfARM eine **BTM-Nr.** und **BTM-Rezepte** bekommen hat, darf BTM verschreiben. Diese Gewährung ist *nicht* an die Führung einer Praxis, jedoch an die Anzeige einer tierärztlichen Hausapotheke gebunden.

Besonderheiten bei BTM-Verschreibung

- BTM dürfen *nur* als Zubereitungen verschrieben und abgegeben werden.
- BTM müssen im ausreichend gesicherten, abschließbaren Giftschrank **verschlossen** aufbewahrt werden (Empfehlung: verankerter Stahlschrank oder Mauertresor).

- Einschränkungen beachten (z. B. Höchstmengen, wobei die Einschränkungen für Patientenverschreibung, Praxisbedarf und Stationsbedarf unterschiedlich geregelt sind).
- Das BTM-Rezept besteht aus drei Blättern: ein Original mit zwei Durchschriften. **Original:** Tierhalter; **1. Durchschrift:** Apotheker; **2. Durchschrift:** Tierarzt, der diese drei Jahre aufbewahren muss (§8 BtMVV).
- Das BTM-Rezept hat nur eine Gültigkeit von sieben Tagen.
- Zusätzlich kann auf einem BTM-Rezept auch ein gemeines Medikament verordnet werden, wenn dieses im Zusammenhang mit dem BTM verschrieben wird.
- Exakte Buchführung über das Verschreiben, die Abgabe und Anwendung der BTM ist vorgeschrieben (s. 4.2.5).
- Innerhalb von 30 Tagen darf für ein Tier nur ein BTM-Präparat unter Einhaltung der Höchstmengen (§ 4 Absatz 1a BtMVV; s. Tab. 4-1) verschrieben werden. **Ausnahme** möglich, falls tierärztlich begründet. Dies ist auf der Verschreibung mit dem Buchstaben „A" (bedeutet: „besonders schwerer Krankheitsfall") zu kennzeichnen. Alternativ darf eines der weiteren in Anlage III BtMG bezeichneten BTM für ein behandeltes Tier verschrieben werden (mit Ausnahme von Alfentanil, Cocain, Dronabinol, Etorphin, Fenetyllin, Fentanyl, Levacetylmethadol, Methadon, Methaqualon, Methylphenidat, Modafinil, Nabilon, Oxycodon, Papaver somniferum, Pentobarbital, Phenmetrazin, Remifentanil, Secobarbital und Sufentanil).
- Für Tiere, die der Lebensmittelgewinnung dienen, darf nur Levomethadon verschrieben und angewendet werden.
- Bei homöopathischen Arzneimitteln sind zusätzlich die Bezeichnung des Arzneimittels *oder* des enthaltenen BTM und der Verdünnungsgrad anzugeben.
- Müssen BTM vernichtet werden (z. B. Haltbarkeit abgelaufen), so muss dies unschädlich für Mensch und Umwelt und nicht rückgewinnbar in Anwesenheit von zwei Zeugen geschehen. Über die Vernichtung muss ein Protokoll angefertigt und drei Jahre lang aufbewahrt werden (§ 16 Abs. 1 BtMG).
- Bei Praxisaufgabe ist der BTM-Block zurückzugeben.
- BTM-Rezepte sind unter Verschluss zu halten.

Wie sieht ein BTM-Rezept aus?
Abbildung 4-2 zeigt ein BTM-Rezept. Folgende Besonderheiten bzw. Angaben sind zu beachten (BtMVV).

1. Tierhalter mit Name, Vorname und Anschrift sowie Tierart für die das BTM bestimmt ist (Name des Tieres)
2. Datum der Ausstellung der Verschreibung
3. Bei Fertigarzneimitteln: Handelsname, Bezeichnung des enthaltenen Wirkstoffs, Wirkstoffmenge pro Packungseinheit oder pro abgeteilter Form, Darreichungsform, Menge des Arzneimittels in g oder ml, Stückzahl der abgeteilten Form (zusätzlich in einer Klammer „in Worten" wiederholen)
   3.1 Bei Rezepturen sind Bestandteile, Wirkstoffmenge, Darreichungs- form, Stückzahl bei abgeteilten Zubereitungen zu nennen (in Worten).
   3.2 Bei einem homöopathischen Fertigarzneimittel oder bei einer homöopathischen Rezeptur Arzneimittelbezeichnung oder Bezeichnung des enthaltenen BTM, Darreichungsform, Verdünnungsgrad des enthaltenen BTM, Gewichtsmenge der Packungseinheit, bei abgeteilten Zubereitungen die Stückzahl, bei einem Gemisch mehrerer Zubereitungen zusätzlich den Gewichtsvomhundertsatz der das BTM enthaltenden Verdünnung.
4. Gebrauchsanweisung mit Einzel- und Tagesdosis (handschr.). Falls der Tierbesitzer schriftlich einen detaillierten Applikationsplan bekommt, so genügt auf dem Rezept der handschriftliche Zusatz: „Gemäß schriftlicher Anweisung".
5. Falls die Höchstmenge überschritten werden muss, ist der Vermerk „A" (besonders schwerer Krankheitsfall) anzubringen.
6. Bei Praxisbedarf muss ein entsprechender Zusatz vermerkt werden.
7. Name und Berufsbezeichnung, Anschrift und Telefonnummer des verschreibenden Tierarztes (für Rückfragen des Apothekers), z. B. Stempel
8. Eigenhändige Unterschrift des Tierarztes. Unterschreibt der Vertreter, so muss der Zusatz „in Vertretung" beigefügt werden.

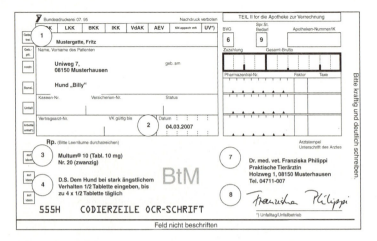

Abb. 4-2 BTM-Rezept

4.2.2 Verschreiben von BTM für den Praxisbedarf

Der Tierarzt darf für den **„Praxisbedarf"** die BTM aus der Liste (s. Tab. 4-1) bis zur Höhe seines durchschnittlichen Zweiwochenbedarfs, mindestens jedoch die kleinste Packungseinheit verschreiben. Die Vorratshaltung für jedes BTM soll jedoch den durchschnittlichen Monatsbedarf des Tierarztes nicht überschreiten (§4 Abs. 3 BtMVV). Außerdem darf er für den Praxisbedarf verschreiben:

1. Alfentanil
2. Cocain zur Lokalanästhesie für Eingriffe am Kopf
3. Etorphin zur Immobilisation von Tieren (Zoo, Zirkus, Wildgehege)
4. Fentanyl
5. Pentobarbital
6. Remifentanil
7. Sufentanil

Tab. 4-1 Betäubungsmittel, die nach § 4 Abs. 1a) BtMVV vom Tierarzt innerhalb von 30 Tagen für ein Tier verschrieben werden dürfen

BTM	Handelsname® (Auswahl)	Höchstmenge
Amfetamin	kein Fertigarzneimittel	600 mg
Buprenorphin	Temgesic	150 mg
Hydrocodon	Dicodid	1 200 mg
Hydromorphon	Dilaudid, Pallodon	5 000 mg
Levomethadon	L-Polamivet[1], L-Polamidon	750 mg
Morphin	Morphin, Kapanol	20 000 mg
Opium, eingestelltes	kein Fertigarzneimittel	12 000 mg
Opiumextrakt	kein Fertigarzneimittel	6 000 mg
Opiumtinktur	kein Fertigarzneimittel	120 000 mg
Pentazocin	kein Fertigarzneimittel	15 000 mg
Pethidin	Dolantin	10 000 mg
Piritramid	Dipidolor	6 000 mg
Tilidin	Valoron	18 000 mg

[1] TAM

4.2.3 Verschreiben von BTM in der Tierklinik

BTM für den Stationsbedarf dürfen nur noch auf Betäubungsmittel-Anforderungsscheinen („Stationsverschreibung") verschrieben werden. Es gilt die gleiche Regelung wie für den Praxisbedarf hinsichtlich verschreibbarer BTM. Aber:
- Etorphine dürfen für die Tierklinik nicht verschrieben werden.
- Für die Tierklinik darf nur der Leiter der Klinik bzw. einer Teileinheit oder dessen Vertreter (bei Abwesenheit) verschreiben.
- Die BTM-Anforderungsscheine sind beim BfARM zu beziehen, gelten aber nur für Verschreibungen im Rahmen der Kliniks- bzw. Stationsarbeit. Es sind dreiteilige Formulare, wobei Teil 1 und 2 dem **Apotheker** gegeben werden und Teil 3 in der **Klinik** verbleibt (Aufbewahrungszeitraum: drei Jahre).

4.2.4 Bezug von BTM über den pharmazeutischen Großhandel

In einer Tierarztpraxis werden die häufig verwendeten BTM über den pharmazeutischen Großhandel bezogen. Gesetzlich geregelt wird dies durch die Betäubungsmittel-Binnenhandelsverordnung (BtMBinHV). Voraussetzung ist eine ordnungsgemäß angezeigte tierärztliche Hausapotheke und die Anzeige beim BfARM über die Teilnahme am BTM-Verkehr. Der Tierarzt bestellt schriftlich oder telefonisch das BTM unter

Bezeichnung[1] des Betäubungsmittels				Nachweispflichtiger Teilnehmer (Name und Firma und Anschrift der Apotheke bzw. tierärztlichen Hausapotheke, Name und Anschrift - des Arztes, Zahnarztes bzw. Tierarztes - des Krankenhauses bzw. der Tierklinik und Bezeichnung der Teileinheit)	Dr. med. vet. Franziska Philippi Holzweg 1, 08150 Musterhausen		Lfd. Nr. der Karte 12 (für das bezeichnete Betäubungsmittel)
L-Polamivet, Inj. –Lsg. 100 ml							
Datum des Zugangs bzw. des Abgangs	Bei Zugang: Name oder Firma und Anschrift des Lieferers oder sonstige Herkunft Bei Abgang: Name oder Firma und Anschrift des Empfängers oder sonstiger Verbleib	Zugang	Abgang	Bestand	Name und Anschrift des Arztes, Zahnarztes bzw. Tierarztes [2]	Nummer des Betäubungsmittelrezeptes oder Betäubungsmittelanforderungsscheines [3]	Datum der Prüfung und Namenszeichen des i.S. der BtMVV verantwortlichen des Arztes, Zahnarztes, Tierarztes bzw. Apothekers
		In g, mg, ml oder Stück					
		Übertrag ▸		93			
31.01.2006	Sibylle Knif, Kreuzweg 6, 08150 Musterhausen, Riesenschnauzer "Aika", 40 kg		12	81			31.01.06 FP
04.03.2006	Firma XY GmbH Forschungsweg 100–130 04711 Unteroberstadt	100		181		0123456789	
		Übertrag ▸					

[1] Bei Fertigarzneimitteln Arzneimittelbezeichnung, Darreichungsform, Bezeichnung und Gewichtsmenge – bei homöopathischen Arzneimitteln statt dessen Verdünnungsgrad – des enthaltenen Betäubungsmittels je Packungseinheit bzw. je abgeteilte Form.

[2] Nicht erforderl. wenn mit der Angabe unter „Nachweispflichtiger Teilnehmer" identisch.

[3] In Apotheken im Falle der Abgabe auf Verschreibung, in Krankenhäusern und Tierkliniken im Falle des Erwerbs auf Verschreibung.

Abb. 4-3 BTM-Nachweisführung

Angabe seiner BTM-Nummer. Mit der Lieferung erhält er diverse Formblätter. Die Empfangsbestätigung muss der Tierarzt ausgefüllt mit Empfangsdatum und Unterschrift zurücksenden und den Lieferschein drei Jahre aufbewahren.

4.2.5 Dokumentation von BTM

Der Erwerb bzw. Verbrauch eines BTM ist gemäß der BtMVV auf durchnummerierten amtlichen BTM-Karteikarten (s. Abb. 4-3) oder in amtlichen BTM-Büchern (vom BfARM) zu dokumentieren. Alternativ ist die elektronische Aufzeichnung erlaubt, sofern jederzeit der Ausdruck der gespeicherten Daten in der Reihenfolge des amtlichen Formblattes gewährleistet ist. Ein entsprechender Download für die elektronische Nachweisführung ist über die Website des BfARM möglich.
Folgende Angaben müssen unverzüglich nach Bestandsänderung gemacht werden:
1. Bezeichnung des BTM
2. Datum des Zu- bzw. Abganges
3. zugegangene bzw. abgegangene Menge und der sich daraus ergebende Bestand in ml, mg, g oder Stück
4. Name und Anschrift des Lieferers bzw. Empfängers (Tierhalter des behandelten Tieres)
5. Name und Anschrift des Tierarztes
6. bei Zugang: Nr. des BTM-Rezeptes bzw. -Anforderungsscheines

Am Ende eines jeden Kalendermonats, in dem sich der Bestand verändert hat, ist der dokumentierte mit dem tatsächlichen Bestand abzugleichen. Die Prüfung ist in der letzten Spalte der BTM-Karteikarte durch Unterschrift des verantwortlichen Tierarztes und Angabe des Prüfdatums zu vermerken.

Weiterführende Literatur und Internetlinks

Löscher W, Ungemach FR, Kroker R. Pharmakotherapie bei Haustieren und Nutztieren. 7. Aufl. Berlin: Parey Buchverlag 2006.
Zrenner KM, Paintner K. Arzneimittelrechtliche Vorschriften für Tierärzte. Stand 42. Ergänzungslieferung 2007. Stuttgart: Deutscher Apotheker Verlag 2007.
www.bfarm.de
www.gifte.de/Recht/btmg.htm
www.gesetze-im-internet.de
www.rote-liste.de
www.vetidata.de
www.vetion.de

5 Dokumentationspflichten in der tierärztlichen Hausapotheke

> 5.1 Dokumentation 62
> 5.1.1 Equidenpass 64

Der Betreiber einer tierärztlichen Hausapotheke bewegt sich u. a. im Rechtsbereich des AMG, des BtMG, der TÄHAV, des TierSG und der Tierimpfstoff-Verordnung (TierImpfStV). Er hat dafür Sorge zu tragen, dass auch alle Angestellten seiner Praxis oder Klinik die Rechtsvorschriften beachten.

Im Rahmen des Betriebs einer tierärztlichen Hausapotheke bestehen bestimmte Dokumentationspflichten.

5.1 Dokumentation

Der Tierarzt darf im Rahmen seines Dispensierrechtes vom Hersteller, Großhändler oder einer öffentlichen Apotheke Arzneimittel (AM) beziehen oder in seiner tierärztlichen Hausapotheke unter bestimmten Voraussetzungen selbst herstellen (§13 AMG). Weiterhin ist es ihm erlaubt, solche AM an Halter der von ihm behandelten Tiere abzugeben (§§43 und 56a AMG, §12 TÄHAV). Für apotheken- und verschreibungspflichtige AM besteht ein Versandhandelsverbot (§43 AMG).

Nachweise über Erwerb von AM (§13 TÄHAV), Impfstoffen, Sera und Antigenen (§40 TierImpfStV)
Lieferscheine, Rechnungen oder Warenbegleitscheine, aus denen sich Lieferant, Art und Menge und, soweit vorhanden, die Chargenbezeichnung der Mittel ergeben, müssen geordnet zusammengestellt werden.

Nachweise über Verbleib von AM
- bei *nicht Lebensmittel liefernden* Tieren: Praxistagebuch, Patientenkartei (auch EDV) jeweils mit Mengenangabe der angewendeten und/oder abgegebenen AM
- bei *Lebensmittel liefernden* Tieren: Bei der Anwendung von apotheken- oder verschreibungspflichtigen AM bei Tieren, die der Gewinnung von Lebensmitteln dienen, sowie bei der Abgabe solcher AM,

die zur Anwendung bei diesen Tieren bestimmt sind, ist ein Nachweis auszufüllen, der mindestens folgende Angaben in übersichtlicher Weise enthält:
- Anwendungs- oder Abgabedatum
- fortlaufende Belegnummer des Tierarztes im jeweiligen Jahr
- Name des behandelnden Tierarztes und Praxisanschrift
- Name und Anschrift des Tierhalters
- Anzahl, Art und Identität der Tiere
- Arzneimittelbezeichnung
- angewendete oder abgegebene Menge des AM
- Wartezeit
- Im Falle der **Abgabe von AM** muss der Nachweis zusätzlich folgende Angaben enthalten:
  - Diagnose
  - Chargenbezeichnung
  - Dosierung des Arzneimittels pro Tier und Tag
  - Dauer der Anwendung

Der Tierarzt hat dem Tierhalter den Nachweis unverzüglich auszuhändigen oder bei elektronischer Nachweisführung unver-züglich zu übermitteln, wobei die Authentizität der tierärztlichen Bestätigung sicherzustellen ist. Der Nachweis muss nicht ausgefüllt und ausgehändigt werden, sofern nach der **Anwendung** des AM durch den Tierarzt die entsprechende Dokumentation im Arznei-mittel-Bestandsbuch des Tierhalters unverzüglich vorgenommen wird und der Tierarzt die entsprechende Eintragung durch seine Unterschrift und die Angabe seiner Praxis bestätigt.

Nachweise über Verschreibung von Fütterungsarzneimitteln
Diese bestehen aus der dritten und vierten Durchschrift der Verschreibung, wobei der §56 AMG beachtet werden muss.

Nachweise über Herstellung von AM
In einem Herstellungsbuch oder auf Karteikarten müssen Aufzeichnungen gemacht werden, aus denen das Datum der Herstellung, die Art und Menge der hergestellten AM und die zugrunde liegenden Herstellungsvorschriften hervorgehen.

Diese genannten Nachweise sind mindestens fünf Jahre lang aufzubewahren und auf Verlangen der zuständigen Behörde vorzulegen.

Nachweise über Verbleib von Impfstoffen, Sera und Antigenen
Name und Anschrift der Empfänger müssen mindestens drei Jahre aufbewahrt werden.

Nachweise über Erwerb und Verbleib von BTM
Die Dokumentation des Erwerbs und des Verbleibs von BTM wurde bereits in Kapitel 4.2.5 ausführlich erläutert.

Jeder Tierarzt ist gemäß der Berufsordnung verpflichtet, unerwünschte Arzneimittelwirkungen (UAW) und -mängel unter Verwendung eines amtlichen Formblattes (z. B. bei www.vet-uaw.de) der zuständigen Behörde oder der Arzneimittelkommission der Bundestierärztekammer zu melden.

5.1.1 Equidenpass

Rein rechtlich gehören Pferde und Esel zu den Tieren, die der Gewinnung von Lebensmitteln dienen. Aufgrund der Sonderstellung des Pferdes in unserer Gesellschaft hat der Gesetzgeber wesentliche Ausnahmeregelungen geschaffen. Eine zentrale Rolle spielt hierbei der seit dem 01.07.2000 vorgeschriebene Equidenpass (§24k Viehverkehrsverordnung [ViehVerkV]), der für jedes Pferd ausgestellt werden muss, das aus einem Bestand verbracht wird.
Ausgebende Stelle ist:

Deutsche Reiterliche Vereinigung e. V. (FN)
Freiherr-von-Langen-Str. 13
48231 Warendorf

Der Equidenpass ist ein Dokument mit Dreifach-Funktion:
1. Identifizierung des Einzeltieres nach Tierseuchenrecht
2. Voraussetzung für die Turnierteilnahme eines Pferdes
3. Festlegung nach Arzneimittelrecht, ob das Tier als potenzielles Schlachtpferd gelten soll oder nicht; außerdem Nachweisdokument für die Anwendung bestimmter Arzneimittel

In welche Kategorie das Pferd gehören soll, entscheidet der Besitzer mit seiner Eintragung und Unterschrift im Pferdepass.

> **Merke:** Ein Schlachtpferd kann jederzeit in ein Nicht-Schlachtpferd „umgewandelt" werden, eine Umkehrung ist jedoch nicht möglich!

Pferde ohne Pass
- Behandlung wie bei Schlachtpferde
- keine Schlachterlaubnis

Nicht-Schlachtpferde (Teil II des Passes)
- Anwendung von AM, die bei Schlachtpferden nicht angewendet werden dürfen
- Dokumentationspflichten (AM-Bestandsbuch) entfallen für den Tierhalter

Schlachtpferde (Teil III des Passes)
- Dokumentation der Behandlungen mit apotheken- oder verschreibungspflichtigen AM (siehe LM-Tiere); Nachweis muss unverzüglich an den Tierhalter ausgehändigt werden
- Behandlung möglich mit allen Wirkstoffen der Anhänge I–III der Verordnung (EWG) 2377/90 sowie den Wirkstoffen der Verordnung (EG) 1950/2006 (Positivliste für Equiden)
- Dokumentation der Anwendung von Stoffen dieser Positivliste im Equidenpass. Es gilt eine pauschale Wartezeit von sechs Monaten.
- Für Lebensmittel liefernde Pferde zugelassene AM müssen nicht im Pass vermerkt werden.

Internetlinks

www.berufsordnung.de
www.bmelv.de
www.fve.org
www.gesetze-im-internet.de
www.vetidata.de
www.vetion.de
www.vis-ernaehrung.bayern.de

6 Infusionstherapie

6.1	Wozu infundieren?	66
6.2	Grundlagen	67
6.2.1	Wasser im Organismus	67
6.2.2	Wassergewinnung/Wasserverlust	67
6.2.3	Regulation des Wasserhaushaltes	68
6.2.4	Wasserbedarf	68
6.3	Dehydratation	70
6.3.1	Säure-Basen-Haushalt	70
6.4	Infusionen	71
6.4.1	Zugänge	71
6.4.2	Injektions- und Infusionstechnik	71
6.4.3	Flüssigkeitsbedarf	74
6.4.4	Tatsächliche Infusionsmenge	76
6.4.5	Infusionsgeschwindigkeit	76
6.4.6	Infusionsüberwachung	77
6.5	Infusionslösungen	78
6.6	Infusionen als Medikamententräger	80

6.1 Wozu infundieren?

- Substitution von Flüssigkeiten und/oder darin gelösten Substanzen (Elektrolyte, Energieträger) nach Flüssigkeitsverlusten durch Blutungen, Durchfälle, Erbrechen oder Tränkeverweigerung
- Medikamentenzufuhr
- forciertes Entfernen von nierengängigen Stoffen und Toxinen (Salizylate, Barbiturate, Thallium und Calcium)

6.2 Grundlagen

6.2.1 Wasser im Organismus

Das gesamte Körperwasser des tierischen Organismus beträgt bei adulten Tieren ca. 60% des Körpergewichtes, wovon zwei Drittel auf den Intrazellulärraum und ein Drittel auf den Extrazellulärraum entfallen. Die Pflanzenfresser, insbesondere die großen Wiederkäuer, beherbergen z. T. riesige Wassermengen (bis 25% des Gesamtwassers) in ihren Mägen und Därmen (Ingestawasser) (s. Abb. 6-1).

Der Wassergehalt am Gesamtgewicht liegt bei Jungtieren über 70% und nimmt mit zunehmendem Alter kontinuierlich ab. Kachektische Tiere besitzen einen höheren (> 65%) und adipöse Tiere einen niedrigeren (bis unter 50%) Wassergehalt.

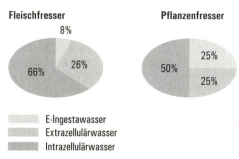

Abb. 6-1 Wasserverteilung im Organismus bei Fleischfressern und Pflanzenfressern

6.2.2 Wassergewinnung/Wasserverlust

Die Tiere nehmen Wasser nicht nur mit der Tränke, sondern größtenteils über die Nahrung auf. Die dritte Quelle ist der **intermediäre Stoffwechsel**, der das sog. Oxidationswasser abwirft (Abb. 6-2a). Unter normalen Umständen verliert der Körper Wasser (s. Abb. 6-2b) durch:
- Miktion
- Kot
- Schwitzen
- Atemluft

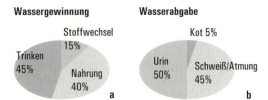

Abb. 6-2 a) Wassergewinnung und b) Wasserverlust bei landlebenden Säugern

6.2.3 Regulation des Wasserhaushaltes

Auf Wasserverluste über Kot und Schwitzen/Atemluft hat das Tier wenig Einfluss, doch können Aufnahme (Durstgefühl) und Abgabe über die Nieren (Nierensekretion) hormonell beeinflusst werden. Was z. B. bei Volumenmangel geschieht, zeigt Abbildung 6-3.

6.2.4 Wasserbedarf

Der Wasserbedarf setzt sich zusammen aus dem **Erhaltungsbedarf** (= Flüssigkeitsverlust aus Schweiß, Urin, Kot und Atmung abzüglich des im intermediären Stoffwechsel gebildeten Wassers von ca. 5–7 ml/kg/Tag) und dem zusätzlichen Bedarf **(Korrekturbedarf)** bei Volumenmangel (z. B. nach Blutungen, Erbrechen, Durchfall, Verbrennungen). Für den Erhaltungsbedarf spielt insbesondere die **Körperoberfläche** bzw. das metabolische Körpergewicht ($kg^{0,75}$) eine Rolle (je mehr relative Oberfläche ein Tier besitzt, desto höher ist der Wasserbedarf/kg Körpergewicht).

Der Wasserbedarf ist stark abhängig z. B. von der Umgebungstemperatur und der Leistung (z. B. Milch, Bewegung). Außerdem haben Fieber (Erhöhung um 1 °C steigert den Bedarf um ca. 10%) und das Alter der Tiere einen wesentlichen Einfluss. Junge Tiere können den Harn weniger konzentrieren, brauchen daher mehr Wasser als erwachsene Tiere. Auch schwankt der Wassergehalt der Futtermittel stark, sodass in der Literatur die unterschiedlichsten Werte zu finden sind. Die Gesamtwasseraufnahme setzt sich zusammen aus der Tränke und dem Wasseranteil im Futter (Verhältnis ca. 50:50).

Bei Infusionen wegen Volumenmangel sind der **Erhaltungsbedarf** und die fehlende Volumenmenge **(Korrekturbedarf)** zu berücksichtigen. Die Infusionsmenge muss bei Blutungen jedoch z. T. den Blutverlust um ein Mehrfaches übersteigen.

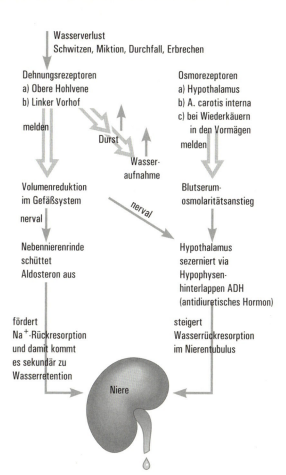

Abb. 6-3 Roegulationsmöglichkeiten des Wasserhaushaltes am Beispiel des Flüssigkeitsverlustes

Merke: Infusionsmenge ungleich Flüssigkeitsbedarf!

6.3 Dehydratation

Verliert ein Körper einen Großteil seiner Körperflüssigkeit, so spricht man von Dehydratation. Man unterscheidet drei Formen der Dehydratation:

- **Isotone Dehydratation**

Der Organismus verliert *zu etwa gleichen Teilen Wasser und Salze* (sekretorische Diarrhö, Erbrechen, Blutungen).
Das Blutplasma behält seine Osmolarität von ca. 300 mosmol/l
(= Osmolarität von 300 mosmol/kg).
Therapie: Zufuhr von isotonen Lösungen (Vollelektrolyte, 0,9%ige NaCl-Lösung, Plasmaexpander; s. Tab. 6-3).

- **Hypertone Dehydratation (Exsikkose)**

Der Organismus verliert *mehr Wasser als Salze* (große Wasserverluste über Haut und Lunge) durch Wassermangel, osmotische Diurese (glucosebedingt bei Diabetes mellitus), Mangel an ADH (Diabetes insipidus), schwerer Durchfall, schweres Erbrechen, lang andauerndes, hohes Fieber.
Therapie: langsame Rehydratation mit Halb- oder Drittel-Elektrolytlösungen (Na^+-arm), 5%ige Glucose-Lösung kombiniert mit Elektrolyten (Na^+-arm) (s. Tab. 6-3).

- **Hypotone Dehydratation**

Der Organismus verliert mehr Salz als Wasser (seltenes Ereignis). Iatrogen (Schleifendiuretika), Aldosteronmangel, Niereninsuffizienz, Nebennierenrindeninsuffizienz (Morbus Addison), starkes Schwitzen.
Therapie: Ersatz durch Vollelektrolytlösungen und hypertone Lösungen (0,9 bis 5,8%ige NaCl-Lösung als Infusionszusatz).

6.3.1 Säure-Basen-Haushalt

Der pH-Wert der Körperflüssigkeiten wird in sehr engen Grenzen (**pH von 7,4 ± 0,1**) konstant gehalten. Dieser Blut-pH ist für die Stoffwechselvorgänge von essenzieller Bedeutung. Bei Verschiebungen über 7,45 spricht man von einer **Alkalose**. Ein Abfall unter 7,35 wird als **Azidose** bezeichnet.
Der Organismus setzt **drei Systeme** ein, um größere Schwankungen des Blut-pH zu vermeiden:

- Säuren-Basen-Puffer (Phosphat-, Bicarbonat- und Proteinpuffer)
- CO_2-Abgage über die Atmung nach der Formel:
  $H_2O + CO_2 \leftrightarrow H_2CO_3 \leftrightarrow H^+ + HCO_3^-$
  Durch vermehrtes Atmen wird mehr CO_2 abgeatmet, die Gleichung verschiebt sich nach links, der pH steigt. Umgekehrt sinkt der pH bei verminderter Abatmung; die Gleichung wird nach rechts verschoben.
- Entfernen von H^+-Ionen über die Niere durch folgende Möglichkeiten:
- direkte Sezernierung von H^+-Ionen
- Austausch zusammen mit K^+ gegen Na^+-Ionen
- Bindung an Ammoniak und Sezernierung als Ammonium-Ionen

6.4 Infusionen

6.4.1 Zugänge

Im Notfall ist die **intravenöse Applikation** sicherlich am effektivsten. Daneben sind bei den verschiedenen Tierarten jedoch auch andere Zugänge von Bedeutung (s. Abb. 6-4).

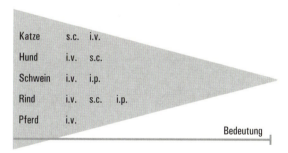

Abb. 6-4 Bedeutung der Infusionszugänge bei verschiedenen Tierarten

6.4.2 Injektions- und Infusionstechnik

Die folgenden aufgeführten Regeln gelten insbesondere für das Pferd, sinngemäß jedoch für fast alle Patienten.

Voraussetzungen

- Ist eine intravenöse Injektion überhaupt nötig oder lässt sich das Medikament auch auf ungefährlichere Weise (oral, s. c., i. m.) applizieren? Hier ist nicht der Bequemlichkeit, sondern der Notwendigkeit (Wirkungseintritt, Galenik) der Vorzug zu geben.
- Ist das Medikament überhaupt für die i. v.-Gabe zugelassen oder bestehen vielleicht Warnhinweise, wie z. B. „langsam intravenös", „in Notfällen auch intravenös"? In diesen Fällen ist die Indikation besonders zu prüfen.
- Das Tier ist stets sicher zu fixieren (z. B. Halfter, Trense, Leine), evtl. vorab zu sedieren.
- Kanülen und Spritzen müssen sauber und steril sein. Dies wird natürlich am einfachsten durch neue Instrumente erreicht. In der Pferdepraxis ist dies bereits Usus, nicht jedoch in der Rinder- und Schweinepraxis. Hier geht es häufig um die Kostenkalkulation. Bei der Behandlung von Tiergruppen sollte zumindest buchten- oder wurfweise eine neue Kanüle verwendet werden.

> **Merke:** Bei der Entnahme von Blutproben ist bei jedem Tier eine neue Kanüle zu verwenden!

Sechs Schritte zur richtigen Vorgehensweise

1. An der Injektionsstelle mittels **Venenstauprobe** prüfen, ob die Vene intakt ist.

> **Merke:** Besteht der Verdacht, dass die Vene vorgeschädigt ist oder im Injektionsumfeld eine Infektion besteht, so ist eine neue Stelle auszuwählen.

2. **Reinigen und desinfizieren** der Injektionsstelle. Es muss ein sauberer Zugang gefunden werden. Diesen evtl. scheren (Hd, Ktz) und dann kräftig mit einem Hautdesinfektionsmittel desinfizieren.
3. Vene mit der Hand oder mit Hilfsmitteln **stauen** und mit der neuen, sterilen Injektionsnadel **punktieren.**

> **Merke:** Kanüle soweit wie möglich in das Gefäßlumen vorschieben, um ein versehentliches Herausrutschen zu vermeiden.

Bei korrektem Sitz und gestauter Vene tropft Blut aus der Kanüle ab. Ein Ansaugen in die Medikamentenspritze sollte wegen der Wechselwirkungen mit dem Medikament nicht erfolgen.
4. Langsame **Injektion.** Zeigt das Tier plötzlich Unruhe, Zittern oder Schwanken, so ist die Injektion sofort abzubrechen, und durch die nicht entfernte Kanüle sind ggf. Notfallmedikamente zu applizieren.
5. Nach Abschluss der Injektion ist die Spritze ohne Kanüle zu entfernen und die Kanüle durch erneuten Venenstau von Medikamentenresten freizuspülen.
6. Danach staut man oberhalb der Injektionsstelle, zieht die Kanüle und komprimiert die Injektionsstelle am besten mit einem Tupfer.

Nach der Injektion ist kurzes **Verweilen beim Patienten** angebracht, um etwaigen verzögerten Unverträglichkeitsreaktionen entgegentreten zu können.

Infusion

Prinzipiell gelten für Infusionen dieselben Regeln. Während der Infusion sollte die Infusionsflasche mehrmals unter Venenniveau gehalten werden, um den korrekten Sitz der Kanüle zu kontrollieren (im positiven Fall wird Blut am Ansatz des Infusionsschlauches sichtbar).
- Es ist verstärkt auf die Temperatur der Lösung (körperwarm) und auf die Infusionsgeschwindigkeit zu achten.
- Zur Infusion benutzt man Verweilkanülen (z. B. Butterfly®) oder Venenkatheter, um eine sichere intravenöse Lage zu gewährleisten. Zusätzlich sollten die Verweilkanülen mittels Heftpflaster oder eines Einzelheftes fixiert werden. Der Patient ist während der Infusion in seiner Mobilität einzuschränken (Halfter, Ständer, Kälberbox, Strohballen).

Zwischenfälle
- **Durch Abwehrbewegungen verrutscht die Kanüle während der Injektion:** In diesem Falle ist die Spritze abzuziehen und die Vene zu stauen. Bei korrektem Sitz läuft wieder Blut aus der Kanüle, ansonsten korrigieren.
- **Paravenöse Injektion:** Manche Medikamente sind paravenös nicht verträglich. Es besteht die Gefahr von Gefäßentzündungen und Abszedierungen. Injiziert man paravenös, so sollte man die Kanüle nicht entfernen, sondern möglichst viel vom Medikament abtropfen lassen. Anschließend wird eine größere Menge physiologischer Kochsalzlösung mit etwas Hyaluronidase (Kinetin® 150 IU/ml) in das vermeintliche Depot und darum herum appliziert, um die Resorption zu beschleunigen. Aus demselben Grund trägt man zusätzlich eine Heparinsalbe auf.

- **Der Patient erleidet einen anaphylaktischen Schock:** Sofort müssen Adrenalin und Glucocorticoide i. v. gespritzt werden.
- **Das Tier stirbt auf der Stelle:** Die Medikamentenreste sind aufzubewahren, und eine Sektion ist zu veranlassen.

> **Merke:** Der Tierarzt ist für die von ihm durchgeführte Injektion/Infusion verantwortlich, egal wer die Spritze gefüllt hat. Hat die Assistenz versagt, so entbindet das den Tierarzt nicht von seiner Verantwortung.

6.4.3 Flüssigkeitsbedarf

Der Bedarf kann in Notfallsituationen nur geschätzt werden. Man schätzt den Dehydratationsgrad (Tab. 6-1), kann daraus das Flüssigkeitsdefizit errechnen und addiert dazu den Erhaltungsbedarf (Tab. 6-2). Rein rechnerisch ergibt dies eine Menge, die dem Organismus an Flüssigkeit fehlt.

Der Dehydratationsausgleich wird nach folgender Formel berechnet:

> Dehydratationsgrad [%]: 100 × kg KGW = Volumensubstitution in Liter

Beispiel: 10-kg-Hund mit einem geschätzten Dehydratationsgrad von 8%. 8% von 10 kg = 800 ml + Erhaltung von ca. 55 ml/kg/Tag = 550 ml.

Resultat: Dem Tier müsste zumindest ca. 1,35 l Flüssigkeit zur Verfügung gestellt werden, um den Bedarf zu decken.

> **Merke:** Der momentane Flüssigkeitsbedarf und die Menge, die zur erfolgreichen Therapie infundiert werden muss, sind nicht identisch.

Tab. 6-1 Schätzen des Dehydratationsgrades

Wasserverlust bezogen auf KGW	Symptome
4–6% leichte Dehydratation	– Leistungsminderung – geringgradige Symptomatik
6–8% mittelgradige Dehydratation	– weitere Leistungsminderung – Bewusstseinstrübung – Hautfalte bleibt stehen, verminderter Hautturgor – kapilläre Füllungszeit: über 4 s (2 s = normal) – fliehender Puls – Zyanose – Enophthalmus – trockene Schleimhäute – Hämatokrit- und Hämoglobinanstieg (Bluteindickung); gilt nicht bei Dehydratation durch akute Blutverluste, da hier gleichermaßen Blutkörperchen und Serum verloren gehen. – Blutharnstoff steigt – Kälte in den Extremitäten und Akren – Apathie
8–15% schwere Dehydratation	– Verschlimmerung der Symptomatik – hypovolämischer Schock (ab 10%)
15–20%	– letal

Tab. 6-2 Täglicher Erhaltungsbedarf an Wasser

Körpergewicht in kg	Bedarf in ml/kg und Tag
unter 5	120–80
5–20	80–50
20–100	50–30
über 100	30–10
500	15

nach W. Löscher, F. Ungemach, R. Kroker, Pharmakotherapie

Die Katze hat einen etwas geringeren Erhaltungsbedarf. Sie benötigt bei einem Körpergewicht zwischen 1 und 8 kg etwa 80–50 ml/kg.

Bedenke:
- Ständig wird Wasser über die Nieren ausgeschieden.
- Auch infundierte Flüssigkeit wird, je nach Art der Infusionslösung, mehr oder weniger schnell wieder über die Nieren ausgeschieden.
- Gerade die Nierenfunktion soll aufrechterhalten oder angeregt werden, wodurch es nötig ist, eher mehr Flüssigkeit zu infundieren.
- Der Bedarf kann nur annähernd geschätzt werden. Ein „Zuviel" schadet bei guter Nierenfunktion nicht. Daher infundiert man lieber zuviel als zuwenig, wodurch die Infusionsmenge i. d. R. höher liegt als der Bedarf.

6.4.4 Tatsächliche Infusionsmenge

Die tatsächliche Infusionsmenge richtet sich nach dem Infusionserfolg. Dieser gilt als erreicht wenn
- der Patient einen stabilen Allgemeinzustand erreicht hat;
- die kapilläre Füllungszeit sich normalisiert hat (ca. 2 s);
- der zentrale Venendruck auf Normalwerte ansteigt;
- sich eine physiologische Harnproduktion eingestellt hat.

Die Infusionsmenge kann das normale Blutvolumen um ein Mehrfaches übersteigen (2–4-fach).

6.4.5 Infusionsgeschwindigkeit

Die Geschwindigkeit kann nur annähernd angegeben werden, da sie sich nach dem jeweiligen Fall, insbesondere nach der Reaktion des Tieres auf die Infusion zu richten hat.

Richtwert für eine protrahierte Infusion: 15–20 ml/kg/h isotone Lösung. Eine zu schnelle Infusion kann zu einer Überlastung des Kreislaufs und zu einer renalen Ausscheidung von Bestandteilen der Infusionslösung vor der Umverteilung in den Interstitialraum führen. Die Gesamtinfusion sollte so bemessen sein, dass 50 % des Korrekturbedarfs in 6 h und 75 % in 24 h verabreicht werden. Der Rest sollte fraktioniert innerhalb von 48 h unter Bilanzkontrolle gegeben werden. Die Geschwindigkeit ist auch abhängig vom Grad der Dehydratation. So muss bei starken Verlusten (z. B. beim Volumenmangelschock) zunächst viel schneller und viel mehr infundiert werden. Ist das Gröbste aufgefüllt, kann die Infusionsgeschwindigkeit reduziert werden.

Frage: Wie viele Tropfen pro Minute?

$$\text{normale Volumina:} \quad \frac{\text{Infusionsvolumen in ml}}{3 \times \text{Infusionszeit in h}} = \text{Tropfen/min}$$

$$= 1000{:}3 \times 1 = 333 \text{ Tropfen/min}$$

$$\text{kleine Volumina:} \quad \frac{\text{Infusionsvolumen in ml}}{\text{Infusionszeit in h}} = \text{Tropfen/min}$$

Merke: Die Tropfenangabe gilt für normale Tropfenbestecke, wobei 1 ml = 20 Tropfen sind. Im Gegensatz dazu stehen Pädiatrietropfer, wobei 1 ml = 60 Tropfen sind.

Art der Infusionslösung
- Hypertone Lösungen (z. B. Glucose 10%, 20%, 40%) können zu Nekrosen führen, wenn sie s. c. gegeben werden. Deshalb sollte in großkalibrige Venen infundiert werden. Sowohl hypertone als auch stark kreislaufaktive Lösungen (Calcium) sind langsam zu infundieren.
- Zu schnelle Infusionen belasten das Kreislaufsystem der Tiere stark, was bis zum Zusammenbruch führen kann. Herzgeschädigte Tiere muss man langsam infundieren.
- Faustregeln zur Berechnung der Infusionsgeschwindigkeit beachten.
- Ziel: 1 l/h infundieren
- Die Lösung sollte körperwarm appliziert werden.
- Katzen vertragen keine Infusion von hypertonen Bicarbonat-Lösungen (ZNS-Störungen, lokale Gefäßwandschäden bei i. v.-Gaben)

6.4.6 Infusionsüberwachung

Spielt eine wesentliche Rolle in der Infusionstherapie, weil aus ihr direkte Rückschlüsse auf die benötigte Infusionsmenge und Infusionsgeschwindigkeit zu ziehen sind. Insbesondere ist über einen Harnkatheter die Harnproduktion zu kontrollieren. Weiterhin ist auf Zeichen der **Überinfusion** zu achten:
- Unruhe
- forcierte Atmung, Tachykardie und zunehmende kardiale Insuffizienz
- seröser Nasen-, Tränen- und Speichelfluss

- Husten, Dyspnoe (eventuell Lungenödem)
- Erbrechen, später Durchfall
- erhöhter Blutdruck, falls gemessen werden kann (über 10 cm Wassersäule)

> **Merke:** Dehydratationszeichen, wie Enophthalmie und verminderter Hautturgor, normalisieren sich erst Stunden nach der Infusion, sind daher zu träge Parameter.

Bei der Überinfusion ist die Flüssigkeitszufuhr sofort zu reduzieren oder abzubrechen. In kritischen Fällen kann ein Diuretikum (z. B. Furosemid) verabreicht werden.

6.5 Infusionslösungen

Tab. 6-3 Eine Auswahl von Infusionslösungen und deren Anwendung

Infusionsgruppe	Vertreter	Anwendung
isotone Lösungen ca. 300 mosmol/l	– 0,9%ige Natriumchloridlösung	– Träger für Medikamente – kurzfristige Volumensubstitution – Wasser- u. Elektrolytzufuhr bei isotoner und hypotoner Dehydratation – Hyponatriämie, -chlorämie
	– Halb- und Vollelektrolyte, z. B. Ringer-Lactat-Lsg. (Salze des Plasmas in entsprechender Osmolarität)	– Träger für Medikamente – Wasser- u. Elektrolytzufuhr bei isotoner und hypotoner Dehydratation, bei leichter Azidose
	– Glucose 5%ig (nach Verstoffwechselung in Leber wird „freies Wasser" freigesetzt, was u. U. zur Zellquellung führen kann)	– Träger für Medikamente/Elektrolytkonzentrate – Energieträger und Lieferant für freies Wasser bei hypertoner Dehydratation. – **Cave:** Wegen der Gefahr der Zellödeme nie ohne Elektrolyte geben!

Tab. 6-3 Fortsetzung

Infusionsgruppe	Vertreter	Anwendung
hypertone Lösungen, Osmolarität > 300 mosmol/l	– Glucose 10, 20, 40%	– Energielieferant – Azetonämie – neonatale Hypoglykämie – langsam in große Gefäße infundieren – wegen der Gefahr der Zellnekrosen nie s. c. injizieren
hypotone Lösungen, < 300 mosmol/l		– keine praktische Anwendung
Elektrolytkonzentratlösungen	– Calcium, Phosphor (meist als Kombinationspräparat mit Magnesium im Handel)	– Gebärparese – peripartale Eklampsie – Hypoparathyreoidismus-bedingte Hypokalzämie – Pankreatitis-bedingte Hypokalzämie – langsam i. v., bei Calciumgluconatverbindungen auch s. c.
	– Magnesium	– Weide-, Stall- und Transporttetanie der Rinder
	– Kalium	– Aufrechterhaltung aller Reiz- und Erregungsübertragung an Muskel und Nerven – Hypokaliämie infolge starken Durchfalls und Schwitzens – hypochlorämische Alkalose, Herzglykosidintoxikation, paralytischer Ileus
	– Natriumbicarbonat 1,4%, 4,2%, 8,4%	– metabolische Azidose empirisch (= unbekanntes Basendefizit): 1–2 ml/kg i. v. 8,4%ige Lsg.; exakt: 0,3 × kg KGW × Basendefizit = ml der 8,4%igen Lsg. – **Cave:** Ktz können bei i. v. Bicarbonatgabe mit ZNS-Symptomatik reagieren!

Tab. 6-3 Fortsetzung

Infusionsgruppe	Vertreter	Anwendung
Osmotherapeutische Lösungen	– Mannitol 10%, 20% – Sorbitol 40%	– forcierte Diurese (Vergiftungen, Hirnödemtherapie) – „Nierenstarter"
Plasmaexpander[1] (meist isotonische Lösungen, die sich länger intravasal halten und damit eine effektivere Volumensubstitution ausmachen)	– Dextran 40 und 60	– Volumensubstitution bei hypovolämischem Schock – halten sich 3–4 h (40) bzw. 6–8 h (60) intravasal – renale Ausscheidung bei Dextran 40 – Dextran 40 hemmt die Blutgerinnung (kontraindiziert bei Blutungen)
	– HES (= Hydroxyethylstärke) (Expafusin®, HAESsteril®, HyperHAES®)	– nierengängig – Volumensubstitution, in der Humanmedizin viel angewendet – **Cave:** Sie kann als Allergen wirken!
	– Gelatine (Gelafundin®, Haemaccel®)	– nierengängiges Volumensubstitut mit geringerer Verweildauer als Dextran 40

[1] HAM = Humanarzneimittel

6.6 Infusionen als Medikamententräger

- Falls Aqua inj. nicht vorgeschrieben ist (s. Packungsbeilage), kann fast jedes Medikament in isotonischer Kochsalzlösung oder 5%iger Glucose-Lsg. gelöst und infundiert werden, vorausgesetzt es ist zur i. v.-Gabe zugelassen.
- Es ist in jedem Fall auf sinnfällige Veränderungen der Lösung zu achten. Bei Trübungen oder Ausfällungen muss sie verworfen werden.

Weiterführende Literatur und Internetlinks

Ahnefeld FW, Schmitz JE. Infusions- und Ernährungstherapie in Gegenwart und Zukunft. München: Zuckschwerdt 2000.

Eikmeier H, Fellmer E, Moegle H (Hrsg.). Lehrbuch der Gerichtlichen Tierheilkunde. 1. Aufl. Berlin, Hamburg: Parey 1990.

Löscher W, Ungemach FR, Kroker R. Pharmakotherapie bei Haustieren und Nutztieren. 7. Aufl. Berlin, Parey Buchverlag 2006.

Scheunert A, Trautmann A. Lehrbuch der Veterinär-Physiologie. 7. Aufl. Berlin, Hamburg: Parey 1987.

von Engelhardt W, Breves G. Physiologie der Haustiere. 2. Aufl. Stuttgart: Enke 2005.

www.rote-liste.de

www.vetidata.de

7 Labor

7.1	Klassische Hämatologie	82
7.2	Harnuntersuchung	87
7.3	Kotuntersuchung	92
7.4	Hautuntersuchung	96
7.5	Milchuntersuchung	97
7.6	Punktate	99
7.7	Diagnostisch relevante Stoffwechselprodukte	101
7.8	Enzyme	103
7.9	Such- und Organprofile	107
7.10	Einsenden von Untersuchungsmaterial	109

In vielen Praxen hat das eigene Labor Einzug gehalten und neben den klassischen Untersuchungen (Blut, Harn, Kot, Haut, Milch, Punktate) mit sog. Diagnostik-Sticks (auch im Stall einsetzbar) und der Trockenchemie (Hauslabor) gibt es auch verschiedene differenzierte Nachweismethoden. Durch das Labor sind Ergebnisse rasch zur Hand, die helfen, eine Diagnose zu finden, zu festigen oder neu zu überdenken. Doch auch wenn Untersuchungsmaterial weitergeschickt wird, ist es wichtig, sich mit der Laborthematik zu befassen, damit die Ergebnisse richtig interpretiert werden können. Das folgende Laborkapitel nennt Daten und gibt Tipps, um sich im Dschungel der (un)möglichen Laborinformationen zurechtzufinden.

7.1 Klassische Hämatologie

Parameter
Die Blutuntersuchung ist zum Erkennen verschiedenster Krankheiten sehr wichtig und wird durch verschiedene Parameter beeinflusst.

Patient
- Alter, Rasse, Geschlecht, Konstitution
- Verwendungszweck/Haltung (Sport, Mast, Zucht)
- Fütterung, Medikament

Zeitpunkt der Blutentnahme
- Tageszeit (bei tagaktiven Tieren möglichst morgens, bei nachtaktiven Tieren möglichst abends)
- Fütterungszeit (zur Vermeidung von Lipämie ist eine 8–12stündige Nahrungskarenz empfehlenswert; sonst Störungen bei der Untersuchung z. B. von Kreatinin, Gesamtprotein, GLDH möglich)
- möglichst wenig Stress (Transport, Wartezimmer, Zwangsmaßnahmen)

Technik der Blutentnahme
- vor der Entnahme nicht unnötig lange stauen (starke Veränderung der Gerinnungsfaktoren und der eiweißgebundenen Substanzen wie z. B. Eisen, Bilirubin, Cholesterin)
- nicht durch wechselnden Druck auf Vorderpfote Blut aus Vene „pumpen" (Konzentrationsveränderung z. B. von Kalium)
- keine Blutentnahme aus Dauerkatheter oder direkt nach Infusionen
- um eine Hämolyse zu vermeiden, sind insbesondere auch folgende Punkte zubeachten:
− Verwendung von Einmalartikeln (bei mehrmaliger Verwendung von Glasspritzen keine Rückstände in Form von Wasser und/oder Detergenzien)
− Auffangen von frei tropfendem Blut aus der Kanüle: das Röhrchen leicht schräg halten, damit das Blut vorsichtig an der Innenwand herunterlaufen kann
− Blutentnahme mit Spritze (Monovette): kein starkes Aspirieren des Blutes (keine Schaumbildung in Spritze!) und kein starkes Ausspritzen des Blutes aus der Spritze in das Röhrchen (niemals durch Kanüle ausspritzen!)
− Vollblut mit gerinnungshemmenden Zusätzen nicht schütteln, sondern vorsichtig schwenken; vor Frost und Hitze schützen

Behandlung, Transport und Versand der Blutproben (s. auch 7.10)
- Serumgewinnung: Gerinnung (mind. 0,5 h bei Zimmertemp.) vor dem Zentrifugieren abwarten, dann möglichst rasch
- nicht zu starke Zentrifugation (3 000–4 000 Umdrehungen pro min; ca. 5–10 min lang)
- kein Versand von Vollblut
- kurzer Transport der Blutprobe; Vermeidung von extremen Temperaturen (Vorsicht: Praxiswagen im Sommer) – möglichst Probe auf 4°C abkühlen

Untersuchungsmaterial

Serum (Vollblut minus korpuskuläre Teile, Fibrinogen und Prothrombin)
- entsteht aus Vollblut nach Eintritt der Gerinnung durch Abtrennung des Koagulums (= Blutkuchen) mittels Zentrifugation; falls keine Zentrifuge vorhanden ist, nach der Gerinnung (max. 3 h nach Blutentnahme) den flüssigen Überstand (Serum) vorsichtig abpipettieren
- für die meisten klinisch-chemischen, endokrinologischen und serologischen Untersuchungen
- gegenüber dem Plasma sind im Serum die Konzentrationen einiger Substanzen durch Freisetzung aus den Blutzellen erhöht (z. B. Hämoglobin, LDH, Phosphat, Kalium).

Plasma (Vollblut minus korpuskuläre Bestandteile)
- entsteht durch Auffangen von Blut in Probengefäßen, die mit Gerinnungshemmern präpariert sind, mehrmals vorsichtig wenden, zentrifugieren und überstehendes Plasma vorsichtig abpipettieren

Gerinnungshemmer
- EDTA-, Fluorid-, Citrat-, Natrium- oder Kaliumheparinatröhrchen
- Die Wahl des Gerinnungshemmers wird durch die nachzuweisende Substanz bestimmt. Es kann natürlich kein Gerinnungshemmer auf Na-Citrat-Basis benutzt werden, wenn Na+ nachgewiesen werden soll…
- *EDTA-Blut*
- an Innenwand benetztes Röhrchen mit rotem Stöpsel, das während des Einfüllens ständig gedreht werden sollte; nach Verschluss mehrmals vorsichtig schwenken; nicht schütteln!
- für hämatologische Untersuchungen (evtl. auch Heparin-Blut)
- *Fluorid-Blut*
- an Innenwand benetztes Röhrchen mit gelbem Stöpsel
- nur für Glucose- und Lactatbestimmung; zur Lactatbestimmung Blut zentrifugieren, Plasma abnehmen und in ein Röhrchen ohne Zusätze füllen (Versand: „Fluorid-Plasma")
- *Citrat-Blut*
- Röhrchen mit Natriumcitratlösung, sofortiges Mischen nach Blutentnahme
- für Gerinnungsuntersuchungen

Untersuchungsmethoden

Chemische Untersuchung
- Bestimmung von Stoffwechselprodukten (z. B. Bilirubin, Glucose, Harnstoff, Kreatinin)
- Bestimmung von Enzymen (z. B. Amylase, GOT, GPT)
- Bestimmung von Elektrolyten (z. B. Na^+, K^+, Cl^-)
- Bestimmung des Hämoglobin

Hämatologische Untersuchung
1. Zählung von Leukozyten, Erythrozyten und Thrombozyten
Das ungerinnbar gemachte Blut (z. B. EDTA-Blut) wird mit Essigsäurelösung in einer Leukozytenpipette verdünnt (1:20) und auf einen Schüttler gelegt. Anschließend bringt man die Flüssigkeit in eine Zählkammer mit Gitternetzeinteilung. Bei schwacher Vergrößerung (10er Objektiv) werden die Leukozyten mikroskopisch ausgezählt und ihre Anzahl hochgerechnet.

Die Thrombozyten werden mit einer speziellen Lösung ebenfalls 1:20 verdünnt, die Erythrozyten hingegen 1:200.

- *Leukozytose (↑)*
- akute infektiöse Prozesse, Allergien, Pneumonie
- Stoffwechselerkrankungen, Gewebsschädigung, Hämolyse
- Fütterung, Stress, Trauma
- *Leukopenie (↓)*
- chronische infektiöse Prozesse
- Viruserkrankungen (z. B. Parvovirose, HCC)
- KM-Schädigungen, Blutkrankheiten, Vergiftung, aleukämische Leukose
- iatrogen (Zytostatika, Östrogene, Chloramphenicol, Furazolidon, Pyrazolon)
- *Erythrozytose (↑)*
- auch Polyglobulie genannt; kann als Pseudopolyglobulie vorgetäuscht sein durch Verminderung des Plasmavolumens bei normaler Erythrozytenmasse (Exsikkosen aller Art)
- Sauerstoffmangel
- Herzfehler, Nierentumore, chron. Lungenerkrankungen
- *Thrombozytose (↑)*
- hämolytische Anämie
- Milzdrehung, Milzentfernung
- größere Blutverluste nach OP oder Regenerationsphase des KM
- *Thrombo(zyto)penie (↓)*
- Endotoxinschock, Autoantikörper, chron. Benzoleinwirkung
- bakterielle und Virusinfektionen
- KM-Schädigung (medikamentös-tox., physikalisch)

2. Bestimmung des Hämatokrit
(prozentualer Anteil der Erythrozyten am Gesamtblut)
Ein mit Blut gefülltes Kapillarröhrchen wird 8 min in einer speziellen Mikrozentrifuge zentrifugiert. Außer dem Hämatokritwert, der in % abgelesen wird, können auch die Farbe des Blutplasmas (z. B. Karotingehalt, Hämolyse) und der Leukozytensaum beurteilt werden.

- ↑ Lungen- und Herzerkrankungen, Milzentspeicherung NNR-Tumor
- ↓ chronische Organerkrankungen (Hepatopathie, Nephritis, Leukose), Mangelernährung, Anämie

3. Bestimmung der Blutsenkungsgeschwindigkeit
(BSG; Senkung in mm/Zeiteinheit)
Die Bestimmung der BSG erfolgt als Suchtest nach der sog. Westergren-Methode. Die entsprechenden Senkungspipetten werden mit Citrat-Blut gefüllt, in einen Senkungsständer gestellt (Pfd: Vertikalsenkung, Hd und Ktz: Schrägsenkung, 60°) und jeweils nach 1h und 24 h abgelesen.

- ↑ Entzündungsvorgänge, Anämie
  Virusinfektionen
  tumoröse Entartung (Leukose, Malignome)
- ↓ akute Leberkrankheiten
  Exsikkose, Erschöpfungszustände
  Proteinsynthesestörung

4. Differenzialblutbild
In der Praxis haben sich gebrauchsfertige, farbbeschichtete Objektträger zur Differenzialblutbild-Färbung durchge-setzt, da sie vielseitig anwendbar sind und auf eigene Farblösungen (i. d. R. kombinierte May-Grünwald-Giemsa-Färbung) verzichtet werden kann. Mit dem Mikroskop (Ölimmersion!) wird das Präparat mäanderförmig durchgemustert; insgesamt werden 100 Leukozyten differenziert. Die Häufigkeit der einzelnen Leukozytenformen erfolgt somit in %-Angabe. Es hat sich bewährt, eine Strichliste nach folgenden Parametern zu führen:

- segmentkernige neutrophile Granulozyten
- stabkernige neutrophile Granulozyten
- eosinophile Granulozyten
- basophile Granulozyten (selten)
- Lymphozyten
- Monozyten

- *Neutrophilie (↑)*
- Belastung des Organismus durch Geburt, Verletzung, chronische Erkrankungen
- Corticosteroidbehandlung

- sog. Linksverschiebung bei lokalen und generalisierten bakteriellen Infektionen, Hämolyse, starke Gewebsschädigung
- *Neutropenie (↓)*
- Sepsis, Peritonitis
- KM-Schäden, chron. Furazolidonvergiftung, Pyrazolon
- Virusinfektionen
- *Eosinophilie (↑)*
- Allergien
- Myositis und Panostitis eosinophilica, eosinophiler Granulomkomplex der Katze
- Parasitenbefall
- *Eosinopenie (↓)*
- Stress, Corticosteroidbehandlung
- Überfunktion der NNR
- *Lymphozytose (↑)*
- Stress
- Virusinfektion
- *Lymphopenie (↓)*
- Corticosteroidbehandlung, Zytostatika
- Cushing-Syndrom, chronische Urämie
- Virusinfektion
- *Monozytose (↑)*
- Stress, Corticosteroidbehandlung
- Infektionskrankheiten und chronische Entzündung
- Kanin: Listeriose, Hund: Monozytenleukämie, Parvovirose
- *Monozytopenie (↓)*
- akute Phase von Infektionskrankheiten
- Neoplasien, Herzinsuffizienz, Zytostatika

7.2 Harnuntersuchung

Die Harn- oder Urinuntersuchung dient der **Diagnostik** von:
- Erkrankungen der Niere
- Erkrankungen der Harnwege
- Störungen des Stoffwechsels (z. B. Azetonämie, Diabetes mellitus)

Die **Gewinnung** des Harns erfolgt durch:
- spontanen Absatz (Ktz: auch Ausdrücken der Blase)
- Katheterisieren (verschiedene Kathetergrößen, sterile Entnahme)
- Zystozentese (Blasenpunktion)
- Medikamente (bedingt, da Verdünnungseffekt)

Fehlerquellen
- Entnahmetechnik, mangelnde Hygiene (z. B. unsterile Katheter)
- Probenaufbewahrung: Zeit, Lagerung (stets gekühlt, da ansonsten starke Bakterienvermehrung)
- Interpretation (artspez. Besonderheiten beachten; letzte Futteraufnahme)

Untersuchungsmethoden

Physikalische Untersuchung
- Durchsichtigkeit
- Flfr: stets klar, eine Trübung ist pathologisch
- Pfd: physiologische Trübung durch Gehalt an Schleimstoffen
- Rd: nach längerem Stehen der Probe Trübung durch Ausfällung von kohlensaurem Kalk
- Farbe (je nach Konzentration blass- bis braungelb)
- Geruch (artspezifisch)
- Konsistenz (normalerweise dünnflüssig, beim Pfd dickflüssig durch Gehalt an Schleimstoffen)
- Spezifisches Gewicht (Harndichte); wird bestimmt durch Harnspindel (Urometer) oder Refraktometer, Wert: 1015–1050
- ↓ bei vermehrtem Harnabsatz, chronischen Nierenerkrankungen, Cushing-Syndrom
- ↑ bei vermindertem Harnabsatz, akuten Nierenentzündungen, Diabetes mellitus

Chemische Untersuchung
Die Harnreaktion und Harnbestandteile werden mittels Teststreifen (z. B. Combur-8-Test) (s. Tab. 7-1) bestimmt.

Mikroskopische Untersuchung (s. Tab. 7-2)
Der Harn wird 3–5 min bei 1 500–3 000 Umdrehungen/min zentrifugiert, der Überstand abgegossen und das Sediment (ein Tropfen) mikroskopisch untersucht.

Tab. 7-1 Mögliche Ergebnisse des Combur-8-Tests und eine Auswahl an Interpretationsmöglichkeiten

Harnreaktion bzw. Harnbestandteile	Physiologische und/oder pathologische Werte; Aussagekraft	Bemerkungen
Leukozyten	**Leukozyturie:** – *aszendierend:* Urethritis, Kolpitis, Zystitis – *deszendierend:* Pyelonephritis, Pyonephritis, Nieren-Tb, infizierte Steinniere – *Umgebungsinfektion:* Kolitis, durchbrechende Karzinome	– Teststreifenanalyse ist nicht geeignet bei **Ktz**, **Pfd** (vorgetäuschte Leukozyturie) und **Schw** – wenig empfindlich bei **Rd, Hd**
Nitrit	– entsteht durch harnpathogene Keime aus Nitrat (Nitrat = Aufnahme über Grünpflanzen)	– bei Nahrungsverweigerung und bei **Flfr** kann die Probe trotz harnpathogener Keime neg. sein
pH	– Flfr: pH 5–6 – Pflfr: pH 8–9 **pathologisch sauer:** – metabol. oder respirat. Azidose (Hunger, Durchfall und Erbrechen, Lungenemphysem) – Fieber **pathologisch alkalisch:** – metabol. oder respirat. Alkalose (Hyperventilation) – Harnwegsinfektion (bes. Proteus) – prim. Hyperaldosteronismus (Conn-Syndrom)	– wenn die Probe längere Zeit gestanden hat, erfolgt eine Umwandlung von Harnstoff in Ammoniak (pH-Werte größer 9)
Eiweiß (z. B. Albumin)	**Proteinurie:** – Erkrankungen von Nieren und harnableitenden Wegen – nephrotisches Syndrom – Herzinsuffizienz – Fieber und Koliken – epileptische Anfälle und Schädel-/Hirntraumen	– **Hd:** geringe Eiweißmengen sind physiologisch – **Schrumpfniere:** geringe Proteinurie mit sehr sedimentarmem Harn

Tab. 7-1 Fortsetzung

Harnreaktion bzw. Harnbestandteile	Physiologische und/oder pathologische Werte; Aussagekraft	Bemerkungen
Zucker (Glucose)	**Glucosurie:** – Cushing-Syndrom – Diabetes mellitus – Enzephalopathien (Borna, Tollwut, nervöse Staupe)	
Ketonkörper	positiver **Ausfall** erfolgt bei – Azetonämie – Diabetes mellitus – Hungerzuständen	
Gallenfarbstoffe (Urobilinogen [U.], Bilirubin [B.])	**erhöhte Werte:** – Leber- oder Gallenwegserkrank. – Hämolyse (gesteigerter Hämoglobinabbau) **Urobilinogen negativ** bei gleichzeitigem Ikterus: – posthepatische Cholestase (Gallengangsverschluss)	– **Pfd:** physiol. leicht erhöhte U.-werte; scheidet kein B. aus, nur Hydrobilirubin – **Wdk:** scheidet kein U. aus, nur Sterkobilinogen – **Hd:** physiologisch geringer B.-gehalt – **Ktz:** B.-gehalt immer pathologisch
Blut	**Hämaturie:** – akute Nieren-, Blasen- oder Prostataentzündung – Gerinnungsstörungen – Harnsteinbildung – Traumen (Verkehrsunfall) – Tumor der Niere u. Harnwege **Hämoglobinurie:** – Aufnahme von Giftstoffen (z. B. Cumarin, Lorchel) – Autoimmunkrankheiten – Infektionskrank. (z.B. Babesiose) – Verbrennungen **Myoglobinurie:** – akute Muskeldegeneration u. Muskelverletzung (z. B. Lumbago Pfd, umfangreiche OP)	– im Teststreifen keine Unterscheidung zwischen Hämoglobin und Myoglobin; Differenzierung durch Bestimmung der Kreatinkinase im Blut (bei Myoglobinurie erhöht) – **Merke:** Hämaturie = Ausscheiden von Erys im Urin; Hämoglobinurie = Zerfall von Erys und Ausscheiden von Hämoglobin im Urin

Tab. 7-2 Eine Auswahl von Befunden des Harnsediments

Bestandteile	Physiologischer Befund	Pathologischer Befund
organische Bestandteile	**Plattenepithelien** (aus Vagina od. Präputium; bis 15 Zellen pro Gesichtsfeld)	– **Übergangsepithelien erhöht:** Cystitis, Pyelitiden – **tubuläre Epithelien erhöht:** Nephritiden
	Harnzylinder: – hyaline Zylinder nur ganz vereinzelt – keine Epithelzylinder – keine Erythrozytenzylinder – keine Leukozytenzylinder	– **hyaline Zylinder erhöht:** Proteinurien (Fieber, Herzinsuffizienz, Nephritis) – **Epithelzylinder:** tubuläre Nephropathien und interstitielle Nephritiden – **Erythrozytenzylinder:** Nierenblutungen und akute Nephritiden – **Leukozytenzylinder:** Pyelonephritis und akute Nephritiden
	Leukozyten: – nur vereinzelt	– **erhöht:** Gravidität, Cystitis, Urethritis, Kolpitis, Pyelitis, Pyelonephritis, Colitis, Karzinome
	Erythrozyten: – nur ganz vereinzelt und bei läufiger Hündin	– **erhöht:** Nephropathien, Cystitis, Prostatitis, Nephritiden, Pyelitiden
	Bakterien: – geringe Bedeutung, da meist Kontamination bei Spontan- und Katheterurin	– **Vermehrung** bei länger gelagertem Urin
nicht organische Bestandteile	**Kristalle:** – bei älterem Harn: einige Ammonium-Magnesium-Phosphat-Kristalle (Struvit; Tripelphosphat) – bei Pfd und Rd: Calciumcarbonat (Apatit) – bei Pflfr: Calciumoxalat	– im **sauren** Harn: Harnsäure, Cystin, Tyrosin, Calciumsulfat, Oxalat – im **alkalischen** Harn: Tripelphosphat, Calciumcarbonat, Urate

Keimzahlbestimmung im Harn mittels Eintauchnährböden (z. B. Uricult). Der Eintauchnährboden – der auch ein gutes Transportmedium darstellt – wird in einem Brutschrank bebrütet und anschließend ausgewertet (oder an ein bakteriologisches Labor verschickt).

Im frisch gewonnenen Mittelstrahlurin bedeutet:
Keimzahl unter 10 000/ml: Kontamination
Keimzahl 10 000–100 000/ml: verdächtig (Wiederholung)
Keimzahl über 100 000/ml: behandlungsbedürftige Bakteriurie

Merke:
- Bei steril gewonnenem Katheter- oder Zystozenteseurin liegen die Keimzahlen um 1–2 Zehnerpotenzen niedriger.
- Hemmstoffe im Harn können zu Verfälschungen und zu einem „falsch sterilen Harn" führen; Anwendung von Indikator-Teststreifen (z. B. Micur-BT, gemeinsame Bebrütung mit Uricult möglich).

Weiterführende Untersuchungen
- Blutuntersuchung
- Bestimmung von Stoffwechselmetaboliten
  (z. B. Kreatinin und Harnstoff)
- Bestimmung von Enzymaktivitäten
  (z. B. GOT = AST, GPT = ALT)
- Bestimmung von Elektrolyt- und Wasserhaushalt
  (z. B. Hämatokrit, Natrium, Kalium, Chlorid)

7.3 Kotuntersuchung

Die Kotuntersuchung dient der **Diagnostik** von
- adulten Würmern, Wurmeiern oder -larven, die sich im Verdauungssystem, im Respirationstrakt oder im Blutgefäßsystem aufhalten;
- pathogenen Protozoen (z. B. Kokzidien, Sarkosporidien, Toxoplasmen) und Arthropoden (z. B. Gasterophilus);
- sog. „Pseudoparasiten" (z. B. Luftblasen, Pilzsporen, Pflanzenzellen).

Die **Gewinnung** des Kotes erfolgt durch
- rektale Entnahme (bei Großtieren mit Plastikhandschuh, bei Kleintieren mit Thermometer oder Glasstäbchen);

- Aufnahme frischer Fäzes vom Boden mittels Plastikhandschuh oder Holzspatel.

Untersuchungsmethoden

Physikalische Untersuchung
- Farbe
- Geruch
- Konsistenz (bei Wurmbefall häufig auch Wechsel zwischen Diarrhö und Obstipation)

Makroskopische bzw. mikroskopische Untersuchung
- adulte Würmer (z. B. Nematoden)
- Bandwurmproglottiden
- Fliegenlarven

Bei der mikroskopischen Untersuchung das Präparat immer erst mit schwacher Vergrößerung bei guter Abblendung mäanderförmig durchmustern; für eine genauere Differenzierung dann die stärkere Vergrößerung nehmen.

Frage: Wie muss man den zu untersuchenden Kot aufarbeiten, um evtl. Parasiten nachweisen zu können?

- **Direkte Methode**
− besonders bei hochgradigem Parasitenbefall und Kokzidienoozysten
Eine ca. stecknadelkopfgroße Kotprobe mit einem Tropfen Wasser oder physiologischer Kochsalzlösung auf einem Objektträger verstreichen, Deckglas auflegen und mikroskopisch untersuchen.
Kokzidienoozysten (z. B. Isosporazysteninfektionen, Kryptosporidiose) können ebenfalls über einen Nativkotausstrich, der mit 10er und 40er Vergrößerung durchgemustert wird, nachgewiesen werden. In manchen Labors wird auch ein Immunfluoreszenzverfahren angewandt (z. B. bei Verdacht auf Toxoplasmose).

- **Flotationsverfahren**
− Nachweis von Nematoden- und Zestodeneiern, Protozoenzysten
− z. B. Fecalyzer oder Ovassay mit dazugehörigen Gefäßen und Flotationsflüssigkeit
Die Kotprobe (ca. 5 g = 1 Teelöffel) mit der Flotationsflüssigkeit (z. B. gesättigte Kochsalzlösung) vermischen, sodass eine homogene Suspension entsteht. Diese über ein Haarsieb in ein Becherglas gießen, ein Deckglas auf die Flüssigkeit legen und 20–30 min stehen lassen. Danach das Deckglas auf einen Objektträger legen und mikroskopisch untersuchen.

- **Sedimentationsverfahren**
– Nachweis von Trematodeneiern und Eimeria leuckarti beim Pferd
Die Kotprobe mit Wasser vermischen, die entstehende Suspension über ein Haarsieb in ein Becherglas gießen und 3 (bis 30) min stehen lassen. Den Überstand abschütten, das Becherglas erneut mit Wasser auffüllen und die Sedimentation mit Abgießen zweimal wiederholen. Einige Tropfen des Bodensatzes mit Methylenblau-Lösung (1%) auf dem Objektträger anfärben und mikroskopisch untersuchen.
- **Anreicherungs- o. Trichterverfahren nach Baermann** (Abb. 7-1)
– Nachweis von Lungenwurmlarven und Zwergfadenwürmern
Die Kotprobe (ca. 20 g = 1 Esslöffel) in einem Glastrichter mit feinmaschigem Metallnetz und doppelter Gazeschicht vollständig mit Wasser bedecken (Schlauchklemme zu) und 6–24 h stehen lassen. Nach Öffnen der Schlauchklemme die ersten Tropfen auf einem Objektträger auffangen und mikroskopisch untersuchen oder etwas Flüssigkeit auffangen, zentrifugieren, den Überstand abgießen und das Sediment mikroskopisch untersuchen.
- **Telemann- oder Zentrifugiermethode**
– Nachweis von fetthaltigem Kot
Die Kotprobe (1 g) mit einer 5%igen Essigsäurelösung (5 ml) mischen, durch ein Haarsieb in ein Zentrifugierglas gießen und die gleiche Menge Ether hinzugeben. Die Suspension 1 min bei 1 500 Umdrehungen/min zentrifugieren, den Überstand abgießen und einige Tropfen des Bodensatzes mikroskopisch untersuchen.
- **Klebebandmethode**
– Nachweis von Oxyuris-equi-Eiern
Einen durchsichtigen Klebestreifen auf die Perianalhaut des verdächtigen Pferdes drücken, anschließend auf einen Objektträger aufkleben und direkt mikroskopisch untersuchen.
- **MIFC-Technik** (MIFC = Merthiolat-Iod-Formol-Concentration)
– Nachweis von Giardia
Es ist Verfahren zum Nachweis von Protozoenzysten in Kotproben (Fixierung, Konservierung und Anreicherung).

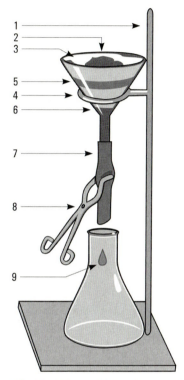

Abb. 7-1 **1** Stativ – **2** frische Fäzes (ca. 20 g) – **3** doppelte Gazelage – **4** Glastrichter – **5** Sieb – **6** lauwarmes Wasser – **7** Gummischlauch – **8** Klemme – **9** Tropfen, der untersucht wird

Die **wichtigsten Helminthosen und Protozoen** der Haustiere sind bei der jeweiligen Tierart (s. Teil II–V: Kap. 6 Parasitenbekämpfung) aufgelistet.

Welche Helminthosen gibt es?

Nematoden = **Rundwürmer**; dazu gehören:	
Aelurostrongylus	Lungenwürmer
Ankylostoma, Uncinaria	Hakenwürmer
Askariden (Toxocara, Toxascaris)	Spulwürmer
Capillaria	Haarwürmer
Dirofilaria	Herzwürmer
Dioctophyma	Nierenwürmer
Habronema	Magenwürmer
Metastrongyliden	Lungenwürmer
Oxyuriden	Pfriemenschwänze
Strongyliden	Palisadenwürmer
Strongyloididen	Zwergfadenwürmer
Trichuriden	Peitschenwürmer
Trichinellen	Fadenwürmer
Plathelminthen = **Plattwürmer**; dazu gehören:	
Trematoden	Saugwürmer
Zestoden	Bandwürmer

7.4 Hautuntersuchung

Es gibt viele verschiedene Hauterkrankungen, deren Diagnostik häufig nicht einfach ist. Zu den wichtigsten **Ursachen** gehören:
- allergisierende Stoffe (Allergene)
- Bakterien, Viren, Pilze
- Ektoparasiten
- hormonelle Fehlsteuerungen

Untersuchungsmethoden

Makroskopische Untersuchung

Mit bloßem Auge, evtl. einer Lupe, können Flöhe (häufiger der Flohkot), Zecken, Herbstgrasmilben („orange Punkte"), Läuse und Haarlinge erkannt werden.

Mikroskopische Untersuchung

Mit Hilfe eines Hautgeschabsels werden in der Haut sitzende **Milben** (z. B. Haarbalgmilbe = Demodex, Grabmilbe = Sarkoptes, Saugmilbe = Psoroptes) nachgewiesen. Am einfachsten ist es, eine Hautfalte zu bilden und etwas Paraffinöl auf die betreffende Stelle zu tropfen. Dann wird mit einer Skalpellklinge die Haut leicht blutig gekratzt und das

Material auf einem Objektträger ausgestrichen. Durch Zugabe von 10%iger Kalilauge werden Haut- und Haarbestandteile aufgelöst und die Parasiten besser erkennbar. Der Nachweis von **Ohrmilben** (Otodectes) erfolgt mit dem Otoskop. Dunkles Zerumen in Ohrmuschel und Gehörgang ist stets verdächtig; die Milben selbst sind als kleine weiße, vor der Lichtquelle flüchtende, Punkte zu erkennen.

> **Merke**: Besonders Sarkoptesmilben können trotz Befall nicht immer nachgewiesen werden, sodass es zu falsch negativen Ergebnissen kommt (Therapieversuch mit Antiparasitaria; beim Hund Untersuchung einer Serumprobe auf Sarkoptesantikörper).

Bakteriologische, virologische, mykologische Untersuchung
In diesem Fall ist es am besten, eine Haut- bzw. Haarprobe an ein anerkanntes Labor zu schicken. Einfache bakteriologische und mykologische Untersuchungen können mittels Bakterien- und Pilznährböden auch in der Praxis durchgeführt werden. Bei Verdacht auf eine Hauterkrankung mit Microsporumarten wird die sog. **Wood-Lampe** (pos. Befund: fluoreszierende Pilzherde von Mikrosporumarten) eingesetzt.

Histologische Untersuchung
Die zur Biopsie vorgesehene Hautstelle wird mit einem Lokalanästhetikum unterspritzt und mit Hilfe einer Drillstanze ausgestanzt. Anschließend wird die Probe in einer Formalinlösung fixiert und zur histologischen Untersuchung an ein Labor geschickt.

Intrakutantest
Zum Nachweis einer Allergie (z. B. Atopie) wird eine kleine Dosis eines Allergens bzw. Allergenextraktes intradermal injiziert (Bildung sog. Hautquaddeln).

Blutuntersuchung
Systemische Erkrankungen, die sich u. a. in Hautveränderungen äußern können, werden so abgeklärt.

7.5 Milchuntersuchung

Die Untersuchung der Milchdrüse umfasst neben einer sorgfältigen Adspektion und Palpation des Euters auch eine quantitative und qualitative Beurteilung der Milch.
Bei der **quantitativen Beurteilung** wird die Gesamteuterleistung bewertet und die Milchproduktion der einzelnen Viertel verglichen.

Die **qualitative Beurteilung** erfolgt durch die

Grobsinnige Untersuchung des Anfangsgemelkes auf
- Farbe (phys.: weißlich-bläulich)
- Geruch, Geschmack
- Konsistenz (phys.: wäßrig)
- Beimengungen (z. B. Eiter- oder Fibrinflocken, Blut)

Physikalisch-chemische Untersuchung
- **pH-Wert**

Bestimmung mit Hilfe von Indikatorpapier (phys.: Ø 6,7; path.: Mastitis > 6,9 bzw. gangränöse Mastitis 6,0)
- **Whiteside-Test**

Überprüfung der Milch auf den Zellgehalt; 10 ml Milch + 2 ml NaOH → Auswertung nach 20–30 Sekunden (phys.: homogene Trübung, path.: fadenziehendes Gemisch mit Flockenbildung)
- **California-Mastitis-Test** (CMT) oder Schalm-Test

Beurteilung der Milch auf pH-Wert und Zellgehalt; Testschale mit vier Aufsätzen für die jeweiligen Euterviertel; Milch und Testflüssigkeit (bestehend aus Bromkresolpurpur zur pH-Wert-Bestimmung und Alkylarylsulfat zur Zellzahlbestimmung) im Verhältnis 1:1 → sofortige Reaktion. Bei erhöhtem pH-Wert erfolgt keine Entfärbung des violetten Gemisches. Je nach Leukozytengehalt der Milch sind Schlieren, schleimige oder gallertige Veränderungen zu erkennen (Grenzwert: 300 000 Zellen/ml).

> **Merke**: Der Whiteside-Test und der CMT sind bei frisch melkenden (erste fünf Tage p.p.) und trockenstehenden Kühen nicht aussagekräftig, da die Zellzahl physiologischerweise erhöht ist. Des Weiteren ersetzen chemische Testverfahren keine bakteri-ologische Untersuchung, da z. B. bei einer chronischen Mastitis keine nennenswerte Erhöhung der Zellzahl erfolgt!

Bakteriologische Untersuchung
Eine bakteriologische Untersuchung ist nur sinnvoll, wenn keine keimhemmende Behandlung durchgeführt wurde! Die im Strichkanal sitzenden Bakterien werden vor der Probenentnahme durch einen kräftigen Milchstrahl entfernt, damit sie das Untersuchungsergebnis nicht verfälschen. Nach Reinigung der Zitze wird das Milchsekret in einem horizontalen Strahl ohne Verunreinigung in das Probenröhrchen eingemolken und dieses an die betreffende Untersuchungsstelle geschickt.

7.6 Punktate

Punktate können aus Hohlräumen (Gelenke, Thorax, Abdomen, Abszesshöhlen) gewonnen werden und werden wie folgt unterschieden (s. Tab. 7-3 u. 7-4):
- **Exsudate:** entzündliche Ausschwitzungen der Gefäße in Gewebe oder Körperhöhlen
- **Transsudate:** eiweißarme, nicht entzündliche Flüssigkeit, die aus Gefäßen in Gewebe oder Körperhöhlen ausgetreten ist. Ursachen sind Stauungen, Bluteiweißmangel und Gefäßwandinsuffizienz.

Tab. 7-3 Differenzierungshilfe für Ex- bzw. Transsudate

Parameter	Exsudat	Transsudat
Aussehen	trüb-milchig, variable Farbe	klar, evtl. rötlich
Eiweiß	ja	nein oder gering
Epithelzellen	viele	wenige
Erythrozyten	viele	wenige
Leukozyten	viele	wenige
Bakterien	keine bis viele	keine
Pilze	keine bis viele	keine
Rivalta-Probe: Eiweißnachweis (mittels Eisessig + Punktat)	+ (trübt)	– (trübt nicht)
Spez. Gewicht	> 1 018	< 1 015

Tab. 7-4 Nachweis häufiger Punktate

Punktat	Vorkommen	Nachweis
Abszess-, Serom-, Zysteninhalt	– postoperative oder posttraumatische Schwellungen im Wundgebiet – Infektion (z. B. nach Verletzung) – Zysten im Zusammenhang mit Drüsen (Prostata, Speicheldrüsen)	– Aussehen, – Beimengungen – bakterielle Untersuchungen – pH-Wert etc.
Blut/Bilirubin	– Gefäß-, Organrupturen infolge Trauma – postoperative Nachblutungen	– **Blut:** Farbe, mikroskopisch Erys, evtl. Zentrifugat – **Bilirubin:** Testkits für indirektes Bilirubin bei alten Blutungen

Tab. 7-4 Fortsetzung

Punktat	Vorkommen	Nachweis
Blut/ Bilirubin (Fortsetzung)	– evtl. Geschwüre oder Tumore	– **Merke:** Bei Gallenblasenrupturen lässt sich das direkte Bilirubin nachweisen.
	Zu unterscheiden sind frische Blutungen (Blut) von älteren Blutungen (Bilirubin).	
Chylöse Punktate	– Chylus nach Abriss des Ductus thoracicus – Exsudat bei tuberkulösen oder karzinomatösen Erkrankungen	– mikroskopisch: Fetttröpfchen
Liquor	– Bei ZNS-Störungen kann zur Diagnostik Liquorpunktat entnommen und untersucht werden.	– Nachweis von Bakterien, Blut, Eiweiß, Zellen. Daraus lassen sich Rückschlüsse auf bakterielle oder virale Entzündungen der Hirn- bzw. Rückenmarkshäute ziehen.
Synovia	– aseptisch – septisch	– Erste Hinweise ergeben sich aus Farbe und Konsistenz der Synovia. Weiterhin kann eine Bakterien- (Kultur und Gram-Färbung), eine Leukozytenzahlbestimmung und ein Synoviadifferenzialzellbild Aufschluss über den Synoviacharakter geben.
	Zur Orientierung: sept. trübes Aussehen, Leukozahlen > 3 000/µl (Hd, Pfd), über 10% polymorphkernige Leukos	
Urin	– Blasenruptur bei Unfällen (bes. männl. Tiere) – Ureterenabriss nach Traumen oder iatrogen (OP)	– 1 Tropfen konz. Salpetersäure + 1 Tropfen Punktat auf dem Objektträger mischen und bis zum Eindampfen erhitzen. Im pos. Falle findet man typische rhomboide Harnstoffkristalle.

7.7 Diagnostisch relevante Stoffwechselprodukte

Um die Leistung von Organen zu überprüfen, werden Substanzen zur Hilfe herangezogen, die im Stoffwechsel der Organe entweder als eine Art Rohstoff oder als Endprodukt des jeweilig zu prüfenden Organs vor-kommen. So zeigt ein „Zuviel" an diesen Substanzen, dass das Organ evtl. geschädigt/überlastet ist und der Rohstoff (oft ein Endprodukt anderer Organe) nicht genügend verarbeitet werden kann. Tabelle 7-5 enthält die relevanten Stoffwechselprodukte, ihre Mengenabweichungen und die Hinweise, die sich daraus ergeben.

Tab. 7-5 Bedeutung der quantitativen Abweichungen von Stoffwechselprodukten

Stoffwechselsubstrat	Abweichung	Diagnostische Bedeutung
Ammoniak (wird normal von der Leber zu Harnstoff entgiftet)	↑ im Serum	– chronische Leberentzündung, – Fibrosen, Zirrhosen, akute Lebernekrosen – hepatoenzephales Syndrom (epileptische Anfälle) – portosystemische Anastomosen
Bilirubin I (primäres, unkonjugiertes, indirektes, freies Bilirubin) ist die wasserunlösliche (damit nicht nierengängige) Transportform des Bilirubin **Bilirubin II** (sekundäres, konjugiertes, direktes, Bilirubin), wasserlöslich, Ausscheidung über Gallenflüssigkeit, evtl. Urin Bilirubin I entsteht aus dem Abbau von Hämoglobin und Cytochromen, im Blut bindet es an Plasmaalbumin und konjugiert in der Leber an Glucuronsäure (Bilirubin II).	↑ im Serum	– **prähepatischer** Ikterus: Anstieg von B I (beim Pfd oft Ikterus durch Futterverweigerung oder schwere Verdauungsstörungen) – **hepatischer** Ikterus: Anstieg von B I + II (z. B. Leptospirose) – **posthepatischer** Ikterus: Anstieg vor allem von B II (z. B. Gallenwegsverschluss)
Bilirubin II	↑ im Urin	– Hepatopathien – intra-/posthepatische Cholestase

Tab. 7-5 Fortsetzung

Stoffwechselsubstrat	Abweichung	Diagnostische Bedeutung
Blutglucose (normalerweise reguliert durch Insulin und Glucagon)	↑	– Diabetes mellitus, Pankreatitis, – Morbus Cushing – Stress (schwere körperliche Anstrengung nach Transport, Scheingravidität, Agonie) – iatrogen durch Cortisone, ACTH, Glucoseinfusionen – best. Gehirnerkrankungen
	↓	– Insulinom, renale Glucosurie (Hd), Glykogenspeicherkrankheit, terminale Lebererkrankungen – Hunger, Schock – Malabsorptionssyndrom
Harnstoff (stets zusammen mit Kreatinin untersuchen)	↑ im Serum	– **prärenal** (z. B. Fütterung, Medikamente, Dehydratation, Kreislaufinsuffizienz, Traumen) – **renal** (z. B. Niereninsuffizienz, Nierentumoren) – **postrenal** (z. B. Ruptur der ableitenden Harnwege)
	↓ im Serum	– schwere Hepatopathien – **Cave:** Bei völliger Inappetenz liegen niedrige Harnstoffwerte trotz Niereninsuffizienz vor.
Ketonkörper (aus Fettsäureabbau)	↑ im Serum	– Diabetes mellitus – Azetonämie der Rinder – erhöhter Fettsäureabbau bei Glucosemangel der Leber im Diabetes mellitus
Kreatinin entsteht im Muskelstoffwechsel und wird glomerulär filtriert (bei gleichzeitiger Analyse im Serum und Urin Beurteilung der Nierenfunktion)		– s. Harnstoff; Werte sind jedoch unabhängig vom Eiweißmetabolismus im Körper
Urobilinogen (B II durch Darmbakterien – Urobilinogen in Kot, Leber, Harn)	Urin: negativ, bei gleichzeitigem Ikterus	– posthepatische Cholestase – Urobilinogen dient also nur zur Differenzierung des Ikterus.

7.8 Enzyme

Durch die Bestimmung der Aktivität von organspezifischen Enzymen im Blutserum ist es möglich, Informationen über den jeweiligen Organzustand zu erhalten (Tab. 7-6 u. 7-7). Sind es z. B. Enzyme, die nur in den Mitochondrien vorkommen, weist eine Aktivitätserhöhung im Serum auf stärkere Organschäden hin. Beim Einschicken von Probenmaterial in ein Fremdlabor sollte man sich vorher informieren, ob Serum oder Plasma (s. 7.1) benötigt wird.

Tab. 7-6 Enzyme und deren Bedeutung in der Veterinärmedizin. Normbereiche sind abhängig von den in den Labors eingesetzten Bestimmungsmethoden und können daher in den Quellen etwas differieren. Die Tabelle dient der Orientierung; im speziellen Fall ist der vom Labor angegebene Normbereich zu berücksichtigen.

Enzyme und Abkürzung	Vorkommen	Probenmaterial	Pathologische Werte und Aussagekraft	Bemerkung
Alkalische Phosphatase **(AP)**	in fast allen Organen und Geweben (Gallengangsepithelien, Osteoblasten, Dünndarm, Niere, Plazenta, Milz, Blutkörperchen), jedoch meist nur als Gesamt-AP nachzuweisen (keine Differenzierung unter normalen Bedingungen); **klinische Bedeutung:** Leber- und Knochen-AP	Serum, Plasma: *nur* Heparin	↑ : Cholestasen, schwere Hepatointoxik., Osteodystrophie, Hyperthyreose, Knochenbrüche, Periostitis, Knochentumoren, Osteomalazie, Rachitis	**physiologisch** erhöhte Werte bei – Wachstum – Gravidität – Phenobarbitalgabe
Alpha-Amylase **(α-Amylase)**	**Pankreas,** kleiner Anteil auch in Leber, Dünndarm und Carotis; Verdauungsenzym zur Kohlenhydratspaltung (Ausscheidung über Niere)	Serum, Plasma: *nur* Heparin	↑ : Pankreatitis (Lipase ebenfalls ↑), Niereninsuffizienz, Speicheldrüsenerkrankungen, Lebererkrankungen	

Tab. 7-6 Fortsetzung

Enzyme und Abkürzung	Vorkommen	Probenmaterial	Pathologische Werte und Aussagekraft	Bemerkung
Cholinesterase (**CHE**)	jegliches Gewebe, besonders in der **Leber**	Serum	↑ : Erkrankungen mit gesteigerter Albuminsynthese (z. B. Thyreotoxikose, nephrotisches Syndrom) ↓ : Vergiftung mit org. Phosphorverbindungen, (Tragen von Flohhalsbändern), Kachexie	prognostische Aussage bei schweren **Leberparenchymschäden**
Gamma-Glutamyltransferase (**γ-GT**)	membrangebundenes Enzym, kommt in vielen parenchymatösen Organen vor (bes. Leber, Niere, Pankreas, Milz und Dünndarm)	Serum, Plasma	↑ : Cholestasen Hepatopathien, Lebertumoren, Fibrosen, Zirrhosen wenig ↑ : Leukose, Diabetes mellitus, Pankreatitis, Enteritis	**Ktz:** keine Aussagekraft **Hd:** nur zur Abklärung eines AP-Anstiegs **Pfd:** gut verwertbar
Glutamatdehydrogenase (**GLDH**)	**leberspezifisches** Enzym (in den Mitochondrien lokalisiert); vermehrte Mitochondrienenzyme im Serum weisen auf starke Schäden hin	Serum, Plasma	↑ : akute und chronische Hepatopathien, Fibrosen, Zirrhosen, Leberkoma, hepatotoxische Intoxikation	**Hd/Ktz:** Anstieg auch bei Kardiomyopathie und Dünndarmenteritis **Pfd:** Anstieg bereits bei leichten Leberschäden

Tab. 7-6 Fortsetzung

Enzyme und Abkürzung	Vorkommen	Probenmaterial	Pathologische Werte und Aussagekraft	Bemerkung
Glutamat-oxalacetat-Transaminase (**GOT**) oder: Aspartat-Aminotransferase (**AST**)	Bilokulär, d. h., die GOT kommt sowohl im Leberzytoplasma als auch in den Lebermitochondrien vor. **Vorkommen:** Leber, Herz- und Skelettmuskelzellen	Plasma, Serum	↑ : Hepatopathien, Vergiftungen bes. mit Phosphorsäureester (stark erhöht), Myokarderkrankungen (Schw), Skelettmuskelerkrankungen (Pfd)	Hinweis auf die Schwere von Lebererkrankungen **Schw:** aussagekräftig! **Hd/Ktz:** träge Reaktion
Glutamat-Pyruvat-Transaminase (**GPT**) oder: Alanin-Aminotransferase (**ALT**)	bei **Hd** und **Ktz** in den Leberzellen, bei **Pfd** und **Rd** zusätzlich in Herz- und Skelettmuskulatur	Plasma, Serum	↑ : Hepatitis, Hepatopathien (akute chronische Degeneration und Nekrosen), z. T. bei Leberfibrosen und Stauungsleber	**Hd/Ktz:** leberspezifisch **Pfd:** nicht Leberspezifisch und zu träge; besser man bestimmt SDH, GLDH und γ-GT
Kreatinkinase (**CK**)	Enzym des Skelettmuskels, aber auch in anderen Organen	Serum	↑ : Muskelerkrankungen (Kreuzverschlag Pfd, Muskelrisse bei Kühen, akute Bananenkrankheit Schw); Schock, Krämpfe, Aortenthrombose (Pfd, Ktz); Hinweis auf Myopathie durch Vit.-E- oder Selenmangel	**physiologisch** nach inadäquater Belastung, bei i. m.-Injektion und nach OP **Merke:** Nach Zelltod (Bananenkrankheit) sinkt der Wert rasch wieder.

Tab. 7-6 Fortsetzung

Enzyme und Abkürzung	Vorkommen	Probenmaterial	Pathologische Werte und Aussagekraft	Bemerkung
Lactatdehydrogenase (**LDH**)	kommt in vielen Organen vor (bes. Leber, Herz- und Skelettmuskeln, Erythrozyten); in der Regel Bestimmung des Gesamt-LDH	Serum, Plasma	↑ : akute Hämolyse, Hepatopathien (bes. hoch bei Vergiftungen mit org. Phosphorverbindungen), Myopathien, Schock	
Lipase	**Pankreas** und Magenschleimhaut	Serum	↑ : akute Pankreatitis (bes. wenn auch α-Amylase erhöht ist), Pankreasnekrose ggr. bei Diabetes mellitus, Niereninsuffizienz, iatrogen (Glucocorticoide, Östrogene, Sulfonamide und Tetracycline)	
Sorbitdehydrogenase (**SDH**)	in vielen Geweben, jedoch die höchste Aktivität in der **Leber**	Plasma, kein EDTA	↑ : nur akute Hepatopathien, da der Wert rasch wieder sinkt	ersetzt beim **Pfd** die GPT; bei anderen Tierarten ergibt die GPT bessere Aussagewerte

Tab. 7-7 Normwerte für Enzyme. Die Werte sind von der angewendeten Nachweismethodik abhängig.

Enzym (U/l)	Hund	Katze	Pferd	Rind	Schwein
α-Amylase	bis 1 650	bis 1 850	bis 170	bis 160	–
AP	bis 105	bis 140	bis 250	bis 300	bis 290
Cholinesterase	1 500–4 000	1 000–3 000	1 500–3 000	50–100	bis 100
CK	bis 90	bis 120	bis 130	bis 250	bis 2 000
γ-GT	bis 5	–	bis 25	bis 50	bis 40
GLDH	bis 6	bis 6	bis 8	bis 30	bis 5
GOT/AST	bis 25	bis 30	bis 250	bis 80	bis 35
GPT/ALT	bis 55	bis 70	bis 15	bis 50	bis 70
LDH	bis 100	bis 70	bis 400	bis 1 500	bis 100
Lipase	bis 300	bis 250	–	–	–

7.9 Such- und Organprofile

Wenn für ein erkranktes Tier Laboranalysen notwendig sind, dann werden diese stets nach erfolgter Anamnese und dem vorläufigen Befund festgelegt. Sogenannte Such- (s. Tab. 7-8) oder Organprofile (s. Tab. 7-9) dienen dazu, Laborparameter für eine Basisinformation zur Verfügung zu haben; zusätzlich können weitere spezielle Untersuchungen (z. B. Hormonbestimmungen) angefordert werden.

- **Allgemeines Suchprofil, klein** (alphabetisch sortiert)
Alkalische Phosphatase (AP), Bilirubin, Calcium, Cholesterin, Creatin-Kinase (CK), Eiweiß, Gamma-Glutamyl-Transferase (Gamma-GT), Glucose, Glutamat-Oxalacetat-Transaminase (GOT), Glutamat-Pyruvat-Transaminase (GPT), Harnstoff, Kalium, Kreatinin, Lactat-Dehydrogenase (LDH), Magnesium, Natrium, Phosphat, Triglyceride
- **Allgemeines Suchprofil, groß**
Es beinhaltet das allgemeine Suchprofil klein sowie Harnstatus und Kotuntersuchung auf Parasiten.

Merke:	AP und γ-GT nicht bei Ktz
	GOT nicht bei Hd und Ktz
	GPT nicht bei Pfd und Rd
	Trigyceride nicht bei Wdk und Schw
	(wird von der EDV berücksichtigt)

Tab. 7-8 Suchprofile

Leitsymptom	Parameter
Anämie	Bilirubin, Eisen, LDH, großes Blutbild mittleres Eryvolumen (MCV), mittlere Hämoglobinkonzentration (MCHC), mittlerer Hämoglobingehalt der Erys (MCH), FeLV-/FIV-Test (Ktz)
Anfälle	AP, Calcium, GPT, Glucose, Harnstoff, Magnesium
Diarrhö	Blutbild, Chymotrypsin, Gesamteiweiß, Harnstoff Kot-US mit Parasitologie
FIP-Profil	Bilirubin, Elektrophorese, GPT, großes Blutbild ohne Thrombozytenzählung, Coronavirus-AK-Nachweis
festliegende Kuh	Calcium, CK, Eiweiß, GOT, Harnstoff, Magnesium, Phosphat
Fruchtbarkeit Kuh	Bilirubin, Calcium, Cholesterin, Glucose, GLDH, GOT, Harnstoff, Kalium, Magnesium, Natrium, Phosphat
Hautveränderungen	*mit Juckreiz:* Parasitologie (Haut, evtl. Kot, Sarkoptes-AK [Hd]), Blutbild mit Eos. *ohne Juckreiz:* Blutbild, T4, Cortisol, Dexamethason-Suppressionstest
Mineralstoffwechsel	AP, Calcium, Chlorid, Kalium, Magnesium, Natrium, Phosphat
Polydipsie/Polyurie	Cortisol, Glucose, Harnstoff, Nierenprofil
Schock	Blutzucker, Blutbild, Harnmenge

Tab. 7-9 Organprofile

Organ	Parameter
Leber	AP, Bilirubin, Cholesterin, Cholinesterase, Eisen, γ-GT, GLDH, GPT (nicht Pfd, Rd), GOT (nicht Ktz, Hd), Triglyceride
Muskulatur	CK, Glucose, GOT (nur bei Pfd und Schw sinnvoll), LDH, Lactat
Niere	Eiweiß, Harnstoff, Kreatinin, Na, K, Clorid, evtl. Elektrophorese
NNR	AP, Glucose, GPT, großes Blutbild, Cortisolbestimmung, Dexamethason-Suppressionstest, Na + K im Serum
Pankreas	α-Amylase, Cholesterin, Glucose, Lipase, Trypsin (Kot), Chymotrypsin (Kot)

7.10 Einsenden von Untersuchungsmaterial

Bei der Einsendung von Untersuchungsmaterial sind verschiedene Punkte zu beachten:

Was wird versandt?
Prinzipiell alles, was man nicht selbst untersuchen möchte. Für bestimmtes Material, z. B. seuchenverdächtige Proben/Tiere sind die jeweiligen Veterinärämter und Landeslabore zuständig.

Wie wird versandt?
Jede Probe ist mit einem sog. **Probenbegleitschein** zu versehen. Der Transport erfolgt i. d. R. mit der Post, mit einem Kurierdienst oder der Besitzer selbst fährt zur Untersuchungsstelle. Bei dem Verdacht einer anzeige- oder meldepflichtigen Seuchen (s. auch Kap. 15 Einfuhr und Verbringen von Tieren in die EU) übernehmen die jeweils zuständigen Veterinärämter den Probentransport; bitte vorher anmelden!

Angaben für einen Probenbegleitschein:
- Einsender mit Adresse (z. B. Stempel) Tierbesitzer, Landkreis und zuständige Veterinärbehörde
- Untersuchungsauftrag: Auf was soll untersucht werden?
- Datum der Probenentnahme
- Art der Probe (Kot-, Blut-, Organprobe)
- Tierart, Rasse (Dispositionen), Geschlecht, Alter
- Anamnese, Haltung, Besonderheiten, Therapieversuche (in Kurzform)

Wie wird verpackt?
Wichtig ist, dass kein Probenmaterial nach außen dringen kann. Zur Anwendung gelangen wasserdichte Behältnisse, die im Falle von Glas gegen Bruch zu sichern sind. Reagenzröhrchen niemals bis „zum oberen Anschlag" füllen. Feste Proben sind mit Kunststofffolien zu umhüllen, und prinzipiell ist alles mit saugendem Material (Vlies, Zeitungspapier) einzuwickeln. Nicht den Probenbegleitschein, der vorzugsweise in eine Extra-Folie (Prospekthülle) gesteckt wird, vergessen!! Generell sind auch arbeitsschutzrechtliche Regelungen und die Betriebsanweisungen gemäß §12 Biostoff-Verordnung zu beachten.

Anforderungen bei speziellen Proben
- **Virologische Proben**
- positiver Nachweis nur im Anfangsstadium einer Erkrankung, sodass z. B. bei einer 2 Wochen alten Rindergrippe kein Nasentupfer mehr einzusenden ist
- lichtgeschützter Versand, Vorfrieren ist möglich
- Nativblut, d. h. ohne gerinnungshemmende Zusätze
- **Bakteriologische Proben**
- nicht frieren
- keine antibiotische Vorbehandlung
- z. B. Nativblut, Harn, Punktate, Liquor
- **Parasitologische Proben**
- Bei Kotproben mind. 10 g; bei Futtermitteln mind. 30 g
- Hautproben: s. dort
- große Parasiten(-teile) in 0,9%ige NaCl legen
- **Hautproben**
- Hautprobenentnahme nur nach Oberflächendesinfektion mit 70%igem Alkohol; mit einem scharfen Löffel so lange schaben, bis Kapillarblutungen auftreten
- Entnahme aus der Übergangszone gesundes zu krankem Gewebe
- mykologische Hautproben in sterilen Probengefäßen
- **Harnproben**
- Spontan-, Katheter- oder Zystozeteseharn
- gekühlt versenden
- **Milchproben**
- anamnestisch auch Kalbedatum vermerken
- Viertel kennzeichnen (HL, VL, HR, VR)
- *Anfangsgemelk* bei Mastitisproben; *Endgemelk* bei Verdacht auf mykotische Mastitis, Brucellen, Tbc, Q-Fieber
- spezielle Röhrchensets über Veterinäramt oder die jeweiligen Landeslabore erhältlich
- **Proben für stallspezifische Impfstoffproduktion**

In der Regel wird zur Impfstoffherstellung steril entnommenes Material benutzt; in Ausnahmefällen erfolgt die Produktion auch direkt aus veränderten Organen. Impfstämme können konserviert werden, sodass ein Nachbestellen des Impfstoffes möglich ist.

> **Merke:** Die Erreger mutieren oft sehr rasch. Deshalb ist es wichtig, Impfstoff aus neuem Material herzustellen, falls trotz erfolgter Impfungen die Krankheit wieder ausbricht.

Tabelle 7-10 gibt eine Übersicht, bei welchem Krankheitsverdacht welche Proben einzusenden sind. Bei **anzeigepflichtigen Tierseuchen** ist beim örtlich zuständigen Veterinäramt **unverzüglich** (= ohne jeden Zeitverlust und ohne schuldhafte Verzögerung) Seuchenanzeige zu erstatten; über die Behörde erfolgt dann auch der Probenversand und ggf. die Probenentnahme!!

Tab. 7-10 Untersuchungsmaterial bei Verdacht auf bestimmte Krankheiten

Krankheitsverdacht	Untersuchungsmaterial	Anmerkungen
Aujeszky*	– Tierkörper – Kopf, Lunge, Tonsillen, Milz, Rückenmark – Nasentupfer, Speichel – Serum	
BHV-1* (Bovine Herpes Typ 1-Infektion)	– Schlund, Trachea, Lunge inkl. Lnn. – Nasentupfer, Trachealschleimhaut – Vaginalspülproben – Nativblut, Samen	
Borna	– Gehirn (in situ) – Lendenrückenmark	
Bösartiges Katarrhalfieber (BKF)	– Kopf, Niere, Leber	
Botulismus	– Tierkörper – Mageninhalt und innere Organe – Futterreste – Serum	
Brucellose* der Rinder, Schweine, Schafe und Ziegen	– Serum – Rohmilch (Endgemelk) – Sperma (frisch) – bei **Abort**: Eihautteile, Kotyledonen, Fetus	bei Abort: Decktermin angeben
BT (Blue tongue) Blauzungenkrankheit	– lebende Tiere: EDTA-Blut (5 ml; nicht einfrieren, gekühlt versenden) – tote/getötete Tiere: Organproben von Milz und Lnn.; evtl. Restblut aus Herz	endgültige Diagnostik über nationales Referenzlabor für Orbiviren (Institut für Virusdiagnostik; FLI Insel Riems)

* anzeigepflichtige Tierseuchen

Tab. 7-10 Fortsetzung

Krankheitsverdacht	Untersuchungsmaterial	Anmerkungen
BVD* (Bovine Virus Diarrhö)	– Serum – Nasentupfer, Kot – Maulschleimhaut, Zunge, Schlund, Labmagen, Darm inkl. Lnn., Milz, Tonsillen – Biopsiematerial	
Campylobakteriose (Vibrionenseuche)	– Serum – Präputial- und Vaginalspülproben – frischer Samen – Uterus	Spezialtransportmedium vom Untersuchungsamt
CEM (contagiöse equine Metritis) der Pferde	– Uterus – Vaginaltupfer – Präputialtupfer	Tupfer in Stuart-Transportmedium
Coronaviren	– Kot – Darm	
FIP der Katzen	– Exsudat – Tierkörper	
Geflügelpest (AI = aviäre Influenza)	– Tierkörper – Organproben (Lunge, Milz, Niere, Leber) – Tupferproben (Luftröhre, Rachen, Kloake) – Kotproben – Blutproben (Schlachtblutproben)	endgültige Diagnostik über nationales Referenzlabor für AI (FLI Insel Riems)
Hepatitis contagiosa canis (HCC)	– Tierkörper – Tonsillen, Leber, Milz, Lunge, Magen, Harnblase, Gehirn – Serum, Abstrich von Konjunktiva, Tonsillen oder Genitalschleimhaut	
Infektiöse Anämie* der Einhufer (IA)	– Nativblut (10 ml) – EDTA-Blut (10 ml) – Leber, Milz, Niere, Herz	EDTA-Blut bei klinischen Symptomen
Infektiöse Arteriitis der Pferde	– Nativblut, Nasenspülflüssigkeit – Feten	

* anzeigepflichtige Tierseuchen

Tab. 7-10 Fortsetzung

Krankheitsverdacht	Untersuchungsmaterial	Anmerkungen
Leptospirose	– Nativblut, Serum – Blut, Liquor, Harn, Kammerwasser, Organe	Beim Export sind die gewünschten Serotypen zu nennen.
Leukose der Katzen	– Nativblut	
Leukose der Rinder*	– Nativblut – Organe	
Listeriose	– Nativblut – Tierkörper – Gehirn, so wenig verletzt wie möglich (bes. Stammhirn u. Ammonshorn); schwierig beim Bolzenschuss!!	
Maedi der Schafe	– Tierkörper – Lunge – Nativblut	
Milzbrand*	– Milz	Bei Verdacht Kadaver **nicht** eröffnen!
MKS* (Maul- und Klauenseuche)	– Aphthenmaterial, Bläscheninhalt – Nasentupfer – bei Schw., Jung- und Wildtieren auch das Herz	
Panleukopenie	– Tierkörper – Kot (Erregernachweis) – Serum	
Paratuberkulose	– Dünndarm, Kotproben – Nativblut	
Parvovirose	– Tierkörper – Nativblut – Kot – Feten, Darm, Herz	
Psittakose*/ Ornithose	– Tierkörper – frische Kotproben, evtl. Kloakentupfer – Konjunktivalabstrich	Transportmedium vom Untersuchungsamt benutzen
Q-Fieber	– Serum – Rohmilch **(Endgemelk)** – Nachgeburt mit Kotyledonen	

* anzeigepflichtige Tierseuchen

Tab. 7-10 Fortsetzung

Krankheitsverdacht	Untersuchungsmaterial	Anmerkungen
Rauschbrand* (Cl. chauvoei)	– veränderte Muskelteile	doppeltfaustgroße Probe
Rhinopneumonie (Stutenabort)	– Serum, Luftsack-/Vaginalspülproben – Feten (mind. Lunge, Leber)	
Rotaviren	– Tierkörper – Organe, bes. Dünndarm – Kot	
Rotz*	– Serum – veränderte Organe – Nasensekret	
Staupe	– Tierkörper – Serum – Augen-, Nasenabstrich	
Schnüffelkrankheit der Schweine	– Kopf	
Schweinepest*	– Tierkörper (mind. Kopf) – Schlund, Tonsillen, Milz, Niere, Magen, Darm, Harnblase – Hautteile, Lnn. – Serum (wenn Fieberschub)	
Teschner (Schweine)	– Tierkörper – Gehirn, Lendenrückenmark – Darm mit Kot – Serum	
Tetanus	– Serum – Wundsekret, Wundmaterial – bei Vernagelung: ganzer Huf	
TGE (transmissible Gastroenteritis)	– Tierkörper (Ferkel; entweder lebend oder tot gefroren) – Serum	
Tollwut*	– Kopf (Gehirn möglichst unversehrt) – evtl. ganzer Tierkörper	
Trichomonadenseuche* der Rinder	– Präputial-, Vaginalspülproben	Transportmedien vom Untersuchungsamt benutzen

* anzeigepflichtige Tierseuchen

Tab. 7-10 Fortsetzung

Krankheitsverdacht	Untersuchungsmaterial	Anmerkungen
Tuberkulose* der Rinder	– veränderte Organe und Lnn. – Milch (Endgemelk) – Tierkörper bei Geflügel	
Vergiftungen	– Tierkörper – Organe	teuer, daher über Verdacht Diagnostik ausrichten
Visna der Schafe	– Kopf – Serum	
Vomiting and Wasting-Disease der Schweine	– Tierkörper – Speichel, Serum – Nasensekret	

* anzeigepflichtige Tierseuchen

Weiterführende Literatur und Internetlinks

Bostedt H, Dedié K. Schafkrankheiten und Ziegenkrankheiten. Stuttgart: Ulmer 1996.

Eikmeier H, Nolte I. Therapie innerer Krankheiten der Haustiere. Stuttgart: Enke 1997.

Geyer S, Grabner A, Schoon D. Die Tierarzthelferin. Hannover: Schlüter 2005.

Kraft W, Dürr UM. Klinische Labordiagnostik in der Tiermedizin. Stuttgart: Schattauer 2005.

Plonait H, Bickhardt K. Lehrbuch der Schweinekrankheiten. Stuttgart: Parey 2004.

Tiermedizinisches Labor GmbH Ingolstadt. Richtwerte wichtiger Laborparameter bei Haustieren (Broschüre)

www.laboklin.de

www.tieraerzteverband.de

www.vetmedlabor.de

8 Grundlagen der Endokrinologie

8.1 Hypothalamus	117
8.2 Neurohypophyse (HHL)	117
8.3 Adenohypophyse (HVL)	118
8.4 Gonaden	121
8.5 Uterus	122
8.6 Plazenta	122
8.7 Nebennierenrinde (NNR)	122
8.8 Nebennierenmark (NNM)	123
8.9 Schilddrüse	124
8.10 Bauchspeicheldrüse (Pankreas)	125

Hormone sind biologische Wirkstoffe, die von endokrinen Organen produziert werden und der chemischen Signalübermittlung in einem Organismus dienen. Die spezifische Hormonwirkung mit einer bestimmten Wirkungsdauer erfolgt je nach Hormonbedarf durch Auf- und Abbau von Rezeptoren. Die Anzahl von Rezeptoren ist ein Maß für die Hormonaktivität. Bereits in sehr geringen Konzentrationen werden Stoffwechselvorgänge ausgelöst und gesteuert. In diesem Kapitel soll auf die wichtigsten Hormone mit ihren jeweiligen Hauptwirkungen eingegangen werden.

Tab. 8-1 Überblick über die wichtigsten Hormone und ihren Syntheseort

Hormon	Syntheseort
Releasing Hormone GnRH	Hypothalamus
Oxytocin, Vasopressin	Hypophysenhinterlappen (HHL)
STH, TSH, ACTH, Gonadotropine	Hypophysenvorderlappen (HVL)
Sexualhormone	Gonaden
Prostaglandine	Uterus
Gonadotropine, Sexualhormone	Plazenta
Mineralo- und Glucocorticoide, Androgene	Nebennierenrinde (NNR)

Tab. 8-1 Fortsetzung

Hormon	Syntheseort
Adrenalin, Noradrenalin	Nebennierenmark (NNM)
Trijodthyronin (T3), Thyroxin (T4), Calcitonin	Schilddrüse
Glucagon, Insulin, Somatostatin	Bauchspeicheldrüse

8.1 Hypothalamus

Releasing-Hormone sind niedermolekulare Peptidhormone, die aus wenigen Aminosäuren bestehen und in der Regel eine sehr kurze Wirkungsdauer haben. Sie werden im Hypothalamus gebildet und steuern die Produktion und Freigabe der jeweiligen Hormone des HVL.

8.2 Neurohypophyse (HHL)

Oxytocin
Chemie: Nonapeptid
Syntheseort: Bildung im Hypothalamus und Speicherung im HHL
Freisetzung: durch visuelle und olfaktorische Reize sowie durch Reizung der Milchdrüse oder Genitalorgane (z. B. Saugakt, Vaginoskopie, Besamung)
Wirkung:
– Kontraktion der glatten Uterusmuskulatur (wird durch Östrogene verstärkt, durch Gestagene vermindert); Auslösung der Wehentätigkeit
– Kontraktion der Myoepithelien der Milchgänge (Milchejektion)
– Erhöhung der Spermamenge

Vasopressin (ADH = antidiuretisches Hormon)
Chemie: Nonapeptid
Syntheseort: Bildung im Hypothalamus und Speicherung im HHL; wird nur bei den Mammalia gefunden. Vertebraten-Nichtsäuger bilden anstelle von ADH Vasotozin
Freisetzung: wird durch Blutplasmavolumen und osmotischen Druck gesteuert
Wirkung:
– Kontraktion der glatten Muskulatur der Blutgefäße (Blutdruckanstieg)
– vermehrte Wasserrückresorption in der Niere durch Permeabilitätserhöhung (Harnkonzentrierung)

Pathophys.: Entstehung des Diabetes insipidus bei ungenügender ADH-Bildung oder Fehlen der Rezeptoren am Erfolgsorgan

8.3 Adenohypophyse (HVL)

Somatotropin (STH = Wachstumshormon)
Chemie: Proteohormon
Syntheseort: Bildung in eosinophilen Zellen des HVL
Freisetzung: wird durch zwei im Hypothalamus gebildete Releasing-Hormone (SRH = Somatoliberin, SIH = Somatostatin) gesteuert
Wirkung:
– die eigentliche Wachstumswirkung erfolgt über Somatomedin (Bildung in Leber und Niere) durch Stimulation der DNA-Synthese
– proteinanabole Wirkung
– lipolytische Wirkung
– diabetogene Wirkung (Steigerung der Glucagonausschüttung)
Pathophys.:
– Akromegalie = sog. Spitzenwachstum bei Überangebot
– Gigantismus = Riesenwuchs bei Überangebot
– Nanosomie = Zwergwuchs bei Mangel oder Hypophysektomie

Thyreotropin (TSH = Thyroidea-stimulierendes Hormon)
Chemie: Proteohormon
Syntheseort: Bildung in basophilen Zellen des HVL
Freisetzung: Regelkreis im Sinne einer negativen Rückkopplung mit T3 und durch die Hormone des Hypothalamus (TRH, TRIH)
Wirkung:
– Synthese und Sekretion der Schilddrüsenhormone Thyroxin (T4) und Trijodthyronin (T3)
– erhöhte Speicherfähigkeit der Schilddrüse für Jod
Pathophys.:
– Überfunktion: Kropfbildung (Struma) und hervorstehende Augen
– Unterfunktion: unproportionierter Zwergwuchs (verkürzte, verkrümmte Gliedmaßen, kurze Wirbelsäule, kurzer Gesichtsschädel)

Adrenocorticotropes Hormon (ACTH)
Chemie: Proteohormon
Syntheseort: Bildung in basophilen Zellen des HVL (sowie HHL und
Freisetzung: Plazenta)
wird durch CRH (Corticotropin Releasing Hormone), das im Hypothalamus gebildet wird, gesteuert; zirkadianer Rhythmus
Wirkung:
- Biosynthese und Sekretion der NNR-Hormone (besonders der Glucocorticoide)
- Steigerung der Lipolyse
- vermehrte Insulinausschüttung (indirekte Wirkung)
- **Merke:** ACTH eignet sich zur Funktionsprüfung der NNR.

Pathophys.: erhöhte Serumkonzentrationen bei Morbus Cushing (ACTH-sezernierender Hypophysentumor) und NNR-Insuffizienz

Gonadotrope Hormone
1. Hypophysäre Gonadotropine
Die hypophysären Gonadotropine werden unter Einfluss des hypothalamischen Gonadotropin-RH in den basophilen bzw. azidophilen Zellen des HVL gebildet.

- **Follikelstimulierendes Hormon (FSH)**

Chemie: Glykoprotein
Syntheseort: Bildung in basophilen Zellen des HVL, Freisetzung durch GnRH stimuliert
Freisetzung: wird durch Feedback-Mechanismen (FSH Releasing Hormone) geregelt; die Wirkung an den Zielorganen erfolgt gemeinsam mit LH über LH-Rezeptoren
Wirkung:
- Follikelwachstum
- Östrogensynthese (Granulosazellen)
- Entwicklung der Spermien
- vermehrte Bildung von Androgenen

- **Luteinisierungshormon (LH, ICSH)**

Chemie: Glykoprotein
Syntheseort: Bildung in basophilen Zellen des HVL
Freisetzung: wird durch LH Releasing Hormone gesteuert
Wirkung:
- Follikelreifung und Ovulation (Synergismus mit FSH)
- luteotrope Wirkung (Gelbkörperbildung)
- Stimulation der Androgensynthese in den Theca int. der Follikel
- wichtig für Descensus testis und Spermienreifung

Merke: Das Mengenverhältnis zwischen FSH und LH bestimmt den Zeitpunkt der Ovulation. Die LH-Konzentration im Blut erreicht je nach Tierart zwischen Beginn und Ende des Östrus ein Maximum (sog. LH-Peak).

- **Luteotropes Hormon (LTH oder Prolaktin)**

Chemie: Proteohormon
Syntheseort: Bildung in azidophilen Zellen des HVL
Wirkung:
– Stimulierung der Lactogenese und des Mammawachstums
– Vögel: Kropfmilch
– luteotrope Wirkung (Aufrechterhaltung der Progesteronabgabe aus Corpora lutea; tierartspezifisch)
– diabetogene Wirkung

2. Extrahypophysäre Gonadotropine

Die extrahypophysären Gonadotropine werden auch als Choriongonadotropine bezeichnet. Bei Primaten, Equiden und Nagetieren erfolgt die Bildung außer in der Hypophyse auch in fetalen Synzytiotrophoblasten.

- **PMSG** (Pregnant Mare Serum Gonadotropin) oder **eCG** (equine chorionic gonadotropin)

Chemie: Glykoprotein
Syntheseort: sog. Endometrium cups (Krater in der Uterusschleimhaut der trächtigen Stute, in welche Trophoblastzellen des Choriongürtels einwandern)
Wirkung:
– analoge FSH- und LH-Wirkung
– zwischen 35.–120 Tage p. c. bilden Trophoblastzellen PMSG/eCG zur Überlebenssicherung des Embryos
– im frühen Graviditätsstadium Anregung der Follikelbildung mit späterer Luteinisierung (Corpora lutea auxillaria, die bis 150 Tage p. c. Progesteron bilden, dann durch Plazenta)

- **HCG** (Human Chorion Gonadotropin)

Chemie: Glykoprotein
Syntheseort: Bildung im fetalen Teil der Plazenta (Chorionzotten). Ausscheidung mit dem Urin (daraus Gewinnung)
Wirkung:
– LH-ähnliche Wirkung (luteotrop)
– Überführung des zyklischen Corpus luteum in das Corpus luteum graviditatis

8.4 Gonaden

Androgene (männliche Sexualhormone)
Chemie: C19-Steroid (die wichtigsten: **Androsteron, Testosteron**)
Syntheseort: Bildung vor allem in den Leydig-Zwischenzellen, aber auch in NNR, Ovar und Plazenta
Freisetzung: wird durch hypophysäres LH gesteuert
Wirkung:
 – anabole Wirkung durch vermehrte Proteinbiosynthese (Förderung des Knochen- und Muskelwachstums)
 – Ausbildung der prim. u. sek. Geschlechtsmerkmale
 – Aktivierung der akzess. Geschlechtsdrüsen
 – Stimulation der Spermiogenese und Erythropoese
 – Hemmeffekt auf die hypophysäre Gonadotropinsekretion

Östrogene (weibliche Sexualhormone)
Chemie: C18-Steroid (die wichtigsten: **Östradiol, Östron** und **Östriol**)
Syntheseort: Ovarien (bes. Follikel), Hoden, NNR, während Gravidität auch Corpora lutea und Plazenta
Wirkung:
 – Steigerung der Durchblutung und Zellpermeabilität
 – Wasserretention
 – Senkung der Körpertemperatur
 – Follikelreifung, Auslösung der ovulatorischen Ausschüttung von LH
 – Proliferation von Endometrium und Vaginalepithel
 – Sensibilisierung des Myometriums für Oxytocin
 – Förderung des Mammawachstums
 – Ausbildung der sekundären Geschlechtsmerkmale und des Sexualverhaltens

Merke: Die Reproduktion bei den weiblichen Tieren wird durch Östrogene und Gestagene gesteuert, wobei Östrogene zuerst wirksam werden (sog. Östrogen-Priming).

Gestagene (weibliche Sexualhormone)
Chemie: C21-Steroid (am wichtigsten: **Progesteron** = Gelbkörperhormon)
Syntheseort: Corpora lutea, Plazenta und NNR

Wirkung: Wichtig ist das Zusammenspiel mit Östrogen (Östrogen/Gestagen-Verhältnis und zeitliche Abfolge)!
- Aufrechterhaltung der Gravidität
- Erhöhung der Körpertemperatur
- Hemmeffekt auf die hypophysäre Gonadotropinsekretion

Partialwirkung: östrogene, antiöstrogene, androgene und antiandrogene Eigenschaften, Beeinflussung der NNR-Funktion

8.5 Uterus

Prostaglandine = Gewebshormone
Chemie: chemische Derivate der Prostansäure (Vorstufe = Arachidonsäure)
Syntheseort: in fast allen Organen
Wirkung:
- pathophys. Rolle bei Fieber, Schmerzen und Entzündungen
- Blockade der Thrombozytenaggregation
- Hormonsekretion verschiedener endokriner Organe
- Uteruskontraktion, Wehenauslösung (Graviditätsunterbrechung)
- Luteolyse (Zystenbehandlung)
- Brunstinduktion, Brunstsynchronisation

8.6 Plazenta

Gonadotropine (s. o.)
Sexualhormone (s. o.)

8.7 Nebennierenrinde (NNR)

Mineralocorticoide (s. auch Kap. 9.1 Mineralcorticoide)
Chemie: **Aldosteron** als wichtigster Vertreter
Syntheseort: Zona glomerulosa (äußere Schicht)
Freisetzung: Steuerung der Aldosteronausschüttung unterliegt dem *Renin-Angiotensin-Aldosteron-Mechanismus* (nicht dem Hypothalamus-Hypophysen-System)

Wirkung: − v. a. auf die Niere (Nierendurchblutung)
− reguliert den Elektrolyt- und Wasserhaushalt im Körper (Erhöhung der Natriumionen-Resorption → Anstieg des Natriumspiegels im Blut und Förderung der Kalium- und Wasserstoffionen-Ausscheidung → Abfall des Kaliumspiegels im Blut)
− Einfluss auf die Regulation und Erhaltung des Blutdrucks

Glucocorticoide (s. auch Kap. 9.2 Glucocorticoide)
Chemie: **Cortisol** und **Cortison** als wichtigste Vertreter
Syntheseort: Zona fasciculata (mittlere Schicht)
Freisetzung: Kontrolle durch den *hypothalamisch-hypophysären Regelkreis* sowie zirkadianer Rhythmus (24-Stunden-Rhythmus)
Wirkung: − Regulation des Fett-, Eiweiß- und Kohlenhydratstoffwechsels
− Abbau von Fett (Lipolyse) und Eiweiß (kataboler Effekt) sowie Förderung der Glykogensynthese in der Leber (Glykogen = Speicherform von Kohlenhydraten)
− antiallergischer, entzündungshemmender und immunsuppressiver Effekt

Sexualhormone (insb. männliche Sexualhormone = Androgene)
Chemie: Androstendion und Dehydroepiandrosteron (DHEA): Umwandlung in einem chemischen Prozess sowohl in Testosteron als auch in Östron und Östradiol (Östrogenvorstufen)
Syntheseort: Zona reticularis (innere Schicht)
Freisetzung: Kontrolle durch den *hypothalamisch-hypophysären Regelkreis* sowie zirkadianer Rhythmus (24-Stunden-Rhythmus)
Wirkung: − siehe 8.4

8.8 Nebennierenmark (NNM)

Adrenalin und Noradrenalin (Stresshormone mit kurzfristiger Wirkung)
Chemie: Katecholamine, wirken als Nervenbotenstoffe (Neurotransmitter) erregend auf das vegetative Nervensystem (Sympathicus)

Freisetzung:	Speicherung in den chromaffinen Vesikeln und Ausschüttung in das Blut bei Stimulation der vegetativen Nervenzellen
Wirkung:	– kurzfristige Beschleunigung der Energiebereitstellung – Freisetzung von Glucose durch Umwandlung von Glykogen in Glucose (Glykogenolyse) und Abbau der Glucosespeicher (Gegenspieler des Insulins) – Erhöhung der Herztätigkeit und des Blutdrucks – in Stress- und Alarmsituationen hohe Ausschüttung → Mobilisation gespeicherter chemischer Energien (Fett, Glykogen) und vermehrte Glucoseaufnahme in die Körperzellen (Unterdrückung und Blockade von Denkvorgängen)

8.9 Schilddrüse

Trijodthyronin (T3) und Thyroxin (T4)

Chemie:	Hormonvorstufe Thyreoglobulin; Bildung von T3 und T4, in dem an die Aminosäure Tyrosin Jod angelagert wird (T3 mit 3 und T4 mit 4 Jodatomen)
Syntheseort:	Follikelepithelzellen der Schilddrüse, die Rezeptoren für das Hypophysenhormon TSH besitzen. T3 und T4 werden im Follikelinneren als kleine Tröpfchen (Kolloid) gespeichert und an die Blutkapillaren abgegeben, wo sie an einen Carrier gebunden sind (inaktiver Zustand); bei Bedarf Aktivierung von T4 durch Abspaltung eines Jodatoms in T3
Freisetzung:	Enterorezeptoren von Hypothalamus und Hypophyse erkennen den T3 und T4 Blutspiegel → bei niedriger Konzentration oder Kälte schüttet der Hypothalamus TRH (Thyreotropin-Releasing-Hormon) aus → Stimulation der TSH-Ausschüttung in der Hypophyse → verstärkte Bildung von T3 und T4 in der Schilddrüse
Wirkung:	– Steigerung der Stoffwechselaktivität und Verstärkung der Neurotransmitterwirkung der Katecholamine – Erhöhung der Kohlenhydrat-, Protein-, Glucose- und Fettsynthese sowie des Fettabbaus – Förderung der Sauerstoffaufnahme und Wärmeproduktion – Beeinflussung von Knochenwachstum, Organreifung und Gehirnentwicklung

– T4 mit geringerer Wirkung, aber höherer Konzentration als T3; das Verhältnis T4:T3 wird vom Jodangebot bestimmt und ändert sich bei Jodmangel zugunsten von T3

Calcitonin

Syntheseort: parafollikuläre Schilddrüsenzellen (vereinzelte C-Zellen, die zwischen den Follikelzellen liegen)

Wirkung:
– Regulation des Calciumstoffwechsels (zusammen mit dem Parathormon als Gegenspieler, das in der Nebenschilddrüse bzw. den Epithelkörperchen gebildet wird)
– stoppt die Aufnahme von Calcium aus dem Darm; vermehrte Calcium- und Phosphoreinlagerung in die Knochen und vermehrte Calciumausscheidung über die Nieren (Abfall der Calciumkonzentration im Blut)

8.10 Bauchspeicheldrüse (Pankreas)

Die Bauchspeicheldrüse ist die wichtigste Drüse für die Verdauungsvorgänge. Als **exokrine** Drüse produziert sie das Pankreasekret, das mit eiweißspaltenden Enzymen (z. B. Trypsin, Chymotrypsin), fettspaltenden Enzymen (Lipasen, Phospholipasen und Esterasen) und kohlenhydratspaltenden Enzymen (α-Amylase, Ribonuclease, Desoxyribonuclease) in den Darm abgegeben wird. Als **endokrine** Drüse werden von 2% der gesamten Pankreaszellen Hormone gebildet; diese Zellen bestehen aus kleinen Verbänden und werden nach ihrem Entdecker Langerhans-Inseln oder Inselzellen genannt.

Glucagon

Syntheseort: A-Zellen (20%) der Langerhans-Inseln

Wirkung:
– Glucosefreisetzung (Gegenspieler von Insulin)
– hebt den Blutzuckerspiegel durch Glykogenolyse (Umwandlung der Speicherform Glykogen in Glucose) und Gluconeogenese (Glucoseneubildung aus Nicht-Kohlenhydrat-Vorstufen = Aminosäuren, Glycerin, Lactat in Leber und Niere)

Insulin

Chemie:	Vorstufe Proinsulin als Eiweißverbindung (Aminosäureketten)
Syntheseort:	B-Zellen (70%) der Langerhans-Inseln
Wirkung:	– Glucosespeicherung (Gegenspieler von Glucagon) – senkt den Blutzuckerspiegel (Glucoseaufnahme in die Zellen wird über spezielle Insulinrezeptoren aktiviert) – fördert die Proteinbildung (vermehrte Aminosäurenaufnahme) und hemmt den Fettabbau – aktiviert Enzyme in der Leber, den Fett- und Muskelzellen (Umwandlung von Glucose in Glykogen sowie Verbrennung von Glucose)

Somatostatin

Syntheseort:	D-Zellen (kommen im gesamten Verdauungstrakt vor)
Wirkung:	hemmt die Sekretion von Magensaft und Pankreassaft (Bauchspeichel)

Weiterführende Literatur

Frey HH, Löscher W. Lehrbuch der Pharmakologie und Toxikologie für die Veterinärmedizin. Stuttgart: Thieme 2002.

Löscher W, Ungemach FR, Kroker R. Pharmakotherapie bei Haus- und Nutztieren. Stuttgart: Parey 2006.

Niemand HG, Suter PF, Kohn B. Praktikum der Hundeklinik. Stuttgart: Parey 2006.

www.medizinfo.de/endokrinologie/hormone.htm

9 Corticoide

9.1 Mineralocorticoide 127
9.2 Glucocorticoide 127
9.2.1 Natürliche Glucocorticoide 129
9.2.2 Synthetische Glucocorticoide 130

Corticoide, auch Corticosteroide genannt, sind Steroidhormone, die in der Nebennierenrinde (NNR) gebildet werden – die Mineralocorticoide in der Zona glomerulosa, die Glucocorticoide in der Zona fasciculata und die Sexualhormone in der Zona reticularis.

9.1 Mineralocorticoide

Zu den wichtigsten Vertretern gehören Aldosteron und Desoxycorticosteron. Sie entfalten ihre Wirkung auf den Mineralstoffwechsel, indem sie den Wasser- und Elektrolythaushalt regeln (vermehrte Na^+-Rückresorption im distalen Tubulus und vermehrte Ausscheidung von K^+ und H^+). Die Regulation erfolgt über das **Renin-Angiotensin-Aldosteron-System**. In der Praxis wurde Aldosteron bei akuter NNR-Insuffizienz (Addison-Krise) eingesetzt. Derzeit sind keine entsprechenden veterinärmedizinischen Präparate mehr im Handel (= Therapienotstand). Alternativ kann das humanmedizinische Arzneimittel Fludrocortison (Astonin H®) verwendet werden.

9.2 Glucocorticoide

Die wichtigsten **natürlichen** Glucocorticoide (*kurze* Wirkungsdauer) sind Cortisol (Hydrocortison), Cortison und Corticosteron. Zu den **synthetischen** Glucocorticoiden (*mittellange* oder *lange* Wirkung) zählen Dexamethason, Betamethason, Flumethason, Methylprednisolon, Prednisolon, Prednison und Triamcinolon. Sie fördern die Gluconeogenese im Organismus (Bildung von Kohlenhydraten aus bestimmten Aminosäuren), indem Körpereiweiße verstärkt abgebaut und Fette besser verwertet werden. Weitere Eigenschaften sind ihre analgetische, antiallergische, antiexsudative, antiphlogistische, antitoxische und immunsuppressive (Hemmung der zellvermittelten Immunität) Wirkung. Die Freisetzung der Glucocorticoide wird über einen **hypothalamisch-hypophysären Regelkreis** (ACTH-Einfluss) mit einer Rückwärtshemmung durch ihre Serumkonzentration gesteuert. Die normale Cortisolproduktion unterliegt einem zir-kadianen Rhythmus, der tierartliche Unterschiede aufweist und bei der Glucocorticoidtherapie beachtet werden sollte. So treten Maxi-malwerte z. B. beim Hund morgens, bei der Katze jedoch abends auf. Durch chemische Veränderung des Cortisolmoleküls konnten bei den synthetischen Glucocorticoiden die Glucocorticoiden Eigenschaften verstärkt und die unerwünschten mineralocorticoiden Nebenwirkungen vermindert werden.

Indikationen
- allergische Erkrankungen (z. B. Bronchialasthma, Pruritus, Urtikaria)
- Autoimmunkrankheiten (z. B. hämolytische Anämie, Lupus erythematodes, Pemphigus, chronische Polyarthritis)
- akute nicht infektiöse Entzündungen (z. B. Arthritis, Diskopathie, Periostitis, Tendovaginitis)
- lymphatische Tumoren (z. B. Leukose, Lymphosarkom)
- NNR-Insuffizienz
- Schockzustände (anaphylaktischer oder Endotoxinschock)

Eine kurzfristige, auch hoch dosierte Anwendung ist im Allgemeinen gut verträglich und führt zu keinen nennenswerten Nebenwirkungen oder Symptomen einer akuten Überdosierung. Eine länger andauernde Corticosteroidverabreichung, die nicht der Deckung eines Hormonmangels dient, ist dagegen mit erheblichen Risiken belastet. Die Applikation von Glucocorticoiden wirkt sich hemmend auf die ACTH-Ausschüttung aus, wodurch es zu einer reversiblen NNR-Inaktivitätsatrophie kommt. Dies führt zu einem schnell eintretenden Abfall des Cortisolspiegels und der ACTH-Stimulierbarkeit (besonders ausgeprägt beim Rind). Deshalb muss nach einer Therapiedauer von mehr als 14 Tagen ein abruptes Absetzen der Glucocorticoide unbedingt vermieden werden, weil es andernfalls zu einer akuten NNR-Insuffizienz kommen kann. Die Therapie ist ausschleichend zu beenden, indem abnehmende Dosen nur noch alle zwei bis drei Tage verabreicht werden. Es ist auch zu beachten, dass Glucocorticoide immunsuppressiv wirken, sodass die behandelten Tiere anfälliger für Infektionen werden. Eine Glucocorticoidtherapie sollte daher unter antibiotischem Schutz erfolgen.

Kontraindikationen
- bestehende Magen-Darm-Ulzera
- virale Infektionen
- Systemmykosen
- letztes Trächtigkeitsdrittel bei Rind und Schaf
- Hufrehe bei Einhufern
- Glaukom
- schlecht heilende Wunden

In den folgenden Tabellen 9-1 und 9-2 werden die natürlichen und synthetischen Glucocorticoide aufgeführt. Dort wo derzeit keine entsprechenden Tierarzneimittel in Deutschland zugelassen sind, werden alternativ Humanarzneimittel (HAM) angegeben.

9.2.1 Natürliche Glucocorticoide

Tab. 9-1 Natürliche Glucocorticoide und deren Handelsnamen

Wirkstoff	Handelsname® (Auswahl)	Bemerkung
Cortisol	Hydrocortison[1]	– Kurzzeittherapie – lokal an Auge, Haut und Ohr – Subst.-therapie bei NNR-Insuffizienz – glucocort. Wirkung 4 × schwächer als bei Prednisolon
Cortison	Cortison-CIBA[1]	– metabolische Umwandlung – in der Leber zu Cortisol – keine lokale Anwendung

[1] HAM

9.2.2 Synthetische Glucocorticoide

Tab. 9-2 Synthetische Glucocorticoide, die dem Tierarzt zur Verfügung stehen

Wirkstoff	Handelsname® (Auswahl)	Bemerkung
Dexamethason	Dexasel, Dexatad Voren-Suspension, Voren-Depot, Dexamethason, Dexadreson forte	– bes. bei Hirnödem – bei akutem Schock – bei primärer Ketose (Rd) – deutl. Appetitsteigerung – glucocort. Wirkung 30 × stärker als bei Cortisol
Flumethason	Acutol	– intraartikuläre Anwendung bei Hd, Ktz, Pfd (lt. Studie n. 48 h dopingneg.) – keine Langzeittherapie
Methylprednisolon	Depo-Medrate ad us. vet. Medrate solubile ad us. vet. (zur Notfalltherapie)	– glucocort. Wirkung geringgradig stärker als Prednisolon – Aldosteron-Antagonismus
Betamethason	Celestovet, Fuciderm (lokale Anwendung)	– wie Dexamethason
Prednisolon	Prednisolon ad us. vet., Prednisolonacetat	– bes. zur Notfalltherapie – bei akutem **anaphylaktischem Schock** – bei akuter Addison-Krise – Kurzzeit- und Initialtherapie – glucocort. Wirkung 4 × stärker als Cortisol
Prednison	Decortin[1]	– metabolische Umwandlung in der Leber zu Prednisolon
Triamcinolon	Delphicort[1] Volon A[1]	– keine Langzeittherapie, wiederholte Injektionen vermeiden oder mind. eine Woche Abstand – **Cave:** Volon A nicht bei Ktz!

[1] HAM

Weiterführende Literatur und Internetlinks

Allersmeier M, Abraham G, Schusser GF, Hoppen HO, Ungemach FR. Beeinflussung der ACTH- und Cortisolfreisetzung beim Pferd nach dermaler Verabreichung von Dexamethason. Tierärztliche Umschau 2005; 60: 644–70.

Löscher W, Ungemach FR, Kroker R. Pharmakotherapie bei Haustieren und Nutztieren. 7. Aufl. Berlin, Stuttgart: Parey 2006.

Suter PF, Kohn B. Praktikum der Hundeklinik. 10. Aufl. Berlin, Stuttgart: Parey 2006.

Tazuko I. Zur Struktur und Funktion der Nebenniere bei den Haussäugetieren. Dissertation med. vet., München 2005.

www.rote-liste.de

www.vetidata.de

10 Antibiotika, Chemotherapeutika und Antimykotika

10.1	Übersicht der am häufigsten verwendeten Antibiotika und Chemotherapeutika	134
10.1.1	Aminoglykoside	134
10.1.2	Ansamycine	135
10.1.3	β-Lactam-Antibiotika	135
10.1.4	Fenicole	138
10.1.5	Gyrasehemmer	138
10.1.6	Lincosamide	139
10.1.7	Makrolide	140
10.1.8	Nitrofuranderivate	140
10.1.9	Nitroimidazole	141
10.1.10	Polypeptid-Antibiotika	141
10.1.11	Sulfonamide	142
10.1.12	Tetracycline	143
10.1.13	Pleuromutiline	144
10.2	Unerwünschte Wechselwirkungen zwischen Antibiotika	145
10.3	Kombinationsmöglichkeiten von Antibiotika	146
10.4	Antimykotika	147

Antibiotika (AB) sind Stoffwechselprodukte von Bakterien oder Pilzen (auch Flechten, Moosen), die bereits in sehr niedrigen Konzentrationen in die Stoffwechselvorgänge bestimmter Mikroorganismen eingreifen und dort eine hemmende (bakteriostatische) oder abtötende (bakterizide) Wirkung entfalten. **Chemotherapeutika** sind synthetisch hergestellte Stoffe mit vergleichbarer Wirkung. Der Einsatz von AB erfordert immer eine exakte Diagnose, basierend auf klinischen und ggf. weiterführenden labordiagnostischen Untersuchungen, Immunstatus der Tiere, epidemiologischen Aspekten und sonstigen Erfahrungen und Kenntnissen, z. B. Unverträglichkeiten, Gravidität oder bereits bestehende anderweitige Medikation des Patienten. Folgende Grundsätze (Antibiotika-Leitlinien, erarbeitet von der Arbeitsgemeinschaft der Leitenden Veterinärbeamten = ArgeVET) sollten stets beachtet werden:

- Vor Beginn der Therapie ist Probenmaterial zu entnehmen, damit eine Erregerisolierung und -identifizierung mit Resistenzbestimmung durchgeführt und ggf. eine gezielte Weiterbehandlung durch Therapiewechsel vorgenommen werden kann, wenn nach 2–3 Tagen keine Besserung erkennbar sein sollte.
- Das betreffende AB (breites Wirkungsspektrum, hohe Wirkungsintensität, günstige Resistenzlage, geringe Toxizität) ist von Anfang an hoch genug zu dosieren und über 5–7 Tage (evtl. sogar länger) zu verabreichen, wenn es nicht ausdrücklich für einen kürzeren Zeitraum zugelassen wurde.
- Als relativ **untoxisch** gelten β-Lactam-AB, Makrolide und Tetracycline, während Aminoglykoside, Chloramphenicol und Polypeptid-AB als potenziell **toxisch** einzustufen sind.
- Bei **Leberschäden** keine Anwendung von Chloramphenicol, Gyrasehemmern oder Sulfonamiden; Vorsicht auch bei Makroliden (Erythromycin).
- Bei **Niereninsuffizienz** keine Anwendung von Aminoglykosiden, Gyrasehemmern oder Polypeptid-AB.
- Sog. Reserve-AB zurückhalten (z. B. Kanamycin bei Infektionen mit empfindlichen gramnegativen Erregern).

Bakteriostatisch wirksam: (hemmend)	– Chloramphenicol – Gyrasehemmer – Lincosamide – Makrolide – Nitrofurane – Pleuromutiline – Sulfonamide – Tetracycline
Bakterizid wirksam: (abtötend)	– Aminoglykoside – Ansamycingruppe – β-Lactam-AB – Gyrasehemmer – Polypeptid-AB – Sulfonamide (in hohen Dosen bzw. in Kombination mit Trimethoprim)

In den folgenden Tabellen 10-1 bis 10-19 werden die wichtigsten Antibiotika, Chemotherapeutika und Antimykotika aufgeführt. Dort, wo derzeit keine entsprechenden Tierarzneimittel in Deutschland zugelassen sind, werden alternativ Humanarzneimittel (HAM) ange-geben.

10.1 Übersicht der am häufigsten verwendeten Antibiotika und Chemotherapeutika

10.1.1 Aminoglykoside

- besonders gegen gramnegative Bakterien sowie gegen Staphylokokken und z. T. Streptokokken
- wirken nur auf extrazellulär vorkommende Keime
- nach oraler Gabe werden keine therapeutischen Blutspiegel erreicht
- nur als Reservepräparat einsetzen

> **Cave:** Aminoglykoside sind oto-, nephro- (bes. Ktz) und neurotoxisch!

Tab. 10-1 Die wichtigsten Aminoglykoside

Wirkstoff	Handelsname® (Auswahl)	Wirkungsspektrum, Bemerkung
Apramycin	Apralan	– E.-coli-Enteritis (Schwein)
Gentamicin	Frieso-Gent, Vepha-Gent forte, Genta-Sleecol, Genta 5%, Gentafromm, Vetogent	– v. a. durch sog. Problemkeime (Klebsiellen, Proteus, Pseudomonaden, E. coli) verursachte Infektionen des Atmungs-, Verdauungs- und Urogenitaltraktes – stark nephro- und ototoxisch
Kanamycin	Kanamysel ad us. vet.	– stark nephrotoxisch – Anwendung nur nach Antibiogramm, da ungünstige Resistenzlage

Tab. 10-1 Fortsetzung

Wirkstoff	Handelsname® (Auswahl)	Wirkungsspektrum, Bemerkung
Neomycin	Neomycinsulfat, Neoclox, Neosel, Ubrocelan	– breites Wirkungsspektrum – orale Behandlung von E.-coli-Enteritiden bei Kälbern, Lämmern, Schweinen, Legehennen, Broilern und Puten – **Cave:** Kontaktdermatitis bei lokaler Anwendung möglich!
Spectinomycin	Lincospectin, Pyanosid, Spectam	– ungünstige Resistenzlage
Streptomycin, Dihydrostreptomycin	Mastipen comp., Veracin comp., Nafpenzal, Streptocombin	– wegen ungünstiger Resistenzlage nur als Kombination anwenden – **Cave:** nicht bei Welpen; für Ktz ototoxisch!

10.1.2 Ansamycine

Diese Gruppe wirkt gegen grampositive Bakterien und Mykobakterien (bes. M. tuberculosis).

Tab. 10-2 Das wichtigste Ansamycin

Wirkstoff	Handelsname® (Auswahl)	Wirkungsspektrum, Bemerkung
Rifampicin	Rifa[1], Rimactan[1], Rifaximin[1]	– Behandlung therapieresistenter Staph.-Infektionen, v. a. Uterus- und Mastitisbehandlung

[1] HAM

10.1.3 β-Lactam-Antibiotika

Penicilline
- besonders gegen grampositive Bakterien und Kokken, aber auch gegen gramnegative Keime
- kein Eindringen in Körperflüssigkeiten

> **Cave:** Penicilline können allergische Reaktionen erzeugen und sind z. T. neurotoxisch. Keine Anwendung bei Chinchilla, Goldhamster und Meerschweinchen, außerdem keine orale Applikation bei Kaninchen!

Tab. 10-3 Die wichtigsten Penicilline und Abkömmlinge

Wirkstoff	Handelsname®(Auswahl)	Wirkungsspektrum, Bemerkung
Benzylpenicillin	Penicillin-G-Natrium, Masticillin 3 mega	– gegen grampos. und -neg. Keime (bei letzteren Passage durch „Porin"-Proteine, die leicht mutieren und zu Resistenzen führen können) – säurelabil, Penicillinase-labil
Benzylpenicillin-Procain, Benzylpenicillin- Benzathin	Procillin 30, Vetriproc 30%, Aviapen, Masticillin 3 mega, Medi-Proc 3 mega, Pro-Pen 3000, Ubrocelan	– siehe oben
Penethamat-hydrojodid	Benestermycin, Ingel-Mamyzin, Mastinject	– bei Mastitiden durch Strepto- und Staphylokokken (außer β-Lactamase-bildner)
Phenoxypenicilline (Oralpenicilline)	Isocillin[1], Penicillin V[1]	– Penicillinase-labil, aber säurestabil u. wasserlöslich
Cloxacillin	Cloxacillin TS 1000, Gelstamp, Mammin TS forte, Orbenin Extra, Mastipent	– Penicillinase-stabil – wirkungslos bei gramneg. Keimen u. Enterokokken
Oxacillin	Oxacillin Mastitis Injektor, Stapenor, Klato clox	– Penicillinase-stabil – erste Resistenzen bei Staphylokokken

[1] HAM

Aminopenicilline

- erweitertes Spektrum: Enterokokken, Listerien, Salmonellen, gramnegative Stäbchen
- säurestabil → oral anwendbar, außer beim Pfd und Wdk (schwere gastrointestinale Störungen)

- Penicillinase-labil; gegenüber grampositiven Keimen 2–5-fach geringer wirksam, gegenüber gramnegativen Enterobakterien 4–10-fach stärker wirksam als Penicillin
- Resistenzen bei Pseudomonas-, Klebsiella-, Proteus-Stämmen

Tab. 10-4 Die wichtigsten Aminopenicilline

Wirkstoff	Handelsname® (Auswahl)	Wirkungsspektrum, Bemerkung
Ampicillin	Ampitab, Ampicillin, Aniclox, Gelstamp, Mastipent	– grampositive und -negative Keime, bes. bei Ktz
Amoxicillin	Amox LA, Amoxicillin, Amoxiclav, Clamoxyl, Synulox, Tamox, Vetrimoxin	– bessere Bioverfügbarkeit als Ampicillin

Cephalosporine
- breites Wirkungsspektrum gegen grampositive und -negative Erreger
- Unterscheidung zwischen parenteral anwendbaren Cephalosporinen (C.) mit geringer oder mit stärkerer β-Lactamase-Stabilität und oral anwendbaren C.

> **Cave:** Cephalosporine sind nephrotoxisch, besonders bei Cephaloridin sind tubuläre Nekrosen möglich; außerdem evtl. Arzneimittelexanthem, bei Hund Nausea, Vomitus und Injektionsschmerz.

Tab. 10-5 Die wichtigsten Cephalosporine

Wirkstoff	Handelsname® (Auswahl)	Wirkungsspektrum, Bemerkung
Parenteral anwendbare C. mit **geringer β-Lactamase-Stabilität:** Cephalotin	derzeit keine TAM und HAM in D zugelassen	
Parenteral anwendbare C. mit **erhöhter β-Lactamase-Stabilität:** Cefoperazon Cefacetril Ceftiofur Cefquinom Cefalexin	Peracef Ubrocef Excenel, Naxcel Cobactan Cefalexin, Rilexine	– Behandlung von Mastitiden während der Laktation, bakteriellen Atemwegserkrankungen, Polyarthritis
Oral anwendbare C.: Cefalexin	Cefalexin, Rilexine	– Behandlung bakt. Hautinfektionen b. Hd

10.1.4 Fenicole

- Breitspektrumantibiotikum, auch gegen Chlamydien, Mykoplasmen und Rickettsien; bei Meningoenzephalitiden einsetzbar
- wichtig ist Blutbildkontrolle, da aplastische Anämie möglich

Cave: Gefahr von Nekrosen durch i. m.-Injektion bei Welpen

Merke: Die Anwendung von Chloramphenicol bei Tieren, die der Lebensmittelgewinnung dienen, ist verboten!

Tab. 10-6 Die wichtigsten Fenicole

Wirkstoff	Handelsname® (Auswahl)	Wirkungsspektrum, Bemerkung
Chloramphenicol	Chloramphenicol N, Chloromycetin-Palmitat	– akute Erkrankung von Lunge, MDT und Harnwegen, Otitis media – **Merke:** verlängert Barbituratnarkose
Florfenicol	Nuflor	– Behandlung von Erkrankungen des Respirationsapparates – **Cave:** nicht b. laktierenden Rd

10.1.5 Gyrasehemmer

- sehr breites Wirkungsspektrum gegen fast alle grampositiven und -negativen Erreger, sollten daher als Reserveantibiotika zurückgehalten werden, d. h. nicht bei banalen Infekten und nicht zur oralen Metaphylaxe in Beständen einsetzen

Cave: Gyrasehemmer können Arthropathien, bes. Chondrolyse bei jungen Tieren(!), verursachen; nephrotoxisch (Humanmed.), kein Einsatz bei Tieren mit zentralen Anfallsleiden, Vorsicht bei Gravidität.

Tab. 10-7 Die wichtigsten Gyrasehemmer (Fluorchinolone)

Wirkstoff	Handelsname® (Auswahl)	Wirkungsspektrum, Bemerkung
Danofloxacin	Advocid	– Atemwegsinfektionen, Mastitis, Durchfall verursacht durch Pasteurellen, Klebsiellen, Pseudomonaden, E. coli – **Cave:** Gelenksschädigungen möglich

Tab. 10-7 Fortsetzung

Wirkstoff	Handelsname® (Auswahl)	Wirkungsspektrum, Bemerkung
Difloxacin	Dicural	– **Hühner, Puten:** Infektionen des Respirationstraktes
Enrofloxacin	Baytril, Ursofloxacin	– **Schw:** nur E. coli, ansonsten auch gegen Mykoplasmen, Pasteurellen, Salmonellen und Staphylokokken – **Cave:** Kann bei Jungtieren das Epiphysenwachstum negativ beeinflussen!
Ibafloxacin	Ibaflin	– **Merke:** Nicht bei Lebensmittel liefernden Tieren anwenden.
Marbofloxacin	Marbocyl	– Atemwegsinfektionen, Mastitis, MMA
Orbifloxacin	Orbax	– **Hd:** Zystitisbehandlung

10.1.6 Lincosamide

- Wirkungsspektrum gegen grampositive Keime, gramnegative Anaerobier und einige Mykoplasmen; einsetzbar bei Toxoplasmose
- mittlere therapeutische Breite, bakteriostatisch, große Gewebegängigkeit
- wirksam bei bakteriellem Aszites, bei infektiösen Prozessen in Weichteilgeweben, Knochen und der Maulhöhle

> **Cave:** Lincosamide nicht bei Pfd, Kaninchen, Hamster, Meerschweinchen u. Wdk wegen gastrointestinaler Störungen anwenden.

Tab. 10-8 Die wichtigsten Lincosamide

Wirkstoff	Handelsname® (Auswahl)	Wirkungsspektrum, Bemerkung
Clindamycin	Cleorobe, Eficline	– Haut- und Knocheninfektion, z. T. gegen Chlamydien – **Merke:** Nicht bei Lebensmittel liefernden Tieren anwenden.
Lincomycin	Albiotic, Lincobel, Lincomycin, Pyanosid, Spectolin	– Haut- und Knocheninfektion (bes. Zahnfleisch, Kiefer), Metritis, Dysenterie – wegen besserer Bioverfügbarkeit ist i. m.-Injektion der p. o-Gabe vorzuziehen
Pirlimycin	Pirsue	– Staphylo-/Streptokokken-Mastitis

10.1.7 Makrolide

- gegen grampositive Keime, gramnegative Kokken und Mykoplasmen
- Kreuzreaktion zwischen Erythromycin und Tylosin
- keine gleichzeitige Gabe von Fenicolen oder Lincosamiden
- basisch, gute Lipidlöslichkeit → gute Verteilung im Organismus

> Cave: Makrolide können bei Pfd, Kaninchen und Hamster schwere gastrointestinale Störungen hervorrufen; nicht bei Leberfunktionsstörungen anwenden, lokale Reizungen möglich.

Tab. 10-9 Die wichtigsten Makrolide

Wirkstoff	Handelsname® (Auswahl)	Wirkungsspektrum, Bemerkung
Erythromycin	Erythrocin, Erytrotil	– Infekt. von KM, Resp.- und Urogenitaltrakt, Mastitis, Metritis – **Cave:** Erbrechen; nicht beim **Pfd** anwenden
Spiramycin	Suanatem	– bes. über den Speichel wirksam (bei Entzündungen in der Maulhöhle)
Tilmicosin	Micotil 300, Pulmotil	– Infektionen des Respirationsapparates – **Cave:** Selbstinjektion von Micotil kann zum Tode führen!!!
Tulathromycin	Draxxin	– Infektionen des Respirationsapparates
Tylosin	Tylan, Tylosel, Tylosin	– Mykoplasmen – enzoot. Pneumonie **Schw** – Dysenterie – Respirationstrakt **Geflügel**

10.1.8 Nitrofuranderivate

- gegen grampositive und -negative Keime (bes. E. coli, Salmonellen, Shigellen und Staphylokokken), z. T. gegen Kokzidien und Trichomonaden

> Cave: Nitrofuranderivate sind kanzerogen und neurotoxisch.

> Merke: Die Anwendung von Nitrofuranen bei Tieren, die der Lebensmittelgewinnung dienen, ist verboten!

Tab. 10-10 Die wichtigsten Nitrofuranderivate

Wirkstoff	Handelsname® (Auswahl)	Wirkungsspektrum, Bemerkung
Nitrofurantoin u. Kombinationspräparate	Furadantin[1], Nifuratin[1]	– Harnwegsinfektionen
Nitrofural	Furazin Sol Salbe[1]	– lokale Hautinfektionen

[1] HAM

10.1.9 Nitroimidazole

- wirksam v. a. gegen anaerobe Erreger und Protozoen

> **Cave:** Nitroimidazole sind kanzerogen, mutagen, neurotoxisch und haben hohes toxisches Potential.

> **Merke:** Die Anwendung von Nitroimidazolen bei Tieren, die der Lebensmittelgewinnung dienen, ist verboten!

Tab. 10-11 Die wichtigsten Nitroimidazole

Wirkstoff	Handelsname® (Auswahl)	Wirkungsspektrum, Bemerkung
Dimetridazol	Chevicol	– Anwendung über das Trinkwasser bei **Tauben** zur Metaphylaxe der Trichomonose
Metronidazol	Suanatem	– in Kombination mit Spiramycin beim **Hd** bei Stomatiden und Gingivitiden
Ronidazol	Rizdol 10%	– Pulver, siehe Dimetridazol

10.1.10 Polypeptid-Antibiotika

- gegen gramnegative (bakterizide Wirkung) und -positive Bakterien
- Hauptindikation: Haut und Schleimhäute (lokale Anwendung)

> **Cave:** Polypeptid-Antibiotika sind neuro- und nephrotoxisch sowie muskelrelaxierend; starke lokale Reizung bei i. m.-Injektion.

Tab. 10-12 Die wichtigsten Polypeptid-AB

Wirkstoff	Handelsname® (Auswahl)	Wirkungsspektrum, Bemerkung
Bacitracin	Nebacetin[1]	– infektiöse Hauterkrankungen
Polymyxin E = Colistin	Colistin, Enteroxid, Coli Amp, Belacol, Colivet	– Intestinalinfektionen durch E. coli, Klebsiellen, Pasteurellen, Pseudomonas, Salmonellen, Shigellen
Polymyxin B	Surolan	– Hautinfektionen, Otitis

[1] HAM

10.1.11 Sulfonamide

- breites Wirkungsspektrum (grampositive und -negative Keime, Chlamydien, z. T. Kokzidien und Toxoplasma)
- Resistenzentwicklung durch zu niedrige Dosierung und zu kurze Behandlungsdauer; Antibiogramm erstellen!

> **Cave:** Sulfonamide sind nephrotoxisch, v. a. bei Carnivoren; außerdem Allergien, hämorrhagisches Syndrom (Hemmung d. Vit.-K-Synthese), Verdauungsstörung und bei Pfd Schock bei i. v.-Anwendung möglich.

Tab. 10-13 Die wichtigsten Sulfonamide

Wirkstoff	Handelsname® (Auswahl)	Wirkungsspektrum, Bemerkung
Formosulfathiazol	Socatyl SFD	– Einsatz bei empfindlichen Erregern bei Panaritium, Klauen-, Strahlfäule
Sulfaclozin	Sulfaclozin-Na	– Salmonellosen und Kokzidiosen bei **Hühnern** und **Puten**
Sulfadimethoxin	Retardon	– **Hd, Ktz, Brieftauben**
Sulfadimidin	Sulfadimidin, Vetoprim	– Einsatz bei empfindlichen Erregern
Sulfamethoxypyridazin	Sulfamethoxy 25P, Langzeitsulfonamid 25%	– Einsatz bei empfindlichen Erregern
Sulfaquinoxalin	Sulfaquinoxalin Na, Sulfenazon	– Kokzidiosen bei **Hühnern**, **Puten**, **Kaninchen**

Kombination von Sulfonamiden mit Trimethoprim
- potenzierte Wirksamkeit
- zur parenteralen oder oralen Anwendung

> **Cave:** Eine Kristallurie bei Überdosierung sowie allergische und pseudoallergische Reaktionen sind möglich.

Tab. 10-14 Kombinationspräparate

Wirkstoff	Handelsname® (Auswahl)	Wirkungsspektrum, Bemerkung
Trimethoprim + Sulfadiazin	Tribrissen, Trimetotat, Trisulvet	– Einsatz bei empfindlichen Erregern
Trimethoprim + Sulfadimidin	Riketron N, Vetoprim	– Einsatz bei empfindlichen Erregern bei Panaritium, Klauen-, Strahlfäule, Wund- und Nabelinfektionen
Trimethoprim + Sulfadoxin	Borgal-Lösung, Duoprim, Sulphix	– v. a. bei **Pfd, Meerschweinchen, Fischen** – Cave: i. v.-Gabe bei Pfd nur bei vitaler Indikation

10.1.12 Tetracycline

- Breitspektrum-AB (bakteriostatisch) gegen extra- und intrazellär gelegene grampositive und -negative Bakterien. Mittel der Wahl z. B. bei Borreliose, Chlamydien- oder Campylobacterinfektion, Ehrlichiose, Hämobartonellose
- Kreuzresistenzen innerhalb der Tetracyclin-Gruppen, insgesamt schon weit verbreitete Resistenzen v. a. bei Streptokokken, Salmonellen, E. coli, Pasteurellen, Pseudomonaden, deshalb Einsatz nur nach Antibiogramm

> **Cave:**
> – häufig gastrointestinale Störungen bei oraler Gabe (Erbrechen, Meteorismus, Diarrhö, gelegentlich auch Enterocolitis) bes. bei Kaninchen und Hamstern, beim Pfd in Stresssituationen gelegentlich letal verlaufende Diarrhö, beim Rd Pansentympanie
> – bei i. m.-Verabreichung lokale Reizungen bis zu Nekrosen
> – bei zu schneller i. v.-Verabreichung Kreislaufprobleme möglich
> – nephrotoxisch (bei feuchter Lagerung und hohen Temperaturen)
> – Photodermatitis (bei Lagerung unter Lichteinwirkung)
> – nicht bei Gravidität und bei Jungtieren (Wachstumsstörungen und Gelbfärbung der Zähne) einsetzen

Tab. 10-15 Die wichtigsten Tetracycline

Wirkstoff	Handelsname® (Auswahl)	Wirkungsspektrum, Bemerkung
Chlortetracyclin	CTC-HCL, Chlortetracyclin	– gegen empfindliche Erreger bei Infektionen des Respirationsapparates, Digestions- und Urogenitaltraktes sowie der Haut – Prophylaxe bei Psittaciden (Umwidmung)
Doxycyclin	Ronaxan 100, Pulmodox	– auch gegen Bordetella, Clostridien, Pasteurellen, Staphylo- und Streptokokken
Oxytetracyclin	Duphacyclin, Terramycin OTC-Blauspray, Oxytetracyclin, Ursocyclin	– gegen empfindliche Erreger bei Infektionen des Respirationsapparates, Digestions- und Urogenitaltraktes, der Haut
Tetracyclin	Tetra-Bol 2000, Tetracyclin, Tetracyclin-HCL, Tetraseptin	– gegen empfindliche Erreger bei Infektionen des Respirationsapparates, Digestions- und Urogenitaltraktes, der Haut

10.1.13 Pleuromutiline

- bakteriostatische Wirkung v. a. gegen Brachyspira hyodysenteriae, Mykoplasmen, Streptokokken, Staphylokokken, Pasteurellen, Treponemen, Leptospiren, Arcanobakterien

Tab. 10-16 Die wichtigsten Pleuromutiline

Wirkstoff	Handelsname® (Auswahl)	Wirkungsspektrum, Bemerkung
Tiamulin	**Tiamutin,** Ursomutin	– Dysenterie, enzootische Pneumonie und Haemophilus-Pleuropneumonie beim **Schw**, Mykoplasmen-Pneumonie – Sinusitis beim **Huhn** – Erregernachweis und Antibiogramm – **Cave:** beim **Schw** Erytheme und gelegentlich Todesfälle

Tab. 10-16 Fortsetzung

Wirkstoff	Handelsname® (Auswahl)	Wirkungsspektrum, Bemerkung
Valnemulin	Econor	– AMV zur Metaphylaxe und Behandlung der enzoot. Pneumonie und Dysenterie beim **Schw** – **Cave:** Unverträglichkeit bei einigen Schweinerassen; nicht bei Kaninchen anwenden

AMV = Arzneimittelvormischung

10.2 Unerwünschte Wechselwirkungen zwischen Antibiotika

Durch die sog. Mischspritze, in der mehrere Injektionslösungen gemeinsam verabreicht werden, kommt es häufig zu unerwünschten Wechselwirkungen der beteiligten Arzneimittel untereinander sowie auch zu Wirkungsverlusten.

Gründe dafür sind:
- **Physikochemische Unverträglichkeit**

Verschiedene wasserlösliche Medikamente flocken aus und sind somit in ihrer Resorptionseigenschaft verändert.
- **Pharmakokinetische Unverträglichkeit**

Dies tritt bei unterschiedlichen Eliminationshalbwertszeiten der einzelnen Pharmaka auf (Ausnahme: Kombination einer kurzfristig verfügbaren Substanz mit einer entsprechenden Depotform, wie z. B. bei den Penicillinen).
- **Pharmakodynamische Unverträglichkeit**

Dazu kommt es, wenn die einzelnen Komponenten die gleichen Rezeptoren besetzen und somit untereinander konkurrieren.

Außer den beschriebenen Wirkungsverlusten ist es auch möglich, dass sich organtoxische Eigenschaften der einzelnen Substanzen addieren und somit einen erheblichen Schaden anrichten. Aus diesen Gründen sollte auf die sog. **Mischspritze verzichtet** und bei einer Kombinationstherapie stets auf die Verträglichkeit der einzelnen Substanzen (max. drei) untereinander geachtet werden.

10.3 Kombinationsmöglichkeiten von Antibiotika

Eine Kombination von Präparaten ist nur dann sinnvoll, wenn die Verträglichkeit verbessert, das Wirkspektrum erweitert oder die Resistenzentwicklung verzögert werden, eine intensivere Wirkung eintritt oder evtl. Nebenwirkungen abgeschwächt bzw. aufgehoben werden (z. B. durch Reduktion der Dosis des Kombinationspartners mit der höheren Toxizität).

Je mehr Einzelkomponenten miteinander kombiniert werden, umso größer ist das Risiko unerwünschter Wechselwirkungen (s. o.).

> **Merke:**
> – keine Kombination zwischen bakteriostatisch und bakterizid wirksamen AB bzw. Chemotherapeutika, da eine Hemmung des Bakterienwachstums die Aktion bakterizider Wirkstoffe blockiert
> – keine Kombination zwischen Aminoglykosiden und Polypeptid-AB

Unter diesen Voraussetzungen können z. B. folgende Kombinationen empfohlen werden:

- Sulfonamide + Diaminopyrimidine (Trimethoprim, Methotrexat)
- Kombination zweier bakterizid wirkender AB
- β-Lactam-AB + Aminoglykoside
- β-Lactam-AB + β-Lactamase-Inhibitoren (z. B. Clavulansäure) bzw. β-Lactamase-stabile Isoxazolylpenicilline

Die fixe Kombination mit Glucocorticoiden ist wegen deren immunsuppressiven Eigenschaften zu vermeiden. Sollte eine solche Kombination unumgänglich sein, ist darauf zu achten, dass die antibiotische Wirkung länger anhält als die immunsuppressive, d. h. das AB muss unter Umständen nachdosiert werden.

10.4 Antimykotika

Die Therapie ist von allgemeinen hygienischen Maßnahmen zu begleiten. Das Umfeld des Tieres muss ebenfalls in die Behandlung einbezogen werden.

> **Cave:** Etliche Mykosen sind auch Zoonosen!

Tab. 10-17 Die wichtigsten Polyen-AB

Wirkstoff	Handelsname® (Auswahl)	Wirkungsspektrum, Bemerkung
Amphotericin B	Ampho-Moronal[1]	– Hefen (Candida, Cryptococcus), hefeähnliche Pilze (Histoplasma, Blastomyces), Schimmelpilze (Aspergillus, Penicillium) und Fadenpilze (Mucor, Rhizopus) – nicht wirksam gegen Dermatophyten – topische Anwendung, bei schweren Systemmykosen auch Anwendung i. v. – fungistatisch, in hohen Dosen auch fungizid – **Cave:** stark nephrotoxisch beim Hd, auch andere NW – **Merke:** nicht bei Lebensmittel liefernden Tieren
Natamycin	Mycophyt	– zur äußerlichen Anwendung bei Trichophytie – **Cave:** nach Behandlung Tiere für einige Stunden nicht dem Sonnenlicht aussetzen (phototoxische Reaktion möglich)
Nystatin	Moronal[1], Nystatin[1]	– Wirkung wie Amphotericin B – Anwendung bei mukokutanen Candida-Infektionen p. o. oder lokal – **Cave:** keine systemische Anwendung wegen starker Toxizität

[1] HAM

Tab. 10-18 Die wichtigsten Imidazole

Wirkstoff	Handelsname® (Auswahl)	Wirkungsspektrum, Bemerkung
Enilconazol	Imaverol	– Waschlösung bei Dermatomykosen (Microsporum, Trichophyton)
Itraconazol Miconazol Clotrimazol Econazol	Itrafungol Surolan Aurizon Epi-Pevaryl[1]	– lokale Behandlung von Dermatomykosen bei **Hd/Ktz** – **Cave:** Thrombophlebitis möglich, Erbrechen, Diarrhö, allergische Reaktionen
Ketoconazol	Nizoral[1], Terzolin[1]	– Hefen, Dermatophyten, grampositive Bakterien – Dermato- sowie System- und Organmykosen bei **Hd/Ktz**

[1] HAM

Tab. 10-19 Die wichtigsten Benzofuranderivate

Wirkstoff	Handelsname® (Auswahl)	Wirkungsspektrum, Bemerkung
Griseofulvin	Likuden M[1], Griseo CT[1]	– Dermatophyten (Epidermo-phyton, Mikrosporum und Trichophyton) – **Cave:** hepatotoxisch, nicht bei Gravidität

[1] HAM

Weiterführende Literatur und Internetlinks

Löscher W, Ungemach FR, Kroker R. Pharmakotherapie bei Haustieren und Nutztieren. 7. Aufl. Berlin, Stuttgart: Parey 2006.

Suter PF, Kohn B. Praktikum der Hundeklinik. 10. Aufl. Berlin, Stuttgart: Parey 2006.

www.bundestieraerztekammer.de
www.bvl.bund.de
www.rote-liste.de
www.vetpharm.unizh.ch
www.vetabis.de
www.vetidata.de

11 Anästhesie

11.1	Definition	150
11.2	Präanästhetische Untersuchungen	152
11.3	Lokalanästhesie	155
11.3.1	Oberflächenanästhesie	157
11.3.2	Infiltrationsanästhesie	158
11.3.3	Retrograde intravenöse Stauungsanästhesie	158
11.3.4	Leitungsanästhesie	158
11.4	Allgemeinnarkose	159
11.4.1	Injektionsnarkose	161
11.4.2	Inhalationsnarkose	162
11.5	Distanzimmobilisation	165

In der tierärztlichen Praxis gehört die Anästhesie zur täglichen Arbeit. Das hypnotische Instrumentarium wird in vielen Praxen häufig auf einige wenige Medikamente beschränkt. Das vereinfacht zwar die Handhabung, grenzt jedoch gleichzeitig die Möglichkeiten ein, die Narkose optimal auf den Patienten abzustimmen. Darüber hinaus werden Medikamente oft nur nach Gewicht dosiert, weshalb es immer wieder zu Zwischenfällen kommen kann. Tatsache ist, dass die Standardnarkosen nicht allen Patienten gerecht werden können. Viele der sog. „unerwarteten Narkosezwischenfälle" könnten bei besserer Information und gezielterer Medikamentenwahl vermieden werden.

11.1 Definition

- **Analgesie:** Aufhebung der zentralen Schmerzempfindung durch sog. Analgetika, wobei das Bewusstsein und andere Sinneswahrnehmungen erhalten bleiben
- **Anästhesie:** Unempfindlichkeit oder Empfindungslosigkeit gegenüber Reizen wie Schmerzen, Temperatur, Berührung

- **Hypnose:** medikamentell herbeigeführter Schlafzustand mit stark gedämpfter Schmerzempfindung und stark reduziertem Bewusstsein; starke Schmerzreize werden jedoch wahrgenommen und haben einen (wenn auch nur vorübergehenden) Weckeffekt
- **Lokalanästhesie:** durch lokale Applikation von Anästhetika hervorgerufenes Ausschalten der Schmerzempfindlichkeit in umschriebenen Bereichen des Körpers ohne Beeinträchtigung des Bewusstseins
- **Narkose** (Syn. für Vollnarkose, Allgemeinnarkose): *reversibler* Zustand, bedingt durch zugeführte Narkotika. Sie beinhaltet die Hypnose, erloschene Abwehrfähigkeit und u. U. eine Analgesie. Die Tiere sind bewegungsunfähig, aber das Vegetativum reagiert auf Schmer-zen z. B. durch Blutdruckveränderung und Herzfrequenzsteigerung

> **Merke:** Ohne Analgetikum ist eine Narkose nicht schmerzlos!

- **Neuroleptanalgesie:** Kombination eines Neuroleptikums, welches das Bewusstsein dämpft, und eines starken Analgetikums; oft als Prämedikation eingesetzt; Tiere sind zwar immobilisiert, und die Schmerzempfindlichkeit ist vollkommen ausgeschaltet, aber es besteht keine Bewusstlosigkeit, d. h. die Tiere reagieren gegenüber äußeren Reizen (Hyperakusie = gesteigerte Empfindlichkeit gegenüber Umgebungsgeräuschen)
- **Sedation:** unspezifische Dämpfung des ZNS, der Sensorik, der vegetativen und motorischen Zentren
- **Muskelrelaxation:** bedingt durch tiefe Narkose und/oder Muskelrelaxanzien, die die quergestreiften Muskeln entspannen. **Zentrale Relaxanzien** (Guajacolglycerinether = Guaifenesin, z. B. Myolaxin 15%®) bewirken durch Dämpfung polysynaptischer Reflexbahnen in Stammhirn und Rückenmark eine Erschlaffung der Skelettmuskulatur. Auch in hohen Dosen kommt es praktisch nicht zu einer Beeinträchtigung der Atemmuskulatur. **Periphere Relaxanzien** greifen an den neuromuskulären Endplatten an, wobei zu beachten ist, dass auch die Atemmuskulatur von der Relaxation betroffen ist. Es muss also für eine Beatmungsmöglichkeit gesorgt werden. Außer beim Pfd (zum Niederlegen mit Myolaxin 15%®) benutzt man zum Relaxieren die peripheren Muskelrelaxanzien.
  Einsatz:
- Relaxation zur OP
- Zusatz zur Erleichterung der Intubation
- Lösen von Laryngospasmen
- Zusatz zur Unterdrückung der Spontanatmung bei der künstlichen Beatmung

Man unterscheidet „nicht depolarisierende" und „depolarisierenden" Muskelrelaxanzien:
- **Nicht depolarisierend:** (Curaregruppe: Alcuronium, Pancuronium) blockieren die Azetylcholin-Rezeptoren im postsynaptischen Spalt und verhindern die Erregungsübertragung → schlaffe Lähmung bei Säugern, Vögeln und Kaltblütern. I. d. R. lässt sich die Wirkung mit Neostigmin (Cholinesterasehemmer) antagonisieren. *Mögliche NW* wie Bradykardie, vermehrte Produktion von Speichel und Bronchialsekret, Krampfzustände der glatten Muskulatur können durch die Gabe von Atropin verringert werden.
- **Depolarisierend:** (Dekamethoniumgruppe: Suxamethonium = Succinylcholin, Decamethonium, Hexamethonium) lösen eine längere Dauerdepolarisation aus (weitere Erregbarkeit des Muskels wird verhindert), da die Substanzen nicht von der Cholinesterase abgebaut werden können → schlaffe Lähmung bei Säugern, Kontraktion bei Vögeln und Kaltblütern. Die Wirkung ist i. d. R. kürzer, kann jedoch nicht antagonisiert werden. *Mögliche lebensbedrohliche NW* sind maligne Hyperthermie, Rhythmusstörungen/Herzstillstand. Vorsicht bei katecholamin-pflichtigen Patienten (Wechselwirkung mit Succinyl): vermehrt ventrikuläre Extrasystolen. *Kontraindiziert* bei Neugeborenen und Jungtieren, weil hier schon lebensbedrohliche Zustände beobachtet wurden (Rabdomyolyse, Hyperkaliämie, Myoglobinämie, schwere Azidose) jeweils mit hoher Mortalität.

11.2 Präanästhetische Untersuchungen

Zu jeder Narkose gehört eine Voruntersuchung einschließlich gezielter Anamnese. Zweckmäßig ist die Erstellung eines Fragebogens, der die wichtigsten, narkoserelevanten Tatbestände erfasst. Als Vorschlag dient folgendes Formular mit Erläuterungen (s. S. 153).
Diese Narkosevoruntersuchung sollte eine Einstufung in das in der Humanmedizin bewährte **ASA-Schema** (American Society of Anesthesiologists) ermöglichen, das eine Einschätzung des Narkoserisikos beschreibt (s. Tab. 11-1).

Präanästhetischer Erhebungsbogen	
1. Teil: Allgemeine Erhebungen	
Tierart:	schränkt die Medikamentenauswahl ein
Rasse:	Rassedispositionen beachten
Alter:	sehr junge und alte Tiere bauen Narkotika schlechter ab, alte Tiere leiden außerdem oft an Nieren- und Leberinsuffizienzen
Geschlecht:	Vorsicht bei tragenden Tieren; es verbieten sich einige Medikamente
Gewicht:	Dosierung nach Gewicht; adipöse Tiere müssen pro kg KGW geringer dosiert werden, ebenso ist bei kachektischen Tieren zu verfahren
Anamnestische Besonderheiten:	Vorerkrankungen, Allergien, Diabetes? Ist dem Besitzer etwas Besonderes an seinem Tier aufgefallen? Steht das Tier zurzeit unter Medikamenten? Gab es bei früheren Narkosen Zwischenfälle, z. B. langer Nachschlaf, intraoperativer Herzstillstand o.ä.?
2. Teil: Beurteilung des Allgemeinzustandes	
Herz:	Frequenz, Rhythmus, Nebengeräusche
Puls:	Qualität, Defizite
Schleimhäute:	periphere Durchblutung, kapilläre Füllungszeit, Farbe (Anämie, Zyanose)
Atmung:	Frequenz, Dyspnoe, Atemgeräusche, Trachea
Haut:	Turgor, Verletzungen, Emphysem → Rückschluss auf Thoraxverletzungen
Leber:	Tiere mit ikterischen Schleimhäuten oder Blutgerinnungsstörungen → Leberlaborwerte anfordern!
Niere:	Polyurie, Anurie, Oligurie, Polydipsie, braun belegte Zunge → Nierenlaborwerte, wie z. B. Kreatinin, Harnstoff
ZNS:	Anisokorie, Myasthenie, epileptiforme Krämpfe verbieten z. B. Medikamente, die die Krampfschwelle senken, wie z. B. Phenotiazine, Butyrophenone oder Enflurane

Präanästhetischer Erhebungsbogen (Fortsetzung)	
Verletzungen:	Verdacht auf stark blutende Wunden oder gar atemrelevante Traumen, wie Pneumothorax, Zwerchfellhernien, Hämothorax, Rippenbrüche o. ä. haben Auswirkung auf die Narkosedurchführung; O_2-Gabe, assistierte Beatmung, Narkosevorbereitung, prä-operative Drainage
Weitere Zusatzuntersuchungen können u. U. notwendig werden, um den Allgemeinzustand eines Tieres zu bewerten, z. B. Röntgen, EKG, Blutlaborwerte.	
3.Teil: Sonstiges	
Hierunter fallen z. B. Medikamente, welche die Patienten bekommen haben. Diese können mit Hypnotika in Wechselwirkung treten. Als Beispiel seien folgende Wechselwirkungen erwähnt:	

- Sulfonamide verlängern bei Nagern den Nachschlaf bei Barbituratnarkose.
- Chloramphenicol verlängert die Barbituratanästhesie.
- Dihydrostreptomycin kann die muskelrelaxierende Wirkung von Pancuronium verlängern.
- Digitalispräparate verstärken die Arrhythmiegefahr bei Verwendung von Halothan, Xylazin und Thiobarbituraten.
- β-Rezeptoren-Blocker verstärken die Herz-Kreislauf-Belastung der meisten Anästhetika.

Tab. 11-1 Für Tiere modifizierte ASA-Einteilung. Die Spalte „Alter des Patienten" berücksichtigt die unterschiedliche Verträglichkeit von Narkotika bei unterschiedlichem Alter

ASA-Klasse	Beschreibung	Alter des Patienten
ASA 1, sehr gut	klinisch gesunde Tiere	6 Wochen bis 5 Jahre
ASA 2, gut	geringe klinische Besonderheiten, leichte Verletzungen	< 6 Wochen, > 5 Jahre
ASA 3, mäßig	erhebliche klinische Besonderheiten, offene Traumen, Erbrechen, geringgradiger Pneumothorax	< 3 Wochen, > 8 Jahre
ASA 4, schlecht	z. B. schwere klinische Besonderheiten, Zwerchfellrupturen, schwerer Pneumothorax, Dehydrierung, innere Blutungen	< 3 Tage, > 10 Jahre

Tab. 11-1 Fortsetzung

ASA-Klasse	Beschreibung	Alter des Patienten
ASA 5, moribund	Schock, schwerste Verletzungen, Magendrehung, akute Lebensgefahr	
Notfall, N	Es muss sofort operiert werden, ohne eine vorhergehende ausführliche Untersuchung. Notfälle können in allen ASA-Stufen vorkommen.	

Präoperative kostspielige Laboruntersuchungen wie in der Humanmedizin sind in der Tierarztpraxis leider nicht immer möglich, gelegentlich auch aus Zeitmangel. Trotz aller gebotenen Eile sollte mit dem Tierbesitzer ein kurzes Gespräch geführt werden, in dem er über die Notwendigkeit einer Operation, über Risiken, Folgen sowie Alternativen aufgeklärt wird. Die **Einwilligung** zu dem geplanten Eingriff bei seinem Tier sollte der Patientenbesitzer **möglichst schriftlich** (mittels vorbereitetem Aufklärungs- und Einwilligungsbogen), mindestens aber mündlich unter Zeugen geben.

11.3 Lokalanästhesie

Bei der Lokalanästhesie (Oberflächen-, Infiltrations- und Leitungsnästhesie) erfolgt eine direkte Einwirkung des Anästhetikums auf die Nervenendigungen, wodurch die Schmerzempfindung lokal aufgehoben wird. Wegen der vasodilatatorischen Wirkung aller Lokalanästhetika (außer Cocain) kommt es zu einer erhöhten Durchblutung des Gewebes und somit zu einer schnelleren Ausschwemmung vom Wirkort. Daher erfolgt häufig ein Zusatz sog. Sperrkörper (Adrenalin, Noradrenalin), welche die Wirkung des Lokalanästhetikums verlängern, durch eine verzögerte Resorption die Gefahr von systemischen Wirkungen senken und die Blutungsneigung im jeweiligen Gewebebezirk reduzieren.

> **Cave:** Lokalanästhetika mit Sperrkörpern dürfen nicht in endarteriellen Gefäßgebieten injiziert werden, da ansonsten Nekrosegefahr besteht! Intravasale Injektionen sollten durch vorherige Aspiration ausgeschlossen werden.

Heute verwendet man zwei Grundtypen von Lokalanästhetika:
- den **Amidtyp** mit den Vertretern Lidocain, Bupivacain, Mepivacain. Sie haben einen schnellen Wirkungseintritt und eine längere Wirkungszeit (Abbau in der Leber).
- den **Estertyp** mit den Vertretern Cocain, Procain, Tetracain, Benzocain. Sie werden vor Ort und im Blut durch Esterasen gespalten und damit unwirksam. Die Folge ist schneller Wirkungsverlust. Häufig treten Allergien auf.

In Tabelle 11-2 sind die gewöhnlichen Lokalanästhetika mit dem Wirkstoff und dem Handelsnamen aufgeführt sowie Vorschläge für die Konzentrationen im Falle einer Leitungs-, Infiltrations- bzw. Oberflächenanästhesie gemacht.

> **Cave:** In der Tiermedizin sind nur noch wenige Lokalanästhetika für Lebensmittel liefernde Tiere zugelassen!

Wenn derzeit keine entsprechenden Tierarzneimittel in Deutschland zugelassen sind, werden alternativ Humanarzneimittel (HAM) angegeben.

Tab. 11-2 Lokalanästhetika in der Veterinärmedizin

Wirkstoff	Handelsname® (Auswahl)	Konzentrationen für			Wirkdauer
		Leitungsanästhesie	Infiltrationsanästhesie	Oberflächenanästhesie	
Lokalanästhetika vom Amidtyp					
Bupivacain	Bucain[1], Carbostesin[1]	0,25–0,5%	(0,25–0,5%)	keine Anwendung	2–6 h
Lidocain	Lidocainhydrochlorid 2%, Ursocain	1–2%	0,5–1%	bis 5%	1–2 h[2]
Mepivacain	Scandicain[1], Meaverin[1], Mecain[1]	1–2%	0,5–1%	keine Anwendung	60–120 min[2]
Lokalanästhetika vom Estertyp					
Benzocain	Anaesthesin[1]	keine Anwendung	keine Anwendung	5–20% als Salbe, Puder (nicht für OP-Zwecke)	mehrere Stunden

Tab. 11-2 Fortsetzung

Wirkstoff	Handels-name® (Auswahl)	Konzentrationen für			Wirk-dauer
		Leitungs-anästhesie	Infiltrations-anästhesie	Oberflächen-anästhesie	
Cocain	Cocain-Lsg.[3]	nicht erlaubt	nicht erlaubt	2–4% Tropfen, 2% Augensalbe	30 min
Procain	Minocain, Isocain	1–2% KT, 2–4% GT	0,5–1% KT, 1–2% GT	keine Anwendung	30 min

KT = Kleintier, GT = Großtier
[1] HAM
[2] Unter Zugabe von Sperrkörper (Adrenalin, Noradrenalin) verlängert sich die Wirkdauer.
[3] Cocain darf vom Tierarzt nur für Eingriffe am Kopf (v. a. am Auge) eingesetzt und muss stets frisch hergestellt werden, da nicht haltbar (nicht sterilisierbar, da nicht hitzestabil).

Behandlung bei Vergiftung mit Lokalanästhetika
Bei versehentlicher intravasaler Injektion, lokalen Injektionen mit zu hoch konzentrierten Lösungen (nur für Oberflächenanästhesie vorgesehen) oder bei abnormen Resorptionsverhältnissen am Applikationsort (z. B. hyperämische Schleimhäute mit erhöhter Gefäßpermeabilität) kann es relativ leicht zu Vergiftungen mit dem Lokalanästhetikum kommen. Vergiftungserscheinungen sind Ruhelosigkeit, Erbrechen, Tremor, klonische Krämpfe, starker Blutdruckabfall, Atemdepression, allergische Reaktionen. Die Behandlung der zentralen Symptome steht im Vordergrund.
- **Krämpfe:** Diazepam i. v. (**Cave:** Barbiturate verstärken atemdepressive Wirkung des Lokalanästhetikums, periphere Muskelrelaxanzien sind kontraindiziert)
- **Starker Blutdruckabfall:** Orciprenalin, Dopamin und Volumensubstitution, Schockbehandlung
- **Atemdepression:** Beatmung (**Cave:** zentrale Analeptika sind kontraindiziert)

Bei Vergiftungen durch Lokalanästhetika in Kombination mit Sperrkörpern muss außerdem das Herz mit β-**Blockern** unterstützt werden.

11.3.1 Oberflächenanästhesie

Darunter versteht man eine lokale, oberflächliche Anästhesie nach Ein-wirken von Kälte oder eines geeigneten Lokalanästhetikums, das auf die resorbierende Schleimhaut getropft oder gesprüht wird (= direkte Einwirkung auf die sensiblen Nervenendigungen). Auf der intakten Haut wird dagegen meist keine ausreichende Wirkung erzielt.
Anwendung: Auge, Mund- und Nasenschleimhäute, Pharynx, Urethra

- **Kälteanästhesie:** Eispackungen oder Kältesprays ermöglichen eine Hautanästhesie für 1–2 min, z. B. für Abszessöffnung, Punktionen.
- **Oberflächenanästhesie:** Cocain 2–4% am Auge, Lidocain 2% als Intubations- und Katheterisierungshilfe

11.3.2 Infiltrationsanästhesie

Bei der Infiltrationsanästhesie wird das OP-Gebiet direkt anästhesiert, indem das Lokalanästhetikum intrakutan, s. c. oder in mehrere Gewebeschichten injiziert wird und zu Nervenfasern und -endigungen in der Umgebung des Applikationsortes diffundiert.

Anwendung: kleinere Hauteingriffe oder größere Operationen in Kombination mit Sedation oder Narkose

Einsatz: 1–2%ige Lokalanästhetika wie Lidocain, Bupivacain, Mepivacain oder Procain

11.3.3 Retrograde intravenöse Stauungsanästhesie

Eine spezielle Form der Lokalanästhesie ist die Injektion i. v. nach Anlegen eines Esmarch-Schlauches. Diese Technik findet fast nur beim Rind Anwendung (s. Teil IV: Kap. 8.1.3).

11.3.4 Leitungsanästhesie

Bei dieser Methode wird durch endo- oder perineurale Applikation eines Lokalanästhetikums die Reizleitung der Nerven unterbrochen. Dadurch kommt es zur Schmerzausschaltung ihres Innervationsgebietes.

Anwendung: z. B. Lahmheitsdiagnostik des Pferdes; Voraussetzung ist die genaue Kenntnis der Anatomie

- **Epiduralanästhesie**

Synonym verwendet werden Begriffe wie **Extradural-** oder **Periduralanästhesie**. Man dringt bei dieser Methode mit der Kanüle durch ein Foramen interarticulare in den Wirbelkanal vor, ohne die Dura mater zu durchstechen, appliziert dort (im Extraduralraum) ein Lokalanästhetikum und umspült damit die aus dem Duralsack abgehenden Nervenäste. Das Beherrschen der Technik ist wichtig, um Schäden zu vermeiden.

Zugänge: liegen je nach Tierart (s. Teile II–V: Kap. 1 Anatomie und Zugänge) immer in Bereichen, wo der Duralsack sich bereits verjüngt oder nur noch in Ausläufern vorhanden ist; dadurch verringert sich die Gefahr der ungewollten Spinalanästhesie (Liquorinjektion). Zielbereich ist der Raum um den Duralsack, d. h. um die Dura interna (daher epidural).

Technik:
- Injektionsstelle aufsuchen
- scheren, rasieren und desinfizieren
- Punktion (s. Teile II–V, Kap. 8 Anästhesie)
- Menge richtet sich nach der Größe (besser Scheitel-Steiß-Länge).

Man unterscheidet die **kleine (tiefe, kaudale)** mit einer geringen Menge Lokalanästhetikum (Tiere bleiben stehfähig) von der **großen (hohen, kranialen) Epiduralen** mit einer großen Menge Lokalanästhetikum (Stehfähigkeit bleibt nicht erhalten). Bei der kleinen Epiduralen werden die Bereiche kaudal des Nabels betäubt, bei der großen auch Bereiche davor. Die große Epidurale empfiehlt sich i. d. R. nicht, da bei weiterem ungewolltem Aufsteigen des Anästhetikums in Richtung Brustwirbelsäule die Atmung aussetzen kann.

Anwendung: geburtshilfliche, gynäkologische, urologische und chirurgische Eingriffe im Beckenbereich

Einsatz: Bei der Epiduralen sollte ein 1%iges Anästhetikum verwendet werden, das durch Mischen mit 0,9%iger NaCl-Lösung leicht aus einer 2%igen Lösung hergestellt werden kann.

11.4 Allgemeinnarkose

- **Narkosestadien**

Nach Gabe eines Narkotikums werden verschiedene Narkosestadien durchlaufen. Von der verabreichten Dosis und dem Typ des Narkotikums hängt es ab, welche Stadien erreicht werden.

I. Analgesiestadium:	Trübung der Schmerzempfindlichkeit und des Bewusstseins
II. Exzitationsstadium:	Erregung durch Blockade der hemmenden übergeordneten Zentren → Erbrechen, Lautäußerungen, Laryngospasmus, Dyspnoe, Bewusstlosigkeit
III. Toleranzstadium:	erwünschtes OP-Stadium mit Hemmung der Zentren im Großhirn und Rückenmark, Reflexminderung oder Erlöschen der Reflexe. Das Toleranzstadium wird nochmals in 4 Stufen unterteilt, wobei die Narkose von Stufe zu Stufe tiefer ist.
IV. Asphyxiestadium:	Lähmung vitaler Zentren in der Medulla oblongata, Atemstillstand, Kreislaufversagen.

Angestrebt wird das **Toleranzstadium,** das eine Operation ermöglicht. Man kombiniert Medikamente, um schon bei flacher Narkosetiefe das Stadium III zu erreichen. Das senkt das Risiko für die Patienten erheblich und spart Narkotika ein. Weiterhin wird die Aufwachphase angenehmer. Nimmt die Wirkung der Narkotika durch Eliminierung wieder ab, werden die genannten Stadien in umgekehrter Reihenfolge durchlaufen, wobei unerwünschte postnarkotische Exzitationserscheinungen auftreten können. Je nach Tierart und verwendetem Narkotikum kommt es nach der Narkose zu einem unterschiedlich langen Nachschlaf. Die Tiere sind dann oft erst Stunden nach der Narkose wieder steh- und reaktionsfähig.

- **Prämedikation**
- Beruhigung des Patienten (Menge des eigentlichen Narkotikums kann gesenkt werden, Gefahr prä- bzw. postnarkotischer Exzitationen wird gemindert)
- Unterstützung der Analgesie durch Verabreichung starker Analgetika (Senkung der Menge des Narkotikums, Minderung der Gefahr von Narkosezwischenfällen)
- Muskelrelaxierung durch Muskelrelaxanzien (OP bei relativ flacher Narkose möglich)
- Unterdrückung vegetativer Reflexe (vegetative Stabilisierung durch z. B. Atropin)
- Abschwächung bzw. Ausschaltung von NW des Narkotikums (Hemmung parasympathischer NW durch Atropin, Hemmung histaminbedingter NW durch Antihistaminika)
- Verabreichung kurzwirksamer Injektionsnarkotika vor Inhalationsnarkosen (zur Durchführung der Intubation und Überbrückung der Einleitungsphase der Inhalationsnarkose)
- **Wahl des Narkotikums und der Prämedikation**
- voraussichtliche Dauer des Eingriffs
- Tierart (Verhinderung des Ruktus beim Wdk, dadurch Aufblähen, Kreislaufinstabilität beim Schw)
- paradoxe Reaktionen einiger Tierarten (Morphin führt bei Ktz, Ketamin bei Hd und Phenothiazinderivate bei Pfd v. a. bei i. v.-Gabe zu Erregungserscheinungen)
- Gesundheitszustand und Alter des Patienten (ASA-Klasse)
- **Welche Arten von Vollnarkosen stehen zur Verfügung?**

I. d. R. sind es **Kombinationsnarkosen**. Es gibt eigentlich keine Medikamente, die alle Anforderungen (Hypnose, Analgesie, Muskelrelaxans, hohe therapeutische Breite, angenehmes Aufwachen) in sich vereinen. Durch eine Kombinationsnarkose kann man sich dem Ideal der Narkose jedoch stark annähern (s. Teile II–V: Kap. 8 Anästhesie).

Prinzipiell unterscheidet man zwischen der **Injektionsnarkose** und der **Inhalationsnarkose**.

11.4.1 Injektionsnarkose

Mit steigender Dosis wirken alle Injektionsnarkotika zunächst sedativ, dann hypnotisch und danach narkotisch. Sie können daher auch zur Ruhigstellung von Patienten verwendet werden. Wesentlich für die Narkosesicherheit ist die **Steuerbarkeit** der Narkose. Gefordert sind gut steuerbare, evtl. antagonisierbare Medikamente. Diesbezüglich schneiden die klassischen Barbiturate schlecht ab. Wenn man Barbiturate benutzt, dann möglichst nur **kurz wirkende Thiobarbiturate**. Bei diesen Präparaten kann man von einer *relativen* Steuerbarkeit sprechen, da die Wirkung der Injektion rasch beginnt und rasch wieder abklingt. Eine Verlängerung kann durch Nachinjektion erfolgen.

Die Injektionsnarkose wirkt bei i. v.-Gabe fast sofort, hält aber nicht so lange an wie eine i. m.-Gabe, ist also relativ gut steuerbar.

Langwirkende Injektionsnarkotika, wie die klassischen Barbiturate, sind dagegen nicht steuerbar, da ihre Wirkung erst verzögert eintritt und damit eine Dosierung nach Wirkung nicht möglich ist. Da es bei Überdosierung zu einer Narkosevergiftung (Asphyxiestadium) kommen kann, sollte stets die Möglichkeit einer Beatmung vorhanden sein.

Ein Sonderfall der Injektionsnarkose ist die sog. **Totale Intravenöse Anästhesie** (TIVA), die auch in der Tiermedizin immer mehr an Bedeutung gewinnt. Darunter versteht man eine Narkoseführung, die auf den Einsatz inhalativer Anästhetika verzichtet und den Bewusstseinsverlust und die Schmerzfreiheit allein durch intravenöse Injektion oder Dauerinfusion eines kurzwirksamen Hypnotikums (z. B. Propofol) und eines Analgetikums (meist Opioide, z. B. Fentanyl) mittels programmierbarer Spritzenpumpen oder Bolusinjektionen herbeiführt. Bedingt durch die sehr kurze Wirkdauer der genannten Medikamente ist die Anästhesie gut steuerbar und die Erholungsphase wegen der geringen Kumulationseffekte auch nach längerer Narkosedauer vergleichsweise kurz.

Indikationen:
- Patienten mit Kontraindikationen für inhalative Anästhetika
- fehlende oder unzureichende Möglichkeit zur Narkosegasableitung
- Anästhesie mit besonderen Anforderungen an die Steuerbarkeit der Anästhesietiefe und/oder der Notwendigkeit einer kurzen Erholungsphase
- nach dem Eingriff (z. B. ambulante Anästhesie)

11.4.2 Inhalationsnarkose

Bei der Inhalationsnarkose werden dem Patienten mit der Einatmungsluft unter Verwendung entsprechender Apparaturen über einen Tracheotubus (oder bei kleinen Tieren über eine Maske, der sog. Narkoseglocke) Sauerstoff, Stickstoff (u. U. Raumluft) und ein Narkosegas (z. B. Halothan, Enfluran, Isofluran) zugeführt. Diese Art der Narkose ist am **besten steuerbar** und am schonendsten für die Patienten.

Heute werden Systeme verwendet, bei denen mittels eines Verdampfers das Narkosegas dem Patienten zugeführt wird. Man unterscheidet geschlossene, halbgeschlossene, halboffene und offene Systeme.

- **Geschlossene Systeme**

Die Ausatmungsluft wird nach Passage über einen CO_2-Absorber und Zusatz der verbrauchten O_2-Menge vollständig rückgeführt.

Vorteile: niedriger Gasverbrauch und geringe Belastung des Personals mit Gasen

Nachteile: sehr teuer und außerdem sehr kompliziert, da die Ausatmungsluft stets einer O_2-Analyse unterliegen muss, um das System optimal zu fahren

- **Halbgeschlossene Systeme**

Aufbau wie das halboffene System, nur mit dem Unterschied, dass ein Teil der Ausatmungsluft nach Passage durch einen CO_2-Absorber wieder dem Patienten zugeführt wird.

Dieses System ist aufgrund seines Preises und der relativ einfachen Handhabung in der Veterinärmedizin weit verbreitet.

- **Halboffene Systeme**

Sauerstoff und Lachgas werden über einen Vapor (= Verdampfer) geleitet, der das Inhalationsnarkotikum zusetzt. Die Ausatemluft wird vollständig ins Freie geleitet (Kuhn-System, Ayre-System, Norman-Ellbow-System), sodass dem Patienten in der folgenden Inspiration reines Frischgas zugeleitet wird.

Vorteile: Auch Tiere mit einem Gewicht unter 8 kg lassen sich narkotisieren, da das System ein geringes Totraumvolumen und geringen Atemwiderstand besitzt. Darüber hinaus sind die Geräte recht billig.

Nachteile: Man benötigt relativ viel Narkosegas (O_2, N_2O und Narkotikum) und muss eine gute Abluft gewährleisten (Arbeitsplatzbelastung).

- **Offene Systeme**

Exakte Kontrolle der Zusammensetzung des vom Patienten eingeatmeten Narkosegases ist nicht möglich. Da ein adäquates Frischgasreservoir fehlt, kommt es zu einem unkontrollierten Zustrom von Raumluft und einer erratischen Konzentration von Narkosegas.

Tab. 11-3 Wirkung, Nebenwirkung und Antagonisierbarkeit der in der Veterinärmedizin nutzbaren Narkotika und Narkosehilfsmittel

Pharmakagruppe	Hypnose	Analgesie	Muskelrelaxation	Herz/Kreislauf	Atmung	Gegenmittel
Injektionsnarkotika						
α-Adrenozeptor-Agonisten[1]	+++	+++	+++	↓↓	↓↓	Atipamezol, Tolazolin
Ataraktika (Benzodiazepine)	++		+			Flumazenil
Barbiturate	+++		++	↓	↓↓	
Imidazolinderivate (Xylazin)	+++		++	↓		Atipamezol
Neuroleptika (Butyrophenone, Phenothiazine)	+++ +++		+	↓ ↓	↓	
Opiate	++	+++	+	↓	↓↓	Naloxon
sonstige Injektionsnarkotika (Propofol)	+++		++		↓↓	
Inhalationsnarkotika						
Sevofluran	++	+	++	↓	↓↓	
Halothan	++	+	++	↓↓↓	↓↓↓	
Isofluran	++	+	++	↓↓	↓↓↓	
Lachgas (Stickoxydul)	0 bis+	bis+++	0			
Muskelrelaxanzien						
depolarisierende Relaxanzien (z. B. Suxamethonium)			+++	↓↑	↓↓	
nicht depolarisierende Relaxanzien (d-Tubocurarin, Alcuronium, Pancuronium)			+++	↓	↓↓	Neostigmin, Pyridostigmin in Kombination mit Atropin

[1] Adrenomimetika, Sympathomimetika
Wirkung: + gering, ++ mittel, +++ stark, ↓ Depression, ↑ Stimulation

Wie Tabelle 11-3 zeigt, besitzen die Narkotika und Hilfstoffe unterschiedliche Wirkungsschwerpunkte, wobei sich eine Kombination im Sinne einer Ergänzung oft anbietet.

Tab. 11-4 Gegenüberstellung von Wirkstoffen mit bei uns üblichen Handelspräparaten

Pharmakagruppe	Wirkstoff	Handelsname® (Auswahl)
α-Adrenozeptor-Agonisten	Xylazin	Rompun, Sedaxylan
	Medetomidin	Domitor
	Detomidin	Domosedan
	Romifidin	Sedivet
Antagonisten nicht depolarisierender Muskelrelaxanzien	Neostigmin	Konstigmin
	Pyridostigmin	Mestinon[1], Kalymin[1]
Ataraktika (Benzodiazepine)	Brotizolam	Mederantil
	Diazepam	Valium[1]
	Clonazepam	Rivotril[1]
	Midazolam	Dormicum[1]
	Oxazepam	Adumbran[1]
Barbiturate	Phenobarbital	Luminal[1]
	Pentobarbital	Narcoren, Narkodorm
	Thiopental	Trapanal[1]
Butyrophenone	Droperidol	Dehydrobenzperidol[1]
	Haloperidol	Haldol Janssen[1]
	Azaperon	Stresnil
Inhalationsnarkotika	Halothan	Fluothane[1]
	Isofluran	Isoba, Isofluran CP
	Sevofluran	Sevoflo
	Stickoxydul	Lachgas
Opiatantagonisten	Naloxon	Naloxon[1]
Opioide	Fentanyl	Fentanyl-Janssen[1]
	Levomethadon	L-Polamivet
	Butorphanoltartrat	Torbugesic
Phenothiazine	Acepromazin	Vetranquil, Sedalin forte
sonstige Injektionsnarkotika	Ketamin	Ketamin 10%, Ketavet, Narketan, Ursotamin
	Propofol	Rapinovet, Narcofol

[1] HAM

11.5 Distanzimmobilisation

In zunehmendem Maße sehen sich Tierärzte mit der Aufgabe konfrontiert, Zoo- oder Zirkustiere, Gehegewild, scheue Weidetiere oder streunende Haustiere aus der Distanz heraus immobilisieren zu müssen.
Es wird zwischen Distanzspritzen und Distanzprojektilen unterschieden.
Distanzspritzen sind von den Impfstäben aus der Großtierpraxis abgeleitet. An der Spitze befindet sich die Kanüle mit der unter Druck stehenden Spritzenkammer. Deren Inhalt wird z. B. durch einen Auftreff-Mechanismus zur Injektion gebracht.
Distanzprojektile werden auch als „Narkosepfeile" bezeichnet. An der Spitze des Pfeils befindet sich eine Spezialkanüle mit verschlossener Spitze und seitlichem Auge aus dem der Spritzeninhalt austritt, sobald der Silikonstopper nach dem Auftreffen zurückweicht. Gebräuchliche Spritzensysteme haben einen Durchmesser von 11 mm.

- **Blasrohre** und daraus zu verschießende Projektile fallen *nicht* unter das Waffenrecht. Ein großer Vorteil ist das nahezu geräuschlose Verschießen des Pfeils mit geringer Auftreffenergie. Das klassische Blasrohr ist etwa 1 m lang und für Distanzen bis 8 m geeignet. Durch Verlängerung des Laufs auf 2 m lassen sich ca. 15 m erreichen. Mittlerweile stehen auch Hochleistungsblasrohre aus Polycarbonat zur Verfügung, die bei entsprechender Übung des Schützen auch auf Distanzen von 20 m präzise Trefferergebnisse ermöglichen.
- **Tele-Injektions-Pistolen und -Gewehre** (mit einer Bewegungsenergie > 7,5 Joule) und die zugehörigen Spritzen fallen als „Narkosewaffen" unter die Reglementierungen des Waffengesetzes (WaffG) und dürfen nur an berechtigte Personen abgegeben werden.

– Die Zuverlässigkeit muss nach dem Waffengesetz geprüft werden.
– Waffenbesitzkarte und die Berechtigung zum Munitionserwerb, Schießerlaubnis, Waffenschein sind erforderlich.
– Der illegale Besitz oder die illegale Anwendung dieser Waffen stellt einen Straftatbestand dar, der die Approbation und Existenz gefährden kann.

Folgende **Systeme** werden angeboten:
– pneumatisches Blasrohr mit 35 mm Lauf und 11 mm Kaliber
– Narkosepistolen („Gardenapistolen") mit CO_2, N_2O oder Druckluftantrieb
– Gaspistolen mit 11, 13 oder 35 mm Lauf
– Gasgewehre Kaliber 13 und Reichweiten bis zu 70 m
– pyrotechnische Gewehre mit Patronen und Metallspritzen (Großwildjagd)

Narkosepistolen zeichnen sich durch die geringe Zielgenauigkeit aus. Ein besonderes Problem bei der Immobilisation von Kleintieren ist die Anpassung der Abschussenergie auf die Schussdistanz und auf die Auftreffwucht, besonders bei kleinen und dünnhäutigen Patienten. Auf kurze Distanz von wenigen Metern kann der Narkosepfeil tief in den Körper des Tieres eindringen, dieses schwer verletzen oder töten. Werden Knochen getroffen, prallt der Pfeil ab oder es kommt zur Fraktur. Es bedarf großer Übung und Erfahrung, mit welchem Gasdruck die Narkosewaffe geladen wird und welche Injektionsnadeln (nebst Gummistoppern, Distanzscheiben, Widerhaken) situationsbedingt verwendet werden müssen.

Medikamente zur Immobilisation

- **α-Adrenozeptor-Agonisten:** Xylazin (Rompun®), Medetomidin (Domitor®), Detomidin (Cepesedan®, Domosedan®) und Romifidin (Sedivet®)

Wirkung: Sedation, Analgesie und Muskelrelaxation
Vorteil: antagonisierbar mit Atipamezol (Antisedan®)

> **Cave:** schwere Nebenwirkungen möglich → bei i. v.-Gabe ohne Atropinschutz (Bradykardie und AV-Block 2. Grades, Hypotension und Sensibilisierung des Herzens für Adrenalin), dürfte aber auf die Distanz nicht sehr häufig vorkommen

- **Hellabrunner Mischung**

Die Hellabrunner Mischung wurde von Prof. Wiesner, dem Direktor des Tierparks Hellabrunn speziell für die Distanzimmobilisation entwickelt. Sie lässt sich auch bei Hd und Ktz sehr gut einsetzen. Die Dosierungsbreite ist relativ groß und die Toxizität bei Hd und Pfd gering. Sie hat ihre Verträglichkeit und Wirksamkeit bei über 200 Arten von Reptilien bis hin zu Säugern und sogar Primaten bewiesen. Die Mortalitätsrate wird mit 0,35% angegeben, wobei zu berücksichtigen ist, dass hier auch viele Tiere in freier Wildbahn einbezogen sind. Beim Menschen sollen bereits 0,02 ml/kg i. m. einen Narkosezustand auslösen können. Die Hellabrunner Mischung wird auch durch Haut- und Schleimhäute resorbiert. Die letale Humandosis beträgt nur 3 ml (**Gegenmaßnahmen**: Intubation, Reanimation, Antidot).
Zusammensetzung: Die Injektionslösung des Xylazins liegt in einer 2%igen Lösung vor. Eine Flasche mit 25 ml enthält 500 mg Xylazin. Es ist für die Zwecke der Distanzimmobilisation aufgrund der notwendig werdenden großen Volumenmengen nicht geeignet. Die Tro-

ckensubstanz des Xylazins (Rompun-Trockensubstanz®) enthält in einem Fläschchen 500 mg. Zur Herstellung der Hellabrunner Mischung wird die Trockensubstanz mit 4 ml 10%igem Ketamin aufgelöst. 1 ml Hellabrunner Mischung enthält:
- 125 mg Xylazin
- 100 mg Ketamin

Wirkung: Sedation (ist patientenabhängig und kann mehrere Stunden anhalten) und Analgesie

Vorteile:
- synergistischer Effekt: Ketamin + Xylazin
- aufgelöst zwei Jahre stabil
- kleines Injektionsvolumen
- geringe Belastung für den Patienten
- gute Antagonisierung mit Atipamezol (Antisedan®: 1,5 bis 2 ml pro ml Hellabrunner Mischung)
- idealer Injektionsort in Kopfnähe (Halsmuskulatur) oder Schenkelmuskulatur: schnell wirksam, Tiere schlafen länger

Antagonisierung: Antidote sollten nicht aus Gewohnheit, sondern überlegt angewendet werden. Sie heben die Sedation wie auch die Analgesie auf. Nach Ansicht mancher Anästhesisten sollte eine Antagonisierung nur in kardiovaskulären oder respiratorischen Notfällen erfolgen. Ihre Anwendung hat auch unerwünschte Nebenwirkungen, die auf der hohen α-Selektivität beruhen. Diese sind u. U. für den Patienten schädlich: Vomitus, Tachykardie, Erregung, Tremor und Toben. Es wird bei Kombinationen von Xylazin oder Medetomidin mit Ketamin empfohlen, erst dann ein Antidot zu verabreichen, wenn die Wirkung des Ketamins abgeklungen ist (ca. nach 45 min).

Notfall-Behandlung: Bei Bradykardie oder Atemdepression wird die unverzügliche Gabe von Etilefrin (Effortil® [HAM]: 0,1 mg/kg i. v. oder intratracheal oder intrakardial) oder alternativ Atropin und Doxapram empfohlen. Außerdem sollte sofort ein Venenkatheter gelegt und eine Infusion mit NaCl 0,9% + Glucose 5% im Verhältnis 2:1 gegeben werden (anfangs 150 Tropfen/min, bis sich der Patient stabilisiert hat).

Weiterführende Literatur und Internetlinks

Alef M, Oechtering G. Praxis der Inhalationsanästhesie. Stuttgart: Enke 2003.

Erhardt W, Henke J, Lendl C, Korbel R. Narkose-Notfälle. 1. Aufl. Stuttgart: Enke 2002.

Lengger J, Walzer C. Inhalation Anaesthesia: a non-rebreathing system for fieldwork. Verh ber Erkrg Zootiere 2003; 41: 379–81.

Löscher W, Ungemach FR, Kroker R. Pharmakotherapie bei Haustieren und Nutztieren. 7. Aufl. Berlin, Stuttgart: Parey 2006.

Nuß K. Veterinärmedizinische Instrumentenkunde. Stuttgart: Schattauer 1998.

Paddleford RR, Erhardt W (Hrsg.). Anästhesie bei Kleintieren. Sonderausgabe der 1. Aufl. Stuttgart, New York: Schattauer 1998.

Ros A. Klinische Evaluation eines Protokolls zur Inhalationsanästhesie mit niedrigem Frischgasfluss beim Hund unter Verwendung von Isofluran und Lachgas. Dissertation med. vet., Zürich 2004.

Schrey C. Notfalltherapie bei Hund und Katze. Stuttgart: Schattauer 2002.

Wiesner H. Tierschutzrelevante Neuentwicklungen zur Optimierung der Distanzimmobilisation. Tierärztl Prax 1998; 26 (G), 225–33.

Wiesner H, Gräfin Maltzan J. Hellabrunner Notfallset. Zool Garten NF 2003; 73: 33–7.

www.equivetinfo.de
www.interzoo.de
www.rote-liste.de
www.vetidata.de
www.vetpharm.unizh.ch
www.vetmed.de/vet/download/hellabrunn.htm

12 Der Notfallkoffer

12.1 Einrichtung 169
12.2 Das ABC der Reanimation 173

12.1 Einrichtung

Bei einem Notfall muss alles griffbereit zur Verfügung stehen, in der Praxis und unterwegs. Daher ist die Einrichtung eines Notfallkoffers zu empfehlen.
Dieser sollte handlich, möglichst leicht und dennoch stabil sein. Zu empfehlen ist ein wasserdichter Koffer mit abwasch- und desinfizierbarer Oberfläche (z. B. Aluminium), da er bei Einsätzen in der Außenpraxis leicht verschmutzen kann. Im Kofferinneren sollten eine entsprechende Einlage aus Schaumstoff oder Plexiglas oder kleine Fächer das Verrutschen von Ampullen und Injektionsflaschen verhindern.
An dieser Stelle sei auf die Notfalltherapie in jedem tierartspezifischen Teil dieses Buches hingewiesen (Teil II–V: Kap. 9). Im Folgenden wird in erster Linie auf die Ausrüstung des Notfallkoffers beim Kleintierpraktiker eingegangen, da jeder Großtierpraktiker in seinem Praxisfahrzeug eine Apotheke mit sich führt. In diesem Fall wird die Einrichtung eines separaten Notfallfaches empfohlen, damit Assistenten oder Praxisvertreter die benötigten Arzneimittel sofort finden.
Die folgende Liste kann nur eine Orientierungshilfe für die Einrichtung eines Notfallkoffers geben. Es wird kein Anspruch auf Vollständigkeit erhoben. Wenn derzeit keine entsprechenden Tierarzneimittel in Deutschland zugelassen sind, werden alternativ Humanarzneimittel (HAM) angegeben.

Inhalt eines Notfallkoffers
Allgemein:
– 1 digitales Fieberthermometer
– 1 kleine Diagnostikleuchte
– 1 Stethoskop
– 1 Wärmefolie (wie im Pkw-Verbandskasten bei Unterkühlung/Schock)

| **Inhalt eines Notfallkoffers** (Fortsetzung) |

Atmung:
- Ambubeutel (mit Anschluss für O_2-Flasche)
- Endotrachealtuben jeweils einen der Größen
  Charrière 14 (3 mm)
  Charrière 26 (6 mm)
  Charrière 42 (10 mm)
- 1 Satz Atemmasken (klein, mittel, groß)
- Laryngoskop (gerades Rohr für Hd, gebogenes für Ktz)
- Punktionskanüle (1,8 mm) evtl. mit Heimlich-Ventil oder zumindest einem 3-Wege-Hahn)
- Gleitgel
- 10 ml Einmalspritze (für den Tubuscuff)
- 1 Klemme zum Blocken des Ballons (= Cuff)

Spritzen:	**Kanülen:**	**Verweilkatheter** (je 2 x):
5 × 2 ml	10 × rosa Kanülen (1,2 mm)	Gr. 18 Gauge (= 1,2 mm, grün)
5 × 5 ml	10 × gelbe Kanülen (0,8 mm)	Gr. 20 Gauge (= 1,0 mm, rosa)
2 × 10 ml	10 × blaue Kanülen (0,6 mm)	Gr. 22 Gauge (= 0,8 mm, blau)
1 × 20 ml	2 × Butterfly 0,6 mm	
1 × 50 ml	2 × Butterfly 0,8 mm	

Infusionszubehör:
- Stauschlauch
- 2 × Infusionsbesteck
- Desinfektionsmittel (z. B. Dextrofusal, evtl. auch Desinfektionstücher)
- Kanülen, Verweilkanülen s. oben
- 500 ml Ringer-Lactat-Lösung
- 250 ml Natriumbicarbonat (8,4%)
- 500 ml Hydroxylethylstärke (Volumenmangelschock)
- 3 Ampullen Glucose 40% (Hypoglykämietherapie)

Kleines Chirurgiebesteck, steril:
- 2 Pinzetten (anatomische und chirurgische)
- 1 Schere (möglichst leicht gebogen mit abgerundeten Spitzen)
- Nadelhalter
- Fadenauswahl (Nadel-Faden-Kombi. in verschiedenen Stärken, Vicryl)
- 3 Klemmen
- 2 Einmalskalpelle
- 2 Paar OP-Handschuhe (individuelle Größe)

Verbandsmaterial:
- sterile Wundkompressen in verschiedenen Größen
- 5 Mullbinden
- 2 Verbandspäckchen
- Pflasterauswahl

Verbandsmaterial (Fortsetzung):
- Leukoplast
- 2 elastische Binden
- Polsterwatte

Notfallmedikamente (Auswahl: Wirkstoffe, Handelsname®, Indikation)[2]:
- Ampullen aus Platz- und Hygienegründen am günstigsten
- eine Liste der mitgeführten Medikamente mit Dosierungen dem Koffer beilegen

Adrenalin	Suprarenin[1]	anaphylakt. Schock, Herz-Kreislauf-Stillstand
Atropin	Atropinsulfat[1]	Bradyarrhythmie, AV-Block, Herzglykosidintoxikation, Alkylphosphat- u. Carbamatvergiftung
Apomorphin	Apomorphin-hydrochlorid-Lösung	als Emetikum (Hd), z. B. bei Vergiftungen
Butorphanol-tartrat	Torbugesic 1%	Kolik (Pfd)
Butylscopolamin	Buscopan comp.	viszerale Spasmen, Kolik
Dexamethason	Dexamethason, Dexadreson	Allergie, anaphylakt. Schock, Hirnödem, Addison-Krise
Diazepam	Diazep[1], Faustan[1]	Erregungszustände, Krämpfe, Status epilepticus
Dihydralazin	Nepresol[1]	hypertensive Krise, akute Herzinsuffizienz
Dimeticon	Silicosel	schaumige Gärung (Wdk.), Tensidevergiftung
Dobutamin	Dobutrex[1]	akute myokardiale Insuffizienz
Dopamin	Dopamin[1]	Volumenmangelschock, drohendes Nierenversagen
Doxapram	Doxapram-V	Atemdepression, Asphyxie
Etilefrin	Effortil[1]	akute Hypotension
Fentanyl	Fentanyl[1]	akute Schmerzzustände, Narkoseprämedikation
Furosemid	Dimazon	akute Herzinsuffizienz, Lungenödem, forcierte Diurese bei Vergiftungen
Glucose	5%ig 20%ig	hypertone Dehydratation Hypoglykämie, Ketose
Hydroxylethyl-stärke	HyperHAES[1]	Hypovolämie, Volumenmangelschock, anaphylakt. Schock

Inhalt eines Notfallkoffers (Fortsetzung)		
Notfallmedikamente (Fortsetzung)[2]:		
Kaliumchlorid	Amynin, Elektrosel	akute Hypokaliämie, diabetisches Koma
Ketamin	Ketamin, Ketavet, Narketan	akute Schmerzzustände, Allgemeinnarkose
Lidocain	Ursocain 5%	ventrikuläre Tachyarrhythmie, Kammerflimmern, als Gleitgel bei Intubation oder Katheterisierung
Magnesiumsulfat	Amynin, Volamin	Tetanie (Wdk)
Metamizol	Metamizol, Chosalgan-S	hohes Fieber, in Kombination mit Butylscopolamin (= Buscopan comp.) bei unklaren abdominalen Schmerzen
Methylergometrin	Methylergometrin[1]	uterine Blutungen
Metoclopramid	MCP[1]	Erbrechen
Naloxon	Naloxon[1]	Opioidantagonist
NaCl	0,9–7%ig	hypotone Dehydratation, kurzfristige Volumensubstitution, Augenspülung
Nifedipin	Adalat[1], Nife[1]	hypertensive Krise
Orciprenalin	Alupent[1]	Atropin-resistente Bradyarrhythmie, AV-Block
Oxytocin	Oxytocin	Wehenschwäche, postpartale Blutungen
Pentobarbital	Narcoren	Narkoseeinleitung
Propofol	Narcofol	Narkoseeinleitung
Theophyllin	afpred forte-Theo[1]	Bronchospasmus
Xylazin	Xylazin 2%, Sedaxylan, Rompun	Sedation, Emetikum (Ktz)

[1] HAM

[2] nach Löscher, Ungemach, Kroker: Pharmakotherapie bei Haus- und Nutztieren

Es ist darauf zu achten, dass die Arzneimittel entsprechend den Lagerungshinweisen des Herstellers zu lagern und ggf. zu kühlen sind.

12.2 Das ABC der Reanimation

Die hier beschriebenen Maßnahmen beziehen sich in erster Linie auf das Kleintier, da v. a. hier eine Reanimation zur Anwendung kommt. Die Notfalltherapie wird natürlich auch bei allen anderen Tierarten durchgeführt (s. Teil II–V: Kap. 9 Notfalltherapie).

Atemwege freimachen: falls notwendig Fremdkörper aus der Maulhöhle entfernen, dann endotracheale Intubation

Beatmen: Mund-zu-Tubus, Beutel-zu-Tubus, Narkosegerät
Ein bewusstloses Tier neigt stets zu Hypoxämie und Hyperkapnie (führt zur Gefäßerweiterung im Gehirn und damit zur gefürchteten Hirndrucksteigerung)! Deshalb muss es bei der Atmung unterstützt werden. Hierzu bedient man sich der Technik des Beatmens. Der Einsatz eines Endotrachealtubus ist von Vorteil, da weniger Luft daneben geht und eine Blut- oder Ingestaaspiration ausgeschlossen werden kann. Immer angebracht ist eine **Erhöhung des Sauerstoffanteils** in der Beatmungsluft. Durch den Anschluss einer O_2-Flasche an den Ambu-Beutel kann eine O_2-Sättigung von 100% (bei 15 l Sauerstoff-Flow) oder anstrebenswerten 40% in der Einatemluft erreicht werden. Atmet der Patient noch spontan, so kann über einen intranasal, perinasal oder gar intratracheal liegenden kleinen Schlauch dem Patienten O_2 zugeführt werden.
Tipp: künstliche Beatmung 8–12 mal/min bei Hd und Ktz

Compression:
Schlägt das Herz noch?
Nein? – Dann sofort mit der **Herzdruckmassage** beginnen.
60–80 Kompressionen/min sind anzustreben. Wird die Reanimation von einer einzelnen Person durchgeführt, so ist die Herzdruckmassage jeweils nach 15 Kompressionen für zwei Beatmungen zu unterbrechen.
Der Thorax von Katzen und kleinen Hunden lässt sich mit der umschließenden hohlen Hand komprimieren; große Hunde müssen in Seitenlage auf einen **festen Untergrund** verbracht und der Thorax seitlich komprimiert werden.
Tipp: Nicht zu früh aufgeben! In der Humanmedizin reanimiert man bisweilen 1 h.

Drugs (= Medikamente): Einsatz von Adrenalin und anderen Notfallmedikamenten (ggf. Atropin, Dobutamin, Doxapram, Glucocorticoide, Herzglykoside; s. auch Teil II–V: Kap. 9)

Weiterführende Literatur und Internetlinks

Löscher W, Ungemach FR, Kroker R. Pharmakotherapie bei Haustieren und Nutztieren. 7. Aufl. Berlin, Stuttgart: Parey 2006.
Nuß K. Veterinärmedizinische Instrumentenkunde. Stuttgart: Schattauer 1998.
Schrey C. Notfalltherapie bei Hund und Katze. Stuttgart: Schattauer 2002.
Steidl T, Röcken F. Praxisleitfaden Kleintierassistenz. Band 2: Operationsassistenz. 1. Aufl. Hannover: Schlütersche 2005.
www.rote-liste.de
www.vetidata.de

13 Zoonosen

13.1	Durch Bakterien verursachte Zoonosen	177
13.2	Durch Viren verursachte Zoonosen	182
13.3	Durch Parasiten verursachte Zoonosen	186
13.4	Durch Pilze verursachte Zoonosen	191
13.5	Durch Chlamydien und Rickettsien verursachte Zoonosen	192

Nach WHO-Definition sind Zoonosen Krankheiten und Infektionen, die natürlicherweise zwischen Wirbeltieren und Menschen übertragen werden. Für Tierärzte ist es wichtig, die Zoonosen zu kennen, die ihnen bei der täglichen Arbeit begegnen können. Sie sollten diesbezüglich auch auf eine Verbindung zu auftretenden humanen Erkrankungen achten.

Wichtige Zoonosen
Die in Mitteleuropa zurzeit wichtigsten Zoonosen sind:
- Brucellose
- Echinokokkose
- Enteritis-Salmonellose
- Leptospirose
- Psittakose/Ornithose
- Q-Fieber
- Tollwut
- Toxoplasmose
- Tuberkulose

Tab. 13-1 Bedeutung von Zoonosen bei Rindern, Kälbern, Schweinen und Schafen für die Gesundheit von Tier und Mensch

Zoonose	Vorkommen bei Tieren				Bedeutung für die Tiergesundheit	Direkte Gefährdung für Menschen	
						z. B. Kontakt, Aerosol beim Schlachten	Verzehr von Fleisch, essbare Schlachtabfälle
Brucellose	R		S	Sch	+++	+	−
Campylobacteriose	R	K	S	Sch	−	(+)	+
Leptospirose	R		S		+	+	−
Listeriose	R			Sch	+	(+)	?
Milzbrand	R			Sch	+++	+	−
Salmonellose	R	K	S	Sch	+ (K +++)	+	+
Tuberkulose	R		S		+++	+	−
Yersiniose			S		−	(+)	?
Q-Fieber	R			Sch	+	+	−
Echinokokkose	R		S	Sch	−	−	−
Sarkosporidiose	R		S	Sch	−	−	+
Toxoplasmose	R		S		−	−	+
Trichinellose			S		−	−	+
Zystizerkose	R				−	−	+

R = Rind; K = Kalb; S = Schwein; Schf = Schaf
− unbedeutend; (+) sporadisch; + bedeutend; +++ große Bedeutung
Aus: Deutsche Tierärztliche Wochenschrift 1999; 106: 309–72

13.1 Durch Bakterien verursachte Zoonosen

Tab. 13-2 Durch Bakterien verursachte Zoonosen, die in Deutschland eine Rolle spielen können

Zoonose und Erreger	Tierart	Symptome Tier	Symptome Mensch	Übertragung
Brucellose *B. abortus* (Bang)	Rd	– seuchenhaftes Verwerfen – männl. Tier: Hoden- und Nebenhodenentzündung – Polyarthritis, Tendovaginitis	– undulierendes Fieber, Muskelschmerzen – Lnn-Schwellung – Orchitis – Pyelonephritis – Endokarditis – Meningoenzephalitis – Invalidität, Tod – **Anzeigepflicht**	– LM-Infektionen – (Rohmilch!) – Kontakt
B. melitensis (Maltafieber)	Schf, Zg			
B. suis	Schw			
B. canis	Hd			
Campylobacteriose *Campylobacter jejuni, coli* u.a.	Vögel, Schw, Schf	– meist latent – Enteritis, Abort	– Fieber, Gliederschmerzen – kolikartige Enteritis, Kolitis, Proktitis	– LM-Infektionen (Milch, Fleisch) – Kontakt
EHEC *E. coli* (VTEC)	Rd, Schf, Zg	– oft inapparent	– Durchfall – Fieber – Erbrechen – *Komplikation:* HUS (hämolyt.-urämisches Syndrom) oder TTP (thrombozytopenische Purpura) – **Meldepflicht**	– LM-Infektionen (Fleisch, Milch, Käse) – Wasser

EW: Endwirt; ZW: Zwischenwirt

Tab. 13-2 Fortsetzung

Zoonose und Erreger	Tierart	Symptome Tier	Symptome Mensch	Übertragung
Leptospinose L. interrogans (200 Serovarianten) L. ictohaem. (Weil'sche Krankheit) L. grippotyphosa (Feldfieber) L. pomona (Schweinehüterkrankheit)	Warmblüter bes. Ratte, Maus, Wdk, Schw, Hd	– fieberhafter Infekt, Anämie – blutiger Urin, Leberentzündung – Aborte – Erregerausscheidung mit Urin	– 2-phasig. Fieberschub mit Kopfschmerzen, Lichtscheue, Anämie, Ikterus, Meningitis – *1. septikämische Phase* – *2. Organmanifestation: bes. Niere* – **Meldepflicht**	– Kontakt mit Urin (Schleimhäute, Hautwunden)
Misteriose L. monocytogenes	Rd, Schf, Zg, Schw, Hühner Nager	– häufig latent – Septikämien – ZNS-Ausfälle – Schluckstörungen – Aborte	– oft stumm oder Grippe mit Meningoenzephalitis (Erbrechen, Krämpfe, Atemstörung) – Letalität bis 50% – *gefährlich:* diaplazentarer Übertritt mit Entwicklungsstörungen des Fetus, Aborte – **Meldepflicht**	– Kontakt (Abnahme der Nachgeburt) – LM-Infektion – Wasser
Lyme-Borreliose B. burgdorferi	Zecken, Igel, Maus, Fuchs, Reh- u. Rotwild, Vögel	– häufig latent – Hd: Stadium III wie Mensch	– *Stadium I:* Erythema migrans, Lnn.-Schwellung – *Stadium II*: Bannwarth-Syndrom, Faszialisparese, Herzmuskelbeteiligung – *Stadium III:* Lyme-Arthritis, Acrodermatitis chron.	– perkutan (Zeckenbiss)

EW: Endwirt; ZW: Zwischenwirt

Tab. 13-2 Fortsetzung

Zoonose und Erreger	Tierart	Symptome Tier	Symptome Mensch	Übertragung
Milzbrand (Anthrax) *Bacillus anthracis* Sporen als Dauerformen	Rd, Schf, Schw, Pfd	– akute Septikämie mit Milzschwellung und Blutaustritt aus allen Körperöffnungen	– 95% Hautmilzbrand mit Karunkelbildung (Hand, Arm, Gesicht) – **Lungen-, Darmmilzbrand** mit hoher Sterblichkeit – **Anzeigepflicht**	– durch Milzbrandsporen: oral (Futter, Wasser), aerogen, Kontakt (Wunden, Tierhäute)
Pasteurellose *P. multocida*	Haus- und Stalltiere	– Seuche der Rd/Schw – enzoot. Pneumonie d. Schf – Hasenseuche – Geflügelcholera u. a.	– Wundinfektionen mit Nekrosen, Periostitis, Osteomyelitis – Sinusitis – Pneumonie – Meningitis	– Kontakt – Kratz- u. Bisswunde
Rotlauf *Erysipelothrix rhusiopathiae* (jetzt: insidiosa)	Schw, Schf, Geflügel, Fisch	*Schw:* – **Hautrotlauf** mit Backsteinblattern; – **Herzklappenrotlauf** *andere Tiere:* – Pneumonien – Polyarthritis **(Gelenkrotlauf)** – häufig septischer Verlauf	– Hautinfektion mit lokaler, juckender, bläulichroter Schwellung und Lymphangitis – *Generalisation:* Septikämie, Endokarditis	– über Verletzungen (Berufskrankheit)
Rotz (Malleus, Maliasmus) *Pseudomonas mallei*	Einhufer	*chron.:* – typische Geschwüre im oberen Atemtrakt mit Narbenbildung	*akut u. chron.:* – Pusteln u. Abszesse der Haut – Schleimhautulzerationen – Pneumonie – Sepsis mit general. Exanthem – unbehandelt tödlich – **Meldepflicht**	– Kontakt zu infizierten Einhufern

EW: Endwirt; ZW: Zwischenwirt

Tab. 13-2 Fortsetzung

Zoonose und Erreger	Tierart	Symptome		Übertragung
		Tier	Mensch	
Salmonellose früher: **TPE**-Gruppe (Typhus-Paratyphus-Enteritis) *S. typhimurium* *S. enteritidis* u. a.	Rd, Schw, Geflüg., Vögel u. a.	– akute Gastroenteritis – oft latente Ausscheider	– Fieber, Erbrechen – stinkender (blutiger) Durchfall mit Krämpfen – *Komplikation:* Sepsis, Meningitis, Osteomyelitis – **Meldepflicht**	– oral über LM- sowie Schmierinfektion
Tuberkulose (Tbc, Schwindsucht) *Mycobacterium tuberculosis,* *M. bovis* selten: *M. avium*	Säugetiere, (Vögel)	– **Lungentuberkulose** (mit Streuung in andere Organe; bes. gefährlich Euter u. Gebärmutter) – **Darmtuberkulose** (als Fütterungstb der Kälber) – geschwürige Organveränderungen mit käsiger Einschmelzung	– offene und geschlossene Formen – **Primär-Tbc** (meist pulmonal) – **postprimäre Tbc** durch Streuung in Organismus – *Frühformen:* Miliar-, Haut-, Meningitis-, Pleuritis-, Peritonitis-Tbc – *Spätformen:* Knochen-, Gelenk-, Urogenital-, Alters-Tbc – **Anzeigepflicht** – bei M. avium: **Meldepflicht**	– Tröpfcheninfektion – oral über LM (Milch!) – Kontakt (Haut, Augen)

EW: Endwirt; ZW: Zwischenwirt

Tab. 13-2 Fortsetzung

Zoonose und Erreger	Tierart	Symptome Tier	Symptome Mensch	Übertragung
Tularämie (Hasenpest) *Francisella tularensis*	Nager, Hasen, Rd, Schf, Hd/Ktz, Füchse, Zecken, Flöhe	– *septikämischer* Verlauf: mit Blutungen – *chronischer* Verlauf: mit Abszessen auf Leber u. Milz, Kachexie	**äußere Form:** – mit Hautulzera, Lnn.-Schwellung/-vereiterung **innere Form:** – durch hämatogene Streuung oder Inhalation – abdominal, typhusähnlich – thorakal bzw. pulmonal – **Meldepflicht**	– Wunden, Flohstich – oral oder aerogen – Nager als Reservoir
Yersinia pestis (Pest) *Yersinia pestis*	Nagetierkrankheit (über Flöhe)	– Naturherde in USA, Afrika, Asien – hämorrhag. Septikämie	4 Formen: – **Beulen-** oder Bubonenpest – **Lungenpest** (Pestpneumonie) – **Pestsepsis**, i. d. R. tödlich – **abortive Pest**, meist milder Verlauf mit Fieber – **Anzeigepflicht**	– Rattenflohbiss – Tröpfcheninfektion von Mensch zu Mensch
Yersinia Pseudotuberculosis (Rodentiose od. Nagerseuche) *Yersinia pseudotuberculosis*	Nager, Vögel, Säuger	– verlustreichste bakt. Krankheit beim Hasen (Lungen-Magen-Darm-Entzündung und Sepsis)	– akute bis chron. Enteritis mit Fieber – septisch-typhöse Form – Arthritis	– Kontakt – aerogen

EW: Endwirt; ZW: Zwischenwirt

13.2 Durch Viren verursachte Zoonosen

Tab. 13-3 Viren, die Zoonosen verursachen können

Zoonose und Erreger	Tierart	Symptome Tier	Symptome Mensch	Übertragung
Ebola (Sudan-Zaire-Virus) mit 4 Stämmen Filoviridae	Flughund (Reservoir)	– inapparent; der Subtyp Reston löst bei Makaken die Krankheit aus	– hämorrhagisches Fieber – Übelkeit, Erbrechen, Durchfall – Myalgien, Tremor, Koma – Letalität bis 90% – **Anzeigepflicht**	– 1976 große Epidemie in Sudan und Zaire – Schmierinfektion – aerogen
Frühsommer-Meningoenzephalitis (FSME) Togaviren über Zecken (3-teiliger Entwicklungszyklus mit jeweils bevorzugtem Wirt)	*Larve:* Mäuse, Igel *Nymphe:* Fuchs, Hd *Zecke:* Reh- und Rotwild	– i. d. R. inapparent – *Hd:* Meningoenzephalitis	– Mensch ist Wirt von allen drei Entwicklungsstadien – biphasisches Fieber – Meningitis – Meningoenzephalitis – Myelitis – Radikulitis	– Zeckenbisse in Endemiegebieten
Geflügelpest (atypisch; **Newcastle disease = ND)** Paramyxovirus	Hühner u. andere Geflügelarten	– Respirations-/Gastrointestinalform und ZNS-Beteiligung (ähnlich GP) – **Impfpflicht**	– hämorraghische Konjunktivitis – Lnn.-Schwellung **Anzeigepflicht**	– Tröpfchen- und Schmierinfektion

EW: Endwirt; ZW: Zwischenwirt

Tab. 13-3 Fortsetzung

Zoonose und Erreger	Tierart	Symptome Tier	Symptome Mensch	Übertragung
Geflügelpest (klass; **GP**) Influenza A-virus (hoch pathogen)	Hühner u. andere Geflügelarten	– Wassergeflügel: oft inapparent – Entzündung der oberen Luftwege (Atemnot) – Ödeme im Kopfbereich – Zyanosen (Kopf, Ständer) – Durchfall – ZNS-Störung – hohe Mortalität bis 100%	– grippeähnliche Symptome – Gefahr einer **Influenza-Pandemie** durch Rekombination humaner und aviärer Influenzaviren – **Anzeigepflicht**	– direkter Kontakt – aerogen
Gelbfieber Alphavirus (Togaviridae)	Affen (über Mücken)	– inapparent	– hohes Fieber – Kopf- und Gliederschmerzen – toxische Gefäßschädigung – Erbrechen (Blut) – Darmblutungen – Letalität bis 80% – **Anzeigepflicht**	– Mücken
Lassa-Fieber Lassa-Virus (Arenaviridae)	Nager	– inapparent	– akutes hohes Fieber – Hämorrhagien – Ödeme – Pneumonie – toxisches Kreislauf-/Nierenversagen – Letalität bis 50% – **Anzeigepflicht**	– erstmals 1969 in Lassa (Nigeria) – Inhalation von infiziertem Nagerkot – Kontakt (auch Mensch zu Mensch)

EW: Endwirt; ZW: Zwischenwirt

Tab. 13-3 Fortsetzung

Zoonose und Erreger	Tierart	Symptome Tier	Symptome Mensch	Übertragung
Lymphozytäre Choriomeningitis (LCM) LCM-Virus (Arenaviridae)	Mäuse, Hamster	– inapparent; manchmal Bewegungsstörungen	– **„Armstrong-Krankheit"** – biphasischer Verlauf mit Fieber – Lnn-Schwellung – Myalgien – Meningitis – meist günstige Prognose – bei Infektion in Schwangerschaft Missbildung der Feten möglich	– Kontakt (Biss) – Schmierinfektion
Marburg-Virus-Infektion Filoviridae	Grüne Meerkatzen	– meist inapparent	– hohes Fieber – Erbrechen – Myalgien – Hämorraghien – ZNS-Beteiligung – Letalität ca. 25% – **Anzeigepflicht**	– Zellkulturen – Kontakt (Mensch zu Mensch)
Maul- und Klauenseuche (MKS) Aphthovirus 7 Serotypen	Paarhufer	– hochkontagiös – Fieber und Bläschenbildung an Zunge, Maul und Klauen	– schweres Krankheitsbild mit Fieber und Aphten/Geschwüren an Mundschleimhaut, Händen u. Füßen – **Anzeigepflicht**	– Schmier- und Kontaktinfektion
Rifttal-Fieber Phlebovirus (Bunyaviren)	Rd, Schf, Zg, Mücken	– gestörtes Allgemeinbefinden, Fieber	*akut:* s. Tier *Komplikationen:* – Hepatitis mit Ikterus – Nierenversagen – töd. Enzephalitis – **Anzeigepflicht**	

EW: Endwirt; ZW: Zwischenwirt

Tab. 13-3 Fortsetzung

Zoonose und Erreger	Tierart	Symptome Tier	Symptome Mensch	Übertragung
SVD Bläschenkrankheit des Schweines SVD-Virus	Schw	– Bläschen- und Aphtenbildung	– Bläschen- und Aphtenbildung – **Anzeigepflicht**	– Kontakt – Bremsen
Tollwut (Rabies) Rhabdoviridae; Genus: Lyssavirus	Säuger, Vögel, Fledermaus; *Carnivore:* silvatische T. *Haustiere:* urbane T.	*melancholisches Stadium:* – mit Drang zum Entweichen *Exzitationsstadium:* – Angriffslust – veränderte Stimme – Speichelfluss – Fressen unverdaulicher Gegenstände *End- oder Lähmungsstadium*	– Krämpfe der Schlund-, Kehlkopf- u. Atemmuskulatur – Atemnot – Speichelfluss – Wasserscheu bei qualvollem Durst – Herzlähmung – **Cave:** ansteckungsfähiger Speichel schon 3–5 Tage vor Krankheitsausbruch – **Anzeigepflicht**	– Biss: über endoneurale Lymphbahnen gelangt das Virus in die graue Substanz des ZNS – IZ: 3 Wo–3 Mo (bis 1 Jahr)
WNV oder WNFV (West-Nil-Fieber-Virus) Flavivirus	Wirbeltiere, Zugvögel	bes. *Pfd:* – Ataxie – Lähmungen – faszikuläre Zuckungen – Meningoenzephalitis	– Fieber – Erbrechen – Nackensteife – Enzephalitis – Meningitis – starker Anstieg tödlich verlaufender Infektionen	– 1937 erstmals in Uganda, 1999 Epidemie in USA (NY); durch ornitophile Mücken übertragen

EW: Endwirt; ZW: Zwischenwirt

13.3 Durch Parasiten verursachte Zoonosen

Tab. 13-4 Auswahl von Parasiten, die Zoonosen hervorrufen können

Zoonose und Erreger	Tierart	Symptome Tier	Symptome Mensch	Übertragung
Dipylidiose *Dipylidium caninum* **(Gurkenkernbandwurm)**	EW: Fuchs, Hd, Ktz ZW: Floh, Laus	– meist chronisch mit Gewichtsverlust *Massenbefall:* – blutiger Durchfall – Anämie	*als Endwirt:* – häufig symptomlos – Durchfall – Pruritus – neurologische Symptome	– verunreinigte LM – Autoinfektion – Abschlecken lassen durch Hund und Katze
Echinokokkose (alveolär) *Echinococcus multilocularis* **(kleiner Fuchsbandwurm)**	EW: Fuchs, Hd, Ktz ZW: Maus	– inapparent	– *sog. Fehlzwischenwirt* – alveoläre, infiltrative meist **inoperable** Zysten (Leber, auch Lunge und ZNS) – **Meldepflicht**	– *oral:* Bandwurmeier über Waldfrüchte und Pilze – *oral, aerogen:* Abbalgen von Füchsen; Mähen von Feldern – Schmierinfektion
Echinokokkose (zystisch) *Echinococcus granulosus* **(Hundebandwurm)**	EW: Hd, Ktz, Carnivore ZW: Wdk, Schw, Pfd	– übliche Wurmsymptomatik	– *sog. Fehlzwischenwirt* – unilokuläre riesige **operable** Zysten (Leber, Lunge u. Hirn) – **Meldepflicht**	– *oral:* Bandwurmeier über engen Kontakt mit EW – Kot-infizierte LM – aerogen

EW: Endwirt; ZW: Zwischenwirt

Tab. 13-4 Fortsetzung

Zoonose und Erreger	Tierart	Symptome Tier	Symptome Mensch	Übertragung
Fasziolose Leberegelkrankheit *Fasciola hepatica* **(großer Leberegel)**	EW: Wdk ZW: Schnecke	– chronische Lebererkrankung – Kümmern	– meist subklinisch – Fieber – Müdigkeit – evtl. Durchfall – Gallengangsverschluss	– Zysten werden v. Menschen über d. Lutschen von infizierten Gräsern aufgenommen – Genuss von Wasserkresse
Flöhe verschiedene Gattungen	je nach Gattung, wobei der Floh auch den Mensch aufsucht	– Allergie – Juckreiz – ZW für div. Bandwürmer bei Hd/Ktz	– auch *Fehlwirt* – punktför. Hauteffloreszenzen – Allergie – Juckreiz	– infizierte Haustiere (10%) und deren Lager (90%)
Kryptosporidiose diverse Kryptosporidien	viele Haustiere (bes. Kalb)	– Enteritis	– Enterokolitis mit Exsikkose	– orale Übertragung der Oozysten (Schmierinfektion)
Leishmaniose L. donovani **(viszerale L. = Kala-Azar)** L. tropica **(kutane L. = Orientbeule)**	Tierreservoir (Nager, Hd)	– Hd: oft jahrelange IZ – Haut- und Schleimhautgeschwüre – Haarausfall („Brille") – gr. Schuppen – Leber-, Milzvergrößerung – keine Heilung!	**viszeral:** – L.-Vermehrung im RES – Fieber – Anämie – Leukopenie – Hepatosplenomegalie – unbehandelt tödlich **kutan:** – granulomatöse Hautläsionen, Ulzeration	– Stich der Schmetterlingsmücke (Phlebotomus), – enger Kontakt (Hautläsionen)

EW: Endwirt; ZW: Zwischenwirt

Tab. 13-4 Fortsetzung

Zoonose und Erreger	Tierart	Symptome Tier	Symptome Mensch	Übertragung
Sarkocystis (früher: S. sporidiose) *Sarcocystis bovihominis* o. *suihominis* (Gruppe der Kokzidien)	EW: Hd, Ktz, Mensch ZW: Rd, Schw, Maus	– latent verlaufend – akuter Durchfall	– Durchfall von wenigen Tagen – Übelkeit	– zystenhaltiges unzureichend gekochtes Rind- bzw. Schweinefleisch
Taeniose saginata *Taenia saginata* **(Rinderfinnenbandwurm)** Finne: *Cysticercus bovi*	EW: Mensch ZW: Rind, Ren	– Finne in Skelettmuskulatur (bes. Kaumuskeln)	– gesteigerter Appetit mit Schwäche und Gewichtsverlust, Koliken – Abgang aktiver Proglottiden im Stuhl	– rohes finnenhaltiges Muskelfleisch – (Tatar)
Taeniose solium *Taenia solium* **(Schweinefinnenbandwurm)** Finne: *Cysticercus cellulosae*	EW: Mensch ZW: Schw, Mensch	– Finne in Skelettmuskulatur, Leber, Lunge, Gehirn	– Mensch kann End- und Zwischenwirt sein!! (als ZW = Finnenträger; **Zystizerkose**)	– rohes finnenhaltiges Schweinefleisch
Toxocarose *Toxocara canis* **(Hundespulwurm)**	Hd, Ktz	– junge Hunde mit typischer Wurmsymptomatik	– sog. *Körperwanderung* der Larven – Fieber – Muskel-/Gelenkschmerzen – Sehstörungen bis zur Erblindung	– orale Aufnahme der Wurmeier (Spielplätze, Sandkästen)

EW: Endwirt; ZW: Zwischenwirt

Tab. 13-4 Fortsetzung

Zoonose und Erreger	Tierart	Symptome Tier	Symptome Mensch	Übertragung
Toxoplasmose *Toxoplasma gondii* (lebt intrazellulär)	Fische, Reptilien, Vögel, Säuger	– meist subklinisch *Jungkatzen:* – Fieber – Atemnot *Ktz (chron.):* – Ataxien, – Kachexie – Gastroent. *Hd:* – Pneumonien – ZNS *Schw:* – Aborte – Sterilität *andere Tiere:* – Todesfälle bei Kaninchen und Zootieren	*akut, subakut:* – Fieber – grippeähnlich – Lymphadenitis – Meningoenzephalitis *chronisch:* – Organmanifestation in Lnn., Leber, Milz, Auge, ZNS – Iridozyklitis – Chorioretinitis *Gefährdung der Frucht:* (nur bei erstmal. Infektion während der Schwangerschaft; neg. Titer wird pos.) – Früh-, Totgeburt – ZNS-Schäden – **Meldepflicht**	– oral über rohe LM (Eier, Fleisch) – Oozysteninfektion mit Katzenkot (Infektiosität nur bis Abschluss der AK-bildung bei Ktz) – pränatal (diaplazentar)
Uncinariasis Uncinaria; Ankylostoma (**Hakenwurm**; gehört zu den Nematoden)	Säuger	– latente Infektion	– aktives Eindringen der Larven in die Haut; über Blutbahn in Lunge u. Darm – stark juckende Ekzeme – allergische Reaktionen – Bronchitis – Enteritis	– Barfußlaufen über infizierten Boden

EW: Endwirt; ZW: Zwischenwirt

Tab. 13-4 Fortsetzung

Zoonose und Erreger	Tierart	Symptome Tier	Symptome Mensch	Übertragung
Trichinellose *Trichinella spiralis* **(Fadenwurm;** gehört zu den Nematoden)	Schw, Bär, Fuchs, Dachs, Nutria, Einhufer u. a. Carnivore	– latente Infektion **Trichinenschau !!** (Unterlassen = Straftatbestand)	– allergische Symptome – hohes Fieber – Ödeme (bes. Gesicht) – starke Muskelschmerzen – Myokarditis – NN-Insuffiz. – sehr hohe Eosinophilie – hohe Letalität bei Befall der Intercostal- und Zwerchfellmuskulatur	– rohes od. nicht ausreichend erhitztes Fleisch – Larven ruhen als sog. **Muskeltrichine** im Muskelgewebe
Zönurose *Multiceps multiceps* **(Quesenbandwurm)** *Finne:* Coenurus cerebralis	EW: Fuchs, Hd ZW: alle Wdk	– beim ZW sog. **Drehkrankheit**	– Fehlwirt – Finnenbildung in Gehirn und Rückenmark	– kontaminierte Nahrungsmittel (bes. Salat)
Zystizerkose *Taenia solium* **(Schweinefinnenbandwurm;** s.o.) Finne: *Cysticercus cellulosae*	ZW: Mensch		– Finnenbildung im Hirn – Krampfanfälle, Bewusstseinsstörungen – chronische Meningitis	– nach Schmutzinfektion durch infiziertes Schweinekot – Exo-Autoinfektion

EW: Endwirt; ZW: Zwischenwirt

- **Milben**

Verschiedene Milben können von Heim- und Nutztieren auf den Menschen übertragen werden. Die wichtigsten Erkrankungen sind die **Sarkoptesräude** (durch die Grabmilbe Sarccoptes spec.), die **Trombidiose** oder Trombikulose (Ernte- od. Heukrätze durch die Ernte- bzw. Herbst-grasmilbe Trombicula autumnalis) und der Befall von Geflügel mit der **roten Vogelmilbe** (Dermanyssus gallinae). Milben sind Erreger stark juckender Exantheme (Ausn.: Haarbalgmilbe **Demodex**) und dienen auch als Überträger von bakt. Erkrankungen (z. B. Tularämie), von Viren und Rickettsien.

13.4 Durch Pilze verursachte Zoonosen

Tab. 13-5 Auswahl von Pilzen, die Zoonosen hervorrufen können

Zoonose und Erreger	Tierart	Symptome		Übertragung
		Tier	Mensch	
Mikrosporie bes. *M. canis*	Hd, Ktz u. a. Säuger	– Haarbruch – kreisrunde Stellen – kein Juckreiz – bei Katzen oft latent!	– wie bei Tieren – *Diagnose:* durch Wood-Licht (Grünfluoreszenz außer *M. gypseum*)	– Kontakt – evtl. Insekten als Vektoren
Trichophytie (Glatzflechte) *Trichophyton sp.*	Rd, Pfd, Heimtiere, Huhn u. a.	*Rd* (oft latent): – kreisrunde haarlose Stellen im Kopfbereich mit asbestähnlichem Aussehen *Huhn:* – Kammbeläge	**oberflächl. Form:** – ringförmige entzündliche Herde mit Haarausfall **(Ringworm)** **tiefe Form:** – Knoten- und Abszessbildung	– Kontakt

13.5 Durch Chlamydien und Rickettsien verursachte Zoonosen

Tab. 13-6 Chlamydien und Rickettsien, die Zoonosen verursachen können

Zoonose und Erreger	Tierart	Symptome Tier	Symptome Mensch	Übertragung
Chlamydiose Ornithose *Chlamydia psittaci* **(Papageienkrankheit)**	Psittaciden, andere Vögel, Säuger	*Vögel:* – allg. Schwäche – Konjunktivitis – Pneumonie – Durchfall *Säuger:* – Aborte – Pneumonie – Mastitis	– von leichten grippalen Symptomen bis hin zu schweren atypischen Pneumonien mit Fieber und Kopfschmerzen – **Meldepflicht**	– Inhalation von kontaminiertem Staub (Kot, Sekret) – bes. Psittaciden und Tauben
Q-Fieber *Coxiella burneti* **(Balkangrippe** oder **Krimfieber)**	Nager, Pfd, Wdk, Schw, Hd	– oft inapparent – auch Fieber, Aborte – Erregerausscheidung über Kot, Urin, Milch, Plazenta	– Fieber – Kopfschmerzen – Schüttelfrost – trockene Pneumonien – **Meldepflicht**	– Inhalation von kontaminiertem Staub – oral über LM (Milch) – Kontakt – infizierte Zecken

Weiterführende Literatur und Internetlinks

Bayerisches Landesamt für Gesundheit und Lebensmittelsicherheit (LGL): Zoonosen und Zoonosen-Erreger

Geißler A, Stein H, Bätza HJ. Tierseuchenrecht in Deutschland und Europa; Loseblattwerk (3 Ordner). Starnberg: RS Schulz Verlag.

Krauss H et al. Zoonosen. Von Tier zu Mensch übertragbare Infektionskrankheiten. Köln: Deutscher Ärzte-Verlag 2004.

www.lgl.bayern.de/arbeitsschutz/arbeitsmedizin/index.htm

14 Tierseuchen

(s. auch Kap. 13 Zoonosen)

Grundlage der Bekämpfung von Tierseuchen bildet in Deutschland das Tierseuchengesetz (TierSG) mit verschiedenen Verordnungen.
Als Tierseuche im Sinne des Gesetzes sind Seuchen anzusehen, die „bei Haustieren oder Süßwasserfischen oder bei anderen Tieren auftreten und auf Haustiere oder Süßwasserfische übertragen werden können. Als Haustiere werden von Menschen gehaltene Tiere einschließlich der Bienen, jedoch ausschließlich der Fische bezeichnet".
Welche Tierseuchen anzeigepflichtig sind, ist in der **„Verordnung über anzeigepflichtige Tierseuchen"** festgelegt. Die anzeigepflichtigen Seuchen umfassen künftig auch solche Tierseuchen, die in Deutschland noch nie oder seit langer Zeit nicht mehr vorgekommen sind. Dies ist u. a. aus Gründen der Übernahme des EU-Rechtes und wegen bilateraler Abkommen erforderlich. Der Bundesminister für Ernährung, Landwirtschaft und Forsten ist ermächtigt, mit Zustimmung des Bundesrates die Anzeigepflicht auch für weitere Seuchen einzuführen oder für einzelne Seuchen wieder aufzuheben. Die Anzeigepflicht soll bewirken, dass Seuchenausbrüche frühzeitig erkannt und mit Hilfe staatlicher Maßnahmen getilgt werden können, bevor die Seuche weiterverbreitet wird und volkswirtschaftliche Schäden anrichtet oder die menschliche Gesundheit gefährdet. Anzeigepflichtig ist nicht nur der **Ausbruch** (d. h. die amtliche Feststellung) einer Seuche, sondern bereits der **Seuchenverdacht.**
Zur Anzeige verpflichtet sind
- der Tierbesitzer oder sein Vertreter;
- wer anstelle des Tierbesitzers mit der Aufsicht der Tiere beauftragt ist;
- wer berufsmäßig mit Tierbeständen zu tun hat (z. B. Schäfer, Fischereiberechtigter, Viehhändler).

Die Seuchenanzeige ist **unverzüglich** an die zuständige Behörde (i. d. R. das örtlich zuständige Veterinäramt) zu erstatten, d. h. ohne jeden Zeitverlust und ohne schuldhafte Verzögerung (auch am Wochenende). Wer die Anzeige nicht oder nicht unverzüglich erstattet, handelt ordnungswidrig und kann mit einer Geldbuße bestraft werden; zeigt ein Tierbesitzer die Seuche nicht unverzüglich an, entfällt auch sein eventueller Anspruch auf Entschädigung.

Tab. 14-1 Wichtige anzeigepflichtige Tierseuchen beim Hund und bei der Katze

Seuche	Erreger	Inkubationszeit (IZ) und Symptome	Bemerkung
Aujeszky-Krankheit	porcines Herpesvirus 1	*IZ: 3–6 Tage, Tod innerhalb von 24 h* unstillbarer Juckreiz; z. T. mit Tobsuchtanfällen	Infektion durch Verfütterung von rohem infiz. Haus- oder Wildschweinfleisch DD: Tollwut
Tollwut	Rhabdovirus	*IZ: 10–210 Tage (Ø 14–60 Tage):* je tiefer die Wunde und je näher die Eintrittspforte am Gehirn, desto kürzer; Verhaltensänderung, Schluckbeschwerden, heiseres Bellen, „rasende" oder „stille" Wut, Tod	**Zoonose**

Tab. 14-2 Wichtige anzeigepflichtige Tierseuchen beim Pferd

Seuche	Erreger	IZ und Symptome	Bemerkung
Afrikanische Pferdepest	Reovirus (Überträger: blutsaugende Insekten)	*IZ: 3–10 Tage* **4 Verlaufsformen:** – perakute oder Lungenform – subakute oder Herzform (Ödeme am Kopf) – akute oder gemischte Form (am häufigsten) – abortive oder atypische Form (nur Fieber)	Afrika, Asien, Spanien **Einfuhrsperre!** Hunde können über infektiöses Fleisch erkranken!
Ansteckende Blutarmut der Einhufer (IA)	Retrovirus	*IZ: 5–30 Tage* **2 Formen:** akut und chronisch Wechselfieber (Zerstörung der roten Blutkörperchen)	unheilbar; Nachweis über Coggins-Test
Beschälseuche	Trypanosoma equiperdum (Protozoon)	*IZ: Wo. bis Mon.* Schwellung der Geschlechtsorgane, Ausfluss, Harndrang, „Kröten-" und „Talerflecken"	DD: Deckdruse, Bläschenausschlag
Milzbrand	Bacillus anthracis (Sporenbildner!)	*IZ: 2–5 Tage* hohes Fieber mit Kolik, Atem-/Schlingbeschwerden	**Zoonose** (Haut-, Lungen- oder Darmform)

Tab. 14-2 Fortsetzung

Seuche	Erreger	IZ und Symptome	Bemerkung
Pferdeenzephalomyelitis (alle Formen)	Alphavirus; (Überträger: Insekten)	*IZ: 1–3 Wo.* biphasische Infektion; Fieber, Übererregbarkeit, Lähmungen	Western-, Eastern- und Venezualan Enzephalomyelitis (= WEE, EEE, VEE) **Zoonose;** auch Schw empfänglich
Rotz	Pseudomonas mallei	*IZ: wenige Tage bis Mon.* **3 Formen:** – Nasenrotz – Lungenrotz – Hautrotz akut: Esel und Maultiere chronisch: Pfd	**Zoonose;** ist auch auf Ktz, Hd, Schf und Zg übertragbar
Stomatitis vesicularis	Vesiculovirus (Überträger: Insekten)	*IZ: 24 h* Blasen in Maulhöhle, an der Zunge und den Hufen (bei Schw, Rd: Klauen und Euter)	Mittel- und Südamerika; gutartig **Einfuhrsperre!**
Tollwut	Rhabdovirus	*IZ: 10–210 Tage(Ø 14–60 Tage)* schreckhaft, aufgeregt, angriffslustig, Tod	**Zoonose**

Tab. 14-3 Wichtige anzeigepflichtige Tierseuchen beim Rind

Seuche	Erreger	IZ und Symptome	Bemerkung
Aujeszky-Krankheit	porcines Herpesvirus I	*IZ: 3–6 Tage* Fieber, Unruhe, Zuckungen, quälender Juckreiz, Tod innerhalb von 48 h	*DD:* Tollwut
Blauzungenkrankheit, Bluetongue (BT)	Orbivirus; (Überträger: Stechmücke)	*IZ: 3–7 Tage* Schläfrigkeit, Fieber, verstärkte Durchblutung der Kopfschleimhäute mit entzündlichen Veränderungen; Abszesse, Gesichtsödeme, Blaufärbung der Zunge	erstmals 1906 in Südafrika, jetzt auch USA, vorderer Orient und Europa **Einfuhrsperre!**

Tab. 14-3 Fortsetzung

Seuche	Erreger	IZ und Symptome	Bemerkung
Bovines Herpesvirus Typ 1 (alle Formen)	bovines Herpesvirus	*IZ: 2–6 Tage* – Nasen-/Luftröhrenentzündung – Genitalschleimhaut mit Bläschen (geröteter Hof), Abort – Penis- u. Vorhautentzündung (Virusausscheidung mit Samen)	**IBR** = infekt. bovine Rhinotracheitis **IPV** = infekt. pustulöse Vulvovaginitis **IBP** = infekt. Balanoposthitis (beim Bullen)
Bovine Virus Diarrhö/ Mucosal Disease (BVD/MD)	Pestivirus	*IZ: 2–3 Wo.* schwerer Durchfall, Fieber, Erosionen des Flotzmauls	bei Infektion im 2. Drittel der Trächtigkeit Immuntoleranz der Feten und Dauerausscheider
Brucellose (der Rd, Schf und Zg)	Brucella abortus	*IZ: 2–10 Wochen (je nach Graviditätsstadium)* Polyarthritiden kl. Wdk: meist klinisch inapparent bei weibl. Tieren: seuchenhaftes Verkalben bzw. Verlammen, Nachgeburt ist sulzig geschwollen mit gelblich-schmierigen Auflagen bei männl. Tieren: Hoden/Nebenhodenentzündung	**Zoonose** (Maltafieber); für Untersuchung Eihäute und Früchte aufbewahren!
Leukose (enzootisch)	RNS-Oncorna-Virus	*IZ: 7–14 Monate (bis 7 Jahre), meist zweiphasiger Verlauf* Leukämie, bösartige Wucherung des lymphatischen Gewebes	regelmäßige Untersuchungen (Blut, Milch) der Bestände
Lumpy-skin-disease, Dermatitis nodularis	Pockenvirus	*IZ: 7 Tage* Fieber, derbe Hautknoten, Geschwüre	Ost-, Süd-, Westafrika, zumeist gutartig **Einfuhrsperre!**

Tab. 14-3 Fortsetzung

Seuche	Erreger	IZ und Symptome	Bemerkung
Lungenseuche	Mycoplasma mycoides	*IZ: 26 Wo.* Husten, Fieber, Atembeschwerden, Abmagerung, dunkelgelber bis brauner Harn (gering)	Afrika, Asien, vereinzelt: Spanien, Italien **Einfuhrsperre!**
Maul- und Klauenseuche (MKS)	Aphthovirus, 7 Serotypen	*IZ: 2–7 Tage* Fieber, Speichel, Blasenbildung in der Mundhöhle, Zunge, Klauen, Zitzen; *Sektion: „Tigerherz"*	**Zoonose;** schnelle Verbreitung
Milzbrand	Bacillus Anthracis (Sporenbildner!)	*IZ: 2–5 Tage* plötzlich hohes Fieber mit Todesfällen; aus Körperöffnungen tritt dunkles, schlecht gerinnendes Blut; *Sektion:* Milzschwellung	**Zoonose;** Sporen als Dauerformen
Rauschbrand	Clostridium chauvoei (Sporenbildner!)	*IZ: wenige Stunden* schwere Allgemeinstörungen, „knisternde" Schwellungen an Hals, Schulter, Rücken, Oberschenkel, Tod	Mensch: Wundgasbrand
Rifttalfieber (RF)	Phlebovirus; (Überträger: Moskitos)	*IZ: 1–2 Tage* fieberhafte Allgemeinerkrankung auch bei Büffeln u. Kamelen, Aborte, hohe Jungtiersterblichkeit	Afrika **Zoonose** (grippeähnlicher Verlauf mit Durchfall) **Einfuhrsperre!**
Rinderpest	Paramyxovirus	*IZ: 7–14 Tage* Fieber, entzündliche Veränderungen an den Schleimhäuten (v. a. Kopf), starke Magen-Darm-Entzündung mit Blut und Schleim, Tod	Asien, Afrika **Einfuhrsperre!**
Salmonellose	Salmonella typhimurium, dublin, enteritidis	*IZ: 24 h Mensch, Rd oft latent* starker Durchfall, Fieber, verdickte und schmerzhafte Gelenke, Nabelentzündung (Kalb), Abort	**Zoonose;** chron. infizierte Tiere sind Dauerausscheider

Tab. 14-3 Fortsetzung

Seuche	Erreger	IZ und Symptome	Bemerkung
Stomatitis vesicularis	Vesiculovirus	*IZ: 1 Tag* Blasen in Maulhöhle, an der Zunge, den Klauen und am Euter	*Überträger:* Insekten in Mittel- und Südamerika; gutartig **Einfuhrsperre! DD: MKS!**
Tollwut	Rhabdovirus	*IZ: 10–210 Tage (Ø 14–60 Tage)* Speichelfluss, kein Wiederkauen, dumpfes heiseres Brüllen, Kot- und Harndrang, schreckhaft, aufgeregt, auch angriffslustig	**Zoonose;** DD anfangs: MKS, Schlundverstopfung
Transmissible Spongiforme Enzephalopathie (alle Formen; hier: BSE)	Prionen	*IZ: mehrere Jahre* ZNS-Erkrankung mit schwammähnlicher Veränderung des Gehirns, Anomalien im Verhalten, Gang (bes. im Trab) und Körperhaltung	**Spongiforme E.:** Mensch: Creutzfeldt-Jakob-Krankheit, Kuru Schf, Zg: Scrapie Nerz: TME Rocky Mountain Elk: CWD
Trichomonadenseuche	Trichomonas fetus (Parasit)	*meist klinisch inapparent* schleimig-eitriger Scheidenausfluss, Abort, Fruchtbarkeitsstörungen Bulle: symptomlos	Übertragung durch Deckakt und infiziertes Sperma
Tuberkulose	Mycobacterium bovis	*IZ: mind. 6 Wochen* – Lungentuberkulose mit Infizierung aller Organe über Blutkreislauf (Euter- und Gebärmuttertuberkel) – Darmtuberkulose als Fütterungstuberkulose der Kälber – offene u. geschlossene Form	Untersuchung der Bestände mittels Tuberkulinprobe (D frei)

Tab. 14-3 Fortsetzung

Seuche	Erreger	IZ und Symptome	Bemerkung
Vibrionenseuche	Campylobacter fetus subsp. fetus	*Erregervermehrung in Vagina, nach 5–12 Tagen Aufstieg in Uterus → Endometritis, im 4./5. Graviditätswoche Tod des Embryos* meist eintretende Immunität Gebärmutter- und Scheidenentzündung, Abort, Fruchtbarkeitsstörungen Bulle: meist symptomlos	Übertragung durch Deckakt und infiziertes Sperma, auch über infizierte künstliche Scheide

Tab. 14-4 Wichtige anzeigepflichtige Tierseuchen beim Schwein

Seuche	Erreger	IZ und Symptome	Bemerkung
Afrikanische Schweinepest (ASP)	Iridovirus	*IZ: 5–15 Tage* ähnliche Symptomatik wie klassische ESP, aber aggressiver (sichere Unterscheidung nur durch Laboruntersuchung)	ursprünglich nur Afrika; 1957 erstmals Europa (Lissabon)
Ansteckende Schweinelähmung (Teschener Krankheit)	Enterovirus I	*IZ: 10–20 Tage (bis 5 Wo.)* akut: Fieber, Bewegungsstörungen, Lähmungserscheinungen, starre Kopfhaltung, Tod subakut: steifer, unsicherer Gang, vorübergehend Lähmungen	oft chronisch (schleichender Verlauf)
Aujeszky-Krankheit	porcines Herpesvirus 1	*IZ: 2–8 Tage (bis 3 Wo.)* Ferkel: plötzlicher Tod mit Krämpfen und Zittern adulte Tiere: unspezifische Symptome, Aborte	Schw: symptomloser Dauerausscheider Rd, Hd, Ktz: Endglied der Infektion mit Tod
Brucellose	Brucella suis	*IZ: 2–9 Wochen (je nach Graviditätsstadium)* seuchenhaftes Verwerfen, Frühgeburte, nicht Aufnehmen, Polyarthritiden	**Zoonose** (Mensch: meldepflichtig)

Tab. 14-4 Fortsetzung

Seuche	Erreger	IZ und Symptome	Bemerkung
Maul- und Klauenseuche	Aphtovirus; 7 Serotypen	*IZ: 2–12 Tage* Blasen an Klauen und Gesäuge, seltener Rüsselscheibe und Maulschleimhaut, Ferkeltod	**Zoonose**
Milzbrand	Bacillus anthracis (Sporenbildner!)	*IZ: 2–5 Tage* Atembeschwerden, Verfärbung und Schwellung im Bereich des Kehlkopfes (Milzbrandbräune)	**Zoonose** (Schlachtungen)
Schweinepest (europäische oder klassische, ESP)	Togavirus	*IZ: 3–8 Tage (bis 5 Wo.)* akut: Fieber, Blutungen in Haut und Organen (Kehlkof, Harnblase, Niere), blaue Ohren, Ferkelsterben chronisch: Kümmerer, Aborte, Umrauschen	Verbot der Speiseabfallverfütterung (nur über zugelassene Erhitzungsanlage)
Stomatitis vesicularis	Vesiculovirus (Überträger: Insekten)	*IZ: ca. 1 Tag* Blasen in Maulhöhle, an Zunge, Klauen und Gesäuge	Mittel- und Südamerika; gutartig **Einfuhrsperre! DD: MKS!**
Tollwut	Rhabdovirus	*IZ: 10– 210 Tage (Ø 14–60 Tage)* Scheuern und Belecken der Bissstelle, Angriffslust, heiseres Grunzen, Lähmungen, Tod	**Zoonose**
Vesikuläre Schweinekrankheit (SVD)	verwandt mit Coxsackie-Virus d. Menschen	*IZ: 2–7 Tage* Symptome wie MKS	nur auf Schw übertragbar

Tab. 14-5 Anzeigepflichtige Tierseuchen; Stand 03.11.2004 (BGBl. I S. 2764)

Folgende Tierseuchen sind anzeigepflichtig:

1.	Affenpocken (neu durch Umsetzung der EG VO 1398/2003)
1a.	Afrikanische Pferdepest
2.	Afrikanische Schweinepest
2a.	Amerikanische Faulbrut (= Bösartige Faulbrut)
3.	Ansteckende Blutarmut der Einhufer
3a.	Ansteckende Blutarmut der Lachse
4.	Ansteckende Schweinelähmung (Teschener Krankheit)
5.	Aujeszkysche Krankheit
5a.	Befall mit dem kleinen Bienenbeutenkäfer (Aethina tumida; neu: s. 1.)
5b.	Befall mit der Tropilaelaps-Milbe (neu: s. 1.)
6.	Beschälseuche der Pferde
7.	Blauzungenkrankheit
8.	Bovine Herpesvirus Typ 1-Infektion (alle Formen)
8a.	Bovine Virus Diarrhö
9.	Brucellose der Rinder, Schweine, Schafe und Ziegen
9a.	Ebola-Virus-Infektion (neu: s. 1.)
9b.	Epizootische Hämorrhagie der Hirsche (neu durch Umsetzung der RL 92/119/EWG)
10.	Enzootische Leukose der Rinder
11.	Geflügelpest
12.	*(weggefallen; früher RHD)*
13.	Infektiöse Hämatopoetische Nekrose der Salmoniden
14.	Koi-Herpesvirus-Infektion der Karpfen
15.	Lumpy-skin-Krankheit (Dermatitis nodularis)
16.	Lungenseuche der Rinder
17.	Maul- und Klauenseuche
18.	*(weggefallen; früher: Milbenseuche der Bienen)*
19.	Milzbrand
20.	Newcastle-Krankheit
21.	Pest der kleinen Wiederkäuer
21a.	Pferdeenzephalomyelitis (alle Formen)
22.	Pockenseuche der Schafe und Ziegen
23.	Psittakose
24.	Rauschbrand
25.	Rifttal-Fieber
26.	Rinderpest
27.	Rotz
28.	Salmonellose der Rinder

Tab. 14-5 Fortsetzung

Folgende Tierseuchen sind anzeigepflichtig:
29. Schweinepest
30. *(weggefallen; früher Seuchenhafter Spätabort der Schweine)*
31. *(weggefallen; früher spongiforme Rinderenzephalopathie – jetzt neu gefasst unter Nr. 34)*
32. Stomatitis vesicularis
33. Tollwut
34. Transmissible Spongiforme Enzephalopathie = TSE (alle Formen)
35. Trichomonadenseuche der Rinder
36. Tuberkulose der Rinder (Mycobacterium bovis und caprae)
37. Vibrionenseuche der Rinder
38. Vesikuläre Schweinekrankheit
39. Virale Hämorrhagische Septikämie der Salmoniden = VHS (neu durch RL 93/53/EWG)

Weiterführende Literatur und Internetlinks

Bayerisches Landesamt für Gesundheit und Lebensmittelsicherheit (LGL): Zoonosen und Zoonosen-Erreger

Geißler A, Stein H, Bätza HJ. Tierseuchenrecht in Deutschland und Europa; Loseblattwerk (3 Ordner). Starnberg: RS Schulz Verlag.

Krauss H. et al. Zoonosen. Von Tier zu Mensch übertragbare Infektionskrankheiten. Köln: Deutscher Ärzte-Verlag 2004.

www.lgl.bayern.de/arbeitsschutz/arbeitsmedizin/index.htm

15 Einfuhr und Verbringen von Tieren in die EU

15.1	Tierseuchenrechtliche Bestimmungen	204
15.2	Tierschutzrechtliche Bestimmungen	207
15.3	Artenschutzrechtliche Bestimmungen	208

15.1 Tierseuchenrechtliche Bestimmungen

Allgemeines
Um die Einschleppung von Seuchen zu verhindern, unterliegt der Import von Tieren in die Europäische Union strengen Auflagen und Überprüfungen.
Hiervon sind betroffen:
- Paarhufer (z. B. auch Kameliden, Giraffen und Hirsche), Unpaarhufer (Nashörner und Tapire) und Einhufer (Pferde, Esel, Maultiere, Maulesel, Zebras und Zebroide)
- Rüsseltiere (Elefanten)
- Affen und Halbaffen
- Hasen, Kaninchen, Frettchen, Füchse, Nerze
- Geflügel, Papageien, Sittiche und sonstige Vögel
- Fische, Bienen und Hummeln
- Hunde und Hauskatzen

Tierbesitzer können sich bei praktischen Tierärzten, den Veterinärämtern, den Fluggesellschaften und den jeweiligen Botschaften die entsprechenden Auskünfte für das Verbringen (innerhalb der EG) oder die Ein- bzw. Ausfuhr (Drittländer betreffend) von Tieren einholen. Mittlerweile wird zwischen den sog. „gelisteten Drittländern" (mit erleichterten Reisebestimmungen) und den „nicht gelisteten Drittländern" unterschieden.

In diesem Kapitel wird eine kurze Einführung in die allgemeinen Importbestimmungen bzw. deren Ausnahme gegeben.

Den gesetzlichen Rahmen für die Ein-, Durch- und Ausfuhr sowie für das innergemeinschaftliche Verbringen von Tieren bilden das **Tierseuchengesetz** in der Bekanntmachung der Neufassung vom 22. Juni 2004 (BGBl. I. S. 1260, zuletzt geändert BGBl. I. S. 3294, 3314) und die **Binnenmarkttierseuchenschutz-Verordnung (BmTierSSchV)** in der der Bekanntmachung der Neufassung vom 06. April 2005

(BGBl. I S. 997) sowie die **Verordnung (EG) Nr. 998/2003 des Europäischen Parlaments und des Rates vom 26. Mai 2003.** Grundsätzlich unterliegen alle Tiere bei der Einfuhr einer Untersuchung an der erstberührten Grenzkontrollstelle der Europäischen Union (§27 i.V. mit Anlage 11 BmTierSSchV). Die Einfuhr bestimmter Tiere bedarf sogar einer Genehmigung (Anlage 4 BmTierSSchV).

Ausnahmen
Bei welchen Tierarten und unter welchen Bedingungen auf die Einfuhrkontrolle verzichtet werden kann, ist in §38 der BmTierSSchV aufgeführt:
- im **Reiseverkehr** oder bei der Wohnsitzverlegung (gegebenenfalls durch entsprechende Dokumente wie z. B. Ticket, Boarding card, Schreiben des Arbeitgebers, Einwohnermeldebescheinigung nachzuweisen). Es können höchstens drei, nicht zur Abgabe an Dritte bestimmte Tiere folgender Arten mitgeführt werden:
  – Hauskaninchen
  – Papageien und Sittiche (mit amtstierärztlicher Gesundheitsbescheinigung)
  – Vögel (ausgenommen Geflügel, Papageien und Sittiche)
- Tiere, auf die sich ein geschlossenes **Abkommen** über den erleichterten Grenz- und Durchgangsverkehr bezieht;
- Tiere, die im **Artistenberuf** verwendet werden (ausgenommen Einhufer aus außereuropäischen Ländern und Klauentiere);
- **Pferde**, die bei Ausflugsritten oder -kutschfahrten für weniger als 24 h die Grenze überschreiten;
- **Brieftauben,** die zum Zwecke des Auflassens in Spezialtransportmit-teln eingeführt werden.

Werden tierseuchenrechtlich reglementierte andere Tierarten (§24 i.V. mit Anlage 9 BmTierSSchv) mitgeführt oder die Tiere entsprechen nicht den o. g. Einfuhrbedingungen ist rechtzeitig eine **tierseuchenrechtliche Einfuhrgenehmigung** beim zuständigen Ministerium der erstberührten Grenzkontrollstelle zu beantragen.

> **Merke:** Seit dem 03. Juli 2004 ist das Verbringen und die Einfuhr von **Hunden, Katzen und Frettchen** durch die Verordnung (EG) Nr. 998/2003 als unmittelbar geltendes Recht geregelt, sodass diese Tiere nicht mehr – wie früher – unter den o. g. Ausnahmen nach §38 BMTSSVO aufgeführt sind.

Für die Durchführung und Überwachung dieser neuen Europäischen Verordnung sind in Deutschland die Bundesländer und letztendlich auch die Veterinärämter vor Ort zuständig. Ziel der EG-Regelung ist der Schutz vor der Einschleppung und Verbreitung der Tollwut. Die Anforderungen an den Gesundheitsstatus der Tiere richten sich grundsätzlich nach der Tollwutsituation sowohl des Herkunftsdrittlandes als auch des Bestimmungsmitgliedstaates in der EU. Die o.g. Heimtiere müssen zur eindeutigen Identifikation **elektronisch gekennzeichnet** sein (Chip mit ISO-Norm 11784 oder 11785). Bis zum Jahr 2011 kann die Kennzeichnung auch in einer gut lesbaren Tätowierung bestehen. Bei Reisen muss der **Heimtierausweis** mitgeführt werden, der von einem *ermächtigten* praktischen Tierarzt ausgestellt worden ist. Aus diesem Dokument muss hervorgehen, dass eine gültige **Tollwutimpfung** des betreffenden Tieres mit einem inaktivierten Impfstoff (WHO-Norm) vorgenommen wurde. Pro Person können **max. fünf** dieser Heimtiere mitgeführt werden. Die Tiere dürfen **nicht Gegenstand eines Verkaufs oder einer Eigentumsübertragung** sein, d. h. sie müssen sich in Begleitung ihres Besitzers befinden. In diesem Zusammenhang wird nachdrücklich auf das/die gesetzeswidrige Verbringen/Einfuhr unzähliger Hunde (insbes. aus Mittelmeer- und Ostblockländern) durch sog. „Flugpaten" hingewiesen. Die Vermittlung Tausender dieser Tiere in Deutschland pro Jahr erfolgt unter dem Deckmantel des Tierschutzes durch zahlreiche Tierschutzorganisationen; i. d. R. werden bestehende tierschutz- und tierseuchenrechtliche Bestimmungen wissentlich und gezielt missachtet. Das „Retten der armen Tiere" hat mittlerweile einem umfangreichen illegalen Tierhandel – mit entsprechender Produktion der Tiere vor Ort – Platz gemacht. Diesbezüglich – und auch im Hinblick auf möglicherweise bestehende Krankheiten und deren Therapie (z. B. Dirofilariose, Babesiose, Leishmaniose) – besteht ein sehr hoher Aufklärungsbedarf, dem wir uns insbesondere als Tierärzte kritisch stellen sollten. Letztendlich ist die Hilfe vor Ort mit einer Hilfe zur Selbsthilfe der einzige sinnvolle Lösungsweg. Tierschutzrechtliche Missstände sind exakt und sachlich zu dokumentieren, um die zuständigen Behörden einzuschalten und sie in ihre eigene Verantwortung einzubinden.

15.2 Tierschutzrechtliche Bestimmungen

Alle Tierarten, die nach Deutschland eingeführt werden, unterliegen dem **Tierschutzgesetz (TSchG** vom 18. Mai 2006 BGBl. I. S. 1206, ber. S. 1313) und den im Rahmen dieses Gesetzes erlassenen Verordnungen. Unter welchen Voraussetzungen und Bedingungen Tiere transportiert werden dürfen, ist in der **Tierschutztransportverordnung (TierSchTrV** vom 11. Juni 1999 BGBl. I. S. 1337) festgehalten. Mit Inkrafttreten der **EG-VO 1/2005** am 05. Januar 2007 ist die nationale TierSchTrV dort, wo Regelungen in der EG-VO 1/2005 existieren, nicht mehr anwendbar. Die TierSchTrV findet vor allem im gewerblichen Handel Anwendung. Der nicht gewerbliche Transport von Heimtieren, die von einer natürlichen Person begleitet werden, ist ausgenommen, wenn dieser nicht unter tierschutzwidrigen Umständen erfolgt.

> **Merke:** Tierschutzwidrig ist z. B. auch die Beförderung von Hunde- und Katzenwelpen unter acht Wochen ohne das Muttertier (§31 TierSchTrV)!

Auch §2 Abs.4 der **Tierschutz-HundeVO** vom 02. Mai 2001 (BGBl. I. S. 838) legt fest, dass ein Hundewelpe erst im Alter von über acht Wochen vom Muttertier getrennt werden darf. Dies gilt nicht, wenn die Trennung nach tierärztlichem Urteil zum Schutz des Muttertieres oder des Welpen vor Schmerzen, Leiden oder Schäden erforderlich ist. Ist eine vorzeitige Trennung mehrerer Welpen vom Muttertier erforderlich, sollen diese bis zu einem Alter von acht Wochen nicht voneinander getrennt werden.

Die sog. **IATA-Richtlinien** für den Transport von lebenden Tieren (Bekanntmachung der deutschen Übersetzung der 26. Auflage vom 05. Juli 2001; BAnz. Nr. 159a) wurden vom Übereinkommen über den internationalen Handel mit gefährdeten Arten freilebender Tiere und Pflanzen (Convention on the International Trade in Endangered Species of Wild Fauna and Flora [CITES]) und dem Office International des Epizooties (OIE) als Richtlinien für den **Transport von lebenden Tieren auf dem Luftweg** angenommen. Diese Richtlinien werden vom Europarat als Grundlage für dessen Verhaltenskodex zum internationalen Transport von landwirtschaftlichen Nutztieren verwendet und sind von der Europäischen Gemeinschaft als Mindestanforderungen für den Transport von Tieren in Käfigen, Pferchen und Boxen angenommen worden. Die IATA-Richtlinien werden jedes Jahr in Englisch, Französisch und Spanisch herausgegeben. Die chinesische Fassung der 25. Ausgabe ist bei Bedarf noch erhältlich.

15.3 Artenschutzrechtliche Bestimmungen

Einige Tierarten unterliegen besonderen Verboten des Washingtoner Artenschutzabkommens und dürfen nur mit entsprechenden Cites-Papieren und artenschutzrechtlichen Export- bzw. Importgenehmigungen eingeführt werden.
Auskünfte erteilen die jeweils zuständigen Regierungspräsidien und das

Bundesamt für Naturschutz
Konstantinstr. 110
53179 Bonn
Telefon (02 28) 84 91-0, Fax (02 28) 84 91-2 00

Weiterführende Literatur und Internetlinks

Geißler A, Stein H, Bätza HJ. Tierseuchenrecht in Deutschland und Europa; Loseblattwerk (3 Ordner). Starnberg: RS Schulz Verlag.
Schiwy P. Deutsche Tierschutzgesetze; Loseblattwerk (3 Ordner). Starnberg: RS Schulz Verlag.
www.bmelv.de
www.bund.de
www.gesetze-im-internet.de
www.intervet.de
www.petsontour.de
www.scalibor.de
www.sv-og-nortorf.de/impfungen/impfungen.htm
www.vetion.de
www.zoll.de

II Hund und Katze

1 Anatomie und Zugänge

Anatomie des Hundes

Lymphknoten (Schautafel 1-1) 211

Skelett (Schautafel 1-2) 212

Bauchorgane rechts (Schautafel 1-3) 214

Bauchorgane links (Schautafel 1-4) 214

Anatomie der Katze

Lymphknoten (Schautafel 1-5) 215

Skelett (Schautafel 1-6) 216

Bauchorgane rechts (Schautafel 1-7) 218

Bauchorgane links (Schautafel 1-8) 219

Hund und Katze

1.1 Zugänge 220

1.1.1 Intravenöse Injektion (i. v.) 220

1.1.2 Intramuskuläre Injektion (i. m.) 221

1.1.3 Subkutane Injektion (s. c.) 221

1.1.4 Gelenkinjektionsstellen beim Hund 222

1.1.5 Punktionsstellen 224

Anatomie des Hundes

Lymphknoten

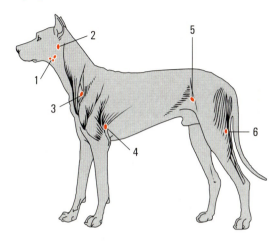

Schautafel 1-1   Lymphknoten beim Hund

Tastbar:
1. Lnn. mandibulares
   (1–5,5 cm, kaudolateral des Processus angularis)
2. Ln. parotideus
   (1–2,5 cm, am Unterkieferrand, hinterer Abschnitt von Parotis verdeckt)
3. Lnn. cervicales superficiales
   (zwei, oval, platt, bis 7,5 cm, kranial des M. supraspinatus)
4. Ln. axillaris proprius
   (0,3–0,5 cm, bei vorgeführter Gliedmaße, über 1. oder 2. ICR)
5. Lnn. inguinales superficiales
   (♀: 1–2 cm, dorsolateral des Gesäuges ♂: 0,5–6,8 cm, dorsolateraler Penisrand)
6. Ln. popliteus superficialis
   (bis 5 cm, in Kniekehle)

Skelett

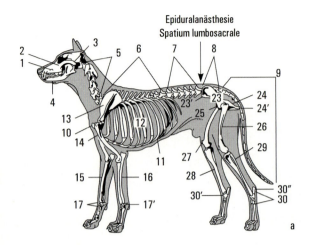

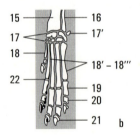

212 Hund und Katze

Schautafel 1-2a, b Skelett des Hundes

1	Foramen infraorbitale
2	Jochbogen
3	Kiefergelenk
4	Foramina mentalia
5	Vertebrae cervicales (7)
	1. Halswirbel – Atlas
	2. Halswirbel – Axis
6	Vertebrae thoracicae (13)
7	Vertebrae lumbales (7)
8	Os sacrum (3)
9	Vertebrae caudales (20–23)
10	Sternum
11	Arcus costalis
12	Costae (13)
	9 sternale
	4 asternale
13	Scapula
14	Humerus
15	Radius
16	Ulna
17	Ossa carpi
17'	Os carpi accessorium (Erbsenbein)
18–18''''	Os metacarpale primum bis quintum
19	Phalanx proximalis der 5. Zehe
20	Phalanx media der 5. Zehe
21	Phalanx distalis (Krallenbein) der 5. Zehe
22	Ossa sesamoidea proximalia am Zehengrundgelenk
23	Os ilium
23'	Tuber coxae
24	Os ischii
24'	Tuber ischiadicum
25	Os pubis
26	Femur
27	Patella
28	Tibia
29	Fibula
30	Ossa tarsi
30'	Talus
30''	Calcaneus

Anatomie und Zugänge

Bauchorgane rechts

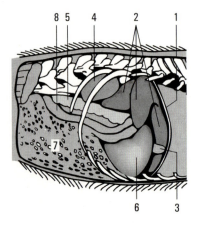

Schautafel 1-3 Bauchorgane rechts beim Hund (leerer Magen)

1 Zwerchfell
2 Leber
3 Gallenblase
4 rechte Niere
5 Pankreas
6 Magen
7 großes Netz (umhüllt Jejunumschlingen)
8 Duodenum (Pars descendens)

Bauchorgane links

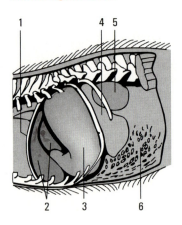

Schautafel 1-4 Bauchorgane links beim Hund (voller Magen)

1 Zwerchfell
2 Leber
3 Magen
4 Milz
5 linke Niere
6 großes Netz (umhüllt Jejunumschlingen)

Anatomie der Katze

Lymphknoten

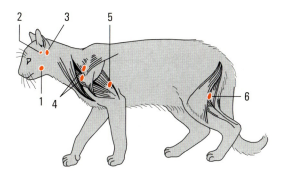

Schautafel 1-5   Lymphknoten bei der Katze

Tastbar:
1. Lnn. mandibulares und mandibulares accessorii
   (medial und lateral der V. facialis)
2. Ln. parotideus
   (0,1–0,8 cm, am Unterkieferrand, vorderer Rand der Ohrspeicheldrüse)
3. Lnn. retropharyngei laterales
   (3–4, keulenförmig, hinter Ohrspeicheldrüse)
4. Ln. cervicalis superficialis dorsalis
   (1–3, bis 3 cm, unter M. trapezius und omotransversarius)
5. Ln. axillaris proprius
   (bei vorgeführter Gliedmaße, platt, ellipsenförmig, bis 2 cm)
6. Ln. popliteus superficialis
   (bis 1,2 cm, in Kniekehle)

Skelett

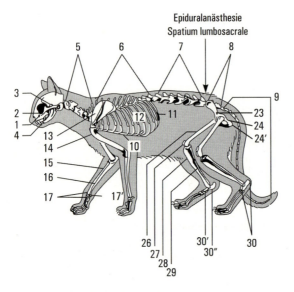

Schautafel 1-6   Skelett bei der Katze
(s. auch Schautafel 1-2b, Seite 212)

1	Foramen infraorbitale
2	Jochbogen
3	Kiefergelenk
4	Foramen mentale
5	Vertebrae cervicales (7)
	1. Halswirbel – Atlas
	2. Halswirbel – Axis
6	Vertebrae thoracicae (13)
7	Vertebrae lumbales (7)
8	Os sacrum (3)
9	Vertebrae caudales (20–23)
10	Sternum
11	Arcus costalis
12	Costae (13)
	9 sternale
	4 asternale
13	Scapula
14	Humerus

15	Radius
16	Ulna
17	Ossa carpi
17'	Os carpi accessorium (Erbsenbein)
18–18''''	Os metacarpale primum bis quintum
19	Phalanx proximalis der 5. Zehe
20	Phalanx media der 5. Zehe
21	Phalanx distalis (Krallenbein) der 5. Zehe
22	Ossa sesamoidea proximalia am Zehengrundgelenk
23	Os ilium
23'	Tuber coxae
24	Os ischii
24'	Tuber ischiadicum
25	Os pubis
26	Femur
27	Patella
28	Tibia
29	Fibula
30	Ossa tarsi
30'	Talus
30''	Calcaneus

Anatomie und Zugänge

Bauchorgane rechts

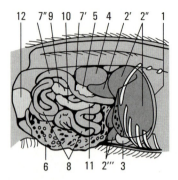

Schautafel 1-7 Bauchorgane rechts beim Kater

1	Zwerchfell
2	Leber
2'	Processus caudatus
2''	Lobus dexter lateralis und medialis
2'''	Lobus quadratus und sinister medialis
3	Gallenblase
4	rechte Niere
5	Pankreas
6	großes Netz (Omentum majus)
7	Duodenum
7'	Pars descendens
7''	Flexura caudalis
8	Jejunum
9	Ileum
10	Caecum
11	Colon ascendens
12	Harnblase

Bauchorgane links

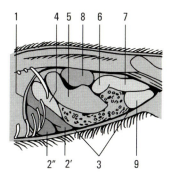

Schautafel 1·8 Bauchorgane links beim Kater

1 Zwerchfell
2 Leber
2' Lobus sinister lateralis
2'' Lobus sinister medialis
3 großes Netz (umhüllt Jejunumschlingen)
4 Magen
5 Milz
6 Colon transversum
7 Colon descendens
8 linke Niere
9 Harnblase

Hund und Katze

1.1 Zugänge

1.1.1 Intravenöse Injektion (i. v.)

Durchführung

Die intravenöse Injektion dient einerseits der Blutentnahme, andererseits der Verabreichung kleiner Injektionsmengen oder der Infusion größerer Flüssigkeitsmengen (z. B. Elektrolytlösungen) mittels eines Venenkatheters. Ist die Vene nicht sichtbar oder palpierbar, werden die Haare über der Vene geschoren. Durch gründliches Anfeuchten der Haut mit Alkohol stellt sich das Gefäß besser dar. Beim Setzen eines Venenkatheters ist stets auf aseptische Bedingungen zu achten – d. h. die Haut wird geschoren, gereinigt und chirurgisch desinfiziert.

Bei kleineren Injektionsmengen erfolgt der Venenstau mittels Daumen oder Zeigefinger durch die Person, die das Tier festhält bzw. durch einen Gummischlauch (sog. Schnellstauer). Ein leichtes Nach-oben-Biegen der Kanüle, kann das Einstechen erleichtern. Nach erfolgter Desinfektion der Injektionsstelle wird die Vene mit Daumen und Zeigefinger so fixiert, dass die Haut leicht gespannt ist. Nach dem Einstich wird die Kanüle ca. 2 cm in das Venenlumen vorgeschoben.

Bei paravenöser Injektion von Medikamenten, die subkutane Nekrosen hervorrufen können, erfolgt eine sofortige Nachinjektion von Hyaluronidase und physiologischer Kochsalzlösung.

- **V. cephalica antebrachii**

Die V. cephalica antebrachii entspringt beim Hund aus der V. jugularis ext., bei der Katze aus der V. cervicalis superficialis und setzt sich im Unterarmbereich medial des M. extensor carpi radialis in subkutaner Lage nach distal fort.

Einstich: am stehenden, sitzenden oder liegenden Hund (Seiten- oder Brustlage), die Katze ausschließlich in Brustlage fixieren

- **V. saphena lat.**

Die V. saphena lat. ist beim Fleischfresser die Fortsetzung der V. caudalis femoris und befindet sich kaudal des M. gastrocnemius in subkutaner Lage.

Einstich: am liegenden Hund (Seitenlage) im distalen Drittel des Unterschenkels

- **V. sublingualis**

Die V. sublingualis nur am narkotisierten Tier oder bei Schockpatienten aufsuchen, wenn andere Venen kollabiert und nicht auffindbar sind.

Einstich: in die laterale Unterfläche der Zunge, nachdem man diese vorsichtig aus der Mundhöhle herausgezogen hat

- **V. jugularis**

Die V. jugularis ist die Hauptvene des Halses (Teilungsast der V. brachiocephalica) und verläuft in der Drosselrinne. Sie eignet sich besonders zur Entnahme von größeren Blutvolumina (z. B. Blutkonserve).

Einstich: am sitzenden oder liegenden Hund (Seitenlage), bei der Katze vorzugsweise in Brust- oder Seitenlage; die V. jugularis wird durch Druck mit dem Daumen im Bereich der Brustapertur gestaut

1.1.2 Intramuskuläre Injektion (i. m.)

Durchführung:

Nach Reinigung der Haut mit 70% Alkohol wird die Nadel in einem Winkel zwischen 45° und 90° rasch in den Muskel gestochen. Ein leichtes Zurückziehen des Kolbens stellt sicher, dass kein Gefäß getroffen wurde – dann wird das Medikament langsam injiziert. Die Applikationsmenge sollte je nach Körpergröße des Hundes 2–5 ml nicht überschreiten.

Da bei kleinen Hunden die kaudale Oberschenkelmuskulatur (M. semtendinosus) und der M. supraspinatus zur i. m.-Injektion ungeeignet ist (Gefährdung von Nerven) werden folgende Injektionsstellen empfohlen:

- Hintergliedmaße: **M. quadriceps femoris** und **M. gluteus medius**
- Vordergliedmaße: **M. triceps brachii**

1.1.3 Subkutane Injektion (s. c.)

Durchführung:

Zur s. c.-Injektion wird mit Daumen- und Zeigefinger eine mit 70%igem Alkohol gereinigte Hautfalte angehoben. Nach Einstich der Kanüle den Kolben leicht zurückziehen um sicherzustellen, dass kein Gefäß getroffen wurde – dann erst das Medikament injizieren.

Einstich: laterale Brust- oder Lendengegend, häufig auch Nackenbereich (eventuell auftretende Abszesse können an dieser Stelle jedoch nicht so gut behandelt werden); reizende Medikamente mit etwas physiologischer Kochsalzlösung verdünnen

Anatomie und Zugänge

> **Cave:** Bei Pudeln können bei Depot-Glucocorticoiden die Haare an der Injektionsstelle ausfallen oder ergrauen. Gleiches kann bei allen Hunden auftreten, die kristalloide Hormone s. c. injiziert bekommen, wenn die Aufziehkanüle nicht durch eine neue Kanüle ersetzt wurde.

1.1.4 Gelenkinjektionsstellen beim Hund

In den letzten Jahren haben Gelenkerkrankungen, insbesondere des Ellbogengelenkes, beim Hund stark zugenommen. Von intraartikulären Skelettentwicklungsstörungen sind vor allem großwüchsige Rassen (z. B. Deutscher Schäferhund, Berner Sennenhund, Rottweiler, Golden Retriever, Labrador, Retriever und Mischlinge) und häufiger männliche als weibliche Tiere betroffen. Nicht in jedem Fall ist durch die routinemäßig durchgeführte klinische, orthopädische und radiologische Untersuchung die Lahmheitsursache eindeutig zu klären. Während in der Pferdemedizin die **diagnostische Gelenkanalgesie** Teil der klinischen Untersuchung ist und zur Differenzierung bei unklaren Befunden eingesetzt wird, gibt es im Bereich der Kleintiermedizin bisher nur wenige Erfahrungen. In einer Veröffentlichung wird die diagnostische Gelenkanalgesie mit dem Lokalanästhetikum Xylocain 2% am Ellbogen- und Kniegelenk des Hundes ausführlich beschrieben (Buder 2005). Beide Gelenke weisen eine Vielzahl von Erkrankungsarten auf, die auch zeitgleich und in Kombination auftreten können. Eine orthopädische Untersuchung ergab, dass bei 60% der vorgestellten Patienten mit einseitiger Vorhandlahmheit, die Ursache im Ellbogengelenk zu suchen war. Unter Berücksichtigung der Leitungsanästhesie werden vergleichende Untersuchungen jedoch auch an anderen Gelenken empfohlen.

Durchführung:
Grundsätzlich ist bei einer Punktion oder intraartikulären Injektion ein aseptisches Vorgehen obligat. Die Injektionsstelle ist zu scheren, zu reinigen und zu desinfizieren – sterile Handschuhe, Spritzen und Kanülen sind selbstverständlich. Um sich zu vergewissern, dass die Kanülenspitze das Gelenk erreicht hat, sollte Synovia aspiriert werden – ist dies nicht möglich, heißt das jedoch nicht zwangsläufig, dass die Kanülenspitze außerhalb des Gelenkes liegt, da bei großen Gelenksäcken die Synoviagewinnung Schwierigkeiten bereiten kann. Vor der Injektion eines Anästhetikums sollte zunächst die entsprechende Menge Synovialflüssigkeit entfernt werden, um einen konstanten intraartikulären Druck aufrechtzuerhalten. Eine Verletzung des Gelenkknorpels ist zu vermeiden, da sich hyaliner Knorpel nur schlecht regeneriert. Gelenke sollten so wenig wie möglich punktiert werden, da ein Mikrotrauma

seine Pathogenität erst durch häufige Wiederholungen erlangt. Ein einzelnes Mikrotrauma führt dagegen zu keiner Schädigung. Bei einer korrekten Arbeitsweise sind Komplikationen selten.

Vordergliedmaße

- **Schultergelenk (Art. humeri)**

Hund in Seitenlage mit entsprechendem Gelenk nach oben legen, der Oberarm sollte leicht angewinkelt werden.

Einstich: wenige mm kranial und distal des Akromion, direkt kaudal und proximal des Tuberculum majus humeri

- **Ellbogengelenk (Art. cubiti)**

Hund in Seitenlage mit entsprechendem Gelenk nach oben bzw. unten legen.

Einstich:
- von *kraniolateral* bei abgebeugtem Gelenk: wenige mm distal des Capitulum humeri am lateralen Rand des M. extensor carpi radialis, die senkrecht durch die Haut gestochene Kanüle wird langsam in mediokaudaler Richtung vorgeschoben
- von *kaudolateral* bei rechtwinklig abgebeugtem Ellbogengelenk: am kaudalen Rand des Capitulum humeri; die senkrecht durch die Haut gestochene Kanüle wird langsam in kraniomedialer Richtung vorgeschoben
- von *medial* zwischen dem medialen Epicondylus humeri und dem Olecranon
- 1 cm *distal* des Epicondylus medialis humeri am Kranial- oder Kaudalrand des Ligamentum collaterale mediale

- **Vorderfußwurzelgelenk (Art. carpi)**

Hund in Seiten- oder Brustlage legen und Gelenk abbeugen.

> **Merke:** Die Gelenksäcke der mittleren und distalen Gelenkspalte sind miteinander verbunden.

- **Art. antebrachiocarpea**

Einstich: an der lateralen Seite der Sehne des M. extensor carpi radialis ca. 4 mm distal des Gelenkrandes vom Radius

- **Art. mediocarpea**

Einstich: an der lateralen Seite der Sehne des M. extensor carpi radialis ca. 3 mm distal des Os carpi intermedioradiale

Anatomie und Zugänge

Hintergliedmaße

- **Hüftgelenk (Art. coxae)**

Hund in Seitenlage mit entsprechendem Gelenk nach oben legen.

Einstich: am kraniodorsalen Rand des Trochanter major

- **Kniegelenk (Art. genus)**

Hund in Seitenlage mit entsprechendem Gelenk nach unten legen, Gelenk mäßig abbeugen.

Einstich: medial oder lateral des Ligamentum patellae auf halber Höhe zwischen Patella und Tuberositas tibia; die senkrecht durch die Haut gestochene Kanüle wird langsam in kaudaler Richtung vorgeschoben

- **Sprunggelenk (Art. tarsi)**

Hund in Seitenlage mit entsprechendem Gelenk nach oben legen – Tarsalgelenk strecken!

Einstich: von proximodorsal nach distoplantar, dorsal der tastbaren Sehne des M. fibularis longus

1.1.5 Punktionsstellen

Durchführung:

Es ist darauf zu achten, dass die meist sterilen Ergüsse nicht durch unsachgemäße Punktion und Untersuchung kontaminiert werden. Die Einstichstelle muss daher rasiert und desinfiziert werden, ggf. erfolgt eine lokale Anästhesie. Bei der Entnahme von Liquorflüssigkeit ist stets eine Vollnarkose des Patienten erforderlich (kurzwirkende Barbiturate oder Inhalationsnarkose; kein Azepromazin oder Phenothiazinabkömmlinge, weil damit die Reizschwelle für epileptiforme Anfälle herabgesetzt wird). Außer in Notfällen ist die Flüssigkeitsansammlung zunächst röntgenologisch zu ermitteln. Bei der Punktion von Ergüssen, Transudaten und Exsudaten beträgt der Kanülendurchmesser 0,9–1,2 mm, bei der Liquorentnahme kommt eine 0,9–1,2 mm Spinalnadel mit Stilett (Länge 3,5–10 cm) zur Anwendung. Die aufgesetzte Spritze (Ansaugspritze) hat je nach zu erwartendem Volumen 2–20 ml. Generell muss die Haut vor dem Einstich etwas verschoben werden, damit sie nach beendeter Punktion die Stichöffnung verschließt.

- **Intrathorakal (intrapleural)**

Hund steht oder liegt auf dem Sternum.

Einstich: ventral im 6./7. Interkostalraum (ICR) gerade vor der Rippe auf der Seite mit dem Erguss

- **Intrakardial**

Hund steht.

Einstich: linke oder rechte Thoraxseite im 4. ICR unterhalb der Rippen-Rippenknorpelgrenze (Achtung: bei Punktion von links besteht die Gefahr der Verletzung der absteigenden Koronararterie)

- **Intraabdominal (intraperitoneal)**

Hund steht. Harnblase entleeren.

Einstich: 1 cm kranial des Nabels und 1 cm rechts der Mittellinie (Milz liegt links) in schrägem Winkel zur Abdominalwand

- **Intrathekal** (Cysterna magna in Atlanto-okzipital-Region)

Nur in Vollnarkose (s. Durchführung); Kopf nach ventral abbiegen.

Medianer Einstich: zwischen tastbarem Hinterhauptsstachel und Atlasflügeln im rechten Winkel zur Nackenoberfläche

Diese Punktion dient der Gewinnung von Zerebrospinalflüssigkeit, die in einem Serumröhrchen aufgefangen wird (je nach Größe des Hundes 1 bis 10 ml; z. B. zur Differenzialdiagnose bei Meningitiden).

Weiterführende Literatur und Internetlinks

Siehe Anhang Kapitel 10.

2 Altersbestimmung

2.1 Altersvergleich zwischen Hund und Mensch 227
2.2 Zahnaltersbestimmung beim Hund 227
2.3 Altersvergleich zwischen Katze und Mensch 230
2.4 Zahnaltersbestimmung bei der Katze 231

Das Altern ist ein komplexer Vorgang, der verschiedene Stoffwechselstörungen und Infektionskrankheiten begünstigt und der von individuellen – sowohl ererbten als auch erworbenen Faktoren – abhängig ist. Beim Mensch und beim Haustier wird zwischen dem kalendarischen und dem individuellen biologischen Alter unterschieden.

Bei Hunde- aber auch Katzenrassen wird der Einfluss von hereditären (vererbten) Faktoren deutlich sichtbar. Hochgezüchtete Tiere zeigen meist früher Alterserscheinungen als Mischlinge. Großwüchsige Hunderassen altern i. d. R. schneller als mittelgroße oder kleine Rassen; bei den Katzenrassen zeigen Siamesen die statistisch höchste Lebenserwartung. Generell erfolgt die Entwicklung im 1. Lebensjahr sehr schnell; Geschlechts- und Fortpflanzungsreife sind beim Hund mit 9–15 Monaten, bei der Katze ab dem 6. Monat erreicht. Das entspricht einem Menschen von 15–17 Jahren. Ein Altersvergleich zwischen Hund bzw. Katze und Mensch ist in Tabelle 2-1 bzw. 2-3 aufgeführt. Als Hilfsmittel zur Altersbestimmung dienen der **Allgemeinzustand** des Tieres, das **Fell** und die **Zähne**. Welpen können relativ genau anhand des Durchbruchs und Wechsels der Milchzähne geschätzt werden. Beim Ersatzgebiss ist beim Hund der Abrieb der Schneidezahnlappen eine Orientierungshilfe, die jedoch aufgrund von Fütterung, Fress- und Spielgewohnheiten großen individuellen Schwankungen unterliegt. Deswegen werden bei erwachsenen Hunden auch weitere Altersmerkmale (z. B. Trübung der Augenlinse) berücksichtigt. Äußerlich kann man einer Katze das Alter kaum ansehen; Hinweise sind neben einem veränderten Stoffwechsel eine verminderte Beweglichkeit mit einer Zunahme des Ruhe- und Schlafbedürfnisses.

Zu den altersbedingten **Krankheiten** zählen beispielsweise Diabetes mellitus, Nachhandlähmung, Organerkrankungen (besonders Auge, Herz, Leber, Niere), Tumorerkrankungen (Gesäuge, Haut, Lunge), Übergewichtigkeit sowie Zahnerkrankungen und vermehrte Zahnsteinbildung.

2.1 Altersvergleich zwischen Hund und Mensch

Tab. 2-1 Hundealter (Echtzeit) und Menschenalter (vergleichbar)

Alter des Hundes	Alter des Menschen
6 Monate	10 Jahre
1 Jahr	**15 Jahre**
2 Jahre	24 Jahre
3 Jahre	30 Jahre
4 Jahre	36 Jahre
5 Jahre	**40 Jahre**
6 Jahre	42 Jahre
7 Jahre	48 Jahre
8 Jahre	56 Jahre
9 Jahre	63 Jahre
10 Jahre	**65 Jahre**
11 Jahre	70 Jahre
12 Jahre	75 Jahre
15 Jahre	**87 Jahre**
20 Jahre	95 Jahre

Diese Vergleichszahlen berücksichtigen nicht, dass Zwergrassen mit ca. 12 Monaten, großwüchsige Rassen mit ca. 18 Monaten ausgewachsen sind.

2.2 Zahnaltersbestimmung beim Hund

Das Milchgebiss des Hundes hat 28, das bleibende Gebiss 42 Zähne. Da linke und rechte Gebisshälfte identisch sind, wird die Zahnformel stets einseitig für den Oberkiefer (OK) und den Unterkiefer (UK) dargestellt. Im Milchgebiss werden die Zähne mit kleinen Buchstaben (früher auch Zusatz eines kleinen „d"), im Ersatzgebiss mit großen Buchstaben bezeichnet.

Tab. 2-2 Verwendete Abkürzungen der Zähne in der Zahnformel

Zahnbezeichnung	Abkürzung
Schneidezahn = Zange = Incisivus	i/I
Eckzahn = Haken- oder **Fangzahn** = Caninus	c/C
Vorderer Backenzahn = Praemolar	p/P
Hinterer Backenzahn = Mahlzahn = Molar	m/M

Die Zählung der Schneidezähne beginnt immer von der Mitte aus.
Der P1 und die hinteren Backenzähne M1–M3 haben keine Milchzahnvorgänger. Im Ersatzgebiss sind im Ober- und Unterkiefer je vier Prämolare sowie im Oberkiefer zwei, im Unterkiefer drei Molare vorhanden. Einer dieser Backenzähne, stets der drittletzte, ist besonders kräftig und wird als **Reißzahn** (Dens sectoris) bezeichnet – im Oberkiefer ist dies der **P4**, im Unterkiefer der **M1**! Die beiden Zähne greifen wie eine Schere ineinander und dienen dem Zerreißen der Nahrung, während die darauffolgenden Backenzähne das Futter (z. B. Knochen) zermalmen.
Die Zahnformel stellt sich wie folgt dar:

- **Zahnformel Milchgebiss:**

$$\frac{\text{OK: i1 i2 i3 c1 p2 p3 p4}}{\text{UK: i1 i2 i3 c1 p2 p3 p4}} \quad \text{oder vereinfacht:} \quad \frac{3\ 1\ 3}{3\ 1\ 3} = 28 \text{ Zähne}$$

- **Milchgebiss**
  - klein mit scharfen Spitzen
  - mit zunehmendem Alter weichen die Zähne auseinander

- **Zahnformel Ersatzgebiss:**

$$\frac{\text{OK: I1 I2 I3 C1 P1 P2 P3 P4 M1 M2}}{\text{UK: I1 I2 I3 C1 P1 P2 P3 P4 M1 M2 M3}} \quad \text{oder vereinfacht:} \quad \frac{3\ 1\ 4\ 2}{3\ 1\ 4\ 3}$$

$$= 42 \text{ Zähne}$$

- **Schneidezähne des Ersatzgebisses**
  - deutlicher Hals und Krone
  - im Unterkiefer zweilappig
  - im Oberkiefer I1 und I2 dreilappig, I3 spitz-kegelförmig

- **Durchbruch und Wechsel der Zähne**

	Alter (ungefähr)
Zahnlos (evtl. nur kleine Fangzahnspitzen)	bis 3 Wochen
Durchbruch der Fangzähne (c)	2–4 Wochen
Durchbruch der Schneidezähne (i1–i3)	4–6 Wochen
Durchbruch der Praemolaren (p2–p4)	6–8 Wochen
Vollständiges **Milchgebiss**; blauweiße Zahnfarbe	ab 6. Woche (i.d.R. 8 Wochen)
Wechsel der Schneidezähne	4–6 Monate
Wechsel der Fangzähne; häufig doppelt vorhanden	6–7 Monate
Vollständiges **Ersatzgebiss**; porzellanweiße Zahnfarbe	ab 6. Monat (i.d.R. 7–8 Monate)
Abrieb der Lappen der Schneidezähne:	
Unterkiefer I1	1–1,5 Jahre
I2	2–2,5 Jahre
Oberkiefer I1	3–3,5 Jahre
I2	4–4,5 Jahre
Unterkiefer I3	5 Jahre
Oberkiefer I3	6 Jahre
Ergrauen der Lippen- und Kinnhaare	6 Jahre
Ergrauen der Backen- und Nasenhaare	7 Jahre
Ergrauen der Augengegend	8–9 Jahre
Reibeflächen an den Schneidezähnen längsoval	8–9 Jahre
Ergrauen des ganzen Kopfes; Alterstar erkennbar	10 Jahre
Ausfall von I1 (erst im UK, dann im OK)	10–12 Jahre
Ausfall der Fang- und Backenzähne	15–18 Jahre

Da insbesondere beim Erwerb von Diensthunden die Altersbestimmung von Hunden zwischen sechs Monaten bis drei Jahren möglichst exakt sein sollte, hat sich die **digitale radiologische Zahnaltersbestimmung nach Korthäuer** als Methode der Wahl durchgesetzt. Sie beruht darauf, dass sich im Inneren der Fangzähne zunächst ein weiter „Hohlraum", das sog. Pulpencavum befindet. Während dieser Hohlraum im Inneren aus Zahnpulpa (Nerven-, Blut- und Lymphgefäße) besteht, ist die Wand mit Odontoblasten ausgekleidet. Diese Zellen scheiden gleichförmig Dentin ab, sodass sich der Hohlraum kontinuierlich verkleinert.

Zur Anwendung der Methode wird zunächst eine Röntgenaufnahme eines Oberkiefer-Fangzahnes in definierter Schrägposition mit feinzeichnender 100er-Folie (evtl. auch 200) ohne Raster erstellt. Es ist darauf zu achten, dass kein Metallmaulspreizer eingesetzt wird!! Bei der Röntgenkassette empfiehlt sich die Größe 18 × 24 cm, weil dann die UK-Praemolaren und die Molaren der Gegenseite mitbeurteilt werden können. Anschließend wird die Röntgenaufnahme mittels Durchlichtscanner oder Digitalkamera digitalisiert und mit einem speziellen Computerprogramm – nach erfolgter Weiterbildung – ausgewertet. Mit diesem Verfahren kann das Alter von Hunden (> 20 kg) zwischen sechs Monaten bis drei Jahren mit hoher Genauigkeit bestimmt werden.

2.3 Altersvergleich zwischen Katze und Mensch

Tab. 2-3 Katzenalter (Echtzeit) und Menschenalter (vergleichbar)

Alter der Katze	Alter des Menschen
1 Jahr	**16 Jahre**
2 Jahre	24 Jahre
3 Jahre	28 Jahre
4 Jahre	32 Jahre
6 Jahre	**40 Jahre**
8 Jahre	48 Jahre
10 Jahre	**56 Jahre**
12 Jahre	64 Jahre
14 Jahre	72 Jahre
16 Jahre	**80 Jahre**
18 Jahre	88 Jahre
20 Jahre	96 Jahre

2.4 Zahnaltersbestimmung bei der Katze

Das Milchgebiss der Katze hat 26, das bleibende Gebiss 30 Zähne. Der hintere Mahlzahn (M1) hat keinen Milchzahnvorgänger (für Abkürzungen in der Zahnformel s. Tab. 2-2).

- **Zahnformel Milchgebiss:**

$$\frac{\text{OK: i1 i2 i3 c1 p1 p2 p3}}{\text{UK: i1 i2 i3 c1 p1 p2 -}} \text{ oder vereinfacht: } \frac{3\ 1\ 3}{3\ 1\ 2} = 26 \text{ Zähne}$$

- **Zahnformel Ersatzgebiss:**

$$\frac{\text{OK: I1 I2 I3 C1 P1 P2 P3 M1}}{\text{UK: I1 I2 I3 C1 P1 P2 - M1}} \text{ oder vereinfacht: } \frac{3\ 1\ 3\ 1}{3\ 1\ 2\ 1} = 30 \text{ Zähne}$$

- **Durchbruch und Wechsel der Zähne**

Zahn	Alter (ungefähr)
Zahnlos	bis 3 Wochen
Durchbruch der Schneidezähne (i1–i3)	4–5 Wochen
Vollständiges **Milchgebiss**	8 Wochen
Zahnwechselbeginn	4 Monate
Vollständiges **Ersatzgebiss** (umfasst auch Hochwachsen der Zähne)	8 Monate

Weiterführende Literatur und Internetlinks

Siehe Anhang Kapitel 10.

3 Physiologische Standardwerte

> - **Temperatur** (rektal gemessen)
> Hund: 38,0–39,0 (Welpe bis 39,5) °C
> Katze: 38,0–39,3 (Welpe bis 39,5) °C

In der Praxis muss man stets daran denken, dass sowohl junge als auch aufgeregte Tiere (Wartezimmer!) eine erhöhte Körperinnentemperatur aufweisen, ohne gleich krank zu sein. Bei sehr nervösen Tieren empfiehlt es sich daher, den Besitzer die Temperatur zu Hause nachmessen zu lassen.

> - **Puls** (in Ruhe)
> **Hund** je nach Rasse und Größe:
>
> | | |
> |---|---|
> | große Rassen: | 70–120 Schläge/min |
> | mittlere Rassen: | 80–120 Schläge/min |
> | kleine Rassen: | 90–160 Schläge/min |
> | Welpen 2–6 Monate: | 90–200 Schläge/min |
> | **Katze:** | 80–140 Schläge/min |

An der Innenseite der Hintergliedmaße kann die **A. femoralis** in dem flachen und breiten Schenkelkanal durch die Haut getastet und somit der Puls gefühlt werden. Am besten ist es, die Pulsschläge 15 Sekunden lang auszuzählen und dann mit 4 zu multiplizieren (= Pulsfrequenz in Schlägen pro Minute); weiterhin ist zu achten auf:
- Stärke (Intensität)
- Rhythmus (Regelmäßigkeit)
- Qualität der Pulsschläge (Schlagvolumen, Gleichmäßigkeit)
- Füllungs- sowie Spannungszustand der Arterie

Tab. 3-1 Interpretation der gemessenen Pulsfrequenz

Pulsfrequenz	Physiologisch	Pathologisch
erhöht	– kleine Rassen – junge Tiere – Aufregung, Gravidität, abends	– Entzündungsvorgänge – Gehirn- oder Gefäßerkrankungen – Schmerzen, Traumen – Vergiftung, Atropingabe
erniedrigt	– trainierte Tiere (z. B. Rennhunde)	– kardiale oder zentrale Bradykardie – Alkaloidvergiftung

- **Atmung** (in Ruhe)
  Hund: 10–30 Atemzüge/min
  Katze: 20–40 Atemzüge/min

Hund und Katze zählen zum sog. **kostoabdominalen Atemtyp**, wobei der physiologische Schwerpunkt bei der kostalen Atmung liegt – zur Beurteilung ist neben der *Frequenz* auch auf *Rhythmus* (gleichmäßig und regelmäßig), *Qualität* und eventuelle *Nebengeräusche* der Atmung zu achten. Bei einer pathologisch kostalen Atmung muss stets an schmerzhafte (z. B. Peritonitis) oder raumfordernde Prozesse (z. B. Aszites, Magenüberfüllung, Tumore) im Abdomen gedacht werden, während bei einer pathologisch abdominalen Atmung die Veränderungen im Thoraxbereich zu finden sind (z. B. raumfordernde Prozesse, Pleuritis, Rippenbrüche). Eine sog. **paradoxe Atmung** liegt vor, wenn bei der Inspiration die Thoraxwand eingezogen und bei der Exspiration angehoben wird, wie dies z. B. bei multiplen Rippenbrüchen oder einer zu tiefen Narkose der Fall ist.

Anzeichen einer hochgradigen Atemnot (**Dyspnoe**) sind das Atmen mit geöffnetem Maul, Kaudalwärtsziehen der Lippen oder Backenblasen sowie das Auswärtsdrehen der Vordergliedmaße und Verharren im Stehen, Sitzen oder in sternaler Lagerung (Orthopnoe). Die Schleimhäute können aufgrund einer mangelnden O_2-Sättigung des Blutes blaurot (zyanotisch) oder blassbläulich (livid) sein. Bei inspiratorisch betonter Dyspnoe (mit oder ohne Atemgeräusch) muss nach Veränderungen außerhalb des Brustkorbes gesucht werden (Kehlkopf, Pharynx, zervikale Trachea); bei exspiratorisch betonter Dyspnoe (mit Bauchpresse) sollte man an obstruktive Prozesse der intrathorakalen Atemwege denken.

Physiologische Standardwerte

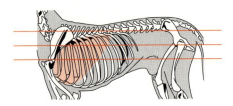

Abb. 3-1 Lungengrenzen des Hundes

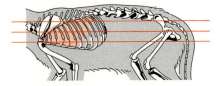

Abb. 3-2 Lungengrenzen der Katze

> • **Lungengrenzen** (s. Abb. 3-1 und 3-2)
>
> Eine **Perkussion** der Lunge ist in drei Ebenen möglich:
> 1. Ebene: Hüfthöcker, sog. Hüfthöckerlinie (dorsal), kaudal 11. Rippe
> 2. Ebene: Buggelenk, sog. Buggelenkslinie (ventral), kaudal 7. Rippe
> 3. Ebene: zwischen Hüfthöcker und Buggelenk, sog. Mittellinie, kaudal 9. Rippe

Hund und Katze haben insgesamt **13 Rippen** (Grenze 11.–9.–7. Rippe); die Lungenperkussion spielt im Gegensatz zu den Großtieren nur eine untergeordnete Rolle. Der physiologische Schall ist hell und laut, während bei kleineren Tieren häufig tympanische Beiklänge aus der Bauchhöhle zu hören sind.

> • **Puncta maxima der Herzgeräusche**
>
> (ICR = Interkostalraum)
>
> Pulmonalklappen: 3. ICR, links
> Aortenklappe: 4. ICR, links
> Mitralklappe: 5. ICR, links
> Trikuspidalklappe: 4. ICR, rechts auf Höhe der Rippenfuge

Bei der Untersuchung des Herzens durch Auskultation ist es sinnvoll, sich das Wörtchen **„FIRAN"** einzuprägen, das an folgende Parameter erinnern soll:
- **F**requenz (Schläge pro Minute)
- **I**ntensität (Stärke der Herztöne)
- **R**hythmus (Regelmäßigkeit)
- **A**bgesetztheit
- **N**ebengeräusche (z. B. endo- oder exokardale Geräusche, fortgeleitete Fremdgeräusche)

Weiterführende Literatur und Internetlinks

Siehe Anhang Kapitel 10.

4 Laborwerte

4.1	Laborwerte des Hundes	236
4.2	Laborwerte der Katze	238

Beim Hund besteht eine gewisse Altersabhängigkeit bei den Enzymen ALT, AP, AST, CK und GLDH – bei der Katze auch noch bei α-Amylase, Lipase und LDH (nicht bei GLDH). Besonders im Fall von ALT und CK zeigen Hunde-, aber auch Katzenwelpen, deutlich niedrigere Werte als adulte Tiere, während die AP-Werte bei Jungtieren höher sind (Grund: Osteoblastentätigkeit).

Letztendlich sind die Veränderungen jedoch so gering, dass sie für praktisch-diagnostische Belange vernachlässigt werden können.

4.1 Laborwerte des Hundes

Tab. 4-1 Die wichtigsten Labordaten des Hundes

Parameter	Normalbereich	SI-Einheit
Blut		
Erythrozyten	5,5–8,5	Mio/µl (T/l = 10^{12}/l)
Hämoglobin (Hb)	150–190	g/l
Hämatokrit (Hk)	0,45–0,52	l/l
Leukozyten	6–12	Tausend/µl (G/l = 10^9/l)
Thrombozyten	150–500	Tausend/µl
Retikulozyten	0,14–1,45	%
Prothrombinzeit (Quick-Test)	8–12	s
Blutsenkung (BKS)	20–40	mm/30 min (Westergren schräg)
Elektrolyte		
Calcium (Ca)	2,3–3,0	mmol/l (auch mval/l)
Chlorid (Cl)	95–115	mmol/l
Eisen	19,5–30,5	µmol/l
Kalium (K)	3,5–5,1	mmol/l
Kupfer	15,7–18,9	µmol/l
Magnesium (Mg)	0,6–1,3	mmol/l

Tab. 4-1 Fortsetzung

Parameter	Normalbereich	SI-Einheit
Elektrolyte (Fortsetzung)		
Natrium (Na)	140–155	mmol/l
Phosphat	0,7–1,6	mmol/l
Zink	7,7–19,9	µmol/l
Enzyme		
α-Amylase	bis 1 650	U/l
ALT (GPT)	bis 55	U/l
AP	bis 105 (Welpe bis 2,5facher Wert)	U/l
AST (GOT)	bis 25	U/l
Cholinesterase	1 500–4 000	U/l
CK	bis 90	U/l
γ-GT	bis 5	U/l
GLDH	bis 6	U/l
LDH	bis 100	U/l
Lipase	bis 300	U/l
Substrate		
Bilirubin, gesamt (I)	bis 3,4	µmol/l
Bilirubin, direkt (II)	bis 2,5	µmol/l
Cholesterin	3,1–10,1	mmol/l
Eiweiß	54–75	g/l
Glucose	3,05–6,1	mmol/l
Harnstoff	3,3–8,3	mmol/l
Harnsäure	6,0–65,0	µmol/l
Kreatinin	35–105	µmol/l
Lactat	0,5–1,0	mmol/l
Triglyceride	0,29–3,88	mmol/l

Tab. 4-2 Differenzialblutbild beim Hund

Parameter		Wert in %
Granulozyten	neutrophil, stabkernig	0–4
	neutrophil, segmentkernig	55–75
	eosinophil	0–6
	basophil	0 (–1)
Lymphozyten		12–30
Monozyten		0–4

Laborwerte

4.2 Laborwerte der Katze

Tab. 4-3 Die wichtigsten Labordaten der Katze

Parameter	Normalbereich	SI-Einheit
Blut		
Erythrozyten	5,0–10,0	Mio/µl (T/l = 10^{12}/l)
Hämoglobin (Hb)	90–150	g/l
Hämatokrit (Hk)	0,3–0,45	l/l
Leukozyten	6–11	Tausend/µl (G/l = 10^9/l)
Thrombozyten	180–550	Tausend/µl
Retikulozyten	0,05–1,15	%
Prothrombinzeit (Quick-Test)	8–12	s
Blutsenkung (BKS)	20–40	mm/30 min (Westergren schräg)
Elektrolyte		
Calcium (Ca)	2,3–3,0	mmol/l (auch mval/l)
Chlorid (Cl)	110–130	mmol/l
Eisen	19,5–30,5	µmol/l
Kalium (K)	3,0–4,8	mmol/l
Kupfer	13,5–16,9	µmol/l
Magnesium (Mg)	0,6–1,3	mmol/l
Natrium (Na)	145–158	mmol/l
Phosphat	0,8–1,9	mmol/l
Zink	12,2–15,3	µmol/l
Enzyme		
α-Amylase	bis 1 850	U/l
ALT (GPT)	bis 70	U/l
AP	bis 140 (Orientale)	U/l
AST (GOT)	bis 30	U/l
Cholinesterase	1 000–3 000	U/l
CK	bis 120	U/l
γ-GT	-	-
GLDH	bis 6	U/l
LDH	bis 70	U/l
Lipase	bis 250	U/l

Tab. 4-3 Fortsetzung

Parameter	Normalbereich	SI-Einheit
Substrate		
Bilirubin, gesamt (I)	bis 3,4	µmol/l
Bilirubin, direkt (II)	bis 3,4	µmol/l
Cholesterin	1,8–3,9	mmol/l
Eiweiß	57–94	g/l
Glucose	3,05–6,1	mmol/l
Harnstoff	5,0–11,3	mmol/l
Harnsäure	bis 163,0	µmol/l
Kreatinin	bis 168	µmol/l
Lactat	bis 1,0	mmol/l
Triglyceride	0,57–1,14	mmol/l

Tab. 4-4 Differenzialblutbild der Katze

Parameter		Wert in %
Granulozyten	neutrophil, stabkernig	0–4
	neutrophil, segmentkernig	60–78
	eosinophil	0–6
	basophil	0 (–1)
Lymphozyten		15–40
Monozyten		0–4

Weiterführende Literatur und Internetlinks

Siehe Anhang Kapitel 10.

5 Impfschemata

5.1	Impfungen beim Hund	240
5.2	Impfungen bei der Katze	241

Der Nutzen von Impfungen überwiegt bei weitem alle bekannten Risiken. Impfungen schützen vor tödlich verlaufenden Viruserkrankungen (z. B. Tollwut) und können den Verlauf von schwerwiegenden Krankheiten deutlich mildern (z. B. Katzenschnupfen). Nur wenn 70–80% der Tiere einer Population geimpft sind, ist diese Population ausreichend vor dem Ausbruch einer Epidemie geschützt.

Die Ständige Impfkommission (StIKo) im Bundesverband Praktizierender Tierärzte (BpT) erarbeitet einmal jährlich Empfehlungen zur Durchführung von Schutzimpfungen (Tab. 5-1 und 5-2) und anderer Prophylaxemaßnahmen bei Hunden, Katzen, Kaninchen und Frettchen. Zunächst ist eine Grundimmunisierung durchzuführen. Die Abstände zwischen den Auffrischungsimpfungen orientieren sich an der Zulassung der Impfstoffe. Der Tierarzt führt jährliche Impfgespräche mit dem Tierhalter, in denen er das Ansteckungsrisiko (Infektionsdruck) ermittelt, dem das individuelle Tier ausgesetzt ist (Wohnungskatze oder Freigänger). Darüber hinaus muss er sich durch andere Quellen (z. B. Seuchenberichte, Tierärzteblatt) über die aktuelle Seuchenlage in Deutschland und potenziellen Urlaubsregionen informieren. Daneben sind rechtliche Vorschriften (Verordnung zum Schutz gegen die Tollwut, TollwV) sowie die in den Packungsbeilagen angegebenen Indikationen und Warnhinweise zu beachten.

5.1 Impfungen beim Hund

Tab. 5-1 Grundimmunisierung beim Hund

Impfung gegen	8. Woche	12. Woche	16. Woche	15. Monat
Parvovirose (P)[1,3] – Parvovirus	1. Impfg.	2. Impfg.	3. Impfg.	4. Impfg.
Staupe (S)[1] – Paramyxovirus (Morbilli)	1. Impfg.	2. Impfg.	3. Impfg.	4. Impfg.
Leptospirose (L)[1] – Leptospira spp.	1. Impfg.	2. Impfg.		3. Impfg.

Tab. 5-1 Fortsetzung

Impfung gegen	8. Woche	12. Woche	16. Woche	15. Monat
Tollwut (T)[1,4] – Rhabdovirus		1. Impfg.	2. Impfg.	3. Impfg.
Hepatitis (HCC)[2] – Adenovirus (CAV-1)	1. Impfg.	2. Impfg.		3. Impfg.
Zwingerhustenkomplex (PA)[2,5,6] – viral: Influenza, Herpes, Parainfluenza, Adenoviren, – bakteriell: Bordetellen, Strepto-, Staphylokokken, Pasteurellen	1. Impfg.	2. Impfg.		

[1] Core-Komponenten sind gegen Erreger gerichtet, gegen die das Tier zu jeder Zeit geschützt sein muss.
[2] non-Core-Komponente
[3] In gefährdeten Beständen ist eine zusätzliche Impfung im Alter von sechs Wochen empfehlenswert, dann weiter wie im Impfschema.
[4] Zweitimpfung im Alter von 16 Wochen geht über die gesetzlichen Anforderungen (TollwV) hinaus, ist aber aus immunologischer Sicht sinnvoll.
[5] gegen Bordetella spp.: intranasal zu applizierender Impfstoff ab der zweiten Woche, jedenfalls mindestens eine Woche vor der zu erwartenden Exposition
[6] gegen canines Parainfluenzavirus: Impfstoffe zur intranasalen oder subkutanen Applikation ab der achten Woche

Wiederholungsimpfungen
- Tollwut: in den Packungsbeilagen genannte Impfintervalle (gemäß TollwV)
- Staupe, Parvovirose: ab dem zweiten Lebensjahr im dreijährigen Rhythmus
- Leptospirose: 1 × jährlich, in Endemiegebieten häufiger

5.2 Impfungen bei der Katze

Tab. 5-2 Grundimmunisierung bei der Katze

Impfung gegen	8. Woche	12. Woche	16. Woche	15. Monat
Katzenschnupfenkomplex (RC)[1] – viral: Rhinotracheitisvirus (Herpes), Calicivirus – bakteriell: Chlamydophila spp., Bordetella spp.	1. Impfg.	2. Impfg.	3. Impfg.	4. Impfg.

Tab. 5-2 Fortsetzung

Impfung gegen	8. Woche	12. Woche	16. Woche	15. Monat
Katzenseuche = Panleukopenie (P)[1] – Parvovirus	1. Impfg.	2. Impfg.	3. Impfg.	4. Impfg.
Tollwut (T)[2,3] – Rhabdovirus		1. Impfg.	2. Impfg.	3. Impfg.
Leukose (L)[4,5] – Felines Leukämievirus (FeLV)	1. Impfg.	2. Impfg.		3. Impfg.
Feline Infektiöse Peritonitis (FIP)[4,6] – Felines Coronavirus = FCoV			1. Impfg. 2. Impfg. nach 3 Wo.	

[1] Core-Komponenten sind gegen Erreger gerichtet, gegen die jedes Tier zu jeder Zeit geschützt sein muss.

[2] Da ein Großteil der Katzen in Deutschland ausschließlich in Wohnungen gehalten werden, kann auf eine generelle Definition des Tollwutimpfantigens als Core-Komponente verzichtet werden. Bei freilaufenden Katzen ist die Impfung jedoch unerlässlich.

[3] Zweitimpfung im Alter von 16 Wochen geht über die gesetzlichen Anforderungen (TollwV) hinaus, ist aber aus immunologischen Aspekten sinnvoll.

[4] non-Core-Komponenten

[5] FeLV-Impfung: v. a. bei hohem Expositionsrisiko (Freigänger, Kontakt mit FeLV-positiven Katzen), bei unbekanntem Immunstatus ist zunächst ein FeLV-Antigentest durchzuführen; Impfung FeLV-positiver Katzen unwirksam

[6] FIP-Impfung: intranasal zu applizierender Lebendimpfstoff, nur sinnvoll bei FCoV-seronegativen Katzen oder solchen mit Titer < 100 (Immunfluoreszenztest)

Wiederholungsimpfungen

- Tollwut: in den Packungsbeilagen genannte Impfintervalle (gemäß TollwV)
- Rhinotracheitisvirus, Caliciviren, Parvovirus: bei Kombinationsimpfstoffen jährlicher Rhythmus; Parvovirose-Einzelkomponente alle 3 Jahre; Rhinotracheitis- und Calicivirus-Komponente alle 2 Jahre
- FeLV, FIP: ab dem zweiten Lebensjahr jährlicher Impfrhythmus empfohlen

Weiterführende Literatur und Internetlinks

Siehe Anhang Kapitel 10.

6 Parasitenbekämpfung

6.1	Endoparasiten	244
6.1.1	Entwurmung	245
6.1.2	Behandlung von Protozoen	246
6.2	Ektoparasiten	246

Die gesundheitlichen Schäden, die Parasiten bei Hunden und Katzen anrichten können, sind sehr unterschiedlich. Sie reichen von der allgemeinen Schwächung des Tieres und dessen Abwehrsystems bis hin, im schlimmsten Fall, zum Tod des Tieres. Neben der Gefährdung des Tieres besteht auch für den Menschen Infektionsgefahr (Zoonosen wie z. B. Larva migrans, Echinokokkose). Die Besiedlung mit Würmern kann zu schweren Organstörungen und -schäden führen, die sogar tödlich verlaufen können. Eine Wurminfektion vollständig zu verhindern, ist aufgrund der vielen Infektionswege praktisch nicht möglich. Auch Wohnungskatzen können sich über eingeschleppte Wurmeier an den Schuhen ihrer Besitzer infizieren. Um das Infektionsrisiko für Tier und Mensch jedoch zu minimieren, sollten Hunde und Katzen regelmäßig alle 3 Monate mit einem breit wirksamen Anthelminthikum entwurmt werden. Tiere, die im Umfeld besonders gefährdeter Personen (Kinder, Schwangere, ältere, immunsupprimierte oder chronisch kranke Menschen) leben sowie Tiere in Endemiegebieten (Fuchsbandwurm) sind in noch engeren Abständen (monatlich) zu behandeln. Zu den wichtigsten Wurmarten bei Hund und Katze gehören bestimmte Rund- oder Fadenwürmer (Spul-, Haken- und Peitschenwürmer) sowie Bandwürmer (Tab. 6-1).

6.1 Endoparasiten

Tab. 6-1 Häufig vorkommende Endoparasiten bei Hund und Katze

Betroffenes Organsystem	Genus
Nematoden (Rund- oder Fadenwürmer)	
Respirationsapparat	– Aelurostrongylus abstrusus (v. a. Ktz) – Capillaria spp., Filaroides spp.
Herz und Gefäßsystem	– Dirofilaria immitis (Herzwurm, v. a. Hd)
Ösophagus und Magen	– Spirocerca spp. (Hd) – Ollulanus spp. (Ktz); Capillaria spp.
Dünndarm	– Toxocara canis/cati; Toxascaris leonina – Ancylostoma caninum/tubaeformae – Strongyloides spp., Uncinaria spp., Capillaria spp.
Dickdarm	– Trichuris vulpis, Capillaria spp.
Harntrakt	– Capillaria spp.
Zestoden (Bandwürmer)	
Dünndarm	– Dipylidium caninum (durch Flöhe übertragen) – Echinococcus granulosus (Hundebandwurm) – Echinococcus multilocularis (Fuchsbandwurm) – Mesocestoides spp., Taenia spp., Hydatigera spp.
Protozoen	
Verdauungstrakt	– Giardia spp., Cystoisospora spp. (Kokzidien), Sarcocystis spp. (Sarkosporidien), Cryptosporidium spp.
intrazelluläre Protozoen	– Toxoplasma gondii (v. a. Ktz) – Babesia canis, Leishmania spp.

Hundewelpen infizieren sich mit Spulwürmern häufig bereits während der intrauterinen Phase oder galaktogen über das Muttertier. Bei Katzen sind pränatale Infektionen bisher nicht bekannt.

6.1.1 Entwurmung

Neugeborene und adulte Hunde und Katzen
- Beginn ab der 2. Lebenswoche (Hd) bzw. ab der 3. Lebenswoche (Ktz); dann im Abstand von 14 Tagen (z. B. mit Febantel, Fenbendazol, Flubendazol, Pyrantelembonat) oder 4 Wochen (z. B. mit Selamectin, Moxidectin) bis zum Absetzen
- zukünftig einige Tage vor der Impfung, nach dem Urlaub und routinemäßig im vierteljährlichen Abstand gegen Rund- und Bandwürmer (z. B. Fenbandazol oder Kombinationspräparate aus Praziquantel bzw. Epsiprantel und Pyrantelembonat)

Muttertiere
- routinemäßig im vierteljährlichen Abstand
- Hündinnen im Östrus: einmalige Gabe von makrozyklischen Laktonen (z. B. Moxidectin, **Cave:** Rassen mit MDR1-Gendefekt)
- gravide Hündinnen: einmalige Gabe von makrozyklischen Laktonen um den 50. Tag der Trächtigkeit
- säugende Hündinnen und Katzen parallel mit dem Wurf behandeln

Dirofilariose
- Herzwurmerkrankung (Dirofilaria immitis) beim Hund ist durch den zunehmenden Reiseverkehr mit Haustieren oder durch Importhunde v. a. aus dem Mittelmeerraum nunmehr auch in unseren Breiten bekannt; die Übertragung erfolgt durch Stechmücken
- Behandlung:
- bei *leichtem* Befall (Stadium I): Melarsamin (in D nicht erhältlich, Verbringen aus anderen EU-Staaten) 2,5 mg/kg tief i. m. (lumbal, epaxial) 2-mal im Abstand von 24 h, Wiederholung nach 4 Monaten
- bei *mittelgradigem* Befall (Stadium II): zunächst 5 mg/kg Acetylsalicylsäure p.o. über 1 Woche, dann Melarsamin 2,5 mg/kg tief i. m. 2-mal im Abstand von 24 h, danach 1 Woche Boxenruhe (Emboliegefahr), Wiederholung nach 4 Monaten
- bei *hochgradigem* Befall (Stadium III): wie zuvor, ggf. chirurgische Entfernung
- Mikrofilarientherapie 4–6 Wochen nach der Adultizid-Therapie: einmalig mit Ivermectin 50 µg/kg s. c. (diese Dosierung gilt auch als sicher für Collies, Bobtails und andere Rassen mit MDR1-Gendefekt)
- Prophylaxe mit Selamectin (1 Monat vor möglicher Exposition und 2–3 Monate danach) oder Ivermectin (6 µg/kg p. o.)

6.1.2 Behandlung von Protozoen

Giardien
- *Hunde:* 50 mg/kg Fenbendazol an drei aufeinanderfolgenden Tagen, Wiederholungsbehandlung nach 2 Wochen, Hygienemaßnahmen in der Umgebung des Tieres (feuchte Areale im Zwinger oder Auslauf trocken legen, Flächen mit Dampfstrahler behandeln)
- *Katzen:* 50 mg/kg Fenbendazol an 5 aufeinanderfolgenden Tagen, nach dreitägiger Pause erneute Behandlung an 5 aufeinanderfolgenden Tagen, Wiederholungsbehandlung nach 2 Wochen nach dem gleichen Schema

Kokzidien
- symptomatische Behandlung des Durchfalls sowie Einsatz von Sulfonamiden, Sulfonamid-Trimethoprim und/oder Spiramycin

Babesia canis
- früher v. a. im Mittelmeerraum, nun bereits in vielen Gebieten in Deutschland endemisch, durch Zecken übertragen, parasitiert in den Erythrozyten
- Behandlung mit Imidocarbdipropionat (in D nicht erhältlich, Verbringen aus anderen EU-Staaten) 6,6–7,5 mg/kg i. m., Wiederholung nach 14 Tagen, Zeckenprophylaxe

Leishmania spp.
- v. a. im Mittelmeerraum vorkommend (Reisekrankheit), durch Sandmücken (stechend-saugende Insekten) übertragen
- Behandlung mit N-Methylglucamin-Antimoniat (in D nicht erhältlich, Verbringen aus anderen EU-Staaten) 100 mg/kg s. c. 1-mal täglich über 3 Wochen in Kombination mit Allopurinol (HAM) 15 mg/kg p. o. alle 12 h über 26 Wochen, Sandmückenprophylaxe
- *Alternative:* Allopurinol 15 mg/kg p. o. 2-mal täglich in Kombination mit Levamisol 5 mg/kg p. o. 2-mal wöchentlich über 4 Monate

6.2 Ektoparasiten

Flöhe
- Bekämpfung der adulten Flöhe mit „Spot-on"-Präparaten (z. B. Imidacloprid, Permethrin, Moxidectin, Fipronil, Selamectin, Fenthion) oder mit Halsbändern (z. B. Dimpylat); Bekämpfung der Larvenstadien durch Hygienemaßnahmen in der Umgebung des Tieres

Zecken
- Überträger von z. B. Babesien, Borrelien, Anaplasmen, Ehrlichien und FSME-Viren
- Prophylaxe mit repellenten Wirkstoffen in „Spot-on"-Präparaten oder Halsbändern (z. B. Permethrin)

Weiterführende Literatur und Internetlinks

Siehe Anhang Kapitel 10.

7 Gynäkologie

Hund

7.1	Sexualzyklus	249
7.1.1	Fortpflanzungsparameter	249
7.1.2	Endokrinologie	250
7.1.3	Vaginalzytologie	252
7.1.4	Künstliche Besamung (KB)	253
7.2	Gravidität	255
7.2.1	Diagnostik (Auswahl)	255
7.2.2	Geburtsphysiologie	257

Katze

7.3	Sexualzyklus	259
7.3.1	Fortpflanzungsparameter	259
7.3.2	Endokrinologie	260
7.3.3	Vaginalzytologie	262
7.3.4	Künstliche Besamung (KB)	263
7.4	Gravidität	263
7.4.1	Diagnostik (Auswahl)	263
7.4.2	Geburtsphysiologie	263

Hund

7.1 Sexualzyklus

7.1.1 Fortpflanzungsparameter

• Wichtige Fortpflanzungsparameter bei der Hündin	
Geschlechtsreife:	7–10 Monate
Zuchtreife:	18–24 Monate
Paarungszeit:	Frühjahr und Herbst; bei sog. Nordlandhunden und Basenji nur einmal jährlich
Zyklus:	monöstrisch saisonal (auch asaisonal)
Zyklusdauer:	16–56 Wochen (Ø 31 Wochen)
Zykluseinteilung:	
– Vorbrunst = Proöstrus	3–12 Tage
– Brunst (Hitze) = Östrus	3–8 Tage; im Gegensatz zu den übrigen Haussäugetieren schließt sich an jede Östrusphase eine Lutealphase an
– Zwischenbrunst = Diöstrus	gravide Hündin: 59–63 Tage ingravide Hündin: 90–110 Tage 15–265 Tage (Ø 125 Tage)
– Ruhephase = Anöstrus	Prä-Proöstrus 1–3 Wochen (= Ende eines Anöstrus)
Ovulationstermin:	findet ca. 24–48 h nach dem LH-Peak statt (Ovulation meist zwischen dem 9. und 13. Tag der Läufigkeit, d. h. zwischen dem letzten Tag des Proöstrus und den ersten 4 Tagen des Östrus)
Trächtigkeitsdauer:	63 Tage
Geburtenfrequenz/Jahr:	2
Laktationsdauer:	6 Wochen
Brunstwiederkehr p. p.:	5–6 Monate
anatomische Besonderheiten:	– Uterus bicornis mit langen Uterushörnern – Mesosalpinx bildet fetthaltige Bursa ovarica, die die Ovarien vollständig einhüllt – Ovarien hängen kaudal der Niere am Mesovarium, weitere Befestigung durch kraniales Keimdrüsenband und Lig. ovarii proprium

7.1.2 Endokrinologie

Zyklusstadien

- **Proöstrus** (Vorbereitungsstadium)

Dieses Stadium ist durch das erste Auftreten von blutigem Ausfluss aus der Rima vulvae und einer Ödematisierung der Vulva gekennzeichnet. Während der blutige Ausfluss zum Ende des Proöstrus abnimmt, nimmt die Ödematisierung weiter zu. Die Rüden zeigen eine deutlich erhöhte Aufmerksamkeit für die Hündin, die z. T. aber noch mit starker Ablehnung reagiert. Hormonell lassen sich zu Beginn des Proöstrus steigende, dann konstant hohe (≥ 20 pg/ml) und gegen Ende wieder sinkende *Östradiol*konzentrationen messen. Die Progesteronsekretion ist von der Luteinisierung der Follikel abhängig und steigt mit dieser erst im Übergang zum Östrus langsam an.

- **Östrus** (Ovulationsstadium)

Es handelt sich um den Zeitraum, in dem die Hündin den Deckakt zulässt – der vaginale Ausfluss wechselt von blutig zu klar und die Ödematisierung der Vulva geht etwas zurück, wobei die Konsistenz teigig wird. Die deckbereite Hündin zeigt auf die entsprechenden Reize den Schwanzstellreflex und eine deutliche Lordose (sog. Duldungsreflex). Hormonell sinkt mit dem Übergang vom Proöstrus zum Östrus die follikuläre Östradiolsekretion. Dies ist zugleich der Auslöser für den **präovulatorischen** LH-Peak, der immer zu Beginn des Östrus gemessen werden kann. Durch die präovulatorische Luteinisierung erfolgt ein langsamer Anstieg der Progesteronkonzentration im Serum von < 1 ng/ml auf 3,5 ng/ml. Die **Ovulation** erfolgt ca. 24–48 h nach dem LH-Peak und hat sicher stattgefunden, wenn die *Progesteron*konzentration ≥ 8 ng/ml beträgt. Danach erfolgt ein schneller Anstieg der Progesteronwerte auf ≥ 20 ng/ml zum Ende des Östrus. Allgemein kann man sagen, dass die Ovulation ca. zwischen dem 9. und 13. Tag der Läufigkeit (zwischen dem letztem Tag des Proöstrus und den ersten vier Tagen des Östrus) stattfindet. Die zunächst noch unreifen Eizellen durchlaufen eine 2–4-tägige Reifeteilung und sind dann zwei bis drei Tagen befruchtungsfähig. Das Sperma eines Rüden kann bis zu 7 Tagen nach dem Deckakt befruchtungsfähig sein. Der günstigste Bedeckungstermin liegt somit drei bis vier Tage nach dem Duldungsbeginn. Labordiagnostisch ist die Kombination aus der Beurteilung eines zytologischen Präparats und der Messung der Progesteronkonzentration alle zwei bis drei Tage optimal. Bei quantitativer Bestimmung der Progesteronkonzentration kann auf die Vaginalzytologie verzichtet werden. Die Bewertung wird bisweilen dadurch erschwert, dass Verhaltensöstrus und endokrinologischer Östrus nicht immer identisch sind.

- **Di- oder Interöstrus**

Diese Phase beginnt im Durchschnitt sieben Tage nach der Ovulation; die Ödematisierung der Vulva nimmt weiter ab und die sexuelle Akzeptanz der Hündin ist nicht mehr vorhanden. Bei graviden Hündinnen dauert der Diöstrus 59–63 Tage, bei ingraviden meist 80–90 Tage. Im Gegensatz zu Pferd und Rind besteht das Progesteronprofil ca. 60 Tage und der Aufbau der Progesteronkurve ist bei ingraviden und graviden Hündinnen bis kurz vor der Geburt nahezu identisch. Bei **graviden** Hündinnen steigt hingegen die *Relaxin*konzentation (vorallem plazentaren Ursprungs) ab dem 21. Tag an und kann ab dem 25.–26. Tag nach der Bedeckung zur Trächtigkeitsdiagnose eingesetzt werden. Auch die *Prolaktin*konzentration ist beim graviden Tier ab dem 35. Tag deutlich höher als beim ingraviden. Aufgrund der sinkenden Progesteron- und der steigenden Prolaktinkonzentrationen zeigen nicht tragende Hündinnen ab dem 25. Tag in unterschiedlicher Ausprägung Symptome einer **Pseudogravidität**, während tragende Tiere die Symptome einer Gravidität mit Nestbauverhalten und Gesäugeanbildung aufweisen. Das Ende der Lutealphase wird als der Zeitpunkt definiert, ab dem die Progesteronkonzentration im Serum auf < 1 ng/ml absinkt.

- **Anöstrus**

Die Ruhephase beginnt definitionsgemäß, wenn die Progesteronkonzentration im Serum auf < 1ng/ml abgesunken ist bzw. mit Beendigung der Laktation. Die Dauer ist sehr variabel (15–265 Tage) und von verschiedenen Faktoren abhängig (z. B. Rasse, Alter, Allgemeinbefinden, soziale Stellung, vorangegangene Gravidität). Hormonell ist der Anöstrus durch konstant niedrige *LH* und *Estradiol-17*-Konzentrationen gekennzeichnet. Das Ende eines Anöstrus bzw. die Zeit unmittelbar vor der ersten Läufigkeit wird auch als **Prä-Proöstrus** bezeichnet und umfasst einen Zeitraum von ein bis drei Wochen. Hormonell erfolgen steigende basale *Östradiol*konzentrationen und eine erhöhte Ausschüttung von *LH* (luteinisierendes Hormon) und *FSH* (Follikelstimulierendes Hormon).

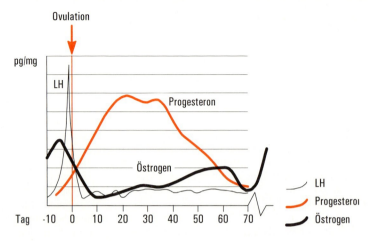

Abb. 7-1 Hormonprofil der Hündin (schematische Darstellung)

7.1.3 Vaginalzytologie

Die Vaginalzytologie ist ein wichtiger Bestandteil der gynäkologischen Untersuchung der Hündin und dient einerseits der Zyklusbestimmung (in Verbindung mit Serumproben), andererseits dem Erkennen pathologischer Veränderungen.

Vorgehen: Der Vaginalabstrich mit einem sterilen Wattestäbchen wird mittels Spekulum aus dem kranialen Vaginalbereich gewonnen. Anschließend wird das Wattestäbchen auf einem Objektträger abgerollt und dieser gefärbt (am besten nach Papanicolaou-Schorr).

Die östrogendominante Phase ist durch eine Azidophilie (Rotfärbung), die progesterondominante Phase durch eine Basophilie (Blaufärbung) der Zellen gekennzeichnet.

Interpretation des Befundes:

- **Proöstrus**
- Anstieg der zytoplasmareichen Zellen durch den Östradioleinfluss
- Erythrozyten in hoher Anzahl bis kurz vor Ende des Proöstrus
- anfangs basophile kernhaltige Superfizialzellen, später azidophile, meist kernlose Superfizialzellen mit beginnender Krempelung sowie Intermediärzellen
- **Östrus**
- zytoplasmareiche, meist kernlose Zellen, die um den Ovulationszeitpunkt zur Nester- oder Clusterbildung neigen

- azidophile Superfizialzellen mit hutkrempenartigen Rändern und nesterartiger Zusammenlagerung (Desquamation)
- **Di-/Metöstrus**
- gemischtes Zellbild
- hauptsächlich basophile Superfizial- und Intermediärzellen
- viele neutrophile Granulocyten

> **Cave:** Bei Verdacht auf Pyometra kann der Vaginalabstrich bei einer geschlossenen Pyometra falsch physiologisch ausfallen (z. B. Fehlen von toxisch-degenerierten neutrophilen Granulozyten)

- **Anöstrus** (fehlender hormoneller Stimulus)
- vorallem Basal-, Parabasal- und vereinzelt basophile Intermediärzellen
- vereinzelt neutrophile Granulozyten

7.1.4 Künstliche Besamung (KB)

Die wissenschaftlichen Methoden der künstlichen Besamung in der Hundezucht sind mittlerweile weit fortgeschritten, doch im Gegensatz zum amerikanischen Rassehundezuchtverband AKC (American Kennel Club) hat sich die Umsetzung in Europa noch nicht etabliert. Fast ausschließlich entscheiden sich die europäischen Hundezüchter für den Paarungsdeckakt zwischen Rüde und Hündin. Die Federation cynologique international (FCI) schreibt in ihren internationalen Zuchtregeln vor, dass eine KB nicht bei Tieren angewandt werden darf, die sich nicht zuvor mittels Natursprung fortgepflanzt haben. Befürworter der KB empfinden diese Regelung als nicht mehr zeitgemäß und sehen in ihr eine formalistische Begrenzung der Zuchterweiterung einer Rasse. Als **Vorteile** der KB werden insbesondere genannt:
- Schutz des Deckrüden und der Zuchthündin vor Infektionen und Verletzungen
- einfacher Samentransport über weite Entfernungen → Vergrößerung des Einsatzgebietes für den Rüden → Steigerung des Markt- und Zuchtwertes auch in anderen Ländern
- Zuchtnutzung des Rüden auch nach Unfällen bzw. dem Tod (Einrichten einer Samenbank für Deckrüden)
- Vergrößerung der Vielfalt des genetischen Materials und somit Verhinderung einer genetischen Verarmung (**Cave:** bei starkem Einsatz von einzelnen Rüden aber auch Einschränkung der genetischen Varianz und Gefahr der erheblichen Weiterverbreitung versteckter Erbmängel)

Methoden

Es gibt drei Methoden der KB beim Hund:

- **Frischsamenübertragung (Nativsamen)**

Als Indikation gelten physische (Verletzungen) und psychische (Rangordnung, Unerfahrenheit) Störungen bei der Paarung. Wichtig ist, dass die Übertragung innerhalb von 20 min nach der Samengewinnung erfolgt. Mit einer sterilen Plastik- oder Glaspipette wird der Frischsamen im Bereich des äußeren Muttermundes (präzervikal) der zu deckenden Hündin deponiert; der beste Zeitraum der Übertragung liegt 3–6 Tagen nach dem LH-Peak (1–4 Tage nach der Ovulation). Die Erfolgsrate liegt bei ca. 85%.

- **Übertragung von flüssigkonserviertem Samen (5 °C)**

Das Sperma ist durch Zusatz eines Verdünners und Kühlung auf 5 °C 2 (bis max. 3) Tage befruchtungsfähig. Der Versand in Spezialpackungen muss daher gut organisiert und auf den Ovulationszeitpunkt der Hündin abgestimmt sein. Der Samen (> 200 Mio. vorwärtsbewegliche Spermien) wird entweder präzervikal (wie beim Frischsamen) oder auch intrauterin (wie beim Tiefgefriersamen) deponiert; als bester Zeitraum gilt 4–6 Tage nach dem LH-Peak (2–4 Tage nach Ovulation). Die Erfolgsrate liegt bei ca. 80%

- **Übertragung von Tiefgefriersamen (TG-Sperma)**

Dem Sperma wird ein Verdünner und ein Gefrierschutzmittel zugesetzt. Nach Abfüllen in 0,5 ml Pailletten werden diese zunächst innerhalb von 3 h auf 5 °C gekühlt, dann 10 min lang bei –140 °C in Stickstoffdampf eingefroren und in flüssigem Stickstoff bei –196 °C gelagert. Damit ist die Einrichtung einer Samenbank möglich. Die Auftauphase darf weder zu schnell noch zu langsam erfolgen und ist abhängig vom angewandten Verdünner, i. d. R. erfolgt das Auftauen in einem Wasserbad bei 38 °C für 20–30 s. Die Samenablage muss stets *intrauterin* erfolgen (150–200 Mio. vorwärtsbewegliche Spermien); hierbei setzt sich zunehmend die endoskopische Methode durch. Ein starres Endoskop wird in die Scheide bis zur Portio uteri eingeführt und dann – unter Sichtkontrolle – ein dünner Kunststoffkatheter in das Uteruslumen vorgeschoben. Aufgrund der geringen Lebensdauer der aufgetauten Spermatozoen sollte die Samenübertragung am besten 5–6 Tage nach dem LH-Peak (3–4 Tage nach der Ovulation) erfolgen. Die Erfolgsrate liegt bei 60–70%

- **Ejakulatmerkmale des Zuchtrüden** (Mindestanforderung)

Gewicht d. Rüden:	< 10 kg	10–20 kg	20–40 kg	> 40 kg
Volumen (ml):	5–10 (5)	10–15 (5)	10–20 (5)	15–30 (10)
spermienreiche Phase (ml):	0,5–1,0	0,5–2,0	1,0–2,0	1,0–3,0
Spermiengesamtzahl (ca. Mio):	450 (300)	800 (500)	1200 (800)	1500 (1000)
Vorwärtsbewegliche Spermien (%):	60–70 (50)	60–70 (50)	60–70 (50)	60–70 (50)
morphologisch veänderte Spermien (%; max.):	10–25 (30)	10–25 (30)	10–25 (30)	10–25 (30)

7.2 Gravidität

7.2.1 Diagnostik (Auswahl)

Sowohl die Hündin als auch die Katze bilden eine sog. **Gürtelplazenta** aus, die histologisch als *Placenta endotheliochorialis* bezeichnet wird. Sobald sich in der Austreibungsphase (s. 7.2.2) die erste Plazenta löst, verfärbt sich das Fruchtwasser grünlich, bedingt durch das Freiwerden von Blutabbaustoffen (Hämochlorin) aus den Randhämatomen der Plazenta.

Graviditätsstadien

Insgesamt unterscheidet man vier Graviditätsstadien:
- **Deziduumstadium** (11.–18. Tag p. c.)

Nach dem Deckakt findet die Implantation der befruchteten Eizelle an präformierten Stellen im Uterus statt.
- **Ampullenstadium** (18.–35. Tag p. c.)

In diesem Zeitraum ist aufgrund einer segmentalen Kontraktion der Uterusmuskulatur die Fruchtanlage durch die Bauchdecke palpierbar – die Anzahl der durch Internodien voneinander getrennten Ampullen entspricht der Anzahl der Früchte.
- **Schlauchstadium** (35.–50. Tag p. c.)

Die Einschnürung zwischen den Ampullen geht verloren, sodass man auch von einem „palpatorisch befundlosen" Stadium spricht.

- **Fruchthaltestadium** (bis zum Ende der Gravidität)

Die Gravidität wird durch verschiedene anatomische Parameter auch adspektorisch deutlich.

Bei der **Graviditätsdiagnostik** werden direkte und indirekte Methoden unterschieden; als Richtlinie gelten folgende Grenzbereiche:

ab 3. Woche:	Ultraschall
3. bis 4. Woche:	Palpation (Ampullenstadium)
ab 6. Woche:	Röntgen
ab 7. Woche:	Palpation (Welpen)
ab 8. Woche:	Auskultation der fetalen Herztöne

Methoden

Direkte Methoden

- Äußere **Adspektion** und **Palpation** des Abdomens
- Hyperämie der Vulva, zunehmende Gesäugeanbildung mit Schwellung der Zitzen und Umfangsvermehrung des Abdomens
- vom 20.–35. Tag p. c. sind die Fruchtampullen als kugelförmige, anfangs kirsch- später tischtennisballgroße Gebilde palpierbar
- ab 45. Tag p. c. kann der Kopf der Feten ertastet werden
- ab 49. Tag p. c. sind fetale Fruchtbewegungen spürbar

Indirekte Methoden

- **Labor** (s. 7.1.2)
- ab 25.–26. Tag p. c.: Bestimmung der Relaxinkonzentration
- ab 35. Tag p. c.: Bestimmung der Prolaktinkonzentration

> **Merke:** Sowohl die Östrogen- als auch die Progesteronbestimmung ist zur Graviditätsdiagnostik beim Hund nicht geeignet.

- **Ultraschall**
- ab 21. Tag p. c.: zweidimensionaler Ultraschall Scanner (Resultat: Bild) zum Nachweis der Fruchtblasen
- ab 32. Tag p. c.: eindimensionaler Ultraschall-Doppler (Resultat: Ton oder Amplitude) zum Nachweis fetaler Pulsfrequenz (mehr als 200 Schläge/min)
- **Röntgen**
- ab 45. Tag p. c. (besser ab 50. Tag p. c.): der radiologische Nachweis ist möglich, sobald das Skelett zu verknöchern beginnt

7.2.2 Geburtsphysiologie

Der Wurfzeitpunkt liegt ca. 63 Tage nach der Bedeckung; als Faustregel gilt:

> **Faustregel:** Wurftag = 2 Monate + 2 Tage nach dem Deckakt

Einzelwelpen werden häufig übertragen; zahlreiche Welpen werden oft einige Tage vor dem errechneten Termin geworfen. Die herannahende Geburt ist durch verschiedene Veränderungen erkennbar; hierzu zählt das Verhalten der Hündin (Vorbereitung der Wurfhöhle/-stätte durch Graben bzw. Scharren), eine geringgradige Ödematisierung der Vulva, leichtgradiger Vaginalausfluss und eine beginnende Milchsekretion. Ca. eine Woche vor der Geburt pendelt sich die Körpertemperatur auf ca. 38 °C ein und sinkt 12–24 h a.p. um etwa 1 °C oder mehr ab (ca. 37 °C).

Geburtsphasen

Die Geburt selbst wird in drei Phasen unterteilt:
- **Öffnungsphase** (Dauer ca. 12 h)

Die Cervix uteri und die Beckenbänder erschlaffen, was am Einfallen der lateralen Beckenbegrenzung und dem Hervortreten des Kreuzbeins sichtbar ist. Die Hündin wird unruhig und aus der Vulva geht schleimiges Sekret ab (bedingt durch die Verflüssigung des Zervikalpfropfs). Die äußerlich nicht erkennbaren Wehen setzen ein und es ist ein zunehmendes Lecken an der Vulva zu beobachten.
- **Austreibungsphase**

Nach vollständiger Öffnung der Zervix werden die Uteruskontraktionen kräftiger; die Hündin liegt auf der Seite und stemmt während der Kontraktionen ihren Rücken und die Extremitäten gegen die Umrandung des Wurflagers, um die Austreibung der Frucht zu erleichtern. Wölfinnen stemmen ihre Hinterextremitäten ganz entsprechend an die seitliche Begrenzung der Wurfhöhle. Es ist darauf zu achten, dass die Wurfkiste der Hündin bereits bekannt und in ihrer Größe entsprechend angemessen ist (nicht zu groß!). Durch die Dehnung von Zervix und Vagina bei Austreibung der ersten Frucht setzt reflektorisch die *Bauchpresse* ein. Die Atemfrequenz der Hündin erhöht sich kurzfristig bis auf 175 Atemzüge/min, alternierend mit Perioden einer langsameren, tiefen und schweren Atmung (Frequenz: 40–60) sowie einer normalen Respiration. Die Welpen werden in Kopf- oder Hinterendlage geboren, bei einer schweren Austreibung zieht die Hündin das Junge auch aktiv aus der Vagina, ohne es zu verletzen. Da die Fruchthüllen (*Allantois* =

Wasserblase; *Amnion* = Schleimblase) nicht immer in der Austreibungsphase reißen, werden sie von der Hündin mit den Schneidezähnen erfasst, eröffnet und gefressen. Die Abnabelung erfolgt durch ein Durchkauen der Nabelschnur mit den Backenzähnen (Reißzähne!), sodass infolge der Kontraktionen der Nabelgefäße ein Verbluten des Welpen verhindert wird. Beim Abnabeln gibt es bei Haushunden mitunter Probleme – die Welpen werden z. B. zu kurz abgenabelt, im Extremfall kann die Bauchhöhle eröffnet und die Welpen aufgefressen werden. Andererseits haben stark brachyzephale Hündinnen Schwierigkeiten, die Nabelschnur mit den Zähnen zu erfassen. Sowohl beim Eröffnen der Fruchthüllen (bes. des Amnions) als auch beim Abnabeln kann der anwesende Züchter helfend eingreifen. Durch alternierendes Öffnen und Schließen der beiden Uterushörner erfolgt die Austreibung der Welpen abwechselnd aus dem rechten und linken Horn; dazwischen findet eine Erholungspause statt.

- **Nachgeburtsphase**

Die Nachgeburtsphase fällt größtenteils mit der Austreibungsphase zusammen, da ein alternierender Ausstoß der Welpen und der Nachgeburten erfolgt. Der nachgeburtliche Ausfluss der Hündin wird durch das aus den plazentaren Randhämatomen stammende Hämochlorin schwarzgrünlich verfärbt. Fruchthüllen und Plazenten werden von der Hündin gefressen (Plazentophagie) und die Welpen trockengelegt. Diese beginnen normalerweise sofort, mit Milchtritten und Schnauzenstoßen das Gesäuge anzurüsten und zu trinken. Tote Welpen werden zunächst auch trocken geleckt und wie lebende behandelt. Erst wenn ihre Körpertemperatur deutlich gesunken ist, ignoriert sie die Hündin zunächst, legt sie dann zur Seite und frisst sie teilweise an oder auf. Es gibt aber auch Hündinnen, die tote Welpen immer wieder lecken und stundenlang nicht erlauben, dass sie entfernt werden. Kranke, deutlich untergewichtige oder lebensschwache Welpen werden i. d. R. nicht angenommen. *Infantizid,* das Welpentöten, wird zunehmend als natürliches und nicht notwendigerweise pathologisches Verhalten betrachtet, insbesondere bei Wildcaniden. Bei Wölfen werden zwei Formen des Infantizids unterschieden: das „systematische Töten" und das „Töten, dem Pflegeverhalten vorausging". Endgültig geklärt ist dieses Phänomen noch nicht. In vielen Fällen bei Wild- und Haushunden ist das Töten und Fressen der eigenen Welpen durch die Mutter jedoch auf ungünstige Wurfumstände zurückzuführen.

Die **Gesamtdauer** der Geburt variiert in Abhängigkeit von der Anzahl der Welpen und den zeitlichen Intervallen zwischen den Welpengeburten.

> **Merke:** Die durchschnittliche Wurfdauer für jeden Welpen beträgt 30–45 min; Intervalle von 10 min bis zu mehreren Stunden sind jedoch noch als physiologisch anzusehen.

So werden in der Literatur für Würfe von 11 Welpen eine Minimaldauer von 2 h und ein Maximum von 15 h beschrieben. Durch Umgebungsbedingungen und Störungen (z. B. fremde Hunde/Menschen, laute Geräusche) kann der Geburtsvorgang stark beeinträchtigt werden; ein entsprechender Effekt kann auch eintreten, wenn vertraute Menschen die Hündin nach der Geburt der ersten Welpen alleine lassen.

Bezüglich eines Kaiserschnittes wird auf das Kapitel 8.9.2 (Anästhesie) verwiesen.

Katze

7.3 Sexualzyklus

7.3.1 Fortpflanzungsparameter

• Wichtige Fortpflanzungsparameter bei der weiblichen Katze	
Geschlechtsreife:	6–9 Monate
Zuchtreife:	9–14 Monate
Paarungszeit:	2–3-mal (und mehr)/Jahr, besonders Februar bis Juli
Zyklus:	polyöstrisch saisonal, „long day breeder"
Zyklusdauer:	anovulatorischer Zyklus: 4–22 (Ø 9) Tage (wenn ohne Kopulation → Follikelatresie) pseudogravider Zyklus: 30–45 Tage (bei Nichtbefruchtung)
Zykluseinteilung: – Vorbrunst = Proöstrus – Brunst (Raunze) = Östrus – Zwischenbrunst = Diöstrus – Ruhephase = Anöstrus	 1–3 Tage 5–7 Tage Follikelatresie oder Pseudogravidität 45–150 Tage

Wichtige Fortpflanzungsparameter bei der weiblichen Katze (Fortsetzung)	
Ovulationstermin:	wird durch *Deckakt* (LH-Peak) ausgelöst und findet dann nach ca. 24–50 h statt; auch Spontanovulationen möglich
Trächtigkeitsdauer:	ca. 58 Tage
Geburtenfrequenz/Jahr:	2–3
Laktationsdauer:	5–7 Wochen
Brunstwiederkehr p.p.:	1–21 (Ø 8) Wochen
anatomische Besonderheiten:	– Uterus bicornis mit langen Uterushörnern – Mesosalpinx ist frei von Fettgewebe und bedeckt nur teilweise die Ovarien – Aufhängung der Ovarien über Mesovarium, kraniales Keimdrüsenband und Lig. ovarii proprium

7.3.2 Endokrinologie

Zyklusstadien

- **Proöstrus**

Diese Phase ist durch ein verändertes, individuell unterschiedlich stark ausgeprägtes Verhalten der Katze gekennzeichnet (typische Lautäußerungen, Kopfreiben, über den Rücken rollen), ohne dass der Kater geduldet wird. Mit steigenden *Östradiol*konzentrationen (von < 20 pg/ml auf > 40 pg/ml bis zu Maximalkonzentrationen von 200 pg/ml am Ende des Proöstrus) wird auch das Verhalten immer ausgeprägter. Im Gegensatz zum Hund kommt es aufgrund fehlender Östrogenrespons der Vulva nicht zu einer Ödematisierung.

- **Östrus** (auch Rolligkeit, Raunze)

In diesem Zeitraum von fünf bis sieben Tagen (unabhängig von erfolgter Kopulation und Ovulation) ist die Katze – wie die Hündin – deckbereit. Die maximalen Östradiolkonzentrationen am Ende des Proöstrus korrelieren mit der Follikelentwicklung und bestimmen den sog. **Verhaltensöstrus**, der auch bei Absinken des Östradiolspiegels bestehen bleibt. Die rollige Katze präsentiert die Vulva bei durchgedrücktem Rücken und zur Seite gelegtem Schwanz und vollführt gleichzeitig Tretbewegungen mit den Hinterbeinen. Der Nackengriff des Besitzers bzw. das Aufsteigen des Katers wird geduldet. Hormonell erfolgt in den ersten 2–5 h des Östrus ein Absinken der Östradiolkonzentration auf ≤ 20 pg/ml. Der die **Ovulation** auslösende LH-Peak findet als Reaktion auf den Deckakt (vaginaler Stimulus und Nackenbiss) statt; Mehrfachbedeckungen führen zu einer verstärkten *LH*-Freisetzung und damit sicherer zur Ovulation. Bei einem gewissen Prozentsatz der Kätzinnen ist auch eine spontane Ovulation (ohne

Stimulus) feststellbar. Im Allgemeinen erfolgen Ovulationen ca. 24–50 h nach dem Deckakt und dem damit verbundenen LH-Peak. *Progesteron* kann somit zur Feststellung einer erfolgten Kopulation mit anschließender Ovulation herangezogen werden – nicht aber zu einer Deckzeitbestimmung (induzierte Ovulation).

- **Diöstrus**
- **ohne erfolgte Ovulation:** Die angebildeten Follikel atresieren und es kommt zu einer Phase der ovariellen Ruhe. Diese dauert ca. 4–22 Tage (Ø 9 Tage), kann sich aber auch stark verlängern (z. B. bei hohen Umgebungstemperaturen) oder ganz ausfallen. Im letztgenannten Fall gehen die Östren ineinander über und es kommt zu einer *Dauerrolligkeit*. Hormonell bleiben im Diöstrus die Östradiol- und Progesteronkonzentrationen auf einem konstant niedrigen Basalniveau; bei dauerrolligen Tieren fallen die Östradiolkonzentrationen nicht unter 20 pg/ml.
- **ohne erfolgte Befruchtung** (nach induzierten oder spontanen Ovulationen): Es schließt sich eine Lutealphase an, die ca. 30–45 Tage dauert. Nach durchschnittlich 7–10 Tagen (bis 35 Tage) wird ein neuer Zyklus eingeleitet. Hormonell ist dieser Diöstrus durch einen steigenden Progesteronspiegel gekennzeichnet (Maximum nach 11–15 Tagen). In dieser Zeit kann es zu einer *Pseudogravidität* mit deutlicher Gesäugeanbildung kommen.

- **Gravidität**

Ein genauer Geburtstermin kann bei der Katze i. d. R. nicht angegeben werden, da bei Mehrfachbedeckungen über mehrere Tage nicht feststellbar ist, wann die Ovulationen ausgelöst wurden. Die Gravidität dauert ca. 58 Tagen. In den ersten 15–20 (bis 30) Tagen verlaufen die *Progesteron*werte bei graviden und ingraviden Tieren parallel. Danach bleibt die Progesteronsekretion bei graviden Tieren erhöht, nimmt aber mit fortschreitender Trächtigkeit ab, um bis zum 60. Tag 1 ng/ml zu erreichen. Im Gegensatz zum Hund sind ab dem 30. Tag der Gravidiät auch die Plazenten an der Progesteronsynthese beteiligt und ab dem 40. Tag übernehmen sie die Synthese und Sekretion fast vollständig. Der Progesteroneinfluss führt zur Gesäugeanbildung. *Prolaktin* steigt in der zweiten Graviditätshälfte bis kurz vor der Geburt an und bleibt bis zum Ende der Laktation auf diesem Level. *Relaxin* (vor allem plazentaren Ursprungs) kann ab dem 25. Tag nach dem Deckakt der Trächtigkeitsdiagnose dienen; bei der ingraviden Katze bleibt die Konzentration auf einem konstant niedrigen Niveau.

- **Anöstrus**

Dieses Stadium erfolgt dann, wenn bei sinkender Tageslichtlänge keine neuen Follikel mehr gebildet werden. Die Zeitdauer beträgt 45–150 Tage; der Beginn dieser Phase liegt von Juli bis Oktober, das Ende von Mitte Dezember bis Ende Februar. Grund hierfür ist die Abhängigkeit von verschiedenen Faktoren (z. B. Rasse, Alter, soziale Stellung, vorangegangene Gravidität, künstliches Licht, Umgebungstemperatur). Hormonell ist der Anöstrus durch konstant niedrige *Estradiol-17* und *LH*-Konzentrationen gekennzeichnet. Er beginnt definitionsgemäß, wenn die Progesteronkonzentration im Serum auf ≤ 1 ng/ml abgesunken ist bzw. mit Beendigung der Laktation.

7.3.3 Vaginalzytologie

Die Vaginalzytologie ist bei der Katze eher unüblich, es gibt jedoch – wie auch beim Hund – typische zyklusabhängige Veränderungen. Allgemein ist die östrogendominante Phase durch eine Azidophilie (Rotfärbung), die progesterondominante Phase durch eine Basophilie (Blaufärbung) der Zellen gekennzeichnet. Bezüglich der Durchführung wird auf 7.1.4 (Hund) verwiesen.

Interpretation des Befundes:
- **Pröostrus**
  - Verhornungsgrad des Schleimhautepithels steigt unter Östradioleinfluss
  - eventuell vereinzelte Erythrozyten
- **Östrus**
  - vermehrt kernlose Superfizialzellen neben vielen kernhaltigen Superfizialzellen
  - klarer Hintergrund
  - Differenzierung zum Pröostrus ist nicht so klar wie bei der Hündin
- **Diöstrus**

> Cave: Bei Verdacht auf Pyometra kann der Vaginalabstrich bei einer geschlossenen Pyometra falsch physiologisch ausfallen.

- **Interöstrus** (Phase der ovariellen Ruhe)
  - niedrige Intermediärzellen und vereinzelte neutrophile Granulozyten
  - verwaschener Hintergrund
- **Anöstrus** (fehlender hormoneller Stimulus)
  - vorallem Basal-, Parabasal- und vereinzelt basophile Intermediärzellen
  - i. d. R. ist es nicht möglich, mit der üblichen Labordiagnostik eine anöstrische Katze von einer kastrierten Katze zu unterscheiden

7.3.4 Künstliche Besamung (KB)

Die KB findet in der Praxis so gut wie keine Anwendung und dient eher der wissenschaftlichen Forschung; bezüglich der allgemeinen Methoden wird auf 7.1.4 verwiesen.

7.4 Gravidität

7.4.1 Diagnostik (Auswahl)

Da die drei Graviditätsstadien und die Methode der Trächtigkeitsdiagnose bei der Katze mit denen der Hündin vergleichbar sind, wird auf 7.2 verwiesen.

Ein wichtiger Unterschied besteht jedoch darin, dass bei der Katze die **Progesteronbestimmung** zur Feststellung einer erfolgten Kopulation mit anschließender Ovulation eingesetzt werden kann (nicht aber zur Deckzeitbestimmung, da induzierte Ovulation). Bei Progesteronwerten < 0,5 ng/ml befindet sich die Katze im Anöstrus oder Interöstrus, bei Werten > 1 ng/ml hat eine Ovulation stattgefunden, an die sich ein Diöstrus oder eine Gravidität anschließt.

7.4.2 Geburtsphysiologie

Während bei der trächtigen Hündin die Progesteronbildung durch die Corpora lutea erfolgt, sind bei der Katze ab dem 30. Trächtigkeitstag auch die **Plazenten** beteiligt und übernehmen ab dem 40. Tag p. c. die Progesteronsynthese und Sekretion fast vollständig.

Der Geburtsablauf entspricht im Wesentlichen der der Hündin, die Austreibungsphase dauert jedoch häufig etwas länger und die Welpen werden nicht aus dem Geburtskanal herausgezogen. Bezüglich eines Kaiserschnittes wird auf das Kapitel 8.9.2 (Anästhesie) verwiesen.

Weiterführende Literatur und Internetlinks

Siehe Anhang Kapitel 10.

8 Anästhesie

Hund

8.1	Lokalanästhesie	265
8.1.1	Oberflächenanästhesie	265
8.1.2	Infiltrationsanästhesie	265
8.2	Leitungsanästhesie	265
8.2.1	Leitungsanästhesie am Kopf	265
8.2.2	Anästhesie des Plexus brachialis	266
8.2.3	Extradurale Leitungsanästhesie	266
8.3	Zwischenfälle	268
8.4	Sedation und Narkose	268

Katze

8.5	Lokalanästhesie	271
8.5.1	Oberflächen- und Infiltrationsanästhesie	271
8.6	Leitungsanästhesie	271
8.6.1	Epiduralanästhesie	271
8.7	Zwischenfälle.	271
8.8	Sedation und Narkose	271

Hund und Katze

8.9	Risikogruppen	274
8.9.1	Sehr junge und sehr alte Tiere .	274
8.9.2	Vorschädigungen	276

Hund

8.1 Lokalanästhesie

8.1.1 Oberflächenanästhesie

- **Auge:** TAM wie 2%iges Lidocain, 2%ige Cocain-Lösung, 2%ige Cocain-Augensalbe; HAM wie 0,4%iges Oxybuprocain (z. B. Conjuncain®), 0,5%iges Proxymetacain (z. B. Proparakain-POS®), 0,5%iges Tetracain (z. B. Ophtocain®)
- **Maulschleimhaut:** TAM wie 2–5%iges Lidocain; HAM wie 0,5–2%iges Tetracain (z. B. Gingicain®D), bis 5%iges Lidocain (z. B. Xylocain®)

Zur Anästhesie und Erschlaffung der Eierstocksbänder bzw. Samenstränge wird beim sedierten Tier eine 1–3%ige Lidocain- oder Mepivacainlösung auf die Serosa getropft.

8.1.2 Infiltrationsanästhesie

Anwendung z. B.. bei Spaltung von Abszessen, Operation von Tumoren und Fisteln, Wunddrainage sowie bei Risikopatienten und bei unterschwelliger Neuroleptanalgesie. Die erhältlichen Präparate sind meist stärker konzentriert als zur Anwendung beim Kleintier notwendig. Sie können mit isotoner Kochsalzlösung oder Aqua ad inj. zum unmittelbaren Verbrauch verdünnt werden.

Richtdosis: 0,5–1%iges Procain (1–2 mg/kg), 0,1%iges Tetracain (**Cave:** hohes Vergiftungspotenzial), 0,5–1%iges Lidocain oder Mepivacain ohne Adrenalinzusatz (1–2 mg/kg) oder mit Adrenalinzusatz (3–4 mg/kg)

8.2 Leitungsanästhesie

8.2.1 Leitungsanästhesie am Kopf

N. maxillaris
- Innerviertes Gebiet:
- Oberkiefer
- harter und weicher Gaumen, Kieferhöhlenschleimhaut
- Haut von Nase und Oberlippe
- Einstich: am ventralen Rand des Jochbogens (ca. 0,5 cm kaudal vom lateralen Augenwinkel)

N. infraorbitalis (Teil des N. maxillaris)
- Innerviertes Gebiet:
- obere Incisivi, Canini, Prämolaren
- Oberlippe, Nase
- Kieferhöhlenschleimhaut
- Einstich: in der Mitte der Verbindungslinie zwischen dorsalem Rand des Jochbogens und Gingivasaum des Caninus (Foramen infraorbitale)

N. alveolaris inferior (als Teil des N. mandibularis)
- Innerviertes Gebiet:
- Zähne des Unterkiefers
- Haut und Schleimhaut der Unterlippe und des Kinns
- Einstich: intraoral auf der Höhe des P2 (am Unterkieferkörper entlang in das Foramen mentale)

Augennerven (N. zygomaticus als Teil des N. maxillaris, N. ophthalmicus mit N. lacrimalis)
- Innerviertes Gebiet:
- Bulbus, Tränendrüse
- Augenlider, Bindehaut, Nickhaut
- Teile des Stirnhöhlenschleimhaut
- Teile der Haut des Nasenrückens, der Schläfen- und Scheitelgegend
- Einstich: direkt unter dem ventralen Rand des Jochbogens; die Kanüle wird medial am Unterkieferast vorbei nach kaudomedial geschoben (Fissura orbitalis)

8.2.2 Anästhesie des Plexus brachialis

- Innerviertes Gebiet: motorisch und sensibel gesamte Vordergliedmaße
- Einstich: in der Grube zwischen M. sternomandibularis und Schulterblatt; die bis 8 cm lange Kanüle wird dann medial des Schulterblattes bis zur ersten Rippe vorgeschoben

8.2.3 Extradurale Leitungsanästhesie

(s. Schautafel 1-2)

Synonyme: **Epidural-, Rückenmarks-, Periduralanästhesie**

Zur Anästhesie der Spinalnerven wird das Anästhetikum durch ein Foramen interarcuale in den Extraduralraum injiziert. Nach dem Injektionsort unterscheidet man die Sakrokokzygeal-Anästhesie (zwischen Kreuzbein und 1. Schwanzwirbel), die Kokzygeal-Anästhesie (zwischen 1. und 2. Schwanzwirbel), die Lumbosakral-Anästhesie (im Spatium

lumbosacrale) und die Segmental-Anästhesie (kranial des Rückenmarkendes).
Material: Schere, Rasierer, Desinfektionsmittel, Spinalkanüle (50–100 mm lang und 0,5–1,5 mm dick) mit Mandrin und leichtgängige (Glas-) Spritze. Weiterhin benötigt man ein Lokalanästhetikum z. B. Lidocain 0,5% bis 30 min (Rüdenkastration), Lidocain 2% oder Mepivacain 2% 1–2 h (Hündin) ohne Sperrkörper, 0,3–0,5 ml/10 cm Scheitel-Steiss-Länge des Hundes, max. 5 mg/kg. Je weiter kaudal der operative Eingriff erfolgen soll, desto geringer ist das Volumen zu wählen.
Durchführung: Vor der Injektion in den Epiduralraum sollte der Hund prämediziert werden (s. Sedation). Anschließend fixieren zwei Helfer das Tier in Bauchlage (Beine nach kaudal) oder senkrecht zum Tisch, wobei der Kopf hochgehoben wird. Anatomisch betrachtet verjüngt sich beim Hund der Duralsack ab dem sechsten LW und reicht etwa bis zur Mitte des Kreuzbeines.

> **Merke:** Auf Höhe des Spatium lumbosacrale ist eine gefahrlose Injektion in den Epiduralraum durchführbar. Keine Lokalanästhetika mit Sperrkörper verwenden!

Die Injektionsstelle findet man, indem man Daumen und Mittelfinger einer Hand auf die Hüfthöcker legt. Mit dem Zeigefinger lässt sich rasch eine kleine Vertiefung über der Wirbelsäule feststellen – das sog. Spatium lumbosacrale. Dort wird geschoren und desinfiziert.
Punktiert wird in der Medianen in leicht kranioventraler Richtung. Nach dem Durchstechen des Lig. flavum sinkt der Widerstand erheblich. Der Mandrin wird entfernt und die leichtgängige Spritze aufgesetzt: Bei Aspiration dürfen weder Blut noch Liquor abfließen, stattdessen muss ein Unterdruck herrschen. Die Injektion erfolgt langsam und ohne großen Druck. Beim häufig beschriebenen **Rutenphänomen** wird die Rute bei fehlerhafter Injektion unwillkürlich angehoben. Die Injektion ist in diesem Falle sofort abzubrechen.
Bei erfolgreicher Injektion stellt sich nach 3–4 min (bei Lidocain praktisch sofort) eine Paralyse der Nachhand und eine Erschlaffung des Sphincter ani, der Rute und eine Anästhesie in diesen Bereichen ein.
Alternativ zur Lumbosakralinjektion lässt sich beim Hund auch eine Epidurale zwischen Kreuzbein und erstem Schwanzwirbel oder zwischen erstem und zweitem Schwanzwirbel setzen. Diese Injektionsorte lassen sich durch Palpation rasch feststellen und sind bei Manipulationen im Schwanz-, Anal- und Perianalbereich ausreichend.

Für lange operative Eingriffe lassen sich auch Methoden anwenden, die in der Humanmedizin eingesetzt werden. So z. B. der **epidurale Dauerkatheter**, der es ermöglicht, immer wieder Anästhetika oder auch Analgetika epidural nachzuinjizieren.

8.3 Zwischenfälle

Werden große Mengen Lokalanästhetikum resorbiert, z. B. durch die versehentlich intravasale Applikation eines Lokalanästhetikums mit Sperrkörperzusatz, die lokale Injektion von hoch konzentrierter Lösungen oder abnorme Resorptionsverhältnisse am Applikationsort (z. B. hyperämische Schleimhaut mit erhöhter Gefäßpermeabilität), kann es zu Vergiftungserscheinungen kommen.
Erregungszustände können mit Benzodiazepinen (z. B. Diazepam i. v.) behandelt werden. Bei starkem Blutdruckabfall sollten Orciprenalin oder Dopamin kombiniert mit einer Volumenauffüllung zum Einsatz kommen.
Tritt eine Atemdepression auf, so muss intubiert und beatmet werden, bis die Medikamente abgebaut sind. Zentrale Analeptika sind kontraindiziert. Bei Vergiftung durch Lokalanästhetika mit Sperrkörperzusatz muss das Herz zusätzlich mit Betablockern geschützt werden.
Auf Lokalanästhetika kann das Tier auch allergisch reagieren. Eine Schockbehandlung ist angezeigt (s. Kap. 9.1 Notfallbeispiele).

Vorsichtsmaßregeln
- die vom Hersteller empfohlenen Konzentrationen nicht überschreiten
- vor der Injektion aspirieren
- das Tier während der Injektion genau beobachten (Tremor ist oft erstes Anzeichen einer Vergiftung)

8.4 Sedation und Narkose
(s. auch Teil I, Kap. 11.4)

Den folgenden Dosisangaben liegen Erfahrungswerte zugrunde. Grundsätzlich sind jedoch die Informationen der Hersteller der verwendeten AM zu beachten (s. auch Tab. 9-8).

Sedation
- Acepromazin (z. B. Vetranquil 1%®) 0,3–0,6 mg/kg i. v., i. m.
- Diazepam (HAM wie z. B. Diazepam®, Faustan®) 0,2–0,5 mg/kg i. v. (i. m. schmerzhaft) bzw. Midazolam (HAM wie z. B. Dormicum®) 0,2–0,5 mg/kg i. v. oder i. m., max. 20 mg/Tier

Prämedikation
- **ASA I-II** (Einteilung der ASA-Klassen s. Teil I: Tab. 11-1)
  - Medetomedin (z. B. Cepetor KH®, Domitor®, Sedator®) 10–40 µg/kg und Levomethadon (z. B. L-Polamivet® = BTM!) 0,25–0,5 mg/kg i. v. („Mischspritze" erlaubt)
  - Acepromazin (0,05–0,15 mg/kg i. m. oder langsam i. v., max. 3 mg/Tier; **Cave:** Hyperakusie) und Levomethadon (0,25–0,75 mg/kg i. v.)
  - Romifidin (z. B. Romidys®) 0,04–0,12 mg/kg i. v., i. m., s. c.
  - Diazepam (0,2–1,0 mg/kg i. v., nicht mischbar, max. 20 mg/Tier) und Atropin (0,02–0,05 mg/kg i. v., s. c.)
- **ASA III-V**
  - Diazepam bzw. Midazolam (0,1–0,8 mg/kg i. v.) und (bei schmerzhaften Eingriffen) Levomethadon (0,1–0,25 mg/kg i. v.)

Kurznarkose (chirurgische Toleranz bis 15 min, geeignet für diagnostische, *schmerzfreie* Eingriffe oder Manipulationen)
- **alle ASA-Klassen**
  - Midazolam (0,2–0,5 mg/kg i. v., i. m.) und Propofol (z. B. Narcofol®, Rapinovet®) 2–4 mg/kg i. v., falls Verlängerung der Narkose nötig: Propofol (1–2 mg/kg i. v.)
  - Propofol (6–8 mg/kg langsam i. v.), falls Verlängerung der Narkose nötig: Propofol (1–3 mg/kg i. v.)

Kurznarkose (geeignet für *schmerzhafte* Eingriffe bis 30 min)
- **ASA I-II**
  - Ketamin (z. B. Ketamin 10%®, Narketan 10®) 3 mg/kg i. v. und Xylazinhydrochlorid (z. B. Rompun 2%®, Sedaxylan®, Xylazin 2%®) 0,3 mg/kg i. v. („Mischspritze" erlaubt, kann je nach Wirkung alle 10–20 min nachdosiert werden) sofort nach Prämedikation mit Diazepam und Atropin injizieren
  - Medetomedin (Dosis richtet sich nach der Körperoberfläche in m^2, s. Packungsbeilage, 20–40 µg/kg i. v., i. m.) und Ketamin (2–3 mg/kg i. v., bei Bedarf Vertiefung mit Ketamin 1–2 mg/kg i. v.)
  - *Vorteil:* Durch Gabe von Atipamezol (Antisedan®, 200 µg/kg i. m.) kann die Aufwachphase auf ca. 5 min verkürzt werden. Die Anwendung ist auch bei Problemtieren möglich.
  - *Kontraindikationen:* Zuchttiere, tragende Hündinnen, Tiere mit Leber- oder Nierenschäden
- **ASA III–IV**
  - Ketamin (3 mg/kg i. v.) und Xylazinhydrochlorid (0,3 mg/kg i. v.) nach Prämedikation mit Diazepam bzw. Midazolam und Atropin
  - Diazepam (0,5 mg/kg i. v., nicht mischbar!!!) und Ketamin (5–10 mg/kg i. v.)

- Midazolam (0,5 mg/kg i. v.) und Ketamin (5–10 mg/kg i. v., „Mischspritze" erlaubt)
- Xylazinhydrochlorid (1,0–1,5 mg/kg i. v.) und Thiopental (HAM wie z. B. Thiopental®, Trapanal®) 5–10 mg/kg i. v. bzw. nach Wirkung, zuvor Venenkatheter mit NaCl 0,9% durchspülen)

Mittellange Narkose (chirurgische Toleranz bis 60 min)
- **ASA I–II**
  - Ketamin (3,0 mg/kg i. v.) und Xylazinhydrochlorid (0,3 mg/kg i. v., Mischspritze erlaubt) nach Prämedikation mit Levomethadon und Acepromazin
  - Medetomedin (20–40 µg/kg i. v.) in Kombination mit Propofol (2,0 mg/kg i. v.)
  - Pentobarbital (z. B. Narcoren®[BTM!]) 25–35 mg/kg i. v., ⅔ der Dosis rasch verabreichen, nach Einsetzen der narkotischen Wirkung (nach 2–3 min) langsam nachinjizieren (je nach Reaktion des Patienten), Intubation empfehlenswert, langer Nachschlaf kann durch zentrale Analeptika (z. B. Doxapram) oder Yohimbin (0,4 mg/kg i. v.) verkürzt werden
- **ASA III-V**
  - Midazolam (0,2–0,5 mg/kg i. v., i. m.) und Propofol (2–4 mg/kg i. v. zur Einleitung, 1–2 mg/kg i. v. zur Erhaltung)
  - Midazolam (0,5–1,5 mg/kg i. v.) und Fentanylcitrat (z. B. Fentanyl® = HAM und BTM!) 0,03–0,05 mg/kg i. v.

> **Merke:** Tiere müssen beatmet werden!

Langzeitnarkose (> 60 min)
Wegen höherer Belastung der Patienten ist die Injektionsanästhesie für lange Eingriffe nicht optimal. Ausnahme ist TIVA (s. Teil I: Kap. 11.4.1).
- **Inhalationsnarkose für alle ASA-Klassen**
  - Einleitung mit Midazolam (0,2–0,5 mg/kg i. v., i. m.) und Propofol (2–4 mg/kg i. v.) oder Levomethadon (0,25–0,75 mg/kg i. v.) und Diazepam (0,5 mg/kg i. v., max. 20 mg/Tier), Anflutung mit 0,8–2,0 Vol.-% Isofluran, Erhaltung mit 0,6–1,5 Vol.-% Isofluran
  - Einleitung mit Propofol (6–8 mg/kg i. v.) und Fentanyl (0,01–0,02 mg/kg/h i. v. im DT) und Inhalationsnarkose mit Isofluran

Alternative „Neuroleptanalgesie" (**Cave**: Hyperakusie)
- Acepromazin (30 µg/kg i. m., nur bei ASA I-II anwenden) und Buprenorphin (z. B. Temgesic® = HAM) 10 µg/kg i. m.
- Haloperidol (HAM wie z. B. Haldol®, Haloperidol®) 1–2 mg/kg i. m., i. v. und Fentanylcitrat (0,03–0,05 mg/kg i. v., i. m.) nach Prämedikation mit Atropin (0,05 mg/kg i. m. ca. 15 min zuvor)

Katze

8.5 Lokalanästhesie

8.5.1 Oberflächen- und Infiltrationsanästhesie

Eine Schleimhautanästhesie erfolgt insbesondere bei kleinen Eingriffen am Auge (s. Hund), im Gehörgang (Lidocain-Lsg. 1%), an der Maulschleimhaut (s. Hund) sowie im Nasen-Rachen-Raum (Lidocainspray 15%). Häufig ist jedoch die lokale Schmerzausschaltung nicht ausreichend, da sich die Tiere aus Angst weiterhin zur Wehr setzen und somit doch eine Narkose notwendig wird.

Bei frisch verletzten Tieren im Schock und bei sehr ruhigen, zutraulichen Patienten findet die Infiltrationsanästhesie Anwendung. Das betreffende Operationsgebiet wird mit einer 0,5–1%igen Lidocain-, Mepivacain- oder Procainlösung unterspritzt.

8.6 Leitungsanästhesie

8.6.1 Epiduralanästhesie (Schautafel 1-6)

Die sog. Rückenmarksanästhesie kann nur nach einer Sedation der Katze durchgeführt werden und bietet durch eine totale Muskelrelaxation und Schmerzfreiheit gute Operationsmöglichkeiten im Bereich der Hintergliedmaße. In Verbindung mit einer Basisnarkose ist die Epiduralanästhesie besonders für Risikopatienten und für sehr schmerzhafte, größere Eingriffe geeignet.

Dosis: 1%ige Lidocain-Lsg. *ohne Adrenalin* (1 ml/15 cm Rückenlänge) bzw. 2%ige Lidocain-Lsg. (0,4 ml/kg KGW).

Einstich: zwischen 7. LW und Kreuzbein in einem Winkel von 60°

8.7 Zwischenfälle

Hier gilt das Gleiche wie beim Hund (s. 8.3).

8.8 Sedation und Narkose

Sedation
- Acepromazin (z. B. Vetranquil 1%®) 0,3–0,6 mg/kg i. m. oder langsam i. v. (max. 4 mg/Tier)

- Diazepam (HAM wie z. B. Diazepam®, Faustan®) 0,2–0,5 mg/kg i. v. (i. m. schmerzhaft) oder Midazolam (HAM wie z. B. Dormicum®) 0,2–0,5 mg/kg i. v. oder i. m.
- Tiletamin und Zolazepam (in GB, F, Luxemburg zugelassenes Kombi-Präparat Zoletil®100, Verbringen über eine internationale Apotheke) 3–6 mg/kg s. c. oder i. m. (ab ASA III max. 5 mg/kg)

> **Tipp:** Den folgenden Narkosen sollte bei der Katze eine Nahrungskarenz von 12 h vorausgehen. Handelt es sich um nicht geplante Operationen (z. B. Not-OP), und ist der Magen voll und das Tier nicht zu sehr gefährdet (bis ASA III), kann mit der Gabe von Xylazin (0,25–0,5 mg/kg i. m.) Erbrechen provoziert werden, um den Magen zu entleeren. Risikopatienten müssen notfalls mit vollem Magen operiert werden. Diese Tiere können vorbeugend mit Metoclopramid (z. B. Paspertin [HAM] 0,1–0,3 mg/kg i. v., i. m., s. c. oder p. o.) behandelt und intubiert werden, um eine Aspiration von Mageninhalt zu verhindern.

Prämedikation
- **ASA I-II**
- Medetomedin (20 µg/kg i. v.) und Ketamin (6 mg/kg i. v., i. m.)
- Acepromazin (0,1–0,2 mg/kg i. v., max. 1 mg/Tier) und nach 15 min Ketamin (1–2 mg/kg i. v., oder 6–10 mg/kg i. m.)
- Diazepam (0,2–0,5 mg/kg i. v., nicht mischbar) und Atropin (0,02–0,05 mg/kg i. v., s. c.)
- **ASA III-V**
- Diazepam bzw. Midazolam (0,2–0,4 mg/kg i. v.) und Levomethadon (0,1 mg/kg i. v., i. m.; höhere Morphindosen können bei Katzen zu Erregungszuständen führen)
- Midazolam (0,4–0,8 mg/kg i. v., i. m., nur Anxiolyse, keine Analgesie)

Kurznarkose (chirurgische Toleranz bis 15 min, geeignet für diagnostische, *schmerzfreie* Eingriffe oder Manipulationen)
- **alle ASA-Klassen**
- Midazolam (0,2–0,5 mg/kg i. v., i. m.) und Propofol (2–4 mg/kg i. v.)
- Propofol (6–8 mg/kg langsam i. v.), falls Verlängerung der Narkose nötig: Propofol (1–3 mg/kg i. v.)
- Tiletamin und Zolazepam (z. B. Zoletil®100) 12,5 mg/kg i. m.

Kurznarkose (geeignet für schmerzhafte Eingriffe bis 30 min)
- **ASA I-II**
- Ketamin (3 mg/kg i. v.) und Xylazinhydrochlorid (0,3 mg/kg i. v.; „Mischspritze" erlaubt, kann je nach Wirkung alle 10–20 min nachdosiert werden) nach Prämedikation mit Diazepam und Atropin

- Medetomedin (80 µg/kg i. v., i. m.) und Ketamin (7,5 mg/kg i. m., „Mischspritze" erlaubt)
• **ASA III–V**
- Diazepam bzw. Midazolam (0,2–0,5 mg/kg i. v.) und Ketamin (5–10 mg/kg i. v.)

Mittellange Narkose (chirurgische Toleranz bis zu 60 min)
• **ASA I–II**
- Ketamin (3,0 mg/kg i. v.) und Xylazinhydrochlorid (0,3 mg/kg i. v., „Mischspritze" erlaubt) nach Prämedikation mit Levomethadon und Acepromazin
- Tiletamin und Zolazepam (10 mg/kg i. m.) und Fentanylcitrat (0,001–0,007 mg/kg i. v.), ggf. Prämedikation mit Atropin
• **ASA III-V**
- Midazolam (0,2–0,5 mg/kg i. v., i. m.) und Propofol (2–4 mg/kg i. v. zur Einleitung, 1–2 mg/kg i. v. zur Erhaltung)
- Midazolam (0,5–1,5 mg/kg i. v.) und Fentanylcitrat (0,03–0,05 mg/kg i. v.); (**Cave:** Tiere müssen beatmet werden!)
- Tiletamin und Zolazepam (3–5 mg/kg s. c. oder i. m.) und Fentanylcitrat (0,001–0,007 mg/kg i. v.), ggf. Prämedikation mit Atropin

Langzeitnarkose (> 60 min)
Wegen der höheren Belastung der Patienten ist eine Injektionsanästhesie für lange Eingriffe nicht optimal. Das für die endotracheale Intubation der Katze notwendige Instrumentarium besteht aus Maulsperre, Leuchtspatel, Lidocain-Gel, flexiblen dünnen Mandrin und manschettenlosen Trachealtuben mit 2,5–3,0 mm innerem Durchmesser.
• **Inhalationsnarkose für alle ASA-Klassen**
- Einleitung mit Midazolam (0,2–0,5 mg/kg i. v., i. m.) und Propofol (2–4 mg/kg i. v.), Anflutung mit 0,8–2,0 Vol.-% Isofluran, Erhaltung mit 0,6–1,5 Vol.-% Isofluran
- Einleitung mit Propofol (6–8 mg/kg i. v.) und Fentanyl (0,01–0,02 mg/kg/h i. v. im DT), Inhalationsnarkose mit Isofluran

Neuroleptanalgesie (s. Hund, 8.4)

Hund und Katze

8.9 Risikogruppen

8.9.1 Sehr junge und sehr alte Tiere

Das Alter der Tiere hat einen erheblichen Einfluss auf die Narkose und findet daher auch Eingang in die ASA-Wertung. Im Folgenden werden einige Besonderheiten bei jungen und alten Tieren genannt, die für Narkosen bedeutend sind.

Welpen
- Sie neigen zur **Unterkühlung**. Deshalb sollte man die Infusionen präoperativ auf Körpertemperatur erwärmen und während der OP das Tier eventuell auf ein Heizkissen oder Wärmematte legen. Postoperativ sollte ebenfalls für genügend Wärme (kontrolliert) gesorgt werden (Heizkissen, Rotlichtlampe).
- Sie neigen schnell zur **Hypoglykämie**. Mit der Infusion einer 5%igen Glucoselösung (4–10 ml/kg/h) kann dieser vorgebeugt werden.
- Sie haben einen größeren **O_2-Bedarf**. Hinzu kommen ungünstigere Ventilationsverhältnisse in der Lunge. Die Tiere sollten oxygeniert werden.
- Der **Leberstoffwechsel** ist noch nicht ausgereift. Dadurch haben Medikamente (auch Narkotika) eine verlängerte Wirkung, sodass auch die Aufwach- und Regenerationsphasen verlängert sind. Bei Katzen sollte man wegen des noch nicht ausgereiften Enzymsystems auf Pentobarbital verzichten und bei Thiobarbituraten vorsichtig dosieren.
- Bedingt durch das geringere **Urinkonzentrationsvermögen** geraten die Tiere rascher in eine Exsikkose, die mit einer geeigneten parenteralen Flüssigkeitszufuhr perioperativ und intraoperativ vermieden werden kann. Außerdem sollte den Jungtieren bis zu 1 h vor der OP Wasser zur Verfügung gestellt werden.
- Atropin®(0,04 mg/kg) sollte zur Prämedikation eingesetzt werden, um einer Bradykardie vorzubeugen.
- Gut vertragen werden Benzodiazepine (z. B. Midazolam oder Diazepam), Ketamin, Levomethadon und Fentanyl.
- Bei Tieren jünger als sechs Wochen sollten *keine* Neuroleptika eingesetzt werden und bei älteren Jungtieren nur in einer minimalen Dosierung. Phenothiazinderivate (z. B. Acepromazin) können bei jungen Katzen zu Krämpfen führen. Xylazinhydrochlorid sollte vermieden werden (wirkt stark emetisch).

> **Merke:** Diese Besonderheiten sind bei der Auswahl der Narkosemittel für Jungtiere zu beachten und die Dosierungen sind entsprechend niedriger zu wählen.

Alte Tiere

Ein Tier, das ca. 80% seines rassetypischen Alters erreicht hat, kann man als „altes Tier" bezeichnen. Diese Tiere machen wohl den Großteil des Patientengutes einer tierärztlichen Praxis oder Klinik aus. Beim alten Tier gelten folgende Besonderheiten:

- Das **Herz** kann bei Belastung weniger gut kompensieren (Blutungen, Stress, OP etc.); weiterhin neigt das alte Tier zur Vagotonie. Häufig finden sich Myokardvorschädigungen, die eine herzbelastende Narkose verbieten.
- Das **Herz-Minuten-Volumen** (HMV) ist beim alten Tier geringer, wodurch die Narkoseeinleitung verlängert wird. Dosiert man zu rasch nach, kommt es schnell zu Überdosierungen.
- Oft besteht eine Insuffizienz der **Nieren**, die eine höhere Empfindlichkeit gegenüber Über- und Unterinfusionen bedingt. Nierenbelastende Narkotika sind kontraindiziert.
- Die **Leber** kann die Narkotika nur langsam abbauen, dadurch verlängert sich die Aufwach- und Erholungsphase beim alten Tier.
- Eine besonders sorgfältige präanästhetische Untersuchung des Herz-Kreislauf-Systems, der Leber- und Nierenfunktion (Laborwerte) ist durchzuführen. Die Dosierung der verwendeten Narkotika sollte gegenüber einem jüngeren Tier um ca. ein Drittel niedriger gewählt werden.
- **Vorsichtsmaßregeln**
  - Prämedikationen zunächst nur bis zur Hälfte der Dosis geben
  - zur Prämedikation keine Anticholinergika (= kein Atropin) verabreichen
  - **Kein Xylazin** verwenden!
  - Barbiturate nur in niedrigster Dosierung anwenden
  - alte Patienten intubieren und infundieren
  - bei Inhalationsnarkosen zunächst vor der Intubation mit reinem O_2 über die Maske präoxygenierten

Die ASA-Tabelle 48 (herausgegeben von der American Society of Anesthesiologists, www.asahq.org) enthält Hinweise auf das Alter der Tiere. Anhand der entsprechenden ASA-Klasse kann die passende Narkose herausgesucht werden.

8.9.2 Vorschädigungen

Neben den alten und jungen Tieren gibt es natürlich auch Tiere im besten Alter, die aufgrund von Vorerkrankungen spezieller Berücksichtigung bedürfen.

- Tiere mit geschädigtem Herz-Kreislauf-System
- hypovolämische Tiere
- Tiere mit Ateminsuffizienz
- lebergeschädigte Tiere
- nierenkranke Tiere
- Tiere mit Verdacht auf Hirnödem
- Sectio caesarea
- Tiere mit Diabetes mellitus

Patient mit geschädigtem Herz-Kreislauf-System
(Myokardinsuffizienz, Perikarditis, Endocarditis valvularis o. ä.)
Tachykardien sind zu vermeiden, da sie unter Umständen zum Herzstillstand führen können. Daraus ergeben sich folgende Regeln:
- Prämedikation mit Benzodiazepinen oder Acepromazin und Morphinen; dadurch wird der Patient entspannt und analgesiert

> **Cave:** Bei Katzen dürfen Morphine nur in geringen Dosierungen von max. 0,1 mg/kg i. v. oder i. m. eingesetzt werden, da sie sonst Erregungszustände hervorrufen können.

- **Kein Xylazin** verwenden!
- **Kein Ketamin** benutzen, da es zur Tachykardie führen kann!
- Voroxygenieren (5 min) des Patienten im Zelt oder über die Maske
- Mittel der Wahl bei Herzpatienten ist sicherlich die Inhalationsnarkose mit **Isofluran**, da es vom Herzen am besten toleriert wird.

Hypovolämischer Patient
Bei diesen Tieren ist – wenn möglich – zunächst eine Volumensubstitution durchzuführen. Ist dies nicht möglich, so sollte bedacht werden, dass diese Tiere nicht nur einer erhöhten Kreislaufbelastung ausgesetzt sind, sondern Pharmaka aufgrund der geringeren Solvationsmenge schon bei niedrigerer Dosierung wirken. Hinzu kommt eine geringere Ausscheidungsrate mit all den bereits genannten Konsequenzen (verlängerte Aufwach- und Regenerationszeit).

Patient mit Ateminsuffizienz
Pneumonien, Bronchitiden, Lungenfibrosen, Emphyseme, Atelektasen, Zwerchfellhernien, Pneumo-, Hämo-, Chylothorax, Tumoren, brachyzephale Rassen usw.

Da die meisten Anästhetika atemdepressiv wirken, folglich die Ventilation verschlechtern, ist eine weitere Forcierung der Ateminsuffizienz vorprogrammiert.

Empfehlungen zur Schadensbegrenzung:
- Ateminsuffizienz, wenn möglich, beheben (z. B. Pneumothorax beseitigen)
- Atropin® zur Prämedikation geben (Bronchodilatation, Hemmung der Sekretion)
- Ateminsuffiziente Patienten sind oft besonders ängstlich, was das Atemzugvolumen i. d. R. herabsetzt. Es bietet sich eine leichte Sedation mit Diazepam (0,3–0,4 mg/kg i. v. max. 10 mg/Tier) oder Acepromazin (0,02 mg/kg i. m.) an.
- Präoxygenieren mit O_2 vor der Intubation (5–6 min)
- jedes Tier mit Ateminsuffizienz intubieren, um eine effizientere Atmung durch O_2-Gabe und assistierter oder gar kontrollierter Beatmung zu erreichen
- Mittel der Wahl ist sicherlich eine Inhalationsnarkose mit positivem endexspiratorischem Druck (sog. PEEP-Beatmung). Nach Präoxygenierung und Einleitung der Narkose z. B. mit Propofol (7 mg/kg i. v.) wird rasch intubiert.

Lebergeschädigter Patient

Da die Leber sich vorzüglich regeneriert, ist mit Anästhesieproblemen eher bei akuten (= nicht kompensierten) Lebererkrankungen zu rechnen. In solchen Fällen kommt es zum verzögerten Abbau der Medikamente, längeren Aufwach- und Erholungsphasen. Inhalationsnarkotika, wie Halothan und Enflurane, senken die Leberperfusion und führen damit zu weiterem Leistungsabfall. Halothan steht in der Humanmedizin im Verdacht, Leberschädigung durch Hepatitisinduktion zu provozieren. In der Tiermedizin konnte dies bisher nur in tierexperimentellen Studien bei Ratten nachgewiesen werden.

- Bei Verdacht auf Leberinsuffizienzen sind präanästhetisch Laborwerte anzufordern (s. Teil I: Kap. 7 Labor).
- Für die Narkose eignen sich insbesondere Thiobarbiturate und Isofluran in niedriger Dosierung. Problemlos sind auch Benzodiazepine und Morphine ebenfalls in niedriger Dosierung.
- Grundsätzlich sollten O_2-Gaben und 5%ige Glucose-Infusionen verabreicht werden.
- Bei lebergeschädigten Katzen sollte man sowohl mit Ketamin als auch mit Steroiden vorsichtig sein.

Nierenkranker Patient

Die meisten Anästhetika senken über eine allgemeine Blutdrucksenkung auch den renalen Blutfluss. Dadurch können insuffiziente Nieren zusätzlich durch O_2-Mangel geschädigt werden. Dieser Mechanismus kann durch Infusionen mit z. B. Dopamin, Mannitol eingeschränkt werden.

- vor der Narkose **Kreatinin** und **Blutharnstoff** als Nierenfunktionsindikatoren untersuchen

> **Merke:** Auch geringe Abweichungen dieser Parameter sind von Bedeutung, da die Nieren erst bei stärkerer Insuffizienz erhöhte Werte anzeigen.

- Methoxyfluran (nephrotoxisch!) und Ketamin vermeiden
- postoperative Infusion (15 ml/kg/h), Elektrolyte, eventuell Zusatz von Mannitol (1–2 ml/kg) oder Dopamin (5–6 µg/kg/min)

Patient mit Verdacht auf Hirnödem

Wenn möglich, sollte das Hirnödem präoperativ behandelt werden.
- Infusion mit Zusatz von Mannitol 10% (0,25–0,5 g/kg i. v.)
- Anregung der Diurese mit Furosemid 1 mg/kg i. v., i. m.
- Gabe von Dexamethason 2–4 (–8) mg/kg i. v.
- Zur kurzen oder mittellangen Narkose selbst eignet sich die Ataranalgesie (Midazolam und Fentanyl). Für lange Operationen ist eine Inhalationsnarkose geeignet, wobei eine kontrollierte Hyperventilation anzuraten ist, da dadurch eine Hypokapnie mit reaktiver Gefäßkontraktion die Situation entschärft.

> **Tipp:** Kein Ketamin bei Schädel-Hirn-Traumen verwenden, da die Gefahr von Krämpfen besteht!

Sectio caesarea (Kaiserschnitt)

Das Muttertier muss zur OP narkotisiert werden; dabei überwinden die Narkotika die Plazentarschranke und können die Lebensfähigkeit der Welpen in Mitleidenschaft ziehen.

Hinzu kommt, dass zur Sektio anstehende Tiere in den seltensten Fällen nüchtern sind und daher zum Erbrechen neigen. Es empfiehlt sich deswegen bei allen folgenden Narkosen eine Prämedikation mit Metoclopramid (Paspertin® [HAM]) 0,1–0,3 mg/kg i. v., i. m., s. c., p. o. (15 min vor der Narkose).

- Kaiserschnitt bei der Hündin
- 1. Möglichkeit: Neuroleptanalgesie mit nachfolgender Schnittinfiltration Xylazinhydrochlorid (1–2 mg/kg i. v.) und Ketamin (8–10 mg/kg i. v.) mittels Venenkatheter, zunächst 50% der Dosis,

dann Vorbereitung der Hündin zur OP (scheren, desinfizieren), dann nach Wirkung weiter injizieren
- 2. Möglichkeit: Inhalationsnarkose mit Isofluran nach Einleitung mit Propofol (6–8 mg/kg i. v.); nach der Entbindung kann die Narkose vertieft werden
- 3. Möglichkeit: Ataranalgesie Fentanyl (0,02–0,03 mg/kg i. v.) und Midazolam (1–2 mg/kg i. v.)
- Kaiserschnitt bei der Katze
- 1. Möglichkeit: Gabe von Metoclopramid empfohlen; Einleitung der Narkose mit Ketamin (2–4 mg/kg) und Inhalationsnarkose wie beim Hund
- 2. Möglichkeit: niedrige Ketamin-Xylazin-Narkose und nach der Entwicklung der Welpen eine Vertiefung der Narkose mit Ketamin

Was tun mit den Welpen nach der Entwicklung?
- Mund und Nase von Eihäuten und Schleim befreien
- eventuell Mund-Nase-Beatmung und/oder Sauerstoffdusche
- bei Atemdepression: 1–2 Tropfen des Analeptikums Doxapram (z. B. Doxapram-V®) auf die Maulschleimhaut
- rasch und kontrolliert wärmen und vorsichtig trockenreiben
- bradykarde Welpen mit Atropin behandeln (Atropin 1:1 mit NaCl, davon 0,1 ml s. c.)

Patient mit Diabetes mellitus
Ist ein Tier auf Insulin eingestellt, kann der Stoffwechsel entgleisen, wenn z. B. durch lange Narkosen die gewohnte Fütterung nicht möglich ist oder Glucocorticoide eingesetzt wurden. Daraus ergeben sich folgende Regeln:
- OP am Morgen nach Gabe von etwa ⅓ der normalen Insulinmenge
- Verwendung von schonenden Narkosen, die keine langen Nachschlafphasen haben (z. B. antagonisierbare Narkosen, Inhalationsnarkosen)
- perioperative Blutzuckerkontrollen
- Infusion mit 5%iger Glucoselösung intra- und postoperativ (10–15 ml/kg/h), bis die Nahrung wieder oral aufgenommen werden kann
- Glucocorticoide zur OP vermeiden

Weiterführende Literatur und Internetlinks

Siehe Anhang Kapitel 10.

9 Notfalltherapie

9.1	Notfallbeispiele (Auswahl)	280
9.2	Notfallmedikamente mit Dosierung	284
9.2.1	Anaphylaxie	284
9.2.2	Ophthalmologische Notfälle	285
9.2.3	Respiratorische Notfälle	287
9.2.4	Endokrine Notfälle	289
9.2.5	Kardiologische Notfälle	292
9.2.6	Infusionslösungen	294
9.2.7	Vergiftungen	294
9.3	Sedativa und Analgetika	298
9.4	Euthanasie	300

9.1 Notfallbeispiele (Auswahl)

Der Tierarzt kann täglich mit verschiedensten Notfällen in der Praxis konfrontiert werden. Prinzipiell ist jeder Notfall zuerst symptomatisch zu versorgen. Darunter versteht man die Aufrechterhaltung oder Ingangsetzung **vitaler Funktionen**, wie Atmung und Kreislauf (s. Teil I: Kap. 12 Der Notfallkoffer). Es folgen einige relevante Fallbeispiele. Die zu verwendenden Stoffgruppen, Wirkstoffe und eine Auswahl an Präparaten sowie die Dosierungsempfehlungen sind entweder dem Text oder den zugehörigen Tabellen zu entnehmen. Grundsätzlich gelten jedoch die Herstellerangaben in der Packungsbeilage.

Was tun bei Schock?

Zu unterscheiden sind verschiedene Schockformen wie hypovolämischer, septischer, anaphylaktischer, kardiogener und neurogener Schock. Im Notfall dient die kapilläre Füllungszeit (KFZ) zur Erstdiagnose des Schocks, die im Schock > 2 s beträgt. Nach der symptomatischen Erstversorgung wird eine der entsprechenden Schockform angepasste Schocktherapie durchgeführt. Diese beruht im Wesentlichen auf folgenden Säulen:

- **Volumensubstitution** (außer beim kardiogenen Schock) über großlumigen venösen Zugang
- Infusion von körperwarmer Ringer-Lactat-Lsg. (HAM) bis 90 ml/kg/h (Hd) bzw. bis 60 ml/kg/h (Ktz), initial 20–30 ml/kg in 10 min
- Ziel: massive Füllung des intravenösen Raumes und damit optimale Perfusion der peripheren (und zentralen) Gewebe

> **Merke:** Um eine Überinfusion zu vermeiden, sollte eine Verlaufskontrolle mittels Harnkatheter durchgeführt werden.

- **Dopamin**
- ist bei allen Schockarten Adrenalin (z. B. Suprarenin® [HAM]) überlegen (außer beim anaphylaktischen Schock)
- z. B. Dopamin® (HAM) 5–15 µg/kg/min (DT)
- Ziel: Verbesserung der Perfusion in den Nieren- und Mesenterialgefäßen
- **Glucocorticoide**
- Prednisolon (z. B. Prednisolon ad us. vet.®) bzw. Methylprednisolon (z. B. Medrate Solubile ad us. vet.®) 10–30 mg/kg i. v. oder Dexamethason (z. B. Dexamethason Injektionslösung ad us. vet.®, Dexatad®) 1–2 mg/kg i. v., v. a. beim anaphylaktischen Schock
- Ziel: Verringerung der Gefäßpermeabilität
- **Antibiotika**
- Breitbandantibiotika zum frühestmöglichen Zeitpunkt
- Ziel: Schutz des unter Glucocorticoiden stehenden Patienten vor bakteriellen Infektionen

> **Merke:** Weiterhin ist für einen Ausgleich der Körpertemperatur zu sorgen.

Hypovolämischer Schock
- **Bedingt durch Dehydratation**
- Volumenzufuhr (körperwarme Ringer-Lactat-Lsg.)
- Elektrolyt- sowie Säure-Basen-Ausgleich
- ggf. Dopamin: 5 µg/kg/min im DT
- **Bedingt durch Blutverlust** (Mangel an O_2-transportierenden Blutkörperchen)
- Volumensubstitution über Dextran 60 als 6%ige hyperonkotische Lösung oder Hydroxyethylstärke(HES)-Lsg. 3%: 10–20 ml/kg (Hd) bzw. 5–10 ml/kg (Ktz) gefolgt von Ringer-Lactat-Lsg. im DT zur weiteren Deckung des Flüssigkeitsbedarfes
- ggf. Vollbluttransfusion (Blutspenderhund/-katze)

Septischer Schock
- Volumenzufuhr (körperwarme Ringer-Lactat-Lsg., bei Hypoglykämie Glucose-Lsg. 5%)
- Elektrolyt- und Säure-Basen-Ausgleich
- ggf. Dopamin als Infusionszusatz (5 µg/kg/min)
- Antibiose: z. B. Cefotaxim (20–25mg/kg 3-mal tägl. i. v.) und Gentamicin (2–4 mg/kg 2-mal tägl. i. v., s. c.) und ggf. auch Metronidazol (10–15 mg/kg 2-mal tägl. p. o. [Hd] bzw. 1-mal tägl. [Ktz]) *oder* Enrofloxacin (5 mg/kg 1-mal tägl. s. c.) und Clindamycin (8–10 mg/kg 2-mal tägl. s. c.)
- Antiendotoxin-Antikörper
- bei disseminierter intravasaler Koagulation (DIC) Heparin (HAM wie z. B. Calciparin®, Heparin-Natrium®, Proleukin®: 5–10 IE/kg/h im DT oder 50–75 IE/kg 3-mal täglich s. c.) und Plasmatransfusion
- ggf. Endorphin-Antagonisierung mit Naloxon (Naloxon® [HAM]): 1–2 mg/kg i. v.

Anaphylaktischer Schock
- Adrenalin = Epinephrin (benötigt wird 1:10 000-Verdünnung, Herstellung aus 1 ml der handelsüblichen 1:1 000-Verdünnung und 9 ml 0,9%ige NaCl-Lsg., davon dann 0,1 ml/kg i. v. = 0,01 mg/kg)
- Volumenzufuhr (körperwarme Ringer-Lactat-Lsg.)
- Glucocorticoide und ggf. Antibiose
- ggf. O_2-Zufuhr: 2–4 l O_2/min
- ggf. Antihistaminika wie Clemastin (z. B. Tavegil® [HAM]) oder Diphenhydramin (z.B. Dolestan® [HAM]): 0,2–1,0 mg/kg 2-mal tgl. p.o.
- ggf. Bronchodilatation mit Theophyllin (HAM wie z. B. Euphylong®, Solosin®): 5 mg/kg langsam i. v. unter EKG-Kontrolle

Kardiogener Schock (infolge kongestiver Herzinsuffizienz)
- O_2-Zufuhr: 2–4 l O_2/min
- Diurese mit Furosemid (z. B. Dimazon®): 2–4 mg/kg i. v. (Hd) bzw. 1–2 mg/kg i. v. (Ktz) alle 2–4 h
- Sedation mit Diazepam (HAM wie z. B. Diazepam®, Faustan®): 0,2–0,5 mg/kg i. v. (i .m. schmerzhaft!), bzw. Midazolam (z. B. Dormicum® [HAM]: 0,2–0,5 mg/kg i. v. oder i. m., max. 20 mg/Tier
- Vasodilatation mit Nitroglycerin-Salbe 2%: 3-mal im Abstand von 4–6 h 0,5–5,0 cm Salbenstrang (Hd) bzw. 0,5 cm (Ktz) auf Thorax oder Ohrinnenfläche
- Bronchodilatation mit Theophyllin: 5 mg/kg langsam i. v. unter EKG-Kontrolle
- ggf. Phlebotomie (= Aderlass): 5–10 ml/kg

Neurogener Schock (durch Schädel-Hirn-Trauma)
- Augen- und periphere Reflexe herabgesetzt oder fehlend, Bewusstseinsstörung (Kontrolle alle 15 min)
- Ziel der Behandlung: Gehirnschwellung vorbeugen oder beheben
- Kopf hochlagern
- O_2-Zufuhr: 2–4 l O_2/min. Milde Hyperventilation senkt über die Hirngefäßkontraktion den Hirndruck (Ziel: arterieller pCO_2 30 mm Hg)
- Diurese mit Mannitol-Lsg. 10%: 0,25–0,5 g/kg i. v. (Perfusor 30 min, nicht bei Hirnblutung), oder ggf. Furosemid: 1 mg/kg i. v.
- Volumenzufuhr zur Vorbeugung einer diureseinduzierten Hypovolämie: hypertone NaCl-Lsg. in Dextran/HES (NaCl-Endkonzentration 7,2%, nicht bei Dehydratation) 2–4 mg/kg (Hd) bzw. 1–2 mg/kg (Ktz) langsam i. v., gefolgt von körperwarmer Ringer-Lactat-Lsg. (nach Wirkung dosieren)

Was tun bei hepatischem Koma?
- Volumenzufuhr mit NaCl-Lsg. 0,9% und Glucose-Lsg. 5% als Infusionszusatz (ggf. auch Kaliumchlorid 20–30 mmol/l Infusionslösung)
- Klistiere alle 6 h für 15 min mit warmem Wasser/PVP-Jod oder Wasser/Neomycin (15–20 mg/kg) oder Wasser/Lactulose (2:1)
- Antibiose: z. B. Amoxicillin/Clavulansäure (z. B. Synulox®, Amoxiclav®, Claveseptin®) 20–25 mg/kg 2-mal täglich p. o.
- Hemmung der Ammoniakresorption durch Gabe von Lactulose 0,25–0,5 mg/kg 3-mal täglich p. o. (Magensonde)
- bei Wiedererwachen und eigenständiger Nahrungsaufnahme Umstellung auf proteinarme Diät

Was tun bei urämischem Koma?
- Volumenzufuhr (körperwarme 0,9%ige NaCl-Lsg.)
- zusätzlich Säure-Basen-Ausgleich bei metabolischer Azidose: Na-Hydrogencarbonat 1–2 mmol/kg als Infusionszusatz
- zusätzlich Elektrolytausgleich bei Hyperkaliämie (bei Oligurie): Normalinsulin 0,5 IE/kg und 4 ml/kg Glucose-Lsg. 5% (= 2 g Glucose/IE Normalinsulin) und ggf. Calciumgluconat 0,5 mg/kg als Infusionszusatz
- Anregung der Diurese: Mannitol-Lsg. 10% (0,25–0,5 g/kg i. v., Perfusor über 30 min) oder Furosemid als Infusionszusatz 1 mg/kg/h und Dopamin 1–3 µg/kg/min (Perfusor)

Merke: Zur Kontrolle des Erfolges sollte die Harnproduktion (Harnkatheter) überwacht werden.
Richtwerte: Katze: $\geq$ 0,5 ml/kg/h, Hund: $\geq$ 1 ml/kg/h

Was tun bei akutem epileptischen Anfall (Status epilepticus)?

- Diazepam: 1–2 mg/kg i. v. (Hd) bzw. 1 mg/kg i. v. (Ktz), ggf. Diazepam im DT 1–2 mg/kg/h (Hd) bzw. 0,2–0,5 mg/kg/h (Ktz)
- Phenobarbital (z. B. Luminal® [HAM]): 5–15 mg/kg i. v. (Hd) bzw. 2–5 mg/kg i. v. (Ktz), ggf. Phenobarbital im DT 0,5–1,0 mg/kg/h mit anschließender oraler Phenobarbital-Gabe (HAM wie z. B. Luminal®, Luminaletten®)
- ggf. O_2-Zufuhr
- Volumenzufuhr (körperwarme Ringer-Lactat-Lsg.)

9.2 Notfallmedikamente mit Dosierung

In diesem Abschnitt sind eine Auswahl der wichtigsten Notfallmedikamente für Hund und Katze – getrennt nach Indikationen – in Tabellen aufgelistet (Tab. 9-1 bis 7).
Es ist sinnvoll, diese Präparate mit einer Dosierungsliste im Notfallkoffer vorrätig zu halten.

9.2.1 Anaphylaxie

Anaphylaxie ist eine von zirkulierenden Antikörpern abhängige Reaktion einer Allergie vom Soforttyp, die systemisch als anaphylaktischer Schock (s. 9.1) innerhalb weniger Minuten infolge spastischer Asphyxie tödlich verlaufen kann.

Tab. 9-1 Auswahl an Notfallmedikamenten bei Anaphylaxie

Stoffgruppe Wirkstoff (Handelsname®)	Indikation	Dosis Hund	Dosis Katze	Bemerkung
Katecholamine Adrenalin (Suprarenin[1])	anaphylaktischer Schock	0,01 mg/kg i. v.		besser DT-Infusion mit Gesamtdosis bis 100 µg/kg
Antihistaminika Clemastin (Tavegil[1]), oder Diphenhydramin (Dolestan[1])	anaphylaktischer Schock	1–2 mg/kg langsam i. v., dann 0,2–1,0 mg/kg 2-mal tägl. p. o.		flankierende Maßnahme KI: Glaukom

Tab. 9-1 Fortsetzung

Stoffgruppe Wirkstoff (Handelsname®)	Indikation	Dosis Hund	Dosis Katze	Bemerkung
Glucocorticoide				
Dexamethason (Dexatad, (Rapidexon)	Anaphylaxie, Schock	0,1–0,25 mg/kg i. v., i. m.		
Prednisolon (Prednisolon ad us. vet.)	anaphylaktischer Schock	15–30 mg/kg i. v., dann 1–2 mg/kg 2-mal tägl.		
Methylprednisolon (Medrate Solubile)	hämorrhagischer/traumatischer Schock	15–30 mg/kg langsam i. v., i. m.		

[1] HAM
KI: Kontraindikation; DT: Dauertropf

9.2.2 Ophthalmologische Notfälle

Was tun bei akutem Glaukom?
- hyperosmolare Diurese mit Mannitol-Lsg. 20% (5–10 ml/kg i. v.)
- Hemmung der Kammerwasserproduktion mit Carboanhydrasehemmern wie Acetazolamid (z. B. HAM wie Diamox®, Glaupax®) 20–30 mg/kg einmalig i. v. oder Dorzolamid (z. B. HAM wie Cosopt®, Trusopt®) Augentropfen 3-mal täglich oder mittels Betablockern wie 0,5%ige Timolol-Augentropfen 3-mal täglich

Tab. 9-2 Auswahl an Medikamenten bei ophthalmologischen Notfällen

Stoffgruppe Wirkstoff (Handelsname®)	Indikation	Dosis Hund	Dosis Katze	Bemerkung
Betablocker Timolol (Timolol POS[1], Timo-COMOD[1])	akutes Glaukom		0,5%ige Augentropfen 3-mal tägl., später 2-mal tägl.	

Notfalltherapie

Tab. 9-2 Fortsetzung

Stoffgruppe Wirkstoff (Handelsname®)	Indikation	Dosis Hund	Dosis Katze	Bemerkung
Carboanhydrase-Hemmer Acetazolamid (Diamox[1], Glaupax[1])	akutes Glaukom		20–30 mg/kg i.v.	
Dorzolamid (Cosopt[1], Trusopt[1])			Augentropfen 3-mal tägl.	
Diuretika Mannitol-Lsg. 20%	akutes Glaukom		5–10 ml/kg i. v.	
Glucocorticoide Dexamethason (Dexamethason ad us. vet., Dexatad)	Bulbusprolaps	0,1–0,5 mg/kg 1-mal tägl. i. v., s. c.		KI: Glaukom, Katarakt
Prednisolon (Prednisolon ad us. vet., Prednisolonacetat)	Exophthalmus	10–30 mg/kg i. m.		
Lokalanästhetika 1–2%iges Lidocain 0,5%iges Tetracain (Ophtocain[1])	Trauma, Behandlungen am Auge	s. Kap. 8 Anästhesie		
Mydriatika Atropin (Atropin POS[1], Atropin EDO[1])	Glaukom		1%ige Augentropfen 2-mal tägl. nach Wirkung	
Tropicamid (Mydrum[1])			Augentropfen nach Wirkung dosieren	
NSAID Flunixin (Finadyne)	Entzündungen am Auge	0,3 mg/kg i. v. 1-mal tägl., max. 5 Tage		nicht i. m., da schmerzhaft
Parasympathomimetika Pilocarpin (Pilocarpin[1], Spersacarpin[1])	akutes Glaukom		Augentropfen 4-mal tägl.	

[1] HAM

KI: Kontraindikation

9.2.3 Respiratorische Notfälle

Was tun beim Lungenödem?
- ggf. Sedation mit Diazepam oder Midazolam 0,2–0,5 mg/kg i. v.
- sternale Lagerung
- O_2-Zufuhr: 2–4 l/min
- Diurese mit Furosemid alle 2–4 h: 2–4 mg/kg (Hd) bzw. 1–2 mg/kg (Ktz) i. v.
- ggf. Vasodilatation mit Nitroglycerin-Spray: 1–2 Sprühstöße in den Rachen, oder mit ACE-Hemmern wie Enalapril (z. B. Enacard®, Enalatab®, Prilenal®): 0,3–0,5 mg/kg 1–2-mal täglich p.o.
- Bronchodilatation mit Theophyllin: 5–10 mg/kg (Hd) bzw. 5 mg/kg (Ktz) p. o. 2–3-mal täglich
- ggf. Phlebotomie zur raschen Linderung: ca. 5–10 ml/kg
- möglicherweise ursächliche Herzinsuffizienz ist mit Glykosiden zu behandeln (z. B. Lanitop® [HAM])

Was tun im Falle eines Pneumothorax?
Offener Pneumothorax
- Sternallage, O_2-Zufuhr, Thoraxdrainage, Sedation, Narkose und chirurgischer Wundverschluss, Antibiose, Schmerztherapie, Röntgenkontrolle

Geschlossener (Spannungs-)Pneumothorax
- Sternallage, O_2-Zufuhr, Thoraxdrainage (Heimlich-Ventil, uni-/bilateral), ggf. Sedation, Röntgenkontrolle

Was tun beim Glottisödem/Laryngospasmus?
- Sedation/Kurznarkose
- Lokalanästhesie des Larynx: 2%iges Lidocain-Spray, 1–2 Sprühstöße
- endotracheale Intubation (ggf. O_2-Zufuhr, Beatmung, ggf. Tracheotomie)
- Glucocorticoide: Dexamethason (0,2–0,5 mg/kg i. v.) oder Methylprednisolon (2–5 mg/kg i. v.)
- Antihistaminika: Clemastin (z. B. Tavegil® [HAM]) oder Diphenhydramin (z. B. Dolestan® [HAM]) 0,2–1,0 mg/kg s. c.

Tab. 9-3 Auswahl an Medikamenten bei respiratorischen Notfällen

Stoffgruppe Wirkstoff (Handelsname®)	Indikation	Dosis Hund	Dosis Katze	Bemerkung
Analeptika Doxapram (Doxapram-V)	postoperativ/ medikamentös bedingte Atemdepression	nach Injektionsnarkose: max. 5 mg/kg i. v., nach Inhalationsnarkose: 1–2 mg/kg i. v. nach Wirkung		
	neonatale Asphyxie	1–5 mg/kg i. m., s. c. oder in die Maulhöhle träufeln	1–2 mg/kg i. m., s. c. oder in die Maulhöhle träufeln	i. v. in die Nabelvene möglich
Antihistaminika Clemastin (Tavegil[1])	Glottisödem, Laryngospasmus	0,2–1,0 mg/kg s. c.		
Bronchospasmolytika Theophyllin (Euphylong[1], Solosin[1])	Bronchialasthma, akute Herzinsuffizienz	5 mg/kg langsam i. v.		KI: Epilepsie
Diuretika Furosemid (Dimazon)	Lungenödem	2–4 mg/kg i. v. alle 2–4 h	1–2 mg/kg i. v. alle 2–4 h	
Glucocorticoide Dexamethason (Rapidexon, Voren)	Glottisödem, Trachealkollaps	0,2–0,5 mg/kg i. v.		
Methylprednisolon (Medrate Solubile)		5–15 mg/kg i. v.		keine Zulassung
Sympathomimetika Orciprenalin (Alupent[1])	Asthma bronchiale	0,1–0,2 mg/kg 3-mal tägl. p.o.		

[1] HAM

KI: Kontraindikation

9.2.4 Endokrine Notfälle

Was tun bei diabetischem Koma (diabetische Ketoazidose, hyperglykämischer Schock)?
- Volumensubstitution (körperwarme NaCl-Lsg. 0,9%)
- Normalinsulin (Therapieziel: Glucosewert 200–250 mg/dl): 0,2–0,5 IE/kg als Infusionszusatz oder initial 0,2 IE/kg i. m., dann 0,1 IE/kg bei Glucose > 250mg/dl
- bei metabolischer Azidose: Na-Hydrogencarbonat 1 mmol/kg als Infusionszusatz
- bei Hypokaliämie: Kaliumchlorid 7,45% max. 0,5 mmol/kg/h als Infusionszusatz
- bei Glucose < 250 mg/dl: 2,5–5%ige Glucose-Lsg., Normalinsulin 0,1–0,2 IE/kg und Kaliumchlorid
- Depotinsulin am nächsten Morgen

Was tun bei akuter Addison-Krise (Hypocortisolismus)?
- Volumenzufuhr und Hyponatriämie-Korrektur (körperwarme NaCl-Lsg. 0,9% mit Glucose-Lsg. 5% als Infusionszusatz)
- Hyperkaliämie- und Azidose-Korrektur (NaCl 0,9% im DT, Na-Hydrogencarbonat 1–2 mmol/kg, ggf. Normalinsulin 0,5 IE/kg, Glucose-Lsg. 50% als Infusionszusatz)
- Glucocorticoide: Dexamethason (z. B. Dexamethason®, Dexatad®) 0,5–1,0 mg/kg i. v.
- Dauertherapie bei primärer Nebennierenrindeninsuffizienz: Fludrocortison (z. B. HAM wie Astonin®H, Fludrocortison®) 0,01 mg/kg 2-mal täglich p.o.
- Dauertherapie bei sekundärer Nebennierenrindeninsuffizienz: Prednisolon (z. B. Prednisolon 5 mg®) 0,2 mg/kg 2-mal täglich p.o.

Was tun bei Hypercortisolismus (Cushing-Syndrom)?
- **Adrenal bedingt**
- Mitotan (z. B. Lysodren® [HAM]) initial 25 mg/kg 2-mal tägl. p. o., bis Cortisolwert bei ACTH-Stimulationstest im Normbereich bzw. Trinkmenge < 60 ml/kg, Erhaltung: 25 mg/kg 2-mal wöchentlich
- ggf. Prednisolon (Prednisolon 5 mg®) 0,1 mg/kg 2-mal täglich p. o.
- Kontrolle (ACTH-Stimulationstest) nach 1, 3, 6, 12 Wochen, dann alle 6 Monate
- ggf. chirurgische Adrenalektomie

- **Hypophysär bedingt**
  - Mitotan (s. adrenaler Cushing), alternativ Trilostan (z. B. Vetoryl®) initial 30 mg/Tag (1–5 kg), 60 mg/Tag (6–20 kg), 120 mg/Tag (> 20 kg)
  - Kontrolle (ACTH-Stimulationstest) nach 1, 3, 6, 12 Wochen, dann alle 6 Monate
  - Ketoconazol (z. B. Nizoral® [HAM]) initial 5 mg/kg 2-mal täglich p. o. (7 Tage), dann 10 mg/kg 2-mal täglich p. o. (7 Tage) bis Cortisolwert bei ACTH-Stimulationstest im Normbereich bzw. Trinkmenge < 60 ml/kg
  - ggf. Prednisolon (Prednisolon 5 mg®) 0,1 mg/kg 2-mal täglich p. o. lebenslang

Was tun bei akuter Pankreatitis?

- Nahrungskarenz über 3–5 Tage, dann vorsichtiges Anfüttern mit Reis, Hüttenkäse und magerem Huhn
- Volumenzufuhr (Ringer-Lactat-Lsg.)
- Plasmatransfusion (10–20 ml/kg i. v.), alternativ Dextran 60 als 6%ige Lsg. oder HES 3%ige Lsg. (Hund: 10–20 ml/kg; Katze: 5–10 ml/kg)
- Antiemetika: Metoclopramid (z. B. Paspertin® [HAM]) 0,1–0,3 mg/kg i. v., s. c.
- Antibiose: z. B. Amoxicillin/Clavulansäure (z. B. Synulox RTU®) 20–25 mg/kg 2-mal täglich s. c.; bei Septikämie: Cefotaxim (z. B. HAM wie Cefotaxim®, Claforan®, Spizef®) 20–25 mg/kg 3-mal täglich i. v. und Gentamicin (z. B. Genta 5%®, Gentacin®, Vepha-Gent forte®) 2–4 mg/kg 2-mal tägl. i. v., s. c. und ggf. Metronidazol (z. B. Suanatem®) 10–15 mg/kg (Hd: 2-mal tägl. p. o.; Ktz: 1-mal tägl. p. o.)
- Antazida wie Ranitidin (z. B. HAM wie Ranitidin®, Zantic®) 2 mg/kg 3-mal täglich p.o. (Hd); 2–4 mg/kg 2-mal täglich p.o. (Ktz)

Tab. 9-4 Auswahl an Medikamenten bei endokrinen Notfällen

Stoffgruppe Wirkstoff (Handelsname®)	Indikation	Dosis Hund	Dosis Katze	Bemerkung
Antazida Ranitidin (Ranitidin[1], Zantic[1])	Pankreatitis	2 mg/kg p. o. 3-mal tägl.	2–4 mg/kg p. o. 2-mal tägl.	
Antiemetica Metoclopramid (Paspertin[1])	Pankreatitis	0,1–0,3 mg/kg i. v., s. c.		
Betablocker Propranolol (Dociton[1])	thyreotoxische Krise		0,04–0,06 mg/kg langsam i. v.	Syn.: feline Hyperthyreose
Glucocorticoide Dexamethason (Rapidexon)	hypoglykämisch bedingte Krämpfe	0,5–1,0 mg/kg über 2–4 h als Infusionszusatz		
Kohlenhydrate Glucose-Lsg. 25% (G 25)	Hypoglykämie	1 ml/kg i. v.		initial G 25, dann G 5
Glucose-Lsg. 5% (G 5)		nach Wirkung (BZ) im DT (s. Packungsbeilage)		
Peptidhormone Normalinsulin	Hyperglykämie, Coma diabeticum	0,2–0,5 IE/kg		als Infusionszusatz
Depotinsulin	Diabetes mellitus	0,5 IE/kg 2-mal tägl. s. c. (4–7 Tage)	0,25 IE/kg 2-mal tägl. s. c. (4–7 Tage)	
Thyreostatika Thiamazol (Felimazole 5 mg)	thyreotoxische Krise		5 mg 2-mal tägl. p. o.	Syn.: feline Hyperthyreose

[1] HAM

DT: Dauertropf, BZ: Blutzucker

9.2.5 Kardiologische Notfälle

Was tun bei Herz-Kreislauf-Stillstand?

Kardiopulmonale Reanimation
1. Freilegen der Atemwege
2. Beatmung (O_2-Zufuhr 2–4 l/min), ggf. Beatmung (20–30/min) nach jeder 4. bis 5. Herzmassage
3. Herzmassage durch Thoraxkompression (80–100/min) < 7 kg KGW Seitenlage, > 7 kg KGW Rückenlage, wenn möglich Defibrillation bis zu 3-mal (2 J/kg, 2 J/kg, 4 J/kg)

- zusätzlich Adrenalin: (benötigt wird 1:10 000 Verdünnung: 1 ml der handelsüblichen 1:1 000 Verdünnung und 9 ml 0,9%ige NaCl-Lsg., davon dann 0,1 ml/kg i. v. oder i. c. = 0,01 mg/kg), ggf. Wiederholung nach 2 min, Lidocain 2%, anschließend ggf. Dobutamin (250 mg in 500 ml 0,9% NaCl-Lsg., DT nach Wirkung)
- Reanimation ohne Defibrillator: Adrenalin (s. o.), Procainamid 5–10 mg/kg i. v., Magnesiumchlorid 10–15 mg/kg langsam i. v., Kaliumchlorid 1 mmol/kg (und Acetylcholin 6 mg/kg) i. v., Calciumchlorid 10% 10 mg/kg i. v.
- Volumenzufuhr (körperwarme Ringer-Lactat-Lsg.)

Tab. 9-5 Auswahl an Medikamenten bei kardiologischen Notfällen

Stoffgruppe Wirkstoff (Handelsname®)	Indikation	Dosis Hund	Dosis Katze	Bemerkung
ACE-Hemmer				
Enalapril (Enacard, Enalatab, Prilenal)	Herzinsuffizienz, Kardiomyopathie, Hypertonie	0,25–0,5 mg/kg p. o. 1–2-mal tägl.		KI: Stenosen, Niereninsuffizienz, Gravidität
Ramipril (Vasotop)		0,1–0,3 mg/kg p. o. 1-mal tägl.		
Antiarrhythmika				
Lidocain (Lidocain 2%)	Herzarrhythmie	2–4 mg/kg als Bolus i. v.	1–2 mg/kg als Bolus i. v.	

Tab. 9-5 Fortsetzung

Stoffgruppe Wirkstoff (Handelsname®)	Indikation	Dosis Hund	Dosis Katze	Bemerkung
Herzglykoside				
Digitoxin (Digitoxin[1])	Herzinsuffizienz	ID: 0,1–0,2 mg/kg p. o. 2-mal tägl. (3 Tage) ED: 0,03–0,06 mg/kg p. o. 2-mal tägl.		
Digoxin (Lanicor[1])	kardiogener Notfall	0,03 mg/kg streng i. v. frak-tioniert (ID 50%, nach 2 h 25%, nach weiter. 2 h 25%)		nur unter EKG-Kontrolle
	kongestive Kardiomyopathie	0,005–0,01 mg/kg p.o. 2-mal tägl	0,0035 mg/kg p.o. 2-mal tägl.	**Cave:** Dobermann geringere Dosis
Katecholamine				besser DT-Infusion mit Gesamtdosis bis 100 μg/kg
Adrenalin (Suprarenin[1])	Herzstillstand, anaphylaktischer Schock	0,01 mg/kg i. v., i. c.		
Parasympatholytika				
Atropin (Atropinsulfat[1])	Bradykardie	0,02 mg/kg i. v.		
Sympathomimetika				
Dobutamin (Dobutamin[1])	Herzinsuffizienz, Hypotension	5–20 μg/kg/min im DT	2,5–5 μg/kg/min im DT	nach erfolgreicher Adrenalingabe
Dopamin (Dopamin[1])	hypovolämischer Schock	2–10 μg/kg/min im DT	2–5 μg/kg/min im DT	
Etilefrin (Effortil[1])	Hypotonie, Kreislaufschwäche	0,05–1,0 mg/kg i. v, 0,2–1,0 mg/kg s. c. oder p. o.		adrenalinähnliche Wirkung, jedoch länger anhaltend, gut oral/nasal wirksam (Tropfen)
Orciprenalin (Alupent[1])	AV-Block, Bradykardie	0,1–0,2 μg/kg im DT	0,1–0,2 μg/kg im DT	

[1] HAM

ID: Initialdosis; ED: Erhaltungsdosis; DT: Dauertropf; KI: Kontraindikation

9.2.6 Infusionslösungen

Tab. 9-6 Beispiele für Infusionslösungen

Wirkstoff	Indikation	Dosis Hund	Dosis Katze	Bemerkung
Ca-Borogluconat 24%ige Lsg.	Eklampsie, Tetanie	0,5 ml/kg langsam i. v. ggf. 2–3-mal tägl., zusätzlich 0,5 ml/kg s. c.		
Glucose-Lsg. 5 und 10%	hypertone Dehydratation	Dosierung laut Packungsbeilage		DT
Glucose-Lsg. 20 und 50%	Energiesubstitution	Dosierung laut Packungsbeilage		
Mannitol-Lsg. 20%	Osmodiurese bei Hirnödem, akutes Nierenversagen	1–2 g/kg i. v., bis 0,3 g/kg/h DT		
Na-Hydrogencarbonat-Lsg. 8,4%	Azidose	1–2 mmol/kg i. v. alle 4–6 h	keine Anwendung: Gefahr von ZNS-Störungen	
NaCl-Lsg. 0,9%	Dehydratation	ggr. Dehydr.: 40–60 ml/kg i.v. mgr. Dehydr.: 60–80 ml/kg i.v. hgr. Dehydr.: 80–120 ml/kg i.v.		auf Zeichen der Hyperinfusion achten
Ringer-Lactat-Lsg.	Dehydratation	siehe NaCl		

DT: Dauertropf

9.2.7 Vergiftungen

Bei Vergiftungen zeigen die betroffenen Tiere unterschiedlichste Symptome, wie z. B. Erbrechen, Durchfall, Hypersalivation, neurologische Ausfälle (Ataxie, Krämpfe), Miosis, Mydriasis, Urticaria, Atemnot (z. B. infolge eines Lungenödems), Herzrhythmusstörungen, Anämie, Leber- und Nierenschäden, anaphylaktische Schockreaktionen bis hin zum Koma.

In erster Linie sind wie bei jedem Notfall die Vitalfunktionen zu stabilisieren (s. Teil I: Kap. 12.2) und eine symptomatische Behandlung durchzuführen.

- **Ersttherapie**
  - bei Atemnot sternale Lagerung, O_2-Zufuhr sichern (ggf. Intubation, Beatmung)
  - venösen Zugang legen (Blutentnahme, Labor)
  - Schocktherapie (Volumenzufuhr)
  - bei Hypoglykämie: Glucose-Lsg. 50% (2 ml/kg als Infusionszusatz in mind. 100 ml Infusionslsg.), ggf. Dexamethason 0,5–1,0 mg/kg i. v. als Infusionszusatz
  - Säuren-Basen- und/oder Elektrolytausgleich
  - Körpertemperaturausgleich (Hypo-/Hyperthermie behandeln)
  - ggf. Glottisödem behandeln (s. 9.2.3)
  - bei Hämothorax: Vit. K_1 (5 mg/kg s. c.), nach 8 h 2,5 mg/kg s. c., dann 1 mg/kg 2-mal tägl. p. o. (2–8 Wochen)
  - bei Krampfanfällen: Diazepam: 1–2 mg/kg i. v. (Hd) bzw. 1 mg/kg i. v. (Ktz), ggf. Diazepam im DT 1–2 mg/kg/h (Hd) bzw. 0,2–0,5 mg/kg/h (Ktz), alternativ: Phenobarbital (Hd: 5–10 mg/kg i. v.; Ktz: 0,5–1,0 mg/kg/h im DT)
  - ggf. anaphylaktischen Schock behandeln (s. 9.1)
  - bei Anurie/Oligurie: Mannitol-Lsg. 10% (0,25–0,5 g/kg i. v., mittels Perfusor über 30 min) oder Furosemid (1 mg/kg/h DT) mit Dopamin (1–3 µg/kg/min i. v. mittels Perfusor)

- **Primäre Giftentfernung**
1. **bei Giftaufnahme vor < 1 h** (bei ungestörtem Allgemeinbefinden)
   - Erbrechen beim Hund provozieren mit Apomorphin (z. B. Apomorphinhydrochlorid-Lsg. 0,5%®) 0,08 mg/kg s. c. (Antidot: 0,04 mg/kg Naloxon i. v.), bei der Katze mit Xylazinhydrochlorid (Xylazin 2%®) 0,25–0,5 mg/kg i. m. (Antidot: 100 µg/kg Atipamezol i. m.)
2. **bei Giftaufnahme vor > 1 h**
   - Magenspülung (Kurznarkose, endotracheale Intubation, großlumige Magensonde, Spülung mit 4 ml/kg körperwarmer NaCl-Lsg. 0,9%)
   - nach der Spülung Instillation einer Aktivkohle-Suspension (1 g/kg Carbo medicinalis per Magensonde) oder 4%igen Glaubersalz-Lsg. (0,5–1,0 mg/kg per Magensonde), beides nicht bei Vergiftung mit Säuren, Laugen oder Detergenzien
   - bei Vergiftung mit Säure: Instillation größerer Wassermengen zur Verdünnung
   - bei Vergiftung mit Laugen: Pufferung mit Essigwasser (2 Esslöffel Speiseessig/250 ml Wasser)
   - bei Vergiftung mit Detergenzien: Instillation von Speiseöl

- **Sekundäre Giftentfernung**
- Volumenzufuhr
- Diurese
- ggf. Peritonealdialyse: Sedation, Kurznarkose, Lokalanästhesie, Peritonealkatheter mit Dreiwegehahn, Dialyse-Lsg. (z. B. 1 l warme Ringer-Lactat-Lsg. und 30 ml Glucose-Lsg. 50% und ggf. 100–250 IE Heparin), Drainage nach 30–60 min, ggf. Wiederholung nach 2 h

Falls die Giftaufnahme beobachtet wurde, ist das Gift zu eruieren. In der folgenden Tabelle 9-7 werden beispielhaft Gifte aufgeführt, für die es spezielle Antidota gibt. Sollte kein spezifisches Gegenmittel existieren, ist eine symptomatische Therapie durchzuführen.

Tab. 9-7 Ausgewählte Gifte und Antidota

Gift	Antidot	Dosis Hund	Dosis Katze
Vergiftungen mit Arzneimitteln			
Amitraz (Ektoparasitikum)	Atipamezol	0,1–0,2 mg/kg i. m.	
	Yohimbin 1%	0,1 mg/kg i. v.	
Apomorphin (Emetikum)	Naloxon	0,04 mg/kg i. v.	
Atropin (Parasympatholytikum)	Physostigmin	0,06 mg/kg i. v. 2-mal tägl.	
Digitalis (Herzglykosid)	Digitalis-Antidot	80 mg Antidot binden 1 mg Digoxin	
Heparin (Antikoagulanz)	Protaminsulfat	1 mg/100 IE Heparin i. v.	
Levomethadon (Opioid)	Naloxon	0,04 mg/kg i. v.	
Paracetamol (Analgetikum)	Acetylcystein	ID: 280 mg/kg i. v., p. o., dann 150 mg/kg p. o. alle 4 h (3 Tage)	ID: 140 mg/kg i. v., p. o., dann 70 mg/kg p. o. alle 4 h (3 Tage)
Xylazin (Sedativum)	Atipamezol	0,1–0,2 mg/kg i. m.	
Vergiftungen mit Haushaltsmitteln			
Ethylenglykol (Frostschutzmittel)	Ethanol 20%	5 ml/kg in Glucose-Lsg. 5 % i. v., 4-mal im Abstand von 4 h, dann 4-mal im Abstand von 6 h	
Pökelsalz	Methylthioninchlorid	bis 5 mg/kg i. v., i. m.	

Tab. 9-7 Fortsetzung

Gift	Antidot	Dosis Hund Dosis Katze
Vergiftungen mit Pflanzen / Pilzen		
Kirschlorbeer	Natriumnitrit und Natriumthiosulfat	20–25 mg/kg Na-Nitrit-Lsg. 1% i. v. und 0,5–1,2 g/kg Natriumthiosulfat-Lsg. i.v.
Schlafmohn	Naloxon	0,04 mg/kg i. v.
Tollkirsche	Physostigmin	0,2–0,5 mg/kg i. v.
Fliegenpilz	Physostigmin	0,06 mg/kg i. v. 2-mal tägl.
Frühjahrsmorchel, Knollenblätterpilz	Silibinin	20 mg/kg/Tag (3 Tage) und Penicillin G 0,5 Mio IE/kg/Tag (3 Tage) p. o.
Vergiftungen durch Tiere		
Giftschlangen, Skorpione	spez. Antiseren	
Vergiftungen mit Pestiziden		
Arsenverbindungen (Rodentizide, Insektizide)	Dimercaprol	3–4 mg/kg 3-mal tägl. i. m.
Vitamin D_3 (Rodentizid)	Calcitonin	4–6 IE/kg s. c. alle 2–4 h nach Calcium-Blutspiegel
Dikumarine, Indandione (Rodentizide)	Vitamin K_1	ID: 5 mg/kg s. c., nach 8 h 2,5 mg/kg, dann 1 mg/kg p. o. 2-mal tägl. mit fetthaltiger Nahrung (2–8 Wo., nach Quick-Test)
Methiocarb (Rodentizid, Insektizid, Akarizid)	Atropin	0,2 mg/kg (¼ i. v., Rest s. c.), Wiederholung nach Bedarf
Organophosphate, Carbamate (Rodentizide)	Atropin	0,2 mg/kg (¼ i. v., Rest s. c.), Wiederholung nach Bedarf, bei Organophosphaten ggf. zusätzlich 2–5 mg/kg Obidoxim i. v. (2-mal tägl.)
Thallium, (Rodentizid)	Eisenhexacyanoferrat	10 mg/kg alle 4 h p. o.

ID: initiale Dosis

9.3 Sedativa und Analgetika

Prinzipiell sollte man im Notfall so wenig wie möglich Analgetika bzw. Sedativa einsetzen. Grund hierfür ist ein eventuelles Erschweren von Untersuchungen, bei denen wir auf Schmerzreaktionen angewiesen sind. Es sollte jedoch niemals der Gedanke des Tierschutzgesetzes verlorengehen, der jederzeit einen *gezielten* Einsatz dieser Medikamente rechtfertigt. In der Tabelle 9-8 ist eine Auswahl an Sedativa und Anästhetika (s. auch Kap. 8.4 und 8.8) für Notfall- bzw. Risikopatienten ab ASA-Klasse III zusammengstellt.

Tab. 9-8 Ausgewählte Sedativa und Anästhetika für die Notfallbehandlung

Wirkstoff	Dosis Hund	Dosis Katze	Bemerkung
Sedation			
Diazepam	0,2–0,5 mg/kg i. v.		i. m.-Injektion sehr schmerzhaft, nicht mischbar
Midazolam	0,2–0,5 mg/kg i. v., i. m.		mischbar
Tiletamin/ Zolazepam		3–5 mg/kg i. m., s. c.	
Prämedikation			
Diazepam	0,1–0,8 mg/kg i. v.	0,2–0,4 mg/kg i. v., i. m.	ggf. zusätzlich Levomethadon 0,1–0,25 mg/kg i. v. (bei Ktz nur max. 0,1 mg/kg i. v.)
Midazolam	0,1–0,8 mg/kg i. v., i. m.	0,2–0,4 mg/kg i. v., i. m.	ggf. zusätzlich Levomethadon s. o.
Diazepam oder Midazolam und Atropin	0,2–0,5 mg/kg i. v. (max. 10 mg/Tier) und 0,02–0,05 mg/kg i. v., s. c		ggf. zusätzlich Levomethadon 0,1–0,25 mg/kg i. v.
Kurznarkose für schmerzfreie Eingriffe			
Midazolam und Propofol	0,2–0,5 mg/kg i. v., i. m. und 2–4 mg/kg i. v.		bei Verlängerung: 1–2 mg/kg Propofol i. v. nachdosieren
Propofol	6–8 mg/kg i. v.		bei Verlängerung: 1–3 mg/kg i. v. nachdosieren

Tab. 9-8 Fortsetzung

Wirkstoff	Dosis Hund	Dosis Katze	Bemerkung
Kurznarkose für schmerzhafte Eingriffe			
Ketamin und Xylazinhydrochlorid	3 mg/kg i. v., i. m. und 0,3 mg/kg i. v.		Mischspritze erlaubt; nach Prämedikamentation mit Diazepam/Atropin
Xylazinhydrochlorid und Thiopental	0,5–1,5 mg/kg i. v. und 0,03–0,05 mg/kg i. v.		nach Wirkung
Ketamin und Midazolam		5–10 mg/kg i. v. und 0,2–0,5 mg/kg i. v.	
Mittellange Narkose (bis 60 min)			
Midazolam und Fentanylcitrat	3 mg/kg i. v., i. m. und 0,3 mg/kg i. v.		Beatmung notwendig
Tiletamin/ Zolazepam und Fentanylcitrat		3–5 mg/kg i. m., s. c. und 0,001–0,007 mg/kg i. v.	ggf. Prämedikamentation mit Atropin
Langzeitnarkose (> 1 h)			
Isofluran	Anflutung: 0,8–2,0 Vol.-% Erhaltung: 0,6–1,5 Vol.-%		nach Einleitung mit Midazolam/ Propofol oder Levomethadon/ Diazepam

Akute Schmerztherapie

Hund

- Buprenorphin (z. B. Temgesic® [HAM]) 0,005–0,02 mg/kg i. m., i. v. (alle 4–6 h) und Midazolam (z. B. Dormicum® [HAM]) 0,1–0,2 mg/kg i. m., i. v.
- Fentanylcitrat (z. B. Fentanyl® [HAM; BTM]) 0,001–0,004 mg/kg i. v. DT
- Xylazinhydrochlorid (z. B. Xylazin 2%®, Rompun 2%®, Sedaxylan®) 0,05–0,2 mg/kg i. v., i. m. und Ketamin (z. B. Ketamin 10%®, Narketan 10®) 2–4 mg/kg i. v., i. m.

- Levomethadon (z. B. L-Polamivet®) 0,05 mg/kg s. c. alle 4–6 h
- Pethidin (z. B. Dolantin® [HAM]) 2–6 mg/kg i. m., s. c. (alle 1–2 h)
- Metamizol (z. B. Metamizol®, Metapyrin®, Vetalgin®) 20–50 mg/kg langsam i. v., i. m.

Katze
- Buprenorphin (0,005–0,01 mg/kg i. m., i. v.) und Midazolam (0,1–0,2 mg/kg i. m., i. v.) alle 6–8 h
- Fentanylcitrat (0,001–0,004 mg/kg i. v. DT)
- Xylazinhydrochlorid (0,05–0,2 mg/kg i. v., i. m.) und Ketamin (2–4 mg/kg i. v., i. m.)
- Pethidin (4–8 mg/kg i. m., s. c. (alle 2–3 h)

Chronische Schmerztherapie

Hund
- Carprofen (z. B. Rimadyl®, Rimifin®) 4 mg/kg 1-mal täglich s. c., p. o.
- Meloxicam (z. B. Metacam®) am ersten Tag 0,2 mg/kg s. c., p. o., dann 0,1 mg/kg 1-mal täglich p. o.
- Tolfenaminsäure (z. B. Tolfedine®) 4 mg/kg 1-mal täglich s. c., p. o. (max. 3 Tage)
- Phenylbutazon (z. B. Arthrisel®) 10–20 mg/kg 1-mal täglich p. o.
- Flunixin-Meglumin (z. B. Finadyne®) 0,5–1,0 mg/kg s. c., i. v., p. o. (max. 3 Tage)

Katze
- Carprofen (4 mg/kg 1-mal tägl. s. c., p. o.)
- Meloxicam (0,1 mg/kg 1-mal tägl. s. c., p. o., max. 5 Tage)
- Tolfenaminsäure (4 mg/kg 1-mal tägl. s. c., p. o., max. 3 Tage)
- Flunixin-Meglumin (0,125–0,25 mg/kg 1–2-mal tägl. s. c., max. 3 Tage)

9.4 Euthanasie

Falls wir als Tierarzt/-ärztin nichts mehr für unseren Patienten tun können, sollten wir ihn von seinem Leiden erlösen, und zwar „lege artis", d. h. so behutsam wie nur möglich für Patient und Besitzer. Daher sollte das Tier vor der eigentlichen Euthanasie stets sediert werden, z. B. mit Midazolam (0,2–0,5 mg/kg i. m.). Die eigentliche Tötung erfolgt danach mit einem der folgenden Medikamente.

Hund
- Eutha 77® (Pentobarbital): 1 ml je 3–5 kg bei i. v.-Injektion gleichmäßig bis das Tier schläft, dann die verbleibende Restmenge im Bolus; intrakardiale, intrapulmonale oder intraperitoneale Injektion nur bei bewusstlosen oder tief sedierten Hunden (1 ml je 3–4 kg)
- Narcoren® (Pentobarbital): 0,5–1,0 ml/kg bei i. v.-Injektion gleichmäßig bis das Tier schläft, dann die verbleibende Restmenge im Bolus; intraperitoneale Injektion nur bei bewusstlosen oder tief sedierten Hunden (2 ml/kg)
- T61® (Embutramid, Mebenzoniumjodid, Tetracain): 0,3 ml/kg i. v.; 0,3 ml/kg intrakardial nur bei bewusstlosen Hunden; intrapulmonal nur bei bewusstlosen Hunden bis 10 kg (0,7–1,0 ml/kg), Hunde > 10 kg (10–20 ml je nach Größe)

> **Tipp:** Die günstigste Stelle für die intrapulmonale Injektion befindet sich im oberen Brustkorbdrittel, dicht hinter dem kaudalen Rand des Schulterblattes. Mit einer ausreichend langen und scharfen Kanüle etwas ruckartig schräg in Richtung auf den Ellbogenhöcker der anderen Körperseite stechen.

Katze
- Eutha 77®(Pentobarbital): 1 ml je 2–3 kg bei i. v.-Injektion gleichmäßig bis das Tier schläft, dann die verbleibende Restmenge im Bolus; intrakardiale, intrapulmonale oder intraperitoneale Injektion nur bei bewusstlosen oder tief sedierten Katzen (1 ml/kg)
- Narcoren® (Pentobarbital): 0,5–1,0 ml/kg bei i. v.-Injektion gleichmäßig bis das Tier schläft, dann die verbleibende Restmenge im Bolus; intraperitoneale Injektion nur bei bewusstlosen oder tief sedierten Katzen (2 ml/kg)
- T61® (Embutramid, Mebenzoniumjodid, Tetracain): intrapulmonal nur bei bewusstlosen Katzen > 5 kg (10 ml/Tier), bis zu einem Alter von sechs Monaten (3 ml/Tier), Welpen (1 ml/Tier)

> **Tipp:** Die intrapulmonale Injektion erfolgt am zweckmäßigsten bei Bauchlage des Tieres. Etwa 2–3 cm unterhalb der Wirbelsäule sollte man mit einer langen und scharfen Kanüle im mittleren Teil des Brustraumes schräg nach vorn in Richtung auf den Ellbogenhöcker der anderen Körperseite stechen.

Weiterführende Literatur und Internetlinks

Siehe Anhang Kapitel 10.

10 Dosierungsvorschläge

10.1 Auswahl einiger Antibiotika und Antimykotika sowie deren Dosierung 303

10.2 Auswahl einiger Mineralocorticoide und Glucocorticoide und deren Dosierungen 305

10.3 Auswahl einiger nichtsteroidaler Antiphlogistika und deren Dosierung 306

10.1 Auswahl einiger Antibiotika und Antimykotika sowie deren Dosierung

Tab. 10-1 Ausgewählte Antibiotika (AB) und Antimykotika bei Hund und Katze

Wirkstoffgruppe	Wirkstoff	Dosierung Hund	Dosierung Katze
Aminoglykoside	Gentamicin	2–4 mg/kg i. v., i. m., s. c. 2-mal tägl., max. 10 Tage	2–3 mg/kg i. v., i. m., s. c. 2-mal tägl., max. 10 Tage
	Kanamycin	5–10 mg/kg s. c., i. m. 3–4-mal tägl.	
β-Lactam-AB	Amoxicillin	bis 10 mg/kg p.o. 2-mal tägl.	
	Amoxicillin und Clavulansäure	10 mg/kg und 2,5 mg/kg p. o. 2-mal tägl.	
	Ampicillin	10–20 mg/kg i. v., i. m., s. c., p. o. 3–4-mal tägl.	
	Benzylpenicillin	20000–40000 IE/kg i. v., i. m., s. c., p. o. 3–4-mal tägl.	
Cephalosporine	Cefalexin	20–30 mg/kg p. o. 2-mal tägl.	
	Cefovecin	k. A.	8 mg/kg s. c.
Chloramphenicol	Chloramphenicol	20–30 (–50) mg/kg p. o., s. c., i. m. 3-mal tägl.	
Gyrasehemmer	Enrofloxacin	2,5–5,0 mg/kg p. o., s. c., i. m. evtl. 2-mal tägl. (bis 10 Tage)	
	Ibafloxacin	15 mg/kg 1-mal tägl. p. o.	

Tab. 10-1 Fortsetzung

Wirkstoffgruppe	Wirkstoff	Dosierung Hund	Dosierung Katze
Gyrasehemmer (Fortsetzung)	Marbofloxacin	2 mg/kg 1–2-mal tägl. p. o.	
	Orbifloxacin	2,5–7,5 mg/kg 1-mal tägl. p. o.	
Lincosamide	Clindamycin	5–7 mg/kg p. o., i. m., s. c. 2-mal tägl.; bei Toxoplasmose: 11 mg/kg i. m., s. c., p. o. 2-mal tägl. (mehrere Wo.)	
	Lincomycin	15 mg/kg i. m. 2-mal tägl.; 25 mg/kg p. o. 2-mal tägl.	
Makrolide	Erythromycin	10–20 mg/kg i. m., s. c. 2-mal tägl.; 10–20 mg/kg p. o. 3-mal tägl.	
	Spiramycin	12–24 mg/kg s. c., i. m., p. o. 2-mal tägl.	10–15 mg/kg s. c., i. m., p. o. 2-mal tägl.
	Tylosin	10–20 mg/kg p. o., i. m. 2-mal tägl.	5–10 mg/kg p. o., i. m. 2-mal tägl.
Nitrofurane	Nitrofurantoin	3–5 mg/kg p. o. 2-mal tägl.	
Imidazole und andere Antimykotika	Enilconazol	Konzentrat 1:50 mit Wasser verdünnen, 1-mal tägl. alle 4 T., insgesamt 4-mal; bei Rhinomykosen: 10 mg/kg 2-mal tägl. intranasal instillieren (2 Wo.)	
	Itraconazol	2,5–5 mg/kg p. o. 2-mal tägl.; 10 mg/kg p. o. 1-mal tägl.	5 mg/kg p. o. 1-mal tägl. an 7 T., dann 7 T. Pause, Behandlungsintervall insgesamt 3-mal
	Ketoconazol	10–30 mg/kg p. o. auf 1–3-mal tägl. verteilt 2–3 Monate	
	Flucytosin	25–50 mg/kg p. o. 3–4-mal tägl. bis 2 Mo.	25–40 mg/kg p. o. 3–4-mal tägl. bis 2 Mo.

304 Hund und Katze

Tab. 10-1 Fortsetzung

Wirkstoffgruppe	Wirkstoff	Dosierung Hund	Dosierung Katze
Polypeptid-AB	Colistin	2,5 mg/kg p. o. 3-mal tägl.	
	Polymyxin B	2–3 mg/kg i. m. 2–3-mal tägl.	
Sulfonamide	Sulfadiazin	50–100 mg/kg i. v., i. m., s. c., p. o. 2–3-mal tägl.	
	Sulfadimethoxin	20–40 mg/kg p. o. 1-mal tägl.	
	Sulfonamid und Trimethoprim	30 mg/kg (bezogen auf Sulfonamid) i. v., i. m., s. c., p. o., 3-mal tägl.	
Tetracycline	Chlortetracyclin	25 mg/kg p. o. 3–4-mal tägl.	
	Doxycyclin	2,5–5 (–10) mg/kg p. o. 2-mal tägl.	
	Oxytetracyclin	10–15 mg/kg i. m., s. c. 3-mal tägl.; 20–25 mg/kg p. o. 3-mal tägl.	

k.A.: keine Angaben

10.2 Auswahl einiger Mineralocorticoide und Glucocorticoide und deren Dosierung

Tab. 10-2 Ausgewählte Gluco- und Mineralocorticoide bei Hund und Katze

Wirkstoffgruppe	Wirkstoff	Dosierung Hund	Dosierung Katze
Glucocorticoide	Betamethason	0,07–0,1 mg/kg i. v., i. m., s. c., p. o. 1-mal tägl. jeden 2. T.; bei Schock und Enzephalopathie: 2–4 mg/kg i. v.	
	Cortisol	1–2 mg/kg i. v. p. o., 2-mal tägl.	
	Dexamethason	siehe Betamethason	
	Flumethason	0,0125 mg/kg p. o.; 0,01–0,02 mg/kg i. v., i. m., s. c.	
	Methylprednisolon	1–3 mg/kg i. m. alle 8–21 T; bei Schock: 15–30 mg/kg langsam i. v.	2–4 mg/kg i. m. oder 10–20 mg/Katze i. m. alle 8–21T.; bei Schock: 15–30 mg/kg langsam i. v.

Tab. 10-2 Fortsetzung

Wirkstoffgruppe	Wirkstoff	Dosierung Hund	Dosierung Katze
Glucocorticoide (Fortsetzung)	Prednisolon	M. Addison: 0,5 mg/kg 2-mal tägl. i. m., s. c., Dauertherapie mit 0,1–0,2 mg/kg p. o. 1-mal tägl.; Allergie: 0,5–1 mg/kg 2-mal tägl. i. m., s. c., p. o.; Hirnödem: 15–30 mg/kg i. v., danach 1–2 mg/kg 2-mal tägl. i. v., i. m., s. c., p. o.	
Mineralocorticoide	Aldosteron	5–10 mg/kg i. v., bei Bedarf mehrmals tägl.	k. A.
	Fludrocortison	0,02–0,05 mg/kg p. o. einmalig	

k. A.: keine Angabe

10.3 Auswahl einiger nichtsteroidaler Antiphlogistika und deren Dosierung

Tab. 10-3 Ausgewählte nichtsteroidale Antiphlogistika bei Hund und Katze

Wirkstoff	Dosierung Hund	Dosierung Katze
Acetylsalicylsäure	25 mg/kg p. o. 2–3-mal tägl.	10 mg/kg p. o. 1-mal tägl. jeden 2. T.
Carprofen	1. T.: 4 mg/kg p. o., s. c., dann: 4,4 mg/kg 1-mal tägl. p. o.	
Flunixin	0,5–1 mg/kg i. v., i. m., s. c., p. o. 1-mal tägl. (max. 5 T.)	k. A.
Meloxicam	1. T.: 0,2 mg/kg s. c., p. o., dann: 0,1 mg/kg p. o.	0,3 mg/kg s. c. einmalig vor einem operativen Eingriff am Bewegungsapparat
Metamizol	20–50 mg/kg i. v., i. m., p. o.	
Phenylbutazon	10–20 mg/kg i. v., i. m., s. c., p. o. 1–3-mal tägl. (max. 800 mg/Hund)	2–5 (–10) mg/kg i. v., i. m., s. c., p. o.
Tolfenaminsäure	4 mg/kg i. m., s. c., p. o. 3–5 T. lang	

k. A.: keine Angabe

Weiterführende Literatur und Internetlinks

Baier W, Schaetz F. Tierärztliche Geburtskunde. 5. Aufl. Stuttgart: Enke 1984.

Bonath K. Chirurgie der Weichteile. Kleintierkrankheiten, Bd 2. UTB große Reihe Bd. 8055. Stuttgart: Ulmer 1991; S. 395–437.

Bragulla H. Begleitmaterial zur Vorlesung „Embryologie" Thema Sexualzyklus; Mai 2004 (www.userpage.fu-berlin.de)

Brasmer TH. Der Notfallpatient in der Kleintierpraxis. 2. Aufl. Stuttgart: Enke 1987.

Buder A. Diagnostische Analgesie zur Untersuchung von Lahmheiten am Ellbogen- und Kniegelenk des Hundes; Dissertation med. vet. 2005

Budras K-D, Fricke W, Richter R. Atlas der Anatomie des Hundes. 7. Aufl. Hannover: Schlütersche 2004.

Bundesverband Praktizierender Tierärzte (BPT). Deutsche Impfempfehlungen für die Kleintierpraxis, Stand Juli 2006. www.tieraerzteverband.de

Eikmeier H. Therapie innerer Krankheiten der Haustiere. 4. Aufl. Stuttgart: Enke 1995.

Erhardt W, Henke J. Haberstroh J. Anästhesie und Analgesie beim Klein- und Heimtier. Stuttgart: Schattauer 2003.

Erhardt W, Henke J, Lendl CE. Narkose-Notfälle. Stuttgart: Enke 2002.

Feddersen-Petersen D. Hundepsychologie. Stuttgart: Kosmos 2004

Freudiger U, Grünbaum E-G, Schimke E (Hrsg). Klinik der Hundekrankheiten.2. Aufl. Sonderausgabe. Stuttgart: Enke 1997.

Hartmann K. Referenzbereiche in der Labordiagnostik der Katze. Dissertation med. vet. 1990

Horzinek MC, Schmidt V, Lutz H. Krankheiten der Katze. 4. Aufl. Stuttgart: Enke 2005.

Kraft W, Dürr UM (Hrsg). Katzenkrankheiten. 4. Aufl. Hannover: Schaper 1996.

Kraft W. Dosierungsvorschläge für Arzneimittel bei Hund und Katze. 4. Aufl. Stuttgart: Schattauer 2005.

Löscher W, Ungemach FR, Kroker R. Pharmakotherapie bei Haustieren und Nutztieren. 7. Aufl. Berlin, Stuttgart: Parey 2006.

Nickel R, Schummer A, Seiferle E. Lehrbuch der Anatomie der Haustiere. 8.Aufl. Stuttgart: Parey 2003.

Niemand HG, Suter PF. Praktikum der Hundeklinik. 9. Aufl. Berlin: Blackwell Wissenschafts-Verlag 2001.

Paddleford RR, Erhardt W (Hrsg). Anästhesie bei Kleintieren. Sonderausgabe. Stuttgart: Schattauer 1998.

Pfarrer C. Unterrichtsfolien zum Seminar „Allgemeine Embryologie"; JLU Giessen (www.vetmed.uni-giessen.de/vet-anatomie)

Schebitz H, Brass W. Operationen an Hund und Katze. 2. Aufl. Berlin, Hamburg: Parey 1999.

Schmidt V, Horzinek MC (Hrsg). Krankheiten der Katze. Jena: Fischer 1992.

Schnieder T (Hrsg). Veterinärmedizinische Parasitologie. 6. Aufl. Stuttgart: Parey 2006.

Schrey C. Notfalltherapie bei Hund und Katze. Stuttgart: Schattauer 2002.

Tiermedizinisches Labor Ingolstadt. Richtwerte wichtiger Laborparameter bei Haustieren (Broschüre).

www.bossow.de/Schweine/Bibliothek/texte/labor_01.htm

www.diensthundepraxis.de

www.gifte.de

www.giftnotruf.de

www.giz-nord.de

www.laboklin.de

www.pei.de

www.petsontour.de

http://www.pferdewissenschaften.at/Skript-Reprovet-3.ppt

www.pharmacie.de/texte/giftinf.htm

www.rote-liste.de

www.tieraerzteverband.de

www.tiermedizin.de

www.toxinfo.org

www.uni-giessen.de/mdr1defekt

www.vetidata.de

III Pferd

1 Anatomie und Zugänge

Anatomie 311
Lymphknoten (Schautafel 1-1) 311
Skelett (Schautafel 1-2) 312
Brust- und Bauchorgane rechts (Schautafel 1-3) 314
Brust- und Bauchorgane links (Schautafel 1-4) 315

1.1 Zugänge 316
1.1.1 Intravenöse Injektion (i. v.) 316
1.1.2 Intramuskuläre Injektion (i. m.) 316
1.1.3 Subkutane Injektion (s. c.) 318
1.1.4 Gelenkinjektionsstellen 318
1.1.5 Punktionsstellen 324
1.1.6 Trepanationsstellen 325
1.1.7 Luftsäcke 326
1.1.8 Neurektomie (Nervenschnitt) 326
1.1.9 Bolzenschuss 328

Anatomie

Lymphknoten

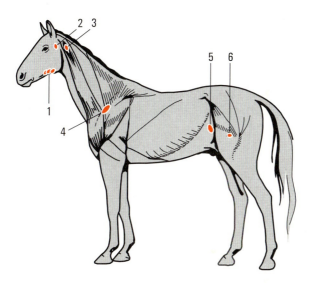

Schautafel 1-1 Lymphknoten

Tastbar:
1 Lnn. mandibulares
   (mehrere perlschnurartig aufgereihte, erbsengroße Knötchen, medial am Unterkiefer)

Nur bei Vergrößerung tastbar:
2 Lnn. parotidei
3 Lnn. retropharyngei laterales
4 Lnn. cervicales superficiales
5 Lnn. subiliaci
6 Lnn. inguinales superficiales

Skelett

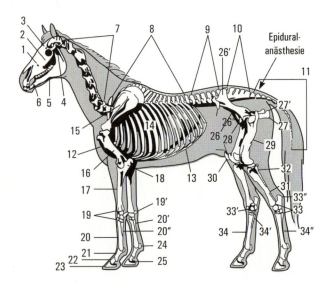

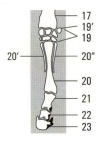

Schautafel 1-2 Skelett

1. Foramen infraorbitale
2. Crista facialis
3. Foramen supraorbitale
4. Kiefergelenk
5. Incisura vasorum facialium
6. Foramen mentale
7. Vertebrae cervicalis (7)
   1. Halswirbel – Atlas
   2. Halswirbel – Axis
8. Vertebrae thoracicae (17–19)
9. Vertebrae lumbalis (5–7)
10. Os sacrum (3–5)
11. Vertebrae caudales (15–21)

12	Sternum (5 Sternebrae)
13	Arcus costalis
14	Costae (18)
	8 sternale
	10 asternale
15	Scapula
16	Humerus
17	Radius
18	Ulna
19	Ossa carpi
19'	Os carpi accessorium (Erbsenbein)
20	Os metacarpale tertium bis quartum
20'	Os metacarpale secundum
20''	Os metacarpale quartum
21	Phalanx proximalis (Fesselbein)
22	Phalanx media (Kronbein)
23	Phalanx distalis (Hufbein)
24	Ossa sesamoidea proximalia (Gleichbeine)
25	Os sesamoideum distale (Strahlbein)
26	Os ilium
26'	Tuber sacrale
26''	Tuber coxae
27	Os ischii
27'	Tuber ischiadicum
28	Os pubis
29	Femur
30	Patella
31	Tibia
32	Fibula
33	Ossa tarsi
33'	Talus
33''	Calcaneus
34	Os metatarsale tertium
34'	Os metatarsale secundum
34''	Os metatarsale quartum

Brust- und Bauchorgane rechts

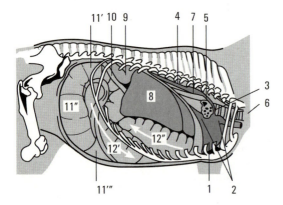

Schautafel 1-3   Brust- und Bauchorgane rechts

1   Herz
2   Vena cava cranialis und caudalis
3   Vena azygos
4   Aorta thoracica
5   Lungenwurzel mit Bronchen und Gefäßen
6   Trachea
7   Ösophagus
8   Leber (Lobus quadratus, Lobus dexter)
9   rechte Niere
10   Duodenum (Pars descendens)
11   Caecum
11'   Basis
11''   Corpus
11'''   Apex
12   Colon ascendens
12'   rechte ventrale Längslage + ventrale Zwerchfellkrümmung
12''   dorsale Zwerchfellkrümmung + rechte dorsale Längslage

Brust- und Bauchorgane links

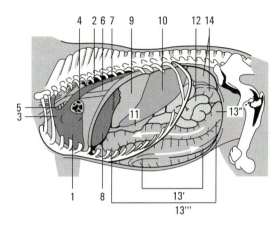

Schautafel 1-4   Brust- und Bauchorgane links

1   Herz
2   Aorta thoracica
3   Truncus brachiocephalicus
4   Lungenwurzel mit Bronchen und Gefäßen
5   Trachea
6   Oesophagus
7   Mediastinum
8   Leber (Lobus sinister)
9   Magen
10 Milz
11 großes Netz (Omentum majus)
12 Jejunum
13 Colon ascendens
13' ventrale Zwerchfellkrümmung + linke ventrale Längslage
13" Flexura pelvina
13'" linke dorsale Längslage + dorsale Zwerchfellkrümmung
14 Colon descendens

1.1 Zugänge

1.1.1 Intravenöse Injektion (i. v.)

Zweck der intravenösen Verabreichung von flüssigen Substanzen ist es, einen möglichst raschen Wirkungseintritt bzw. eine möglichst rasche Vergrößerung des zirkulierenden Flüssigkeitsvolumens zu erreichen. Darüber hinaus gibt es Medikamente, die aufgrund ihrer gewebereizenden Eigenschaften nicht intramuskulär oder subkutan verabreicht werden können. Es ist stets auf eine kritische Indikationsstellung sowie eine strikte Einhaltung aseptischer Injektions- und Infusionstechniken zu achten.

Durchführung:
Das Tier wird durch geeignetes Haltepersonal sicher fixiert, dann erfolgt eine ausreichende Stauung des Gefäßes (Venenstauprobe durchführen!) und eine langsame Injektion – bei versehentlicher paravenöser Injektion nach Möglichkeit Absaugen und Umspritzen mit isotoner NaCL-Lösung mit Hyaluronidase. Als mögliche Folgeschäden bzw. Zwischenfälle einer i. v.-Injektion können auftreten: perivenöses Hämatom, Phlebothrombose, Periphlebitis, Thrombophlebitis, anaphylaktische Reaktion sowie akuter Kreislaufzusammenbruch durch Applikationsfehler (Konzentration, Dosis, Sturzinjektion)

> **Merke:** Beim Pferd gilt das Unterlassen oder die Unzulänglichkeit der Desinfektion von Injektionsstellen als Fahrlässigkeit, teilweise als grobe Fahrlässigkeit, und begründet einen großen Teil der Haftungsansprüche bei eintretenden Schäden. Die Gesellschaft für Pferdemedizin hat in Absprache mit dem BTK-Ausschuss die „Leitlinien zur Aufklärungspflicht in der Pferdepraxis" erarbeitet.

- **V. jugularis**
Einstich: im oberen Drittel der Drosselrinne (hier liegt der M. omohyoideus schützend zwischen der V. jugularis und der A. carotis communis)
- **V. sublingualis**
nur in Ausnahmefällen am narkotisierten oder schockkollabierten Tier

1.1.2 Intramuskuläre Injektion (i. m.)

Durchführung:
Es ist stets auf den korrekten Injektionsort zu achten, d. h. auf die Dickbauchigkeit des Muskels und darauf, dass sich keine größeren Gefäße, Nerven oder Knochenvorsprünge in unmittelbarer Nähe befinden.

Nach erfolgter Desinfektion sollte ein mehrmaliges Klopfen der Faustkante neben der Injektionsstelle erfolgen, dann wird die Nadel senkrecht durch die Haut geführt. Bevor das Medikament intramuskulär injiziert wird, hat stets eine Aspiration zu erfolgen; versehentlich intravasal verabreichte, nicht für diese Applikationsart zugelassene Substanzen können zu schweren Gefäßschäden oder Embolien führen. Maximales Volumen für eine i. m.-Injektion bei Großtieren sind 20 ml. Nach erfolgter Injektion sollte sich der Tierarzt mindestens 5 min in der Nähe des Pferdes aufhalten, um auf akute Unverträglichkeitsreaktionen reagieren zu können.

Zur intramuskulären Injektion beim Pferd werden in Deutschland die Vorderbrustmuskulatur, die seitliche Halsmuskulatur und die lange Sitzbeinmuskulatur bevorzugt, desweiteren ist die Injektion in die Oberarmmuskulatur und die Kruppenmuskulatur möglich.

- **Vorderbrustmuskulatur** (M. pectoralis descendens)
- empfehlenswert für die i. m.-Injektion von Vakzinen und die Injektion gewebereizender Medikamente, da bei Komplikationen gute Wundbehandlung (Drainage) möglich
- *Einstich:* in den kräftigen, sehnenarmen und gut durchbluteten M. pectoralis descendens; er ist lateral begrenzt durch die seitliche Brustfurche (= Sulcus pectoralis lat.) und medial begrenzt durch den Sulcus pectoralis medianus (vom Manubrium sterni unterlagert)
- keine Injektionen in die Nähe der mittleren Brustfurche, da es bei Verletzungen zu Brustbeinfisteln kommen kann
- *Nachteile:* erhöhte Häufigkeit von ödematösen Schwellungen und Abszessbildung; bei Deckhengsten vermeiden, da sie bei eventuellem Folgeschmerz nicht mehr springen
- **Seitliche Halsmuskulatur** (M. splenius, M. serratus ventralis cervicis)
- am häufigsten angewandte Injektionsstelle
- *Einstich:* Zentrum des Dreiecks, das durch Nackenband, Halswirbelsäule und den kranialen Rand der M. subclavius gebildet wird → in M. splenius (durch Pars cervicalis des M. trapezius) oder in den dorsal folgenden M. serratus ventralis cervicis
- *Nachteile:* aufgrund zahlreicher Halsfaszien Gefahr der Sekretversackung bei septischen Komplikationen (geringe Häufigkeit) sowie mögliche Bildung von Impfabszessen; Funktionsbeeinträchtigungen am Hals und Nackensteifheit
- **Lange Sitzbeinmuskulatur** (M. semitendinosus, M. semimembranosus)
- für Fohlen empfehlenswert
- *Einstich:* ca. 15 cm (knapp handbreit) distal des Sitzbeinhöckers in den M. semitendinosus

Anatomie und Zugänge

- *Nachteile:* durch Muskelfaserrisse entstehende Myopathie und Verklebung des M. semimembranosus mit dem M. biceps femoris, erhöhtes Unfallrisiko für den Tierarzt durch Trittverletzungen
- **Oberarmmuskulatur** (M. triceps brachii)
- *Einstich:* von lateral in das distale Drittel des Caput longum, kranial des Margo tricipitalis in cranialer und dorsomedialer Richtung → in M. triceps brachii mit ausgeprägter Muskelmasse; zur Injektion gut geeignet
- **Kruppenmuskulatur** (M. glutaeus supf. und med.)
- *Einstich:* in den M. gluteus superficialis und den darunter liegenden M. gluteus medius
- *Nachteile:* bei Abszessbildung verhindert die Kruppenfaszie einen Durchbruch nach außen; der Eiter versackt in die Tiefe oder kapselt sich in der Muskulatur ein und führt zu Funktionsstörungen bei der Fortbewegung

1.1.3 Subkutane Injektion (s. c.)

Die subkutane Injektion erfolgt unter leichtem Abheben der Haut im Brust- oder lateralen Halsbereich. Bei der Technik ist darauf zu achten, dass das Medikament weder intrakutan noch subfaszial injiziert wird; die Kanülenspitze muss leicht beweglich und fühlbar sein.

1.1.4 Gelenkinjektionsstellen (s. auch Kap. 8.1.2)

Die diagnostische Leitungsanästhesie wird sehr häufig an den Gliedmaßen zur Lahmheitsdiagnostik eingesetzt, wobei die Nerven, die das entsprechende Gebiet innervieren, durch eine perineurale Injektion ausgeschaltet werden. Anschließend sollte das Tier nicht schnell oder auf hartem Boden laufen. Lahmt das Pferd nicht mehr, so ist der schmerzhafte Prozess im anästhesierten Gebiet zu suchen. Da sich jedoch bestimmte Lahmheiten durch Bewegung spontan verbessern, besteht hier die Möglichkeit einer Fehldiagnose. Lahmt das Pferd trotz erfolgter Leitungsanästhesie immer noch, dann liegt der schmerzhafte Prozess außerhalb des anästhesierten Bereiches und zwar meist proximal davon. Es kann sich auch um eine mechanisch bedingte Lahmheit (z. B. Ankylose) handeln.

> **Merke:** Die diagnostische Leitungsanästhesie ist kontraindiziert bei Knochenfrakturen und -fissuren (da volle Belastung der Gliedmaße erfolgt) sowie bei stark degenerativen Prozessen oder einer partiellen Durchtrennung der Beugesehne (Gefahr der Ruptur).

Durchführung:
Grundsätzlich ist auf ein streng aseptisches Vorgehen (sterile Handschuhe und Instrumente) zu achten; die Injektionsstelle wird ausrasiert und gereinigt, mit 70%igem Alkohol entfettet und mit einem Hautdesinfektionsmittel besprüht. Um die Nadel sicher intra-artikulär einzuführen (korrekter Sitz: Austritt von Gelenkflüssigkeit, die Injektion erfolgt sehr leicht und nahezu ohne Druck), ist eine Fixierung des Pferdes mittels Oberlippenbremse notwendig. Häufig ist es auch hilfreich, vor der diagnostischen Leitungsanästhesie eine subkutane und perikapsuläre Infiltrationsanästhesie zu setzen. Nach intraartikulärer Injektion sollte die Einstichstelle 1–2 min mit einem sterilen Tupfer komprimiert werden, um einen Rückfluss von applizierten Medikamenten in das subkutane Gewebe zu vermeiden.

Vordergliedmaße (s. Abb. 1-1)

- **Schultergelenk** (Art. humeri)
- subkutane Infiltrationsanästhesie empfehlenswert
- Kanüle 90 × 1,2 mm, horizontaler Einstich (5–10 cm tief)
- *Einstich:* kleine Vertiefung zwischen dem Tuberculum supraglenoidal und dem Tuberculum majus des Humerus, am kranialen Rand der Sehne des M. infraspinatus, wo die Sehne über die Pars caudalis des Tuberculum majus des Humerus verläuft (Dosis: 20–50 ml)
- **Ellenbogengelenk** (Art. cubiti)

Das Lig. collaterale lat. (Seitenband) ist i. d. R. palpierbar – das Ellbogengelenk liegt eine Handbreit distal und kranial des Processus olecrani der Ulna auf der Grenze zwischen dem mittleren und distalen Drittel des Seitenbandes. Es ist entweder kranial oder kaudal des Seitenbandes zu erreichen

- *kranialer Einstich:* die Nadel wird leicht schräg, am Knochen entlang und unterhalb des lateralen Kondylusteil des Humerus vorgeschoben (Dosis: 10–15 ml)
- **Karpalgelenk** (Art. carpi)
- **Art. antebrachiocarpea** (kommuniziert nicht mit Art. mediocarpea)
  - Gliedmaße abbeugen
  - *Einstich:* entweder an der *dorsomedialen* Gliedmaßenseite zwischen dem Radius und den Karpalknochen der proximalen Reihe oder an der *lateralen* Gliedmaßenseite, proximal des Os carpi accessorium, zwischen Radius und M. extensor carpi ulnaris
  - möglichst nah am Radius nach distal einstechen, da sonst Gefahr des Anstechens der Karpalbeugesehnenscheide

Anatomie und Zugänge

- **Art. mediocarpea** (kommuniziert mit Art. carpometacarpea)
  - Gliedmaße abbeugen
  - *Einstich:* zwischen den Karpalknochen der proximalen und distalen Reihe
- **Art. carpometacarpea** (kommuniziert mit Art. mediocarpea)
  - aufgrund der Verbindung mit der Art. mediocarpea (zwischen Os carpale III und IV) ist keine gesonderte Punktion nötig
- **Fesselgelenk** (Art. metacarpophalangea)

Es gibt grundsätzlich zwei Punktionsmöglichkeiten (Dosis: 6–10 ml):

1. in die *palmare oder plantare Aussackung der Gelenkkapsel* bei leicht angewinkelter oder belasteter Gliedmaße (Fuß der Gegenseite anheben)
   - *Einstich:* an der lateralen Gliedmaßenseite am proximalen Rand des lateralen Gleichbeines zwischen dem Mc III und dem M. interosseus medius

> **Cave:** Bei aufgehobener Gliedmaße ist das Risiko höher, mit der Nadel den Knorpel zu verletzen.

2. von dorsal neben der Strecksehne in den *dorsalen Gelenkspalt*
   - *Einstich:* von medial oder lateral neben der Strecksehne; die Kanüle wird ca. 1,5 cm oberhalb des Gelenkspaltes in distomedianer Richtung seitlich unter die Strecksehne bis in den Gelenkspalt vorgeschoben

- **Krongelenk** (Art. interphalangea proximalis)

Wenn man die Anheftungsstelle der Seitenbänder am Fesselbein palpiert, dann liegt das Krongelenk 1 cm unterhalb der Verbindungslinie zwischen diesen beiden Punkten.

- *Einstich:* 1–2 cm lateral oder medial der Axialebene seitlich der Strecksehne in Höhe der Anheftungspunkte der Seitenbänder ungefähr 3 cm proximal des Kronrandes; die Kanüle wird schräg nach unten geschoben (Dosis: 5 ml)

- **Hufgelenk** (Art. interphalangea distalis)
- Fuß nach vorn aufnehmen und leicht abbeugen
- zunächst subkutane Infiltrationsanästhesie in der Axialebene 1–1,5 cm proximal des Kronrandes
- *Einstich:* an der dorsalen Fläche durch die Sehne des M. extensor digitalis communis bis in die dorsale Aussackung der Hufgelenkkapsel (Dosierung: 5–10 ml) oder an der Palmarfläche des Kronbeines nach Durchstechen der tiefen Beugesehne
- bei Fohlen kann eine Verbindung zwischen Hufgelenk und der Fesselbeugesehnenscheide bestehen

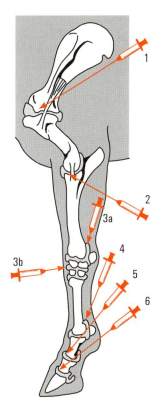

Abb. 1-1 Gelenkinjektionsstellen Vordergliedmaße. **1** Schultergelenk – **2** Ellenbogengelenk – **3a** Karpalgelenk – **3b** Karpalgelenk: Art. mediocarpea – **4** Fesselgelenk – **5** Krongelenk – **6** Hufgelenk

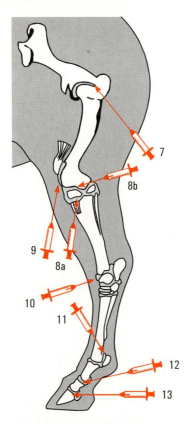

Abb. 1-2 Gelenkinjektionsstellen Hintergliedmaße. **7** Hüftgelenk – **8a** Kniegelenk: lateraler Gelenksack – **8b** Kniegelenk: medialer Gelenksack – **9** Kniescheibengelenk – **10** Sprunggelenk: Art. tarsocruralis – **11** Fesselgelenk – **12** Krongelenk – **13** Hufgelenk

Hintergliedmaße (s. Abb. 1-2)

- **Hüftgelenk** (Art. coxae)
- sehr schwierig zu punktieren; vorherige lokale Infiltrationsanästhesie
- *Einstich:* horizontal am Femurhals entlang zwischen Pars cranialis und Pars caudalis des Trochanter major des Femurs (Kanüle mind. 15 cm lang mit Stilett; Dosis 20–40 ml)

- **Kniegelenk** (Art. genus)
Das Kniegelenk besteht aus drei Teilen; der Art. femorotibialis lateralis und medialis (Kniekehlgelenk) und der Art. femoropatellaris (Kniescheibengelenk). Während die beiden Kniekehlgelenke i. d. R. nicht miteinander in Verbindung stehen, kommuniziert bei ca. 60% der Pferde das Kniescheibengelenk mit dem medialen Kniekehlgelenk als eine Art Spalt. Dieser Spalt ist nicht mehr gegeben, wenn das Kniescheibengelenk eine vermehrte Gelenkflüssigkeit aufweist.
  - **Art. femorotibialis lateralis**
    - *Einstich:* proximal des lateralen Condylus der Tibia zwischen der gemeinsamen Sehne des M. peroneus tertius und des M. extensor digitalis longus und dem lateralen Seitenband (Dosis: 30–50 ml)
  - **Art. femorotibialis medialis**
    - *Einstich:* proximal des Condylus der Tibia zwischen dem medialen geraden und dem medialen kollateralen Band (Dosierung: 30–50 ml)

Cave: Wird die Kanüle zu weit nach kranial vorgeschoben, kommt man nach Durchstechung des Gelenks in das Fettgewebe unter den Patellarbändern. Wird die Kanüle zu weit nach kaudal oder distal vorgeschoben, kann der Meniskus beschädigt werden.

  - **Art. femoropatellaris**
    - *Einstich:* distal der Patella zwischen dem medialen und dem mittleren geraden Kniescheibenband; die Kanüle wird horizontal und in kaudaler Richtung eingestochen (Dosis: 30–50 ml)
    - bei fetten Tieren: zwischen dem mittleren und lateralen geraden Kniescheibenband (da Zwischenraum bei der erstgenannten Injektion durch den medialen Rollkamm des Femurs und das an der Tibia gelegene Fettgewebe reduziert sein kann)
- **Sprunggelenk** (Art. tarsi)
- **Art. tarsocruralis**
  - steht immer mit Art. talocalcaneocentralis (prox. Zwischenreihengelenk) in Verbindung
  - *Einstich:* dorsomedial zwischen der Strecksehne und dem medialen Kollateralband distal des Malleolus tibiae medialis (Dosis: 20 ml)

Cave: nicht die V. saphena medialis anstechen

- **Art. centrodistalis** (distales Zwischenreihengelenk)
  - steht bei ca. 30% der Pferde in Verbindung mit den Artt. tarsometatarseae

- *Einstich:* unter der medialen Sehne des M. tibialis cranialis zwischen dem Os tarsi centrale und der Öffnung des Os tarsi III und I+II (Dosis: 6 ml)
- sehr schmaler intraartikulärer Spalt; Kontrolle der Punktion mittels Röntgendurchleuchtung, relativ hoher Injektionsdruck notwendig
- **Art. tarsometatarseae**
  - *Einstich:* kaudolateral und proximal des lateralen Griffelbeinköpfchens zwischen Os tarsale III und Griffelbein (Dosis: 6 ml)

- **Fesselgelenk:** siehe Vordergliedmaße (S. 320)
- **Krongelenk:** siehe Vordergliedmaße (S. 320)
- **Hufgelenk:** siehe Vordergliedmaße (S. 320)

1.1.5 Punktionsstellen

- **Bauchhöhlenpunktion** (Parazentese)
- fakultative (nicht routinemäßige) Methode bei Kolikerkrankungen, Blutungen, Aszites und Peritonitis sowie zur Feststellung inkurabler Befunde (z. B. Magen-Darm-Ruptur)
- Punktionskanüle Modell Leipzig nach Uhlig oder eine Braunüle (z. B. 2 G14) oder der Trokar nach Gratzl, der eine ungewollte Darmpunktion recht sicher ausschließt
- *Einstich:* am stehenden Pferd (neben der Schulter des Pferdes nach hinten gewandt; ein Rechtshänder steht auf der linken, ein Linkshänder auf der rechten Seite) in der Linea alba etwa auf der Mitte zwischen Sternum und Nabel
- *Kontraindikation:* bei rektal festgestellter Dünndarmdilatation (Gefahr der Darmwandperforation) sowie bei hochtragenden Stuten (Gefahr der Uteruspunktion)
- **Darmpunktion**
- Indikation ist primärer oder sekundärer Blinddarmmeteorismus
- *Einstich:* mit einem Blinddarmtrokar von der rechten Flanke aus; eine Handbreit vor dem äußeren Darmbeinwinkel und eine Handbreit unter den Lendenwirbelquerfortsätzen

> **Cave:**
> - bei Punktion des großen Kolons; wenn notwendig, dann nur gasgefüllte (niemals flüssigkeitsgefüllte) Darmschlingen von rektal mit einer möglichst dünnen Kanüle
> - keine Punktion von Dünndarmschlingen (unergiebig und Peritonitisgefahr)

1.1.6 Trepanationsstellen (s. Abb. 1-3, 1 bis 6)

Die Trepanationsstellen bilden den Zugang zu den Nasennebenhöhlen und sind bei Entzündungen im Bereich der Zahnwurzeln von Bedeutung. Es ist wichtig, vor der Entfernung des Knochenanteils Haut und Periost – möglichst ohne Substanzverlust – zur Seite zu schieben, um eine ordnungsgemäße postoperative Knochenheilung zu gewährleisten.

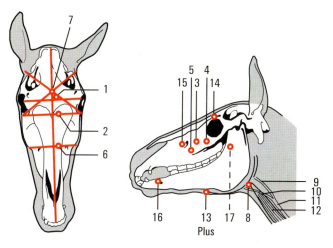

Abb. 1-3 Trepanationsstellen: 1 Sinus frontalis – **2** Sinus conchalis dorsalis – **3** Septum sinum maxillare – **4** Sinus maxillaris caudalis – **5** Sinus maxillaris dorsalis – **6** Recessus conchalis – **7** Bolzenschuss – **8** Viborg-Dreieck – **9** V. maxillaris – **10** V. linguofacialis – **11** V. jugularis – **12** M. sternomandibularis – **13** Pulsstelle ; **Leitungsanästhesie am Kopf: 14** Foramen supraorbitale – **15** Foramen infraorbitale – **16** Foramen mentale – **17** Foramen mandibulare

- **Sinus frontalis** (Stirnhöhle)
Verbindungslinie zwischen den beiden lateralen Augenwinkeln, etwa 1 Fingerbreit neben der Medianlinie
- **Sinus conchalis dorsalis** (dorsale Muschelhöhle)
Verbindungslinie zwischen den beiden medialen Augenwinkeln, etwa 1 Fingerbreit neben der Medianlinie
- **Septum sinuum maxillare**
Trennt große (kaudale) und kleine (rostrale) Kieferhöhle, liegt auf der Mitte der Verbindungslinie vom medialen Augenwinkel zum Anfang der Crista facialis

- **Sinus maxillaris caudalis** (große Kieferhöhle)
1 Fingerbreit vor dem medialen Augenwinkel und 1 Fingerbreit über der Crista facialis
- **Sinus maxillaris rostralis** (kleine Kieferhöhle)
1 Fingerbreit dorsal des rostralen Endes der Crista facialis
- **Nasenhöhle** (Höhe des Recessus conchales)
Verbindung der beiden rostralen Enden der Crista facialis, 1 Fingerbreit neben der Medianlinie

1.1.7 Luftsäcke (s. Abb. 1-3, 8 bis 12)

Die Luftsäcke – eine Eigentümlichkeit der Equiden – sind Ausstülpungen der Tuba Eustachi zwischen Pharynx und Paukenhöhle und haben ein Fassungsvermögen von 300–500 ml. Zum Rachenraum hin besitzen die Luftsäcke schlitzförmige Öffnungen, die vom flexiblen, deck-plattenähnlichen Tubenknorpel begrenzt werden. Nach ventral liegt die Luftsackwand dem Nasen-Rachen-Raum an. Durch das Zungenbein wird jeder Luftsack in einen lateralen und in einen medialen Teil unterteilt. Der laterale Teil ist von der Glandula parotis und der äußeren Haut bedeckt. Die beiden medialen Teile werden durch ein dünnes Septum voneinander getrennt. Da der Boden der lateralen und der medialen Abteilung ventral der schlitzförmigen Öffnung der Tuba auditiva zum Rachenraum liegt, erfolgt eine Entleerung sich ansammelnder Sekrete bzw. Exkrete am ehesten beim Schluckakt in tiefer Kopfhaltung, d. h. bei der Futteraufnahme vom Boden. Der Luftsackzugang liegt im sog. **Viborg-Dreieck**, das rostral durch den kaudalen Rand der Mandibula, ventral durch die V. linguofacialis und dorsal durch die Sehne des M. sternomandibularis gebildet wird.

Da von der Rachenhöhle ausgehende Entzündungen nur sehr selten bis in das Mittelohr gelangen, gibt es auch nur wenige aufsteigende eitrige Mittelohrentzündungen bei Equiden. Als typische **Luftsackerkrankungen** treten auf: katarrhalische Luftsackentzündungen, Luftsackmeteorismus (hochgradig vermehrte Luftansammlung), Luftsackempyem (eitrige Exsudatansammlung) mit der Bildung von Luftsackkonkrementen sowie Luftsackmykosen (Aspergillosen).

1.1.8 Neurektomie (Nervenschnitt)

Die Neurektomie ist eine symptomatische Therapie (postoperative Schmerz- und Beschwerdefreiheit) und sollte stets nur als Ultima ratio eingesetzt werden. Das Hauptindikationsgebiet ist die **Podotrochlose** – eine chronische aseptische Hufrollenerkrankung, die vorrangig die Vordergliedmaßen betrifft und an allen drei Bestandteilen der Hufrolle, also

Strahlbein, Beugesehne und Hufrollenschleimbeutel, auftreten kann. Durch eine Neurektomie der Rami palmares (Entfernung auf eine Länge von 4–6 cm) erfolgt zwar eine Ausschaltung des Schmerzzustandes, andererseits wird jedoch auch die Funktion des Schmerzes als entzündungshemmende Barriere beseitigt. Die pathologischen Zustände der Podotrochlose bestehen weiter und verschlechtern sich bei anhaltender Belastung; i. d. R. kommt es nach ca. drei Jahren zum Übergreifen der arthrotischen Prozesse auf das Hufgelenk. Als unerwünschte Folgeerscheinungen und Komplikationen einer Neurektomie sind neben einem unerkannten Fortschreiten des Krankheitsbildes auch die Bildung schmerzhafter Stumpfneurone, eine Reinnervierung, Sehnenruptur (z. B. Ruptur der Beugesehne in der Fesselbeuge), Strahlbeinfraktur, Nageltritt und das Ausschuhen des Tieres zu nennen.

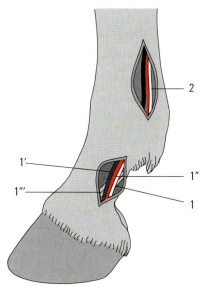

Abb. 1-4 Neurektomiestellen. **1** Ramus palmaris des N. digitalis palmaris (**1′** Vene, **1″** Arterie, **1‴** Spornsehne) – **2** N. digitalis palmaris

Grundsätzlich zählt die Neurektomie bei Pferden, die im Sport eingesetzt werden, zum **physikalischen Doping**. Dementsprechend dürfen neurektomierte Pferde – auch unter Berücksichtigung des Tierschutzgedankens – nicht bei Turnieren starten. Bei der freizeitmäßigen Nutzung gilt zwar kein Dopingverbot, doch ist es gemäß §3 Nr.1a des Tierschutzgesetzes verboten, einem Tier Leistungen abzuverlangen, denen es wegen seines körperlichen Zustandes nicht gewachsen ist. Aufgrund anderer therapeutischer Möglichkeiten (medikamentöse Behandlung, orthopädischer Beschlag, schonende Nutzung des Tieres) und zahlreicher tiermedizinischer, tierschützerischer sowie züchterischer Argumente erscheint die Neurektomie in der heutigen Zeit als nicht mehr zeitgemäß.

- **Periphere Neurektomie** (Periosteotomie) nach Wamberg
- bei Spatexostosen
- subkutane rhombische Umschneidung der Spatstelle bzw. der Exostosen mit Durchtrennung der Gelenkkapsel und der peripheren Nervenfasern → Anpassung des sich bildenden Narbengewebes an die Funktion des Sprunggelenkes
- **N. tibialis**
- insbesonders bei schweren Arbeitspferden (Zugpferden) bei einer Gleichbeinlahmheit (Sesamoidose) der Hintergliedmaße
- weitere Verwendung zur Schrittarbeit möglich
- **Nn. digitales palmares in Kombination mit N. ulnaris** (hohe Neurektomie)
- insbesonders bei Sportpferden (Renn-, Trab-, Springpferde) bei einer Gleichbeinlahmheit (Sesamoidose) der Vordergliedmaße
- **Nn. digitales palmares (plantares)**
- bei chronischer ossifizierender Knochenhautentzündung des Fesselbeines (Leist), wenn noch keine mechanischen Behinderungen bestehen
- bei Podotrochlose, wenn an den Zehengelenken noch keine schmerzhaften Arthrosen bestehen
- bei Podarthrose (ringbone) = Verschleißerscheinung des Hufgelenks

1.1.9 Bolzenschuss

(Abb. 1-3, 7 sowie s. auch Kap. 9.4)
Beim Bolzenschuss wird der Schussapparat am Schnittpunkt der diagonalen Verbindungslinien zwischen medialem Augenwinkel und gegenüberliegendem Ohrgrund aufgesetzt. Die Schussrichtung mit einem kurzen dicken Bolzen zeigt in Richtung Foramen magnum. Durch Destruktion des Gehirns tritt die Bewusstlosigkeit sofort ein, ist jedoch mit Blutungen und (starken) Ruderbewegungen des Tieres verbunden.

> **Merke:** Der Bolzenschuss ist nur als *Betäubungsmethode* zugelassen; d. h. unmittelbar nach dem Schuss muss das Tier zur sicheren und tierschutzgerechten Tötung entblutet werden!

Weiterführende Literatur und Internetlinks

Siehe Anhang Kapitel 10.

2 Altersbestimmung

Die Altersbestimmung beim Pferd erfolgt durch eine Untersuchung der Zähne nach folgenden Gesichtspunkten:
- Durchbruch und Wechsel des Milchgebisses
- Abnutzung der Schneidezähne des Milch- und des Ersatzgebisses
- Abrieb der Kunden, Vorhandensein von Kundenspur und Kernspur
- Schneidezahnbogen, Schneidezahnrichtung und Einschliff

Sie ist sowohl von der Pferderasse, als auch von der Fütterung und Haltung sowie der Beschaffenheit und Stellung der Zähne abhängig. Da Fohlen meist im Frühjahr geboren werden, findet der Zahnwechsel in der Regel im Herbst statt; durch gute Haltung und Fütterung kann der Zahnwechsel beschleunigt, durch schlechte Pflege und Fütterung verzögert werden. Bei „spätreifen" Zwerg- und Kleinpferderassen (z. B. Shetland Pony, Haflinger) brechen die Milchschneidezähne später durch als bei den übrigen Pferderassen. Sog. „Landrassen" besitzen sehr harte Zähne und werden daher gewöhnlich zu jung geschätzt (weniger rasche Gebissabnutzung, verzögertes Verschwinden der Kundenspuren). Umfangreiche Untersuchungen über das „Panjepferd" (russische und polnische Kleinpferde) ergaben, dass bei diesen Tieren der Abrieb der Kunden rascher erfolgt.

Die **Kunde oder Marke** ist ein in der Mitte der Schneidezähne gelegener Schmelztrichter, der durch eine pulpawärts gerichtete Schmelzeinstülpung entstanden und mit Zahnzement ausgefüllt ist. Durch Abrieb der Kunde erscheint der Kundenboden = **Kundenspur**, die mit zunehmendem Alter des Pferdes ihre Reibefläche und ihre Größe verändert, bis sie ganz verschwindet. Pferde mit Kundenspuren an den Unterkieferschneidezähnen sind i. d. R. jünger als 15 Jahre, Pferde ohne Kundenspuren älter als 15 Jahre! Bevor es zu einem völligen Abrieb der Kundenspur kommt, erscheint in der Mitte der Reibefläche, also zwischen Kundenspur und Labialrand des Zahnes, das sog. Zahnsternchen oder die **Kernspur** (= durch Ersatzdentin ausgefüllte Zahnhöhle). Die Kundenspur darf nicht mit der Kernspur verwechselt werden! Während die Kernspur für sich allein vorkommen kann (z. B. Pferde > 15 Jahre), ist die Kundenspur stets von der Kernspur begleitet. Ihrem Aufbau aus sehr harter Schmelzsubstanz entsprechend, erhebt sich die Kundenspur immer etwas *über* das Niveau der Reibefläche der Zähne, sodass sie im Gegensatz zur Kernspur leicht mit dem Fingernagel getastet werden kann (sog. *Nagelprobe*). Als **Gitschen oder Mallauchen** bezeichnet man das Einbrennen bzw. Ausmeißeln von künstlichen Kunden. Diese tierquälerische und betrügerische Handlung besteht darin, ältere Pferde jünger erscheinen zu lassen, was bei 7–8-jährigen Pferden, aufgrund der querovalen Form der Reibefläche der Schneidezähne des UK, relativ leicht gelingt. Bei 15 Jahre alten und älteren Pferden passt jedoch die vorhandene Reibefläche (rundlich bis dreieckig) nicht mehr zur künstlich erzeugten Kunde, die anhand der Nagelprobe und durch das Fehlen des inneren Schmelzringes als Fälschung erkannt werden kann.

Bezüglich der **Abnutzung** der Schneidezähne und Backenzähne erfolgt diese um ca. 2–2,2 mm/Jahr. Der aus dem Zahnfleisch herausragende Zahn wird dadurch jedoch nicht niedriger, sondern durch das Längenwachstum des Zahnes und das vermehrte „Nachgeschobenwerden" im Alter sogar höher. Unterbleibt die normale Abnutzung (z. B. durch fehlenden/falschen Gegenbiss), entstehen übermäßig lange Zähne, die Kaustörungen und Kieferarthrosen hervorrufen können (z. B. Wellen- oder Treppengebiss). Eine weitere Besonderheit beim Pferd ist die Ausbildung von sog. **Zahnhaken oder Zahnspitzen**, die aufgrund der Struktur und der regelmäßigen Abnutzung der Backenzähne entstehen. Die Backenzähne besitzen in der Länge des Zahnes sowohl innen als auch außen verlaufende Rillen, die eine wellblechähnliche Form haben. Durch den Abrieb der Zähne beim Zerkleinern rohfaserreicher Nahrung und den Nachschub der Zähne aus den Kieferknochen bilden sich die sog. Zahnspitzen aus – bei den Backenzähnen des Oberkiefers an der bukkalen (wangenseitigen) Außenfläche und bei den Backenzähnen des Unterkiefers an der lingualen (zungenseitigen) Fläche. Im Laufe der Zeit werden diese Zahnspitzen immer ausgeprägter und können messerscharf sein, sodass sie durch die Kaubewegungen des Pferdes die Maulschleimhaut verletzen. Dies führt zu einer Beeinträchtigung des Fressverhaltens. Die rohfaserreiche Nahrung wird nicht ausreichend zerkleinert, sodass die Darmbakterien nicht mehr in der Lage sind, die Nahrung adäquat zu verstoffwechseln. Die Folge ist eine unzureichende Nährstoffaufnahme – die Pferde hungern mit vollem Magen!! Insbesondere bei älteren Tieren kommen Zahnspitzen häufig vor und es besteht diesbezüglich eine hohe Tierschutzrelevanz.

> **Merke:** Bei *allen* Pferden ist das Gebiss regelmäßig, mindestens einmal im Jahr, zu kontrollieren. Vorhandene Zahnspitzen und Zahnhaken sind zur Gewährleistung einer ausreichenden Nährstoffaufnahme fachgerecht zu entfernen.

- **Zahnformel[1] Milchgebiss:**

$$\frac{\text{OK: i1 i2 i3 c1 p2 p3 p4}}{\text{UK: i1 i2 i3 c1 p2 p3 p4}} \text{ oder vereinfacht: } \frac{3\ 1\ 3}{3\ 1\ 3} = 28 \text{ Zähne}$$

[1] für Abkürzungen in der Zahnformel siehe Teil II, Tab. 2-2

- **Milchgebiss**
- Schneidezähne: weiß und glänzend mit deutlichem Zahnhals, Lippenfläche der Milchzähne mit feiner Rippung
- Kundentiefe 3–4 mm, Reibefläche queroval
- gerade Zahnstellung bei seitlicher Ansicht
- i. d. R. brechen die Schneidezähne des OK etwas früher durch als die des UK; die Zangen sind fast doppelt so groß wie die äußeren Milchmittelzähne (= Milcheckschneidezähne)
- Hakenzähne: kurz; bei Hengsten und Wallachen durchbrechen sie i. d. R das Zahnfleisch nicht
- **Durchbruch der Milchschneidezähne**
- Geburt: beim neugeborenen Fohlen sind nur die Milchprämolaren (p2, p3, p4) durchgebrochen, die Milchzangen (i1) sind noch von Zahnfleisch bedeckt
- 6 Tage (1. Wo) p. p.: Durchbruch der Milchzangen (i1)
- 6 Wochen (3.–8. Wo) p. p.: Durchbruch der inneren Milchmittelzähne (i2)
- 6 Monate (5.–9.Mo) p. p.: Durchbruch der äußeren Milchmittelzähne = Milcheckschneidezähne (i3)
- **Form der Reibefläche** an den Milchschneidezähnen: queroval
- **Abnutzung der Milchschneidezähne**
- 6 Monate: Milchzangen stark abgerieben
- 1 Jahr: Milchzangen kundenfrei
- 1½ Jahre: Milchmittelzähne kundenfrei
- 2 Jahre: Milcheckschneidezähne kundenfrei

Nach Abschliff der Kunden hören die Milchzähne auf zu wachsen. Darunter entwickeln sich die Ersatzzähne, die die Milchzähne herausschieben.

- **Durchbruch der Backenzähne**
  - 1 Jahr: Durchbruch M1 (erster bleibender Backenzahn)
  - 2 Jahre: Durchbruch M2 (zweiter bleibender Backenzahn)
  - 4 Jahre: Durchbruch M3 und Hakenzahn C
- **Merke:**
  < 3 Wochen: je 2 Milchzangen und 6 Prämolare im OK und UK
  > 3 Wochen: je 4 Milchschneidezähne und 6 Prämolare
  > 5 Mo: je 6 Milchschneidezähnen und 6 Prämolare
  < 1 Jahr: kein Durchbruch der bleibenden Backenzähne
  ~ 1 Jahr: je 2 bleibende Backenzähne im OK und UK
  ~ 2 Jahre: je 4 bleibende Backenzähne im OK und UK
  > 4 Jahre: je 6 bleibende Backenzähne und je 2 Hakenzähne

- **Zahnformel Ersatzgebiss:**

Stute

OK: I1 I2 I3 P2 P3 P4 M1 M2 M3   oder verein- $\dfrac{3\ 3\ 3}{3\ 3\ 3}$ = 36 Zähne
UK: I1 I2 I3 P2 P3 P4 M1 M2 M3   facht:

Hengst und Wallach

OK: I1 I2 I3 C1 P2 P3 P4 M1 M2 M3   oder verein- $\dfrac{3\ 1\ 3\ 3}{3\ 1\ 3\ 3}$ = 40 Zähne
UK: I1 I2 I3 C1 P2 P3 P4 M1 M2 M3   facht:

Der im OK häufig anzutreffende P1 wird auch als **Wolfszahn** (Hengst- oder Lückenzahn) bezeichnet und unterliegt nicht dem Zahnwechsel; mit ihm besteht das Gebiss aus 38 bzw. 42 bleibenden Zähnen.

- **Schneidezähne des Ersatzgebisses**
  - gelbbräunliche Farbe ohne Zahnhals, Lippenfläche der Ersatzschneidezähne mit einer (UK) bzw. zwei (OK) deutlichen Längsfurchen
  - Kundentiefe 6–8 mm (UK) bzw. 12–15 mm (OK); querovale Reibefläche geht zunehmend verloren
  - leicht gebogene Zahnstellung bei seitlicher Ansicht
- **Zahnwechsel**

Zangen und Eckschneidezähne wechseln zuerst im OK, die Mittelzähne zuerst im UK. Wenn Pferde in dem genannten Zeitraum vorübergehend schlecht fressen, kann dies an dem Wechsel der Prämolaren liegen und ein Abnehmen der Milchkappen nützlich sein.

- mit 2½ Jahren: Durchbruch der Zange (I1) sowie P2 und P3
- mit 3½ Jahren: Durchbruch der Mittelzähne (I2) und P4
- mit 4½ Jahren: Durchbruch der Eckschneidezähne (I3)
- mit 5 Jahren: keine Milchschneidezähne mehr vorhanden, die bleibenden Prämolare und Molare sind durchgebrochen

- **Abnutzung der Ersatzschneidezähne**

Beim gewechselten Zahn vergeht ca. ½ Jahr bis sein Lippenrand und ca. 1 Jahr bis sein Zungenrand in Reibung tritt, d. h. jeder durchgebrochene Zahn wird erst 1 Jahr später vollständig gerieben
- mit 3½ Jahren: Reibung der Zange (I1)
- mit 4½ Jahren: Reibung der Mittelzähne (I2)
- mit 5½ Jahren: Reibung der Eckschneidezähne (I3)

- **Kundentiefe der Ersatzschneidezähne im** UK (6 mm mit 2 mm Abrieb/a)
- 6 Jahre: Zangen I1 kundenfrei → querovale Kundenspur
- 7 Jahre: Mittelzähne I2 kundenfrei → querovale Kundenspur
- 8 Jahre: Eckschneidezähne I3 kundenfrei → querovale Kundenspur

- **Kundentiefe der Ersatzschneidezähne im OK** (12 mm mit 2 mm Abrieb/a)
- 9 Jahre: Zangen I1 kundenfrei
- 10 Jahre: Mittelzähne I2 kundenfrei
- 11 Jahre: Eckschneidezähne I3 kundenfrei

> **Merke:** Im OK sind die Kunden oft ungleichmäßig tief. Wird ihr Verschwinden als alleiniges Kriterium herangezogen, werden die Pferde meist zu jung geschätzt.

Die **Kundenspur** an den Schneidezähnen des UK (lingual) ist im Alter von 6–8 Jahren noch recht groß und der Reibefläche entsprechend *queroval* geformt. Mit 9–11 Jahren wird sie kleiner und *rundlich* und liegt näher am Zungenrand. Ab 12 Jahre ist sie nur noch als kleine weiße Punkte sichtbar und *verschwindet* mit 13 Jahren an den Zangen, mit 14 Jahren an den Mittelzähnen und mit 15 Jahren an den Eckschneidezähnen. Bei einem Pferd > 15 Jahre ist nur noch die **Kernspur** (labial) an den Schneidezähnen erkennbar.

- **Form der Reibefläche im UK** (wichtig für die Altersbestimmung: Veränderung von der querovalen zur rundlichen Form)
- queroval: 6–11 Jahre: an den Zangen
  7–12 Jahre: an den Mittelzähnen
  8–13 Jahren: an den Eckschneidezähnen

- rundlich: 12–17 Jahre: an den Zangen
  13–18 Jahre: an den Mittelzähnen
  14–19 Jahren: an den Eckschneidezähnen
- dreieckig: 18–23 Jahre: an den Zangen
  19–24 Jahre: an den Mittelzähnen
  20–25 Jahren: an den Eckschneidezähnen
- hochoval: > 23 Jahre: an den Zangen
  > 24 Jahre: an den Mittelzähnen
  > 25 Jahre: an den Eckschneidezähnen

- **Schneidezahnbogen**
- halbmondförmig: bis zum 11. Jahr
- flach: 11.–17. Jahr
- I1 u. I2 fast eine Gerade: 17.–23. Jahr
- I1 u. I2 eine Gerade: > 23 Jahre

- **Schneidezahnrichtung (Wölbung)**
- Zangengebiss: bis zum 8. Jahr
- halbes Zangengebiss: 8.–15. Jahr
- Winkelgebiss: > 15 Jahre

Beim *Zangengebiss* stehen die Schneidezähne des OK und des UK senkrecht aufeinander (Schneidezähne des UK mit Kunden). Beim *halben Zangengebiss* nehmen die Schneidezähne des UK (mit Kundenspur) eine gestreckte Form an, während die Schneidezähne des OK noch gebogen sind. Beim *Winkelgebiss* haben Schneidezähne des OK und UK (letztere mit Kernspur) eine gestreckte Form und bilden beim Kieferschluss einen rechten Winkel.

- **Einschliff („Einbiss")** an den Eckschneidezähnen des OK
- erster Einschliff: Ø 9 Jahre; verschwindet mit 11–12 Jahren

Aufgrund der Veränderung der Schneidezahnrichtung (Streckung der Schneidezähne des UK) decken sich die Reibeflächen der Eckzähne nicht mehr und am zungenseitigen Rand des Schneidezahnes des OK entsteht ein sog. Einschliff, der mit erfolgter Streckung der Schneidezähne des OK wieder verschwindet. Häufig tritt der Einschliff nur einseitig (oder auch gar nicht) auf und wurde auch schon im Alter von 6–7 Jahren beobachtet. Es ist möglich, dass mit 15 Jahren ein zweiter und mit 20 Jahren ein dritter Einschliff vorkommt.

Tab. 2-1 Übersicht der Zahnalterbestimmung beim Pferd

Ungefähres Alter	Durchbruch, Wechsel und Abrieb der Zähne
Geburt	– Milchprämolaren durch Zahnfleisch durchgebrochen – **(p2–p4)**
6 Tage	– Durchbruch der Milchzangen **(i1)**
6 Wochen	– Durchbruch der Milchmittelzähne **(i2)**
6 Monate	– Durchbruch der Milcheckzähne **(i3)** – Milchzangen stark abgerieben – **vollständiges Milchgebiss** vorhanden
1 Jahr	– Durchbruch **M1** – UK: Milchzangen kundenfrei – Mähne und Schwanz noch kurz und gekräuselt
1½ Jahre	– UK: Milchmittelzähne kundenfrei
2 Jahre	– Durchbruch **M2** – UK: Milcheckschneidezähne kundenfrei – Mähne und Schwanz glatthaarig
2½ Jahre	– Wechsel **I1**, P2 und P3
3½ Jahre	– Wechsel **I2** und P4 – Reibung der Zange I1
4 Jahre	– Durchbruch **M3** und Hakenzahn **C**
4½ Jahre	– Wechsel Eckschneidezähne **(I3)** – Reibung der Mittelzähne (I2)
5½ Jahre	– vollkommen gewechselt – alle **Ersatzzähne** in Reibung
6–7 Jahre	– UK: Zangen/Mittelzähne kundenfrei – Reibefläche *queroval*, **Kundenspur** *queroval* – Hakenzahn scharfrandig
8 Jahre	– UK: Eckschneidezähne kundenfrei – Reibefläche queroval, Kundenspur queroval – Hakenzahn wird stumpf – **Zangengebiss** (bis zum 8. Jahr)
9–11 Jahre	– OK: Zangen/Mittelzähne/Eckschneidezähne kundenfrei – Reibefläche *noch queroval*, Kundenspur *rundlich* – strichförmige Kernspur – Zahnbogen halbmondförmig – evtl. **Einbiss** an I3 – **halbes Zangengebiss** (bis zum 15. Jahr)
12–15 Jahre	– Zahnbogen abgeflacht – halbes Zangengebiss

Tab. 2-1 Fortsetzung

Ungefähres Alter	Durchbruch, Wechsel und Abrieb der Zähne
12 Jahre	– UK: Reibefläche der Zangen *rundlich* – Kundenspur als kleine weiße Punkte
13 Jahre	– UK: Reibefläche der Mittelzähne rundlich – Kundenspur verschwindet an den Zangen – **Kernspur** deutlich sichtbar
14 Jahre	– UK: Reibefläche der Eckschneidezähne rundlich – Kundenspur verschwindet an den Mittelzähnen – Hakenzähne als stumpfe Kegel
15 Jahre	– UK: Reibefläche der Eckschneidezähne rundlich – *Kundenspur verschwindet* an den Eckschneidezähnen – evtl. zweiter Einbiss an I3 im OK
15–17 Jahre	– UK: Reibefläche der Schneidezähne noch rund – nur noch Kernspuren (rund) – Zahnbogen stark abgeflacht – Übergang zum **Winkelgebiss**
18–20 Jahre	– UK: Reibefläche *dreieckig;* Kernspur schmal u. tief – Zangen und Mittelzähne fast eine Gerade bildend – Winkelgebiss; lange Zähne
21–23 Jahre	– UK: Reibefläche der Schneidezähne dreieckig – Zahnbogen fast gerade – evtl. dritter Einbiss an I3 im OK
24 Jahre und älter	– UK: Reibefläche der Schneidezähne *längsoval* – Zahnbogen gerade – spitzes Winkelgebiss mit sehr langen Zähnen – Auftreten von weißen Haaren am Kopf

Weiterführende Literatur und Internetlinks

Siehe Anhang Kapitel 10.

3 Physiologische Standardwerte

• **Temperatur** (rektal gemessen)	
neugeborenes Fohlen (bis 5. Tag):	38,8–39,3 °C
Fohlen:	37,5–38,5 °C
erwachsenes Pferd:	37,5–38,0 °C

Bei erregten und erhitzten Pferden ist die Körpertemperatur physiologischerweise erhöht, deswegen am besten im heimatlichen Stall messen.

• **Puls**	
in Ruhe:	30–35 Schläge/min
bei max. Belastung:	bis 240 Schläge/min

Bei körperlicher Belastung, die auch von der Beschaffenheit des Geläufs abhängt, nimmt die Pulsfrequenz sehr schnell zu, um sich dann auf einem bestimmten Wert (steady state) einzupendeln. Die max. Frequenz liegt bei 240 Schlägen/min, d. h. dass Pferd kann seinen Ruhewert auf mehr als das Achtfache steigern. Diese Rate wird weder von anderen Tierarten noch vom Menschen erreicht und ist hauptverantwortlich für die enorme Steigerung des Herzminutenvolumens.

Es ist möglich, den Puls sowohl am *Kopf* (s. auch Kap. 1, Abb. 1-3, 13) als auch an den *Gliedmaßen* zu palpieren:

- **A. facialis** (Incisura vasorum; Umschlag auf die Lateralfläche des Unterkiefers)
- **A. digitalis palmaris communis II** (medial/zwischen Hufbeinbeugesehne und M. interosseus am Vorderbein)
- **A. metatarsea dorsalis** (lateral/zwischen dem Metatarsus und Griffelbein am Hinterbein)
- **A. digitalis palmaris bzw. plantaris** (medial und lateral des Fesselgelenkes im Bereich der Gleichbeine an allen Extremitäten)

Zu beachten sind:
- Stärke (Intensität)
- Rhythmus (Regelmäßigkeit)
- Qualität der Pulsschläge (Schlagvolumen, Gleichmäßigkeit)
- Füllungs- sowie Spannungszustand der Arterie

> **Merke:** Bei chronischen Huferkrankungen ist **keine** Pulsation an der Mittelfußarterie vorhanden.

Tab. 3-1 Interpretation der gemessenen Pulsfrequenz

Pulsfrequenz	Physiologisch	Pathologisch
erhöht	– junge und hoch im Blut stehende Tiere – Aufregung, Gravidität, abends	– Entzündungsvorgänge (akute Entzündungen im Hufbereich!) – Schmerzen, Traumen – Gabe von Atropin, Succinylcholin oder Thiobarbituraten
erniedrigt	– evtl. trainierte Pferde	– kardiale oder zentrale Bradykardie – Gabe von Halothan, α_2-Agonisten oder Analgetika der Narkotikagruppe

• **Atmung**
in Ruhe: 10–15 Atemzüge/min
bei max. Belastung: bis 140 Atemzüge/min

Das Pferd zählt zum sog. **kostoabdominalen Atmungstyp** und atmet in Ruhe recht flach. Die *Atemfrequenz* kann am besten über die Flankenbewegungen beurteilt werden; darüber hinaus ist auf *Rhythmus* (gleichmäßig und regelmäßig), *Qualität* und eventuelle *Nebengeräusche* der Atmung zu achten. Beim Pferd wird die Atmung durch die Gangart beeinflusst; ein Phänomen, das besonders im Galopp ausgeprägt ist. Bei dieser Gangart erfolgt eine mechanische Kopplung der Atemfrequenz im Verhältnis 1:1 mit der Sprung- oder Fußungsfrequenz, d. h. auf jeden Galoppsprung kommt ein Atemzug. Beim Absprung und in der Schwebephase wird die Inspiration unterstützt, bei der Landephase erfolgt die Exspiration. Auch beim Trab gibt es einen Zusammenhang zwischen Atem- und Fußungsfrequenz, das Verhältnis ist jedoch variabel (Atemzug pro Tritt, z. B. 1:1, 1:2, 1:3, 2:3).

Generell erfolgt eine verstärkte Atmung im kostalen Bereich physiologisch bei fortgeschrittener Trächtigkeit und pathologisch bei schmerzhaften Prozessen im Bereich des Abdomens (z. B. Kolik). Hauptursache für eine pathologisch abdominale Atmung ist das erschwerte Ausströmen von Luft aus der Lunge durch Elastizitätsverlust oder Stenosen (z. B. bei chronischer Bronchitis, Lungenentzündung, Lungenemphysem). Sichtbarer Beweis für einen chronischen Zustand ist die sog. **Dampfrinne**, die durch eine Hypertrophie der Bauchmuskulatur entsteht.

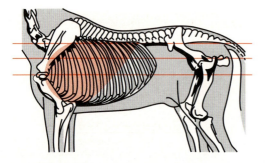

Abb. 3-1 Lungengrenzen des Pferdes

> • **Lungengrenzen** (Abb. 3-1)
>
> Eine **Perkussion** der Lunge ist in drei Ebenen möglich:
> 1. Ebene, sog. Hüfthöckerebene (dorsal), kaudal 17. Rippe
> 2. Ebene, sog. Sitzbeinhöckerebene, kaudal 14. Rippe
> 3. Ebene, sog. Buggelenksebene, kaudal 11. Rippe

Das Pferd hat insgesamt **18 Rippen** (Grenze: 17–14 –11).
Die Lungengrenzen bleiben i. d. R. bei physiologischen und pathologischen Zuständen konstant. Nur bei trächtigen Stuten oder besonders raumgreifenden Prozessen kann eine leichte Verschiebung nach kranial erfolgen.

> • **Puncta maxima der Herzgeräusche**
>
> (ICR = Interkostalraum)
>
> | | |
> |---|---|
> | Pulmonalklappe: | 3. ICR, links |
> | Aortenklappe: | 4. ICR, links |
> | Mitralklappe: | 5. ICR, links |
> | Trikuspidalklappe: | 4. ICR, rechts |

Bei der Untersuchung des Herzens durch Auskultation ist es sinnvoll, sich das Wort **„FIRAN"** einzuprägen, um auf folgende Parameter zu achten:

- **F**requenz (Schläge pro Minute)
- **I**ntensität (Stärke der Herztöne)
- **R**hythmus (Regelmäßigkeit)
- **A**bgesetztheit
- **N**ebengeräusche (z. B. endo- oder exokardiale Geräusche, fortgeleitete Fremdgeräusche)

> **Merke:** Bei gesunden, gut trainierten Pferden kann es physiologischerweise zu einer Spaltung oder sogar Verdoppelung des ersten Herztons kommen (verschwindet nach erfolgter Bewegung).

Weiterführende Literatur und Internetlinks

Siehe Anhang Kapitel 10.

4 Laborwerte

Bei der Blutanalyse von Sportpferden sind folgende Hinweise zu beachten:
Die Fütterung, der Grad der Belastung und der Trainingszustand sind stets in Einklang zu bringen – Turnier- und Freizeitpferde zeigen häufig hohe Harnstoffwerte, was auf eine Überfütterung mit Protein schließen lässt. Überlastung ohne angepasstes Training führt zu einem Anstieg von muskel- und leberspezifischen Enzymen. Leistungsabfall entsteht u. a durch Fehlernährung und einen überlasteten Stoffwechsel.
Glucose ist der Ausgangsstoff für den Energiebedarf bei mechanischer Arbeit und wird aerob abgebaut. Wird sie in kurzer Zeit anaerob verstoffwechselt, entsteht sehr viel **Lactat** (Gefahr einer Lactatintoxikation mit Muskelzellschaden). Das Training muss daher so aufgebaut sein, dass die steigende Lactatmenge gepuffert werden kann. Die Leber muss hierzu schrittweise an eine rasche Wiederaufbereitung der Stoffwechselprodukte herangeführt werden.
Durch eine Bestimmung der *Lactatwerte* vor und nach der Belastung erhält man einen Einblick in den Stoffwechselzustand des Tieres. Die Belastung sollte möglichst standardisiert erfolgen (z. B. 10 min Laufband mit einer Laufleistung von ca. 5 m/s; Blutentnahme in Fluorid-Röhrchen vor sowie 3 und 15 min nach Belastung; Fluorid-Plasma ohne Zusätze zur Untersuchung einsenden).
- Lactat-Ausgangswert: < 1 mmol/l
- Nach 3 min: max. das Doppelte des Ausgangswertes
- Nach 15 min: 30% niedriger als 3-Minuten-Wert

Verglichen mit Galoppern sind Springpferde vom Stoffwechsel her nur wenig gefordert; eine Lactatintoxikation entsteht dann, wenn die Tiere nicht regelmäßig ausreichend bewegt, dann aber plötzlich stark gefordert und mit Eiweiß überfüttert werden.
Bei einem gesunden Tier gibt es keine Laborparameter, die prognostische Schlüsse auf dessen Leistung (z. B. bevorstehende Rennen) zulassen.

Tab. 4-1 Die wesentlichen Labordaten des Pferdes

Parameter	Normalbereich	SI-Einheit
Blut		
Erythrozyten	6,0–12,0	Mio/µl (T/l = 10^{12}/l)
Hämoglobin (Hb)	110–170	g/l
Hämatokrit (Hk)	0,30–0,45	l/l
Leukozyten	5–10	Tausend/µl (G/l = 10^9/l)
Thrombozyten	90–300	Tausend/µl
Retikulozyten	0–0,1	%
Prothrombinzeit (Quick-T.)	11–13	s
Blutsenkung (BKS)	40–80	mm/30 min
Elektrolyte		
Calcium (Ca)	2,5–3,5	mmol/l (auch mval/l)
Chlorid (Cl)	95–110	mmol/l
Eisen	17,5–64,5	µmol/l
Kalium (K)	2,8–4,5	mmol/l
Kupfer	19,0–21,0	µmol/l
Magnesium (Mg)	0,5–0,9	mmol/l
Natrium (Na)	125–150	mmol/l
Phosphat	0,7–1,5	mmol/l
Zink	9,2–19,9	µmol/l
Enzyme		
α-Amylase	bis 170	U/l
ALT (GPT)	bis 15	U/l
AP	bis 250	U/l
AST (GOT)	bis 250	U/l
Cholinesterase	1500–3000	U/l
CK	bis 130	U/l
γ-GT	bis 25	U/l
GLDH	bis 8	U/l
LDH	bis 400	U/l
Lipase	–	–
Substrate		
Bilirubin, gesamt (I)	8,6–59,9	µmol/l
Bilirubin, direkt (II)	bis 10,3	µmol/l
Cholesterin	2,3–4,4	mmol/l (auch mval/l)
Eiweiß	55–75	g/l

Tab. 4-1 Fortsetzung

Parameter	Normalbereich	SI-Einheit
Substrate (Fortsetzung)		
Glucose	3,05–4,99	mmol/l
Harnstoff	3,3–6,7	mmol/l
Harnsäure	-	-
Kreatinin	71–159	µmol/l
Lactat	0,5–2,0	mmol/l
Triglyceride	1,14–5,70	mmol/l

Tab. 4-2 Differenzialblutbild beim Pferd

Parameter		Wert in %
Granulozyten	neutrophil, stabkernig	0–6
	neutrophil, segmentkernig	45–70
	eosinophil	0–4
	basophil	0–2
Lymphozyten		20–45
Monozyten		0–5

Weiterführende Literatur und Internetlinks

Siehe Anhang Kapitel 10.

5 Impfschemata

Der behandelnde Tierarzt muss sich zunächst einen Überblick über bisher vorgenommene Schutzimpfungen verschaffen. Vorteilhaft sind Gesundheitspläne des gesamten Pferdebestandes eines Stalles, die neben den Angaben zum Pferd Informationen über durchgeführte Schutzimpfungen, Wurmkuren, Zahnuntersuchungen und eventuelle Besonderheiten (z. B. Allergien) enthalten. Diese Pläne können von den im Bestand tätigen Tierärzten zusammen mit dem Tierbesitzer oder Pensionsstallbetreiber erstellt werden.

> **Merke:** Ein ausreichender Schutz eines Bestandes ist nur dann gegeben, wenn alle Pferde (mindestens 80%) gleichzeitig geimpft werden!

Als „**Pferde-Husten**" wird der Gesamtkomplex der Atemwegsinfektionen bezeichnet, der vorwiegend durch Influenza A/equi-1-Viren (H7N7, selten geworden) und A/equi-2-Viren (H3N8, in Europa am häufigsten), aber auch equine Herpesviren Serotyp 1, 2 und 4 sowie equine Rhino- und Adenoviren, Strepto-, Staphylo- und Diplokokken, Bordetella spp., Mykoplasmen und Pilze verursacht wird.

Die Tabelle 5-1 enthält ein Schema zur Grundimmunisierung, das von der Gesellschaft für Pferdemedizin e.V. (GPM) empfohlen wird.

Tab. 5-1 Grundimmunisierung beim Pferd

Erkrankung	1. Impfung	2. Impfung	3. Impfung	Wiederholung
Influenza[1] – Influenza A/ equi 1- und 2-Viren	5. Monat	7. Monat	13./14. Monat	alle 6 Monate
Virusabort[2] – equines Herpes-Virus Typ 1, 2, 4	5. Monat	7. Monat	13./14. Monat	alle 6 Monate

[1] Bei der Impfstoffauswahl ist darauf zu achten, dass v. a. Impfantigene gegen das aktuelle Influenza A/ equi 2-Virus enthalten sind.

[2] Es sind Einzel- und Kombinationsimpfstoffe (mit Influenza A) auf dem Markt. Bei Verwendung eines Lebendimpfstoffes können die erste Impfung schon ab dem 3. Lebensmonat und die Zweitimpfung im 5. Monat durchgeführt werden.

Tab. 5-1 Fortsetzung

Erkrankung	1. Impfung	2. Impfung	3. Impfung	Wiederholung
Tollwut[4] – Rhabdovirus	6. Monat	18. Monat		je nach Impfstoffzulassung
Tetanus[3] – Clostridium tetani	6. Monat	8./9. Monat	20./21. Monat	alle 2 Jahre

[3] Zur Tetanusprophylaxe stehen Toxoidimpfstoffe als Monopräparate sowie als Kombinationsimpfstoffe mit Influenza A (nur begrenzt zu empfehlen) zur Verfügung.

[4] Pferde in Weidehaltung mit Tollwutexposition, spez. bei Offenhaltung, sollten geimpft werden. Ein Populationsschutz ist aufgrund der genannten epizootiologischen Situation im Vergleich z. B. zu Atemwegsinfektionen nicht erforderlich. Für die Impfung dürfen nur Impfstoffe auf der Basis von inaktiviertem Virus eingesetzt werden. Zur Erzielung eines belastbaren Impfschutzes für die Dauer eines Jahres genügt eine einzige Impfung pro Jahr. Nach diesem Schema geimpfte Mutterstuten geben über ihr Kolostrum genügend Antikörper ab, um damit die Fohlen bis zu deren Impfalter zu schützen. Es empfiehlt sich, Pferde 3–4 Wochen vor der Weidesaison impfen zu lassen, damit sie schon geschützt auf die Weide kommen. Die postinfektionelle Impfung ist in Deutschland generell verboten.

Werden erwachsene Pferde erstmalig geimpft, gelten die gleichen zeitlichen Abstände wie für Fohlen. Die Zuchtstuten sollten, wenn sie als Fohlen und junge Pferde nach diesem Plan geimpft wurden, im 4.–8. Trächtigkeitsmonat erneut gegen Virusabort geimpft werden, um genügend Kolostralantikörper für das Fohlen bilden zu können. Zwischen einzelnen Impfungen sollte der Abstand etwa 14 Tage betragen. Die Tabelle 5-2 enthält ein Impfprogramm für Zuchtstuten.

Tab. 5-2 Impfprogramm bei Zuchtstuten ab der ersten Trächtigkeit

Erkrankung	Impfung	Wiederholung
Influenza	9. TM	alle 6 Monate
Virusabort	4.–8. TM	alle 6 Monate
Tetanus	9. TM	alle 2 Jahre
Tollwut	9. TM	je nach Impfstoffzulassung

TM = Trächtigkeitsmonat

Merke: Liegt die letzte Impfung gegen Influenza und Virusabort länger als 12 Monate zurück, muss erneut eine Grundimmunisierung erfolgen.

Weiterführende Literatur und Internetlinks

Siehe Anhang Kapitel 10.

6 Parasitenbekämpfung

Zur gesundheitlichen Vorsorge gehört neben der täglichen Pflege auch der Infektionsschutz, wie regelmäßige Impfungen und Entwurmungen. Gefördert wird der Parasitenbefall beim Pferd beispielsweise durch Überbesatz der Weiden, falsche oder fehlende Hygiene und falschen Einsatz von ansonsten geeigneten Entwurmungsmitteln.

Besonders bei Gestüten, Renn- und Reitställen ist eine ständige Gesundheitsüberwachung der Pferde hinsichtlich der vielfältigen Parasitosen notwendig. Nur so können die Leistungsfähigkeit der Tiere erhalten und akut seuchenhaft auftretende Krankheiten bzw. Zoonosen (s. Teil I: Kap. 13 und 14) vermieden werden. Neben dem Einsatz spezieller Anthelmintika/Antiparasitika sind auch stall- und weidehygienische Maßnahmen zu beachten.

Tab. 6-1 Häufig vorkommende Endoparasiten beim Pferd

Betroffenes Organsystem	Genus
Nematoden (Rund- oder Fadenwürmer)	
Respirationsapparat	– Dictyocaulus arnfieldi[1] (v. a. Esel) Habronema spp.[1]
Magen	– Habronema spp.[1,2] – Trichostrongylus axei[3]
Dünndarm	– Strongyloides westeri[4] (v. a. Saugfohlen, Esel) – Parascaris equorum[5] (v. a. jüngere Pferde)
Dickdarm	– Oxyuris equi[6] (v. a. ältere Pferde) – Strongylus spp.[7]
Rektum	– Oxyuris equi[6]
Augen	– Habronema spp.[1] – Thelazia lacrymalis[8]
Haut, Bindegewebe	– Habronema spp.[1] – Parafilaria multipapillosa[1] – Onchocerca spp.[9]
Zestoden (Bandwürmer)	
Dünndarm	– Anaplocephala spp.[10]
Trematoden (Saugwürmer)	
Leber, Gallengänge	– Fasciola hepatica[11] – Dicrocoelium dendriticum[12]

Tab. 6-1 Fortsetzung

Betroffenes Organsystem	Genus
Protozoen	
Darmtrakt	– Eimeria leuckarti[13] – Cryptosporidium parvum[14] (v. a. Saugfohlen)
Muskulatur	– Sarcocystis spp.[15]
Schleimhäute	– Trypanosoma brucei equiperdum (Dourine)[16]
intrazelluläre Protozoen	– Babesia spp. (Syn. Theileria)[17]
Durch Arthropoden bedingte Endoparasitosen	
Magen, Darm	– Gasterophilus spp.[18]
Nasen-Rachen-Raum	– Rhinoestrus spp.[19]

[1] Avermectine (z. B. Ivermectin: 0,2 mg/kg p. o.)
[2] Benzimidazole (z. B. Fenbendazol, Mebendazol, Oxibendazol) 30–40 mg/kg p. o.
[3] Benzimidazole (z. B. Oxibendazol) oder Avermectine (z. B. Ivermectin: 0,3 mg/kg p. o.)
[4] Benzimidazole (z. B. Oxibendazol: 15 mg/kg; Fenbendazol: 7,5–10 mg/kg), Avermectine (z. B. Ivermectin: 0,2 mg/kg p. o.) oder Milbemycin (z. B. Moxidectin: 0,4 mg/kg p. o.)
[5] Benzimidazole (z. B. Mebendazol oder Oxibendazol: 10 mg/kg; Fenbendazol: 7,5 mg/kg; Febantel: 6 mg/kg), Avermectine (z. B. Ivermectin: 0,2 mg/kg p. o.), Milbemycin (z. B. Moxidectin: 0,2 mg/kg p. o.)
[6] Avermectine (z. B. Ivermectin: 0,2 mg/kg p. o.), Milbemycin (z. B. Moxidectin: 0,2 mg/kg p. o.) oder Benzimidazole (z. B. Mebendazol: 10 mg/kg; Fenbendazol: 7,5 mg/kg)
[7] Avermectine (z. B. Ivermectin: 0,2 mg/kg p. o.), Milbemycin (z. B. Moxidectin: 0,2 mg/kg p. o.), Benzimidazole (z. B. Fenbendazol: 7,5–10 mg/kg über 5 Tage, Oxibendazol oder Mebendazol: 10 mg/kg; **Cave:** Benzimidazol-Resistenzgefahr)
[8] Avermectine (z. B. Ivermectin: 0,2 mg/kg p. o.)
[9] Avermectine (z. B. Ivermectin: 0,2 mg/kg p. o. gegen Mikrofilarien) und chirurgische Entfernung der typischen Veränderungen am Nackenband (Widerristfistel) bzw. an der Vorderbrust (Bugbeule); medikamentöse Kausaltherapie gegen Adulte bisher nicht bekannt.
[10] Praziquantel (1–2 mg/kg p. o.), ggf. Laparotomie
[11] Triclabendazol (10–12 mg/kg p. o.)
[12] bisher keine kausaltherapeutischen Erfahrungen beim Pferd; empfohlen werden Febantel oder Fenbendazol; keine Haltung auf Schafweiden
[13] Sulfadimidin über 3 Tage, Reinigung und Desinfektion der Stallungen mit einem Desinfektionsmittel auf Kresolbasis (z. B. Endosan forte, Neopredisan)
[14] Halofuginon (100 µg/kg p. o.) über 7 Tage
[15] bisher keine kausaltherapeutischen Erfahrungen beim Pferd; empfohlen werden potenzierte Sulfonamide
[16] anzeigepflichtig, Behandlung z. B. mit Quinapyraminsulfat, Suramin, Isomethamidium (dürfen z. B. aus EU-Staaten verbracht werden, da in D nicht erhältlich), Zuchtausschluss
[17] Imidocarbdipropionat (darf z. B. aus Frankreich verbracht werden, da in D nicht erhältlich) 10 mg/kg i. m., viermal im Abstand von je 2 Tagen, Zeckenprophylaxe
[18] makrozyklische Lactone wie Avermectine (z. B. Ivermectin: 0,2 mg/kg p. o.) oder Milbemycin (z. B. Moxidectin: 0,4 mg/kg p. o)
[19] makrozyklische Lactone (z. B. Ivermectin oder Moxidectin: 0,2–0,3 mg/kg p. o.)

Die **Parafilariose** (Sommerbluten, Blutsschwitzen durch Parafilaria multipapillosa) kommt durch den zunehmenden Reiseverkehr (Turnierpferde) oder durch Importpferde v. a. aus Südeuropa, Mittel- und Südamerika, Asien und Afrika als Importkrankheit und sporadisch auch unter einheimischen Bedingungen vor. Die Parasitose äußert sich in Hautknötchen, die mit blutigem Exsudat gefüllt sind und an heißen Sommertagen oder bei anstrengender Arbeit der Pferde plötzlich aufbrechen.

- *Bekämpfung:* Avermectine (z. B. Ivermectin: 0,2 mg/kg p. o.) oder Benzimidazole (z. B. Fenbendazol: 50 mg/kg p. o. an 5 aufeinanderfolgenden Tagen), außerdem Insektenbekämpfung

Entwurmung von Fohlen
- erste Behandlung gegen Strongyloides im Alter von 10 Tagen, 4–5 Wiederholungen in wöchentlichen Abständen
- erste Behandlung gegen Askariden und Strongyliden im Alter von 8 Wochen, Wiederholungen im Rhythmus der Bestandsbehandlung (etwa alle 8 Wochen) bis zum Alter von 8–10 Monaten
- danach routinemäßig im Abstand von 6–8 Wochen (bei Weidegang 3–4 Tage vor dem Auftrieb und im Abstand von 4–6 Wochen)

> **Merke:** Im Oktober sollte man eine zusätzliche Behandlung gegen Gasterophilus spp. durchführen; evtl. im Dezember wiederholen. Bei Körperstellen, die mit Eiern behaftet sind, ist eine lokale Insektizid-Waschbehandlung angezeigt.

Entwurmung von Muttertieren, Jährlingen und Adulten
- routinemäßig im Abstand von 6–8 Wochen
- letzte Behandlung 4–6 Wochen vor Geburt, dann in den ersten Tagen nach der Geburt mit dem Fohlen zusammen, danach alle 6–8 Wochen
- bei Weidegang 3–4 Tage vor dem Auftrieb und im Abstand von 2–4 Wochen, solange Muttertier und Fohlen auf einer Weide sind, danach im Abstand von 6–8 Wochen
- *Februar und Oktober:* Behandlung gegen Strongyliden, Oxyuren und Gasterophiliden
- *April, Juni, August und Dezember:* Behandlung gegen Strongyliden und Oxyuren

Entwurmung von zugekauften Pferden
- Entwurmung bei Einstallung und 2-tägige Quarantäne, danach im Rhythmus der Bestandsbehandlung

Weidemanagement
- Überbesatz der Weiden vermeiden (2 ha pro Pferd)
- Pferde eines Bestandes immer gemeinsam entwurmen
- nach Möglichkeit Umtriebsweiden verwenden (ca. alle 3 Monate), vor dem Umtrieb entwurmen
- möglichst nach Altersgruppen getrennt weiden lassen
- 2-mal wöchentlich die Kothaufen von den Weiden einsammeln

Weiterführende Literatur und Internetlinks

Siehe Anhang Kapitel 10.

7 Gynäkologie

- 7.1 Sexualzyklus 351
- 7.1.1 Fortpflanzungsparameter 351
- 7.1.2 Endokrinologie 352
- 7.1.3 Künstliche Besamung (KB) 356
- 7.2 Gravidität 359
- 7.2.1 Diagnostik (Auswahl) 359
- 7.2.2 Geburtsphysiologie 361

7.1 Sexualzyklus

7.1.1 Fortpflanzungsparameter

• Wichtige Fortpflanzungsparameter beim Pferd	
Geschlechtsreife:	♂ 12 (–24) Monate bzw. 1–2 Jahre ♀ 15–18 Monate bzw. ca. 1½ Jahre
Zuchtreife:	2–3 Jahre
Paarungszeit:	Februar bis August
Zyklus:	polyöstrisch bedingt saisonal „long day breeder" (Februar bis Juli)
Zyklusdauer:	21 (19–24) Tage
Zykluseinteilung: – Vorbrunst = Proöstrus – Brunst (Rosse) = Östrus – Zwischenbrunst = Diöstrus – Ruhephase = Anöstrus	 2–6 Tage 5 (–7) Tage ca. 10 Tage 2–6 Monate (Winter-Anöstrus)
Brunstdauer:	7 Tage (5–12)
Ovulationstermin:	24 h vor Rosseende bzw. vor dem LH-Peak und dem zweigipfligen FSH-Höhepunkt
Eizellenzahl:	i. d. R. ein Ei

• **Wichtige Fortpflanzungsparameter beim Pferd** (Fortsetzung)	
Trächtigkeitsdauer:	336 Tage (11 Monate)
Nachkommen/Jahr:	1 (2)
Geburtenfrequenz/Jahr:	1
Laktationsdauer:	4–8 Monate
Brunstwiederkehr p. p.:	7–12 Tage („Fohlenrosse")

anatomische Besonderheiten:	− Klitorisgrube
	− straffer Hymenalring (Missbildungen!)
	− langer Uterus, kurze Hörner
	− Ovarien:
	  − liegen in der Lendengegend; ca.1 Handbreit hinter den Nieren und lateral der Medianebene
	  − bohnenförmig und von Peritoneum überzogen; Ovulation erfolgt nur in Ovulationsgrube
	  − am linken Ovar finden 20–30% häufiger Ovulationen statt als am rechten
	  − kolikartige Erscheinungen während des Östrus und bei rektaler US möglich
	  − Corpus luteum rektal nicht palpierbar

7.1.2 Endokrinologie (s. Abb. 7-1)

Das Pferd hat einen polyöstrischen Zyklus mit Saisonhöhepunkt und wird ebenso wie die Katze als „long-day-breeder" bezeichnet. Die Zeit der zyklischen Aktivität der meisten Stuten der nördlichen Hemisphäre liegt zwischen April und Ende Oktober (Höhepunkt Mai bis Juli) und hat jeweils einen zeitlichen Abstand von ca. 21 Tagen. Von November bis Februar ist die follikuläre Aktivität gering, sodass in diesem Zeitraum häufig keine Rosse auftritt (sog. Anöstrusperiode).

Zyklusstadien

• Proöstrus/Östrus

Die ovarielle Tätigkeit, auch als **ovulatorische Saison** bezeichnet, wird insbesondere durch die Zunahme des Tageslichtes und durch den Anstieg der Umgebungstemperatur beeinflusst, weitere Faktoren sind Ernährung, körperliche Bewegung und die Anwesenheit eines Hengstes. Die Steigerung der Eierstockstätigkeit erfolgt allmählich – im Proöstrus, besonders jedoch im Östrus, sind zahlreiche Follikel (15–20) vorhanden. Die Mehrzahl dieser Follikel atresiert im Verlauf des Östrus, einige wenige wachsen bis zur Ovulationsgröße heran. Diese Phase wird als *Follikelanbildungsdynamik* bezeichnet mit primären (großen; Ø Follikel 35–45 mm) und sekundären (kleinen; Ø Follikel 18–25 mm) Anbildungswellen. Dominante Follikel der primären Follikelreifungswelle erscheinen i. d. R. am 12. Zyklustag und führen zur Ovulation. Der lange und variable Zyklus der Stute ist durch den hohen *FSH*-Spiegel (Follikelanbildung) und die mehr als eine Woche andauernde *LH*-Sekretion (Follikelreifung) bedingt. Im Gegensatz zu Rind und Schwein ist die Östrusphase sehr lang (5–7 Tage); die Stute zeigt häufiges Absetzen kleiner mit Schleim vermischter Harnmengen, ein Sichtbarwerden der Klitoris infolge Kontraktion der Klitorismuskulatur (sog. „Blitzen"), ein Seitwärtshalten des Schweifes, Berührungskontakte zum Hengst und die Bereitschaft zur Bedeckung. Wietere Symptome sind eine Vulvaschwellung durch Ödematisierung und eine zunehmende Rötung und Feuchtigkeit der Mukosa des Vestibulum vaginae. Sowohl Brunstbeginn als auch Brunstende können subklinisch verlaufen. Etwa 24 h *vor* dem Ende der Rosse findet die **Ovulation** statt; *nach* dieser erfolgt der *LH-Peak* und ein *zweigipfliger FSH-Höhepunkt* (vom 1.–2. und vom 11.–12. Tag p. ov.), der bereits das Follikelwachstum für die nächste Rosse induziert. Bei plötzlichen Witterungs- und/oder deutlichen Temperaturänderungen kommt es zur Häufung von Ovulationen. Der Prozentsatz mehrfacher Ovulationen innerhalb einer Östrusphase schwankt von einigen wenigen bis 25%. Die Bedeckung erfolgt am Ende der Rosse mit einer 36–48 h später erfolgenden Nachbedeckung. Anhalts-punkt für eine Bedeckung innerhalb von 24 h ist der beginnende Turgorverlust der prall-elastischen Follikelwand.

- **Diöstrus**

Nach der Ovulation füllt sich die Follikelgrube mit gerinnendem Blut – hier entwickelt sich nun in der Diöstrusphase das Corpus luteum (Progesteronanstieg im Blut), das rektal nicht palpierbar ist. Bereits in Eisprungnähe beginnt präovulatorisch der *Serumprogesterongehalt* zu steigen; maximale Werte werden ab dem 5./6. Tap p. ov. erreicht und bleiben bis zum 13./14. Tag p. ov. bestehen. Die gemessenen Werte innerhalb dieses diöstrischen Progesteronplateaus liegen bei ca. 10 ng/ml (bis 16 ng/ml). In der Corpus-luteum-Phase, d. h. im Diöstrus, ist der Östradiolwert sehr niedrig (Werte um 4 pg/ml), und es findet keine Follikelreifung statt. Die Stute steht nicht mehr, sondern schlägt den Hengst ab. Die Vulva ist faltig, die blassrosaroten Genitalschleimhäute sind relativ trocken und ein kurzfristiges „Blitzen" ist nur ab und zu nach dem Harnabsatz zu beobachten. Bei ausgebliebener Befruchtung führt die Eigensynthese des endometrialen PGF_{2a} zur Rückbildung des Corpus luteum (ca. 14 Tage nach Rosebeginn) und 2–3 Tage später wird die Stute erneut rossig. In der Zeit der Luteolyse fallen die Progesteronwerte drastisch auf < 1 ng/ml ab und verbleiben während des Östrus auf diesem Niveau.

- **Anöstrus**

Im Oktober beginnt die Übergangsphase in die Anöstrie – es besteht eine Fluktuation der FSH-Sekretion, der LH-Peak bleibt aber aus, sodass keine Ovulation erfolgt. Die Stute zeigt keine Paarungsbereitschaft mehr; es gibt aber auch Stuten, die trotz fehlender Ovulation den Hengst aufspringen lassen. Die sichtbaren Genitalschleimhäute sind blass, die Ovarien sind relativ klein und von fest-elastischer Konsistenz. Die sog. **anovulatorische Saison** kann in 3 Phasen unterteilt werden
1. abnehmende ovarielle Aktivität (Ende Oktober bis Dezember)
2. ovarielle Inaktivität (Januar und Februar)
3. zunehmende ovarielle Aktivität = Übergangsphase (März bis April)
In der Übergangsphase vom Anöstrus zum Östrus kommt es zu einer azyklischen Rossesymptomatik mit verlängerter Follikulogenese und verlängerten Lutealphasen. Der *Östradiolgehalt* steigt 3–4 Tage vor der Ovulation an und erreicht 24–48 h prae ov. ein Maximum von 11,5–141 pg/ml.

Im Fall einer **Befruchtung** blockiert das Corpus luteum die Freisetzung des endometrialen PGF_{2a} und schützt somit die Fruchtanlage, die am 5.–6. Tag p. c. aus dem Eileiter in den Uterus gelangt. Dort bleibt die Fruchtanlage bis zum Tag 16 mobil und wird dann durch zunehmende Kontraktilität des Uterus links oder rechts der Bifurkation fixiert. Die auffallend starke Kontraktionsbereitschaft der Uteruswand (16.–18. Tag p. c.) ist das erste klinisch erkennbare Graviditätsmerkmal und wird als *Sensibilisierungsstadium* bezeichnet. Es erstreckt sich mit abnehmender Intensität bis zur 6. Graviditätswoche (s. 7.2.1). Bei vielen frühgraviden Stuten bleibt der ovarielle Zyklus erhalten, sodass um die 3. und 6. Woche auffallend große Ovarfollikel (**Cave:** Fehlinterpretation im Sinne von Nichtgravidität oder Rosse) vorliegen können. Nach Ovulation oder Luteinisierung entstehen aus diesen Ovarfollikeln die akzessorischen Gelbkörper, die für die Aufrechterhaltung der Gravidität wichtig sind.

Eine **Besonderheit** bei der Stute ist das frühe Anlaufen eines fertilen Sexualzyklus nur wenige Tage nach der Geburt. Es kommt zu einer intensiven Follikelanbildung, die *8–11 Tage p. p.* zur Ausbildung der sog. **Fohlenrosse** führt. Es handelt sich hierbei offenbar um einen von der vorangegangenen Geburt induzierten und von der Uterusschleimhaut unabhängigen Vorgang, da die starke Follikelbildung auch bei Stuten nach einer Behandlung von Geburtsstörungen auftritt. Eine weitere tierartliche Besonderheit ist die Produktion des **PMSG** (pregnant mare serum gonadotrophine) bzw. **eCG** (equine chorionic gonadotrophine) vom 35.–120. Trächtigkeitstag in den von der Plazenta gebildeten „endometrial cups". Das PMSG führt als extrahypophysäres Gonadotropin zu Follikelneubildungen und Follikelluteinisierungen oder Ovulationen mit nachfolgender

Corpus-luteum-Anbildung. Die entstehenden akzessorischen Hilfsgelbkörper (C.l. auxillaria) übernehmen die Funktion des ursprünglichen Gelbkörpers – sie halten die Gravidität aufrecht und sorgen für den dazu erforderlichen Progesteronspiegel. Ab dem 120. Trächtigkeitstag wird die Progesteronsynthese von der Plazenta übernommen.

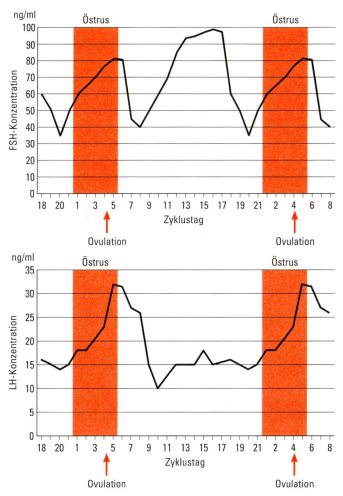

Abb. 7-1 Hormonoprofil der Stute (schematische Darstellung)

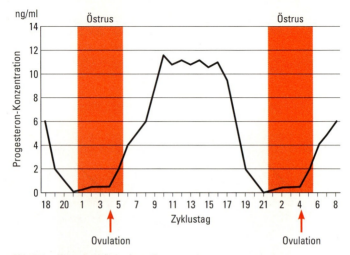

Abb. 7-1 Hormonoprofil der Stute (Fortsetzung)

- **Merke:**
- lange Brunstdauer (Rosse); LH-Sekretion mehr als 1 Woche andauernd
- LH-Peak und zweigipfliger FSH-Höhepunkt *nach* der Ovulation
- große Ovarfollikel um die 3. und 6. Woche p. c.
- PMSG bzw. eCG (endometrial cups) ca. 35.–120. Tag p. c.
- Progesteronsynthese wird ab dem 120. Tag p. c. von der Plazenta übernommen (Rind, Schwein, Hund und Katze nur Corpus luteum graviditatis)
- Fohlenrosse ca. 8.–11. Tag p. p.

7.1.3 Künstliche Besamung (KB)

Mit der künstlichen Befruchtung, auch als instrumentelle Samenübertragung (intrauterin) bezeichnet, besteht die Möglichkeit, dass das Ejakulat herausragender Hengste vielfach und unabhängig vom Standort des Tieres eingesetzt werden kann. Anhand der Gesamtspermienzahl können – unter Zugrundelegung von 500 Mio. beweglicher Spermien pro Inseminat – 6–20 Stuten pro Ejakulat besamt werden. Die KB gewinnt in Europa zunehmend an Bedeutung, insbesondere auch die Westernpferdezucht (Quarter Horse und Paint Horse) betreffend. Nachfolgende züchterische und zuchthygienische **Vorteile** sind sowohl beim Hengst als auch bei der Stute gegeben:
- Schutz vor Infektionen und Verletzungen; kein Tiertransport in Fremdställe erforderlich

- optimale Nutzung des Spermapools bei freier Wahl des für die Zucht optimalen Hengstes (unabhängig vom Standort; paralleler Einsatz in Zucht und Sport; Vergrößerung des Einsatzgebietes und Erweiterung des Kundenpotenzials)
- Anlage von Genreserven
- Vergrößerung der Vielfalt des genetischen Materials (**Cave:** bei starkem Einsatz von Einzelhengsten aber auch Einschränkung der genetischen Varianz und Gefahr der erheblichen Weiterverbreitung versteckter Erbmängel)

Methoden

Es werden drei Methoden unterschieden:
- **Frischsamenübertragung (Nativsamen)**
  - Gewinnung und Besamung erfolgen auf derselben Station; Übertragung innerhalb von ca. 30 min erforderlich
  - Einsatz bei Problemstuten oder bei Unverträglichkeiten gegen Samenverdünner
  - optimale Fruchtbarkeitsrate (> Natursprung!)
- **Übertragung von flüssigkonserviertem Sperma (5–7 °C)**
  - nach erfolgter Absamung wird das Ejakulat verdünnt, portioniert (3–15 Portionen/Ejakulat) und auf 5 °C gekühlt; Nachteil: Hengstsamen teilweise nicht für Kühlung geeignet
  - spezielle Verdünner können den Samen bis zu 48 h haltbar machen; eine Übertragung sollte jedoch – ohne Unterbrechung der Kühlkette – innerhalb von 36 h erfolgen, um eine möglichst hohe Konzeption zu erreichen
  - derzeit gebräuchlichstes Verfahren mit hoher Befruchtungs- und Abfohlrate
- **Übertragung von Tiefgefriersamen (TG-Sperma)**
  - das Ejakulat wird nach Zugabe eines Verdünners über einen festgelegten Abkühlprozess bei -196 °C in flüssigem Stickstoff gelagert; die Portionierung erfolgt i. d. R. in 4 ml Pailletten (besser: 0,5 ml Pailletten mit computergesteuertem Einfrierverfahren)
  - Nachteil: Tiefgefriersamengewinnung nur bei ca. 75% der Hengste möglich sowie geringe Ausbeute an Besamungsportionen pro Ejakulat (ca. 1 % vom Bullen), z. T. allergische Reaktionen bei der Stute

> **Merke:** Für eine erfolgreiche Konzeption ist sowohl die Anzahl der beweglichen Spermien als auch die Bewegungsintensität entscheidend. TGN2-Sperma hat häufig eine geringe Auftaurate (= Prozentsatz der vorwärtsbeweglichen Spermien nach dem Auftauprozess); darüber hinaus führt die Verdünnung des Spermas zu einer Beweglichkeit zahlreicher primär tot erscheinender Spermien.

> • **Ejakulatmerkmale des Hengstes** (abzüglich der Schleimfraktion)
> Volumen: Pony 10–40 ml; Warmblut 40–150 ml
> Spermienkonzentration: 0,1–0,2 Mio/mm^3
> Motilität: mind. 60%
> Farbe: weißgelblich oder blaugrau
> Konsistenz: milchwasserähnlich mit typischen Schleimbeimengungen (abfiltrieren!)
> Besamertyp: Uterusbesamer

Im Rahmen der KB ist die Feststellung des optimalen Besamungszeitpunktes entscheidend. Die Spermien brauchen für die Wanderung und das Erreichen der Befruchtungsfähigkeit (Kapazitation) ca. 9 h. Gute Konzeptionsergebnisse werden i. d. R. erreicht, wenn die Insemination **innerhalb von 6 h und bis zu 12 h p. ov.** erfolgt. Grundsätzlich muss die zu besamende Stute in guter Konstitution und klinisch gesund sein; eine umfassende gynäkologische Untersuchung inklusive **Uterustupferprobe** hat zu erfolgen. Hierbei dient ein steriler Einmaltupfer (mit oder ohne Nährmedium) der bakteriellen Untersuchung des Genitalsekretes; die wichtigsten Endometritiserreger sind nachfolgend aufgeführt.

> • **Endometritiserreger**
> **Bakterien:**
> – Chlamydia psittaci
> – Enterobactericeae (E. coli; bes. im Puerperalstadium)
> – Klebsiella pneumoniae
> – Pseudomonas aeruginosa
> – Streptococcus equisimilis
> – β-hämolysierende Streptokokken
> – Taylorella equigenitalis
>
> **Pilze und Hefen:**
> – Aspergillus und Candida spp.

Eine notwendige Behandlung richtet sich nach dem bakteriologischen Befund und dem erstellten Antibiogramm (**Cave:** Superinfektion mit Pilzen und Hefen möglich)

Das Abprobieren der rossigen Stute am Hengst ist auch bei der instrumentellen Besamung empfehlenswert, da die Steigerung der GnRH- und LH-Sekretion positive Auswirkungen auf die Follikelreifung und letztendlich auf die Konzeption hat. Bei einer Bedeckung in der **Fohlenrosse** sind folgende Punkte zu beachten:

- Die Stute sollte jünger als 12 Jahre sein.
- Die Geburt verlief termingerecht und problemlos ohne Verletzung des weichen Geburtsweges und ohne Nachgeburtstörungen.
- Befunde der rektalen Untersuchung sind eine weitgehende Uterusinvolution und präovulatorische Follikel.
- Die Fohlenrosse ist frühestens am 9. Tag p. p. aufgetreten.

7.2 Gravidität

7.2.1 Diagnostik (Auswahl)

Der speziellen Untersuchung durch direkte oder indirekte Nachweismethoden muss eine sorgfältige **Anamnese** vorangehen – hierzu gehören Fragen über die letzte Gravidität, die letzte Geburt, den Deck- oder Inseminationstermin, das Verhalten der Stute beim Abprobieren und das Ausbleiben der letzten Rosse. Im Mittelpunkt der Graviditätskontrolle steht heute die Kombination aus klinischer und sonografischer Untersuchung; in besonderen Fällen können Hormonbestimmungen (Progesteron, equines Choriongonadotopin) hilfreich sein.

Methoden

Direkte Methoden
- **Adspektion** des äußeren Genitale und **rektale Palpation**

Bei Nichtträchtigkeit liegt der kaudale Teil des Uterus flach und breit auf dem Beckenboden, er ist weich und wenig kontraktionsbereit (darmähnliche Konsistenz). Die Hörner lassen sich leicht zwischen den Fingern erfassen und bis zu den Ovarien bzw. deren Aufhängung verfolgen. In der Rosse sind Uteruskörper und -hörner vergrößert, wandverdickt und konsistent; die darmähnliche Beschaffenheit ist nicht mehr vorhanden.

- ab 16. Tag p. c.: glanzlose, trockene, zunehmend blass-anämische Schleimhaut des Scheidengrundes bei geschlossener und zapfenförmiger Portio vaginalis
- bis 6 Wochen (18.–40. Tag) p. c.:
  - hohe Kontraktionsbereitschaft der Uterushörner bei Berührung (*Sensibilisierungsstadium;* s. 7.1.2)
  - am Sitz der Fruchtanlage entwickelt sich eine *ventrale* Ausbuchtung der Uteruswand, die am Tag 18 etwa walnussgroß ist, am Tag 25 über hühnereigroß, am Tag 30 enteneigroß und ab der 6. Woche etwa Faustgröße erreicht
  - Uteruswand erscheint im Bereich der Fruchtanlage dünnwandig mit zunehmender Fluktuation

Gynäkologie 359

> **Cave:** Eihautgriff führt zum Abort!!

- um die 3. und 6. Woche p. c. können mehrere große ovulationsbereite Follikel auftreten

> **Cave:** Fehlinterpretation (Nichtträchtigkeit, Rosse). Es handelt sich jedoch um Ovarfollikel, aus denen nach Ovulation oder Luteinisierung die akzessorischen Gelbkörper hervorgehen, die zur Aufrechterhaltung der Gravidität wichtig sind; ein oder mehrere große Follikel sind eine günstige Prognose für eine stabile Trächtigkeit!!

- 6.–11. Woche p. c.:
  - das tragende Uterushorn wölbt sich zunehmend nach ventral und weitet sich aus
  - ab 56. Tag: keine Sensibilisierung mehr
  - ab 70. Tag: gravides Horn wird nach medial gezogen
- 3. Monat p. c.:
  - Ausweitung des fluktuierenden Uterus auf 20–40 cm (*Ballonstadium*)
  - das Aufhängeband (Lig. uteri) des graviden Hornes ist stark nach kranioventral gespannt
- 4.–6. Monat p. c.:
  - Beginn des *Senkungsstadiums*, das gravide Horn kommt auf die Bauchdecke zu liegen und schiebt sich weiter nach kranial
  - Uterus ggf. nicht meht tastbar, stattdessen ein breiter, fleischiger, sich über den Beckenrand nach unten verlierender Strang (Zervix)
  - unsymmetrisch gespannte Aufhängebänder und beginnendes Gefäßschwirren
- 7./8. Monat p. c.:
  - Uterus dehnt sich nach kaudodorsal aus und ist mühelos abzutasten (Differenzierung von *Fruchtteilen*)
  - mit ca. 8 Monaten erste Eigenbewegungen des 55–70 cm langen Fetus
- 9.–11. Monat p. c.: Verdoppelung des Gewichtes des Fetus auf 30–70 kg; im letzten Graviditätsmonat hat er eine Länge von 100–150 cm

Indirekte Methoden
- **Labor**
- Bestimmung der Progesteronkonzentration im Plasma (nicht gravid: < 1,5 ng/ml; gravid: > 2,5 ng/ml)
- MIP-Test: Bestimmung von PMSG bzw. eCG zwischen dem 40. und 120. Trächtigkeitstag (**Cave:** falsch positiv bei Fruchttod nach dem 40. Tag p. p.)

- **Sonografie** (intrarektal mittels Sonde)
- Störungen der Frühgravidität (Vitalitätsverlust des Embryos, Fruchtresorption) sowie das Vorliegen einer Zwillingsgravidität können schnell und sicher erkannt werden
- ab 10. Tag p. c.: Darstellung der Fruchtanlage
- ab 21. Tag p. c.: Nachweis des Embryos mit Herzaktion
- bis 40. Tag p. c.: Embryo wird innerhalb der Fruchtblase von der sich entwickelnden Allantois nach oben verlagert; Rückbildung des Dottersackes. Danach wandert der Embryo an dem sich differenzierenden Nabelstrang wieder in die Tiefe der Fruchtblase
- bei Zwillingsgravidität mögliche Reduzierung auf Einlingsträchtigkeit durch manuelle Uteruskompression vor der Fixationsphase des Embryos (16./17., evtl. bis 20. Tag)
- bei Zwillingsgravidität Kontrolluntersuchungen im Abstand von 8–10 Tagen bis in die 7. Woche p. c.

7.2.2 Geburtsphysiologie

Bei der Stute erfolgt – im Gegensatz zu Rind und Hund – kein Absinken der Körpertemperatur vor der Geburt. Im Rahmen einer beginnenden Milchproduktion sind jedoch häufig, die sog. **Harztropfen** oder Harzzäpfchen am Euter zu beobachten; es handelt sich hierbei um austretende Sekrettröpfchen, die an der Strichkanalmündung eintrocknen. Der Fetus liegt während der Gravidität in *unterer* Stellung (Rückenlage) mit Beugehaltung des Kopfes und der Extremitäten im Uterus. In der Geburt dreht er sich 180° um seine Achse und nimmt somit die *obere* Stellung in Vorderendlage ein. Diese Drehung erfolgt nicht spontan, sondern allmählich in einer spiraligen Aufwindung, die durch die S-förmig gekrümmte Achse des Uterusrohres begünstigt wird. Bei lebensschwachen und toten Früchten sowie bei primärer Wehenschwäche kann die Rotation ausbleiben. Das Becken der Stute ist besonders geburtsgünstig gebaut (fast kreisrunder geräumiger Eingang, nahezu ebener Beckenboden, weit nach außen gestellte Tubercula pubica) und der vordere und hintere Höhendurchmesser unterscheiden sich nur geringgradig voneinander. Die Führungslinie stellt eine leicht dorsal konvexe Bogenlinie dar, sodass eine eventuelle Zugrichtung bei der Geburt leicht nach ventral gerichtet sein soll. Der physiologische Geburtsvorgang, mit einer Dauer von 2½–8 h, erfolgt schneller als beim Rind und wird ebenfalls in drei ineinander übergehende Phasen unterteilt.

Geburtsphasen
- **Öffnungsphase** (2–4 h)

Die Stute ist unruhig, schlägt mit dem Schweif, dreht sich öfter in Richtung Hinterleib um, legt sich nieder und steht wieder auf. Bei manchen

Tieren erfolgen Schmerzäußerungen in kolikähnlicher Form mit Schweißausbruch an Schulter und Flanke. Zu Beginn der Eröffnungswehen beginnt die oben erwähnte Haltungsänderung der Frucht. Zunächst strecken sich der Hals und die Extremitäten und dann folgt die allmähliche Rotation von der unteren in die obere Stellung.

- **Austreibungsphase** (Ø 15–30 min)

Im Verlauf der einsetzenden starken Presswehen legt sich die Stute auf die Seite, wobei die Bauchprese maximal zur Wirkung kommt und die breiten Beckenbänder maximal gedehnt sind. Die große äußere Fruchthülle (*Allantochorion*) platzt meist erst außerhalb der Scham und es gehen 4–10 l wässrig-trübe, bräunliche Flüssigkeit ab. Die innere Fruchthülle (*Amnionblase*) folgt nach und es werden die Gliedmaßen des Fetus sichtbar, die von dem derben dickwandigen Amnion überzogen sind. Beim Zerreißen des Amnions werden 3–7 l dünnschleimig-gelbliche Flüssigkeit frei. Nachdem Kopf, Ellbogen- und Schultergelenke des Fetus in die vordere Beckenapertur eingetreten sind, folgen nach einer kurzen Pause Lende und Bauch und dann das fetale Becken und die Hintergliedmaßen. Die Geburt von Zwillingen geht aufgrund der kleinen Größe der Früchte meist recht leicht vonstatten; die Pause zwischen den Geburten beträgt durchschnittlich ½–1 h. Oft liegen die Feten in abwechselnder Lage (Vorder- und Hinterendlage)

> **Merke:** Platzt die innere Fruchtblase nicht von selbst, sollte sie von einer Hilfsperson eingerissen werden.

- **Nachgeburtsphase** (15 min–1 h)

Nach der Geburt kontrahiert sich die Gebärmutter in den Nachwehen, sodass das restliche Fruchtwasser abfließt und die Nachgeburt (Secundinae) umgestülpt ausgestoßen wird. Die Plazenta des Pferdes wird histologisch als Semiplacenta diffusa completa oder *Placenta epitheliochorialis* bezeichnet, d. h. das Uterusepithel liegt dem vollständig mit Zotten besetzten Chorionepithel auf. Der Vorteil ist, dass bei der Geburt das Uterusepithel weitgehend erhalten bleibt – Blutungen p. p. sind pathologisch. Nachteilig ist, dass keine diaplazentare Übertragung von Antikörpern vom Muttertier auf die Frucht erfolgt, Gammaglobuline müssen vom Fohlen über die Kolostralmilch aufgenommen werden!

> **Merke:** Das Fohlen sollte 30 min nach der Geburt einen Saugreflex haben und nach 1–2 h stehen können.

Weiterführende Literatur und Internetlinks

Siehe Anhang Kapitel 10.

8 Anästhesie

8.1	Leitungsanästhesie 363
8.1.1	Leitungsanästhesie am Kopf 363
8.1.2	Diagnostische Anästhesie an den Gliedmaßen 364
8.1.3	Epidural-/Extraduralanästhesie 368
8.2	Analgesie, Sedation und Narkose 368
8.3	Notfallanästhesie 371

8.1 Leitungsanästhesie

Bei der Leitungsanästhesie wird ein Nerv, der das Operationsgebiet innerviert, durch eine perineurale Injektion eines Lokalanästhetikums entlang dieses Nervens ausgeschaltet. Außer bei Operationen wird die Leitungsanästhesie auch bei der **Lahmheitsdiagnostik** und bei Eingriffen im Bereich des **Kopfes** angewendet. Dabei kommen 1–2%iges Chlorprocain, Lidocain, Mepivacain oder Prilocain sowie 2–4%iges Procain oder 0,5%iges Bupivacain in Frage.

Die Infiltrationsanästhesie ist vorwiegend zur subkutanen Wundumspritzung bei kleineren Verletzungen von Nutzen. Verwendet werden 1–2%iges Procain, Mepivacain oder Prilocain.

8.1.1 Leitungsanästhesie am Kopf (s. auch Kap. 1, Abb. 1-3)

N. frontalis als Ast des N. ophthalmicus (Teil des N. trigeminus) (Abb. 1-3, 14)
- Innerviertes Gebiet:
- Haut des Oberlides und der Stirnfläche
- Teile der Stirnhöhlenschleimhaut
- Einstich: in der Mitte des Margo supraorbitalis (Foramen supraorbitale)
- Injektionsmenge: 5 ml

N. infraorbitalis (Abb. 1-3, 15) als Ast des N. maxillaris (Teil des N. trigeminus)
- Innerviertes Gebiet:
  - Oberlippe
  - Nüstern
  - Nasenrücken
  - obere Schneidezähne, Prämolare, Molare I und II
- Einstich: ca. 1 cm über der Mitte der Verbindungslinie zwischen Incisura nasoincisiva und Vorderende der Crista facialis (Foramen infraorbitale). Zur Anästhesie im Canalis infraorbitalis punktiert man ca. 1 cm rostral des Foramen infraorbitale und schiebt die Kanüle 5–8 cm tief in den Kanal hinein.
- Injektionsmenge: 10 ml

N. mentalis (Abb. 1-3, 16) als Ast des N. mandibularis (Teil des N. trigeminus)
- Innerviertes Gebiet: Haut und Schleimhaut der Unterlippe und des Kinns
- Einstich: am Margo interalveolaris (Lade) zwischen Caninus und PI 2–3 cm unter dem Mundwinkel (Foramen mentale)

N. alveolaris inferior (Abb. 1-3, 17) als Ast des N. mandibularis (Teil des N. trigeminus)
- Innerviertes Gebiet: Zähne des Unterkiefers bis zum 1. Molaren
- Einstich: mit einer langen Kanüle medial des Unterkieferastes am ventralen Rand der Mandibula und unter dem Foramen mandibulae, danach bis zum Foramen vorschieben
- Injektionsmenge: 10–20 ml

8.1.2 Diagnostische Anästhesie an den Gliedmaßen

(s. Abb. 8-1a–e; s. auch Kap. 1.1.4)

Die diagnostische Anästhesie stellt ein wichtiges Hilfsmittel zur Lokalisation von Lahmheiten dar. Durch Unterbrechung sensibler Nervenbahnen wird der Schmerz und somit die Lahmheit beseitigt. Die Anästhesien erfolgen am aufgehobenen Bein. Man beginnt distal. Nach einer gewissen Wartezeit wird das Pferd im Trab vorgeführt. Bleibt die Lahmheit bestehen, liegt die Ursache oberhalb der Injektionsstelle. Bei Knochenfissuren oder -frakturen ist diese Methode kontraindiziert. Eine relative Kontraindikation liegt auch bei stark degenerativen Prozessen und partieller Durchtrennung der Beugesehne vor, da Rupturgefahr besteht.

Vorbereitung
- Haare an Injektionsstelle mit Schere entfernen, Haut desinfizieren
- ggf. Zwangsmaßnahmen

Anästhetikum
- Lidocain mit Sperrkörpern (1–2%ig; Adrenalin, Noradrenalin, Ornithin-Vasopressin als Vasokonstringens in einer Konzentration von 5 µg/ml)
- Wirkungseintritt: 1–3 min
- Wirkungsdauer: 60–90 min
- Vorteil: auch in größeren Mengen gut verträglich
- Mepivacain (1–2%ig)
- Wirkungseintritt: 1–3 min
- Wirkungsdauer: 90–180 min
- Vorteil: relative Toxizität geringer als bei Lidocain

Kanüle
- mit kurz angeschliffener Spitze
- Länge: < 50 mm
- Kaliber: < 0,8 mm

Prophylaxe
Zur Beschleunigung der Resorption des Anästhetikums und möglicher Hämatome sowie zur Vermeidung von Phlegmonen sollte nach Abschluss der Untersuchung für 2–3 Tage ein feuchter Verband mit mildem Desinfektionsmittel (z. B. PVP-Jod-Lsg.) angelegt werden.

Durchführung
- **Tiefe palmare Nervenanästhesie (TPA)** → Ballen (Abb. 8-1a)
- Nerv: Ramus pulvinus des N. digitalis palmaris
- Betroffenes Gebiet:
  - Strahlbein
  - Bursa podotrochlearis
  - tiefe Beugesehne (distaler Teil)
  - Ballen und Eckstrebenbereich der Hufsohle
  - Hufknorpel
- Einstich: medial und knapp proximal des Hufknorpels, 3–4 cm tief, parallel zur Hufbeinbeugesehne und senkrecht in Richtung Hufsohle.
- Injektionsmenge: 2 ml
- Wartezeit: 10 min
- Kontrolle: Schmerzlosigkeit der Haut im hinteren Hufknorpelbereich
- Anwendung: Feststellung einer Podotrochlose, von Hufbeinveränderungen und anderen pathologischen Zuständen im palmaren Bereich der Zehe

- **Tiefe palmare Nervenanästhesie (TPA)** in der Fesselbeuge (Abb. 8-1b)
- Nerv: N. digitalis palmaris (beidseitig)
- Betroffenes Gebiet:
  - s. o.
  - Hufbein (palmares Drittel) Palmarfläche der beiden distalen Zehengelenke
  - Lederhaut von Hufwand, Sohle, Strahl (palmares Drittel) distale Sesambeinbänder
- Einstich: zuerst Fixation von Vene, Arterie und Nerv mit dem Daumen, dann durch die Haut und durch das straffe Bindegewebe rechts und links dicht am Rand der tiefen Beugesehne bis zum Nerv stechen
- Injektionsmenge: 2 ml pro Seite
- Wartezeit: 5–6 min
- Kontrolle: Schmerzlosigkeit der Ballenhaut
- **Mittlere palmare Nervenanästhesie (MPA)** (Abb. 8-1c)
- Nerv: Nn. palmares und Endäste des N. metacarpeus palmaris (beidseitig)
- Betroffenes Gebiet:
  - alle Abschnitte distal des Fesselgelenks
  - Fesselgelenk meist nicht vollständig anästhesiert
- Einstich: 2 cm oberhalb des Fesselgelenkspaltes am oberen Rand der Gleichbeine (Syn. Sesambeine), beiderseits subkutan
- Injektionsmenge: 5 ml pro Seite
- Wartezeit: 10 min

Zur Anästhesie der Gleichbeine müssen die Nn. metacarpi palmares (Koch'sche Äste) blockiert werden. Mit einer feinen Kanüle injiziert man bilateral 3–4 ml zwischen M. interosseus medius und Griffelbein in einer Tiefe von 1 cm (4-Punkt-Block).

- **Hohe palmare Nervenanästhesie (HPA)** „Vierpunktanästhesie"
- Nerven:
  - N. metacarpeus palmaris medialis und lateralis (Abb. 8-1d)
  - N. palmaris medialis und lateralis (Abb. 8-1e)
- Betroffenes Gebiet:
  - Metakarpus
  - Griffelbeinenden
  - Gleichbeine
  - Fesselgelenk und alle distalen Abschnitte

- Einstich: Man punktiert die Haut und Faszien einige cm bis 1 Handbreit distal des Karpus in der Rinne zwischen dem M. interosseus und der tiefen Beugesehne. Die Injektion wird meist bei gebeugtem Fesselgelenk mit einer Dosis von 10 ml subfaszial auf den Karpus zu ausgeführt. Um die mehr proximal gelegenen Hautäste des N. ulnaris oder N. musculocutaneus zu betäuben, kann man zusätzlich 5 ml s. c. injizieren.
  Dient der Anästhesie des Fußes bis einschließlich des Fesselgelenks, an der palmaren Seite bis zum Karpus.
- Wartezeit: 10 min

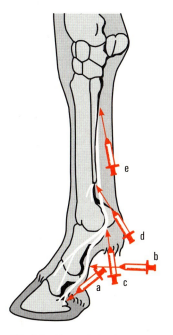

Abb. 8-1 Diagnostische Anästhesie. **a** TPA (Ballen) – Ramus pulvinus des N. digitalis palmaris. **b** TPA (Fesselbeuge) – N. digitalis palmaris. **c** MPA. **d** HPA – N. metacarpeus palmaris medialis et lateralis. **e** HPA – N. palmaris medialis et lateralis.

> **Merke:** Die **Anästhesie der Nerven** der Hintergliedmaße entspricht im Wesentlichen der Anästhesie der Vordergliedmaße.

8.1.3 Epidural-/Extraduralanästhesie (Schautafel 1-2)

Beim Pferd wird zumeist nur eine kaudale Extraduralanästhesie (Sakral-, tiefe Rückenmarks-, Kokzygealanästhesie) zwischen dem 1. und 2. Schwanzwirbel (ca. 2–5 cm kranial des Haaransatzes der Schweifhaare) durchgeführt.

Indikation: Operationen an Schweif, After, Rektum, Vulva, Vagina, Damm

Durchführung: Man sticht mit einer etwa 10 cm langen Kanüle oder 17,5 cm, 17-gauge Tuohy®-Nadel (mit Stilett) medial in einem Winkel von 45–60° und 2–8 cm tief ein. Beim richtigen Sitz der Nadel strömt Luft in den Wirbelkanal ein. Vor der Injektion aspirieren, um eine Blutgefäßpunktion auszuschließen. Dann 8–10 ml einer 2%igen Lidocain-Lsg. injizieren.

Die Wirkung ist anhand des mangelnden Afterschlussreflexes und der Schwanzlähmung nach 5–15 min zu überprüfen.

Wirkungsdauer: etwa 1 h; zur Nachdosierung kann ein Katheter in den Extraduralraum vorgeschoben werden

8.2 Analgesie, Sedation und Narkose

Pferde haben mit etwa 1% ein relativ hohes Anästhesierisiko bei routinemäßigen Eingriffen, d. h. ca. 1 von 100 gesunden Pferden stirbt aufgrund der Anästhesie. Das Risiko ist bei Kolikpatienten noch höher. Jeder Besitzer muss über diese Tatsache aufgeklärt werden. Zusätzlich besteht auch eine Verletzungsgefahr für den Tierarzt und seine Helfer, da es sich um sehr schwere Tiere handelt, die unter Umständen schwierig zu kontrollieren sind.

Den folgenden Dosisangaben liegen Erfahrungswerte zugrunde. Grundsätzlich sind jedoch die Informationen der Hersteller der verwendeten Arzneimittel zu beachten.

Analgesie
- Levomethadon in Kombination mit Fenpipramidhydrochlorid (z. B. L-Polamivet®): 2–3 ml/100 kg i. m. oder langsam i. v.
- Butorphanoltartrat (z. B. Torbugesic 1%®): 0,1 mg/kg (entspricht 1 ml/100 kg) i. v.

Sedation/Prämedikation
- Romifidin (z. B. Sedivet®): 0,04–0,08 mg/kg i. v. (Wirkungsdauer bis 1,5 h), für eine tiefe Sedation bis 0,12 mg/kg (Wirkungsdauer bis 3 h); zum Ruhigstellen für *wenig schmerzhafte Eingriffe*
- Detomidin (z. B. Domosedan®): 10–40 µg/kg i. v., i. m. (Wirkungsdauer bis 1 h), zum Ruhigstellen für *schmerzhafte Eingriffe*

- Xylazinhydrochlorid (z. B. Rompun 2%®, Sedaxylan®, Xylazin 2%®): 0,5–1,0 mg/kg i. v. bzw. 2–3 mg/kg i. m.
- Acepromacin (z. B. Vetranquil 1%®: 0,02–0,05 mg/kg i. m.; bei Lebensmittel-Pferden 6 Monate Wartezeit und Eintragung in den Equidenpass!!!) + Xylazinhydrochlorid (0,4–1,1 mg/kg i. v.) + Butorphanoltartrat (0,01–0,1 mg/kg i. v., i. m.)

Muskelrelaxation (medikamentöses Niederlegen)
- Guajacolglycerolether = Guaifenesin (z. B. Gujatal 10%®, Myolaxin 15%®): 8–10 g/100 kg einer 5–10%igen Lösung zügig i. v.

Neuroleptanalgesie
- Levomethadon in Kombination mit Fenpipramidhydrochlorid (z. B. L-Polamivet®: 2–3 ml/100 kg i. m. oder langsam i. v.) und Xylazinhydrochlorid (0,4–0,6 mg/kg i. v.)

Intravenöse Anästhesie (für 15–60 min)
- Xylazinhydrochlorid (0,6–1,0 mg/kg i. v. bzw. 1–2 mg/kg i. m.), Diazepam (z. B. Diazepam®, Diazep®, Faustan® [alle HAM]) 0,02–0,1 mg/kg i. v. und Ketamin (z. B. Ketamin 10%®, Narketan 10®) 2 mg/kg i. v.
- *klassischer „Triple Drip":* Guaifenesin 10% (25–100 mg/kg i. v.), Ketamin (2 mg/kg i. v.) und Xylazinhydrochlorid (0,3–0,5 mg/kg i. v. bzw. 1–2 mg/kg i. m.), von dieser Lösung 1–2 ml/kg/h (nach 1 h Dosis halbieren)
- *alternativer „Triple Drip"* der Universität Wien: NaCl 0,9% (500 ml) + Xylazinhydrochlorid (250 mg) + Ketamin (1 g) + Midazolam (15 mg), von dieser Lösung 1–2 ml/kg/h (allein) oder 0,6 ml/kg/h in Verbindung mit Isofluran

> **Merke:** Sauerstoffzufuhr oder Beatmung wird angeraten.

Inhalationsnarkose (für längere Eingriffe)
Nachdem ein Pferd ans Anästhesiesystem angeschlossen wurde, muss das System zunächst mit einem relativ hohen Flow (8 l/min) und einer hohen Verdampfereinstellung angeflutet werden. Das Füllungsvolumen des System beträgt bis zu 80 l (z. B. Atembeutel 30 l, Schläuche 20 l, Atemkalkkanister 20 l). Alternativ dazu kann in den ersten 5 min vor dem Anschließen des Pferdes das System geschlossen und schon mit Inhalationsanästhetika gefüllt werden. Trotzdem kommt es auch hier zu einer Verdünnung mit dem Stickstoff in der Lunge des Pferdes, deshalb muss der Verdampfer anfangs etwas höher gestellt werden.

Anschließend wird die Verdampfereinstellung je nach Reaktion des Pferdes allmählich auf 3,5% gedrosselt und im weiteren Verlauf zwischen 2,5% und 1,5% abgesenkt, optimale Konzentration ist 2%.
Die beim jeweiligen Patienten notwendige Analgesie sollte vor der Beendigung der Inhalationsanästhesie berücksichtigt werden. Bei der Behandlung sehr nervöser Pferde ist abzuwägen, ob für den Zeitraum der Ausleitung einer Isofluran-Anästhesie ein Sedativum verabreicht wird. Nach Beendigung des chirurgischen Eingriffs muss die Isofluran-Konzentration auf 0% gesenkt und die Atemwege des Patienten bis zum völligen Erwachen mehrmals mit 100% Sauerstoff belüftet werden.

- **Wichtige Maßregeln**
  - Es sollten beim Ablegen noch mindestens **zwei Personen** Hilfestellung leisten (je eine am Kopf und Schweif), die über den Vorgang genau unterrichtet sind.
  - Um einer Fazialislähmung vorzubeugen, wird das Halfter im Masseterbereich umpolstert.
  - Berliner Wurfzeug, Plattlonge und Sicherheitsschloss bereithalten.

- **Monitoring**

Jedes Pferd in Allgemeinanästhesie muss überwacht werden. Das American College for Veterinary Anesthesiologists (ACVA) hat folgende Richtlinien für das Monitoring des Pferdes herausgegeben:
- Kardiovaskuläres System
  - Pulspalpation oder Auskultation des Herzens alle 5 min
  - EKG und nicht invasive bzw. invasive Blutdruckmessung bei Patienten der ASA-Gruppe III, IV, V und allen Pferden unter Inhalationsanästhesie oder mit Anästhesiezeiten > 45 min
- Oxygenation
  - Schleimhautfarbe oder Pulsoxymetrie bei jedem Pferd
  - falls möglich: Messung der inspiratorischen Konzentration von Sauerstoff oder Blutgasanalyse
- Ventilation
  - Thoraxbewegung, Bewegung des Atembeutels oder Auskultation von Lungengeräuschen bei allen Pferden
  - falls möglich: Spirometrie, Kapnografie oder Blutgasanalyse
- Narkoseprotokoll
  - alle verabreichten Medikamente mit Dosierung, Zeitpunkt und Applikationsart sowie alle Monitoring-Parameter (mind. Herzfrequenz, Atemfrequenz) mindestens alle 10 min
- Personal
  - eine verantwortliche Person
  - Überprüfung des Zustandes des Pferdes zumindest alle 5 min

- Betreuung und Überwachung bei ASA III, IV, V Patienten und bei Pferden in Inhalationsanästhesie oder mit Anästhesiezeiten > 45 min bis zum Ende der Aufwachphase
- Die **Tiefe der Anästhesie** beim Pferd kann an folgenden klinischen Parametern überprüft werden:
  - *genügende* Anästhesietiefe: meistens sind die Bulbi abrotiert und die Augen leicht geschlossen; falls zusätzlich Ketamin verwendet wurde, kann das Pferd auch mit spontanem Lidschluss und Tränenproduktion eine genügende Anästhesietiefe haben
  - *zu oberflächliche* Anästhesie: Nystagmus (kann jedoch z. B. auch bei Herzstillstand vorkommen)
  - *zu tiefe* Anästhesie: ein zentrales, trockenes und offenes Auge
- **Komplikationen**

Alle Inhalationsanästhetika verursachen durch Vasodilatation und Myokarddepression einen **Blutdruckabfall** (Absinken des Herzminutenvolumens und der Gewebeperfusion). Der Blutdruck sollte über 65 mm Hg gehalten werden (positiv inotrope Medikamente, meist Dobutamin). Je nach Prämedikation ist eine Behandlung mit Atropin bei Tieren mit weniger als 25–20 Herzschlägen/min indiziert. Sauerstoff sollte so lange wie möglich in den Tubus und nach der Extubation durch die Nase gegeben werden, der Flow sollte 15 l/min betragen.

8.3 Notfallanästhesie

Wie beruhigt man ein sehr aufgeregtes Pferd, um es gefahrlos untersuchen zu können?
- Vorschlag: 0,5–1,0 mg/kg Xylazinhydrochlorid langsam i. v. oder 2–3 mg/kg i. m.
- Wirkungseintritt: nach 2–5 min (i. v.) bzw. nach 10–15 min (i. m.)
- Wirkungsdauer: ca. 50–60 min

Wie narkotisiert man ein Pferd nach Höchstleistung? (z. B. bei einer Turnierverletzung)
- Sedation: Detomidin (z. B. Domosedan®: 10–80 µg/kg langsam i. v.); 5 min später Tiletamin und Zolazepam (in GB, F, Luxemburg zugelassenes Kombi-Präparat Zoletil® 100: 1 mg/kg i. v., Verbringen über eine internationale Apotheke)
- Narkose: mit Isofluran ablegen und Ringer-Lactat-Lsg. (10 ml/kg/h) während der Narkose

Wie ist ein Koliker zu narkotisieren?
- vor dem Niederlegen Volumensubstitution mit kristalloiden, kolloiden und hypertonen Lösungen, da oft Hypovolämie bis hin zum hypovolämischen oder toxischen Schock besteht

Anästhesie

- Ausgleich des Elektrolyt- und Säure-Basen-Haushaltes
- Gabe von NSAID (meistens Flunixine)
- Prämedikation: Opioide und niedrige Dosierungen von α_2-Agonisten
- kein Acepromazin beim Koliker (wegen seiner vasodilatatorischen Wirkung)
- Einleitungszeit oft verzögert (Zirkulation)
- Erhaltung: Kombination von Inhalationsanästhesie mit einem *„Double Drip"*: Benzodiazepin oder Guaifenesin mit Ketamin, eventuell in einer Kombination mit einem Lidocain-Dauertropf
- **Vorteile** des Lidocains:
- Verminderung der Menge der anderen Anästhetika
- Regulation der Darmmotilität
- antioxidative Effekte

Was ist bei der Fohlenanästhesie zu beachten?
- Fohlen so lange wie möglich bei der Mutter lassen (d. h. Sedation, Einleitung sowie Aufwachphase mit der Mutter, die auch meistens sediert werden muss)
- während OP kontrollierte Wärmezufuhr (Wärmematte, körperwarme Infusionslösungen)
- O_2-Zufuhr, ggf. Beatmung
- bei längerer OP Blutglucosespiegel überprüfen, ggf. Glucose über Infusion substituieren
- Neugeborene: Vorsicht mit α_2-Agonisten (Xylazinhydrochlorid, Romifidin, Detomidin, Medetomidin)
- Blutdruck beim Fohlen sollte während der Anästhesie nicht unter 60 mm Hg fallen
- Fohlen bis 3 Monate: Prämedikation mit Diazepam (0,1–0,2 mg/kg i. v.) bzw. Midazolam (0,1–0,2 mg/kg i. v., i. m.) zusammen mit Butorphanol (0,2 mg/kg i. v., i. m.), Einleitung mittels Inhalationsanästhetikum über Maske oder Nasentubus oder mit Ketamin (1–2 mg/kg i. v.) oder Propofol (z. B. Narcofol®, Rapinovet®: 2–4 mg/kg i. v.) nach Effekt
- Fohlen mit 3–6 Monaten: Prämedikation mit niedrig dosierten α_2-Agonisten oder Benzodiazepinen, Einleitung mit Ketamin
- Fohlen über 6 Monate: Anästhesie wie bei ausgewachsenen Pferden

Weiterführende Literatur und Internetlinks

Siehe Anhang Kapitel 10.

9 Notfalltherapie

9.1 Notfallbeispiele (Auswahl) 373
9.2 Notfallmedikamente mit Dosierung 388
9.3 Vergiftungen 390
9.4 Euthanasie 394

Im Folgenden wird auf die Behandlung der wichtigsten Notfälle eingegangen: Schock, Lumbago, Hufrehe, Verletzungen der Gliedmaßen, Schlundverstopfung, Kolik und Ileus.

9.1 Notfallbeispiele (Auswahl)

Was tun, wenn das Pferd kollabiert?

Ischämischer Schock
Vasokonstriktion aufgrund von Adrenalin- und Noradrenalinausschüttung aus den Nebennieren beim hypovolämischen, traumatischen und kardiogenen Schock

Schock durch Entzündungsmediatoren
Vasodilatation beim anaphylaktischen und septischen Schock
Ursachen sind äußere und innere Blutungen oder sonstiger Flüssigkeitsverlust, massive Infektionen, allergische Reaktion, akutes Herzversagen, massive Erschöpfung oder Schädel-Hirn-Trauma.

Sofortmaßnahmen
- ätiologisch und symptomatisch beim liegenden Pferd so schnell wie möglich
- Trense abnehmen, Kopf-/Nackenhaltung, Zunge vorziehen, Ruhe bewahren bzw. schaffen, eventuell Gliedmaßen kühlen
- **Volumensubstitution** (außer bei kardiogenem Schock) mittels Venenkatheters als Druckinfusion (Perfusor):
- **bei Flüssigkeitsverlust** (Schweiß, Diarrhö)
  – hypertone NaCl-Lsg. 7–7,5%ig (4 ml/kg, insgesamt 1,5–2 l), dann 2–3 l Hydroxyethylstärke-Präparate (HES) und mindestens 10 l isotonische Ringer-Lactat-Lsg.

- **bei Plasmaverlust** (z. B. Hypoproteinämie, schwere Blutgerinnungsstörungen)
  - Zufuhr von 3–6 l Plasma beim erwachsenen Pferd
  - Dextran 60 als 6%ige Lsg. (mäßige Expandereigenschaft, aber lange Wirkungsdauer von 6 h) max. 6 l bei einem erwachsenen Pferd (Tagesdosis max. 1,5 g/kg)
  - Dextran 40 als 10%ige Lsg. (stärkere Expandereigenschaften, aber kurze Wirkungsdauer von 3 h, Verwendung v. a. bei sehr hohem Hämatokrit, sehr großer Blutviskosität) max. 6 l bei einem erwachsenen Pferd (Tagesdosis max. 1,5 g/kg)
  - hypertone HES (z. B. Starch 10%®, Heptastarch®, Plasmasteril® [alle HAM]): bereits mit geringen Infusionsvolumina von 4 ml/kg als Bolusgabe lässt sich ein Plasmaexpansionseffekt über 4 h erzielen (Tagesdosis max. 20 ml/kg bzw. 2 g HES/kg), Nachteil: teuer
- **bei großem Blutverlust** (> 25%) sowie bei Anämie oder Hämolyse möglichst Bluttransfusion 5–10 ml/kg/h (**Cave:** Anaphylaxie)
- Infusionsgeschwindigkeit: 10 ml/kg/h (entspricht bei einem ca. 400 kg schweren Pferd 4 l/h); in schweren Notfällen kann die Tropfgeschwindigkeit unter Herzkontrolle um ein Vielfaches gesteigert werden; danach Kontrolle des Hämatokritwertes

> **Cave:** Bei kardiogenem Schock darf keine Infusionstherapie angewendet werden, da hier die Gefahr eines Lungenödems besteht. Stattdessen wiederholte Gaben von rasch wirksamen Herzglykosiden (Digoxin 20 µg/kg i. v.) verabreichen.

- Anregung des Kapillarkreislaufes durch Adrenalin nur beim anaphylaktischen Schock (z. B. Suprarenin® 5–10 ml i. m. oder 0,5–1,0 ml langsam i. v.), bei anderen Schockarten ggf. Dobutamin (z. B. Dobutamin® [HAM]) 1–20 µg/kg/min, i. v. nach einer Verdünnung zu 0,5 mg/ml; nicht gleichzeitig mit Magnesium anwenden!
- Glucocorticoide (z. B. Dexamethason, Prednisolon) zur Stabilisierung des Endothels

Weitere Maßnahmen
- Stimulation der Herzfunktion z. B. mit Herzglykosiden (s. o.)
- Sauerstoffzufuhr (intratracheal)
- Analgetika bei schmerzhaften Zuständen (z. B. Morphine)
- Wundversorgung, Fixation, Ruhigstellung (falls nötig)

- Anregung der Diurese bei Oligurie oder Anurie (z. B. Furosemid: u. a. Dimazon®, 0,3–0,5 mg/kg i. v. als Infusionszusatz)
- perorale Flüssigkeitszufuhr (sobald wie möglich)
- Antibiotika zur Infektionsprophylaxe
- Natriumbicarbonat bei metabolischer Azidose
- Schutz vor Hypothermie (Wärmematte, falls vorhanden, ansonsten Decke)

Was tun bei Kreuzverschlag?

Syn. belastungsbedingte Myopathie, Lumbago, paralytische Myoglobinurie, Feiertagskrankheit, schwarze Harnwinde

Die Myoglobinurie ist eine Folge der massiven Freisetzung des Myoglobins aus akut geschädigten Muskelfasern (Rhabdomyolyse, Zellödem mit Zelluntergang). Betroffen ist vorwiegend die Lenden- und Kruppenmuskulatur.

Typische Symptome sind veränderter Harn (kaffeebraun), Zittern, starkes Schwitzen (bis zur Dehydratation), steifer Gang, hgr. schmerzhafte Kruppen- und Rückenmuskulatur.

Therapie
- **Sofortmaßnahmen**
- schnellstmöglich aufstallen, keine längeren Transporte, Pferd warm eindecken
- Flüssigkeitssubstitution mit Ringer-Lactat-Lsg. als Dauertropfinfusion über mehr als 24 h (Erhaltungsbedarf 50 ml/kg/Tag plus Flüssigkeitsdefizit je nach Dehydratationsgrad) bis klarer Harn abgesetzt wird
- Gabe eines Analgetikums bzw. Antiphlogistikums (z. B. Flunixin-Meglumin 1,1 mg/kg i. v./Tag)
- ggf. leichte Sedation (z. B. mit Acepromazin, u. a. Vetranquil 1%®: 0,07 mg/kg i. v. bzw. 0,14–0,27 mg/kg i. m.)
- Vitamine (v. a. B-Komplex) und Selen
- **Bei festliegenden Pferden**
- weiche Unterlage
- alle 4–6 h auf die andere Seite drehen
- alle 12 h versuchen, das Tier aufzutreiben

Prognose
- abhängig vom Schweregrad der Erkrankung und der „Ersten Hilfe"
- bleiben die Versuche, das Tier aufzutreiben, erfolglos (1–3 Tage), dann Euthanasie (Schlachtung kommt wegen Arzneimittelbehandlungen und Wartezeiten nicht in Frage)

Prophylaxe
Grundlage ist eine der Belastung angepasste Fütterung! An Ruhetagen ist die Kraftfutterration **herabzusetzen** und das Pferd leicht zu bewegen. Vor der Belastung erhalten Pferde mit wiederkehrender, belastungsinduzierter Rhabdomyolyse 2 mg Dantrolen/kg p. o., alternativ kann Phenytoin 7,5 mg /kg p. o. alle 12 h gegeben werden.

Was tun bei akuter Hufrehe?
Allen Formen der Hufrehe gemeinsam ist eine Störung der Mikrozirkulation des Blutes im Bereich der Huflederhaut. Prinzipiell besteht bei der Rehe stets die Gefahr von Rotation und Senkung des Hufbeins (Röntgen!), Ausschuhen und Septikämie.
In der chronischen Form entsteht der sog. **Rehe- oder Knollhuf.**
Formen der Rehe (geordnet nach Dauer des symptomlosen Initialstadiums):

Endotoxische Hufrehe
infolge schwerer Infektionskrankheiten, bei Nachgeburtsverhalten, nach Aufnahme großer Mengen kohlenhydratreichen Futters oder bei Vergiftungen; Initialstadium 12 h bis 2 Tage

Hormonelle Hufrehe
z. B. infolge Hypertrophie der Nebennierenrinde (Cushing-Syndrom) oder durch ein Adenom im Hypophysenzwischenlappen sowie bei Hyperlipämie oder arzneimittelinduziert bei Cortisongabe; Initialstadium 3–7 Tage

Mechanisch ausgelöste Rehe
z. B. Belastungsrehe nach langem Laufen auf hartem Boden oder nach langen Stallphasen bzw. traumatisch bedingte Rehe; Initialstadium mindestens 8 Tage

Symptome
- Schmerzhaftigkeit in der Hornkapsel und der Hufsohle, bei Hufbeinrotation besonders in der Zehe
- typischer Rehegang mit untergeschobener Hinterhand, aufgekrümmten Rücken und Vorstellen der Vordergliedmaßen bei erheblichen Schmerzen
- starke Schmerzen beim Drehen und Wenden auf festem Untergrund
- häufiges Liegen
- hgr. Pulsation der Gefäße auf Höhe des Fesselkopfes

Sofortmaßnahmen
- Kryotherapie = Kühlen der betroffenen Hufe bis zu 72 h lang (kalte Umschläge, Angussverband oder Einstellen in Eimer mit Wasser und Eisstücken)
- Aufstallen auf weichem Untergrund und Abnehmen der Hufeisen
- ggf. Aderlass (2 l Blut/100 kg), danach Volumensubstitution mit kolloidalen Infusionslösungen (Dextran bzw. HES zur Verbesserung der Durchblutungsverhältnisse)
- Acepromazin (z. B. Vetranquil 1%®) 0,02–0,06 mg/kg i. m. alle 8 h (Sedation und Vasodilatation), jedoch nicht unmittelbar nach dem Aderlass
- NSAID (z. B. Flunixin wie Equibos®, Finadyne RPS®, Flunidol RP®, Meflusyl®, Paraflunixin®: 0,25–1,1 mg/kg i. v. alle 12 h; alternativ für Nicht-Schlachtpferde Phenylbutazon wie Equipalazone®: 2,2 mg/kg p. o. alle 12 h)
- Heparin 100 IE/kg i. v., s. c. 2-mal täglich (verhindert die Entstehung weiterer Mikrothromben)
- Wirkung von Acetylsalicylsäure (20 mg/kg p. o. alle 4–5 Tage) bzw. Isoxsuprin (0,6–4,0 mg/kg p. o. 2-mal tägl.) bisher nicht nachgewiesen
- ggf. Anti-Endotoxin-Hyperimmunserum (bei endotoxischer Rehe)

Weitere Maßnahmen
- Abstellen der Ursache, z. B. kein Kraftfutter mehr!
- Dünnraspeln der vorderen Hufwand, später ggf. orthopädischer Hufbeschlag
- leichte Bewegung auf weichem Boden

Prognose
- Diese ist vorsichtig zu stellen. Ein wichtiger Faktor ist die frühzeitige Einleitung der Therapie.

Was tun bei Kontusionen und Distorsionen der Gelenke?
- Ruhigstellen, Kühltherapie und Analgetika z. B. Carprofen (0,7–1,4 mg/kg p. o. 1-mal tägl. über 4–9 Tage), Flunixin (0,25–1,1 mg/kg i. v. 2-mal tägl.), Meloxicam (0,6 mg/kg p. o. über 14 Tage), für Nicht-Schlachtpferde auch Phenylbutazon (2,2 mg/kg p. o. 2-mal tägl.)
- nach akuter Phase Umschläge anlegen, z. B. nach Prießnitz
- nach 6–8 Tagen leichte Bewegung, um die Ernährung des Gelenkknorpels zu verbessern.

Wie behandelt man eine akute Tendinitis (akute, aseptische Entzündung der Sehnen im Bereich des Mittelfußes)?

- sofortige Stallruhe
- Anlegen eines gepolsterten Verbandes und Kühlung (Angießen mit kaltem Wasser über 48 h, Eispackungen über 1–2 h, Burowsche Mischung, Umschläge mit Wasser verdünntem DMSO 1:6), anschließend Wärmebehandlung (Beschleunigung der Resorption und Verbesserung der Durchblutung), nach Entfernen der Angussverbände Anlegen einer leichten Bandage
- NSAID: Flunixin-Meglumin (0,25–1,1 mg/kg i. v. alle 12 h); alternativ für Nicht-Schlachtpferde Phenylbutazon (2,2–4,4 mg/kg/ Tag) über 7–10 Tage
- nach Abklingen der akuten Phase (ca. 24 h): hyperämisierende Salben/Gele wie z. B. Tensolvet®, Tendo WDT®, Compagel®
- einmalige periläsionale Cortisoninjektion (z. B. Triamcinolon 6–9 mg s. c., Methylprednisolon 40 mg s. c.) zur Verhinderung der übermäßigen Bildung von Granulationsgewebe

> **Cave:** keine intratendinösen Cortisongaben

- intratendinöse Behandlung mit Hyaluronsäure (z. B. Hy-50 Vet®, Hyalovet 20®, Hylartil Vet®, Hyonate®), um das Fibroblastenwachstum und die Narbenbildung zu beschleunigen
- nach frühestens 3 Wochen (manchmal auch erst nach mehreren Monaten): langsam zunehmende aufbauende Belastung

Was tun bei einem Niederbruch (Ruptur der Beugesehnen und/oder des M. interosseus medius)?

Typisch ist die hgr. Stützbeinlahmheit mit Durchtreten im Fesselgelenk (Hyperextension, z. T. bis auf den Fesselkopf) und „Lücke" an der Rupturstelle.

Therapie
- Unterbringung des Tieres in eine ausreichend gepolsterte Box. Sofort oder nach abklingender akuter Phase Immobilisation der distalen Gliedmaße (Zinkleimverband, Polyurethanschaum o. ä.) in leichter Fesselbeugung mit Hufkeil (14 Tage).
- ggf. chirurgische Versorgung (Sehnennaht: „locking loop"- oder „double loop"-Technik)
- später orthopädischer Hufbeschlag (Eisen mit stark verlängerten Schenkelenden, ggf. mit Fesselunterstützung)

Prognose
- Nur bei Teildurchtrennungen heilbar!

Was tun bei frischen Sehnenwunden?

Tiefe, gelappte Wunden findet man vorwiegend an den Hintergliedmaßen vor. Wenn die Strecksehne betroffen ist, schlottert die Zehe in der Hangbeinphase. Ist hingegen die Beugesehne betroffen, kommt es eventuell zum Durchtreten im Fesselgelenk.

Therapie
- Allgemeinanästhesie
- Um das Ausmaß der Verletzung feststellen zu können, empfiehlt sich die Wunderweiterung nach proximal und distal. Fremdkörper entfernen.
- bei wenig kontaminierten, durch scharfen Schnitt verursachten Sehnenverletzungen: primäre Sehnennaht mit monofilem Nylon
- bei stark verunreinigten Wunden und ausgedehnten Gewebeläsionen: Wundtoilette mit Entfernung von Blutkoagula und nekrotischen Resten, lokale und parenterale Antibiose, nach 3–5 Tagen Sehnennaht, bei größeren Defekten Einbringen eines PDS-Interponats
- Drainage legen, Bindegewebsnaht, Hautnaht
- gepolsterter Kunststoffverband (Spitzfußstellung) für 6–8 Wochen, mehrfach wechseln (ggf. in Narkose, da sonst Gefahr der Rerupturierung)
- orthopädische Hufeisen (stark verlängerte Schenkelenden mit Steg, Egg bar shoe) und eventuell leichte Schrittarbeit

Prognose
- Sie ist günstig bei Strecksehnenwunden und Kronbeinbeugern. Unheilbar ist die Durchtrennung beider Beugesehnen.

Was tun bei Perforation der Sehnenscheide oder der Gelenkkapsel?

- Rasur der Wundumgebung am stehenden oder niedergelegten Pferd bei temporär abgedeckter Wunde
- Reinigung und Desinfektion der Wunde unter Verwendung von Betaisodona-Lösung® (HAM: 0,1–0,2%ig, was 5–10 ml der handelsüblichen Lsg. auf 500 ml NaCl 0,9% entspricht)
- Allgemeinanästhesie
- gründliche Synovialraumspülung mit Ringer-Lactat-Lösung von der Gegenseite der Wunde aus
- intrasynoviale Antibiose
- Nähen der Synovialmembran (wenn spannungsfrei möglich), Raffen des Unterhautgewebes und anschließende Hautnaht
- Verband zur Ruhigstellung, Wechsel nach 3–6 Tagen

- Antibiotika, 5–6 Tage parenteral
- Antiphlogistika (keine Steroide, da Störung der Wundheilung und katabolischer Effekt auf Gelenkstoffwechsel), Flunixin (Finaldyne®),
- Förderung des Knorpelwachstums und der Schmierfähigkeit der Synovialflüssigkeit durch Hyaluronsäure (Dosis: 20–40 mg intraartikulär)
- 2 Tage Ruhe und nach 6–8 Tagen Schritt-Therapie
- Mukopolysaccharide, 5-mal alle 6 Tage

Prognose
- Sie ist bei unverzüglicher Behandlung günstig.

Was tun bei Schlundverstopfung?

Zumeist führen aufgequollene Rübenschnitzel oder spelzenreiches Mischfutter, seltener Möhren und Obst, zur Schlundverstopfung, v. a. bei futterneidischen Pferden.

Symptome
- Kopfschütteln, Husten, tief gestreckte Kopfhaltung, Speichelfluss

Therapie
- **Entfernung von kompakten, glatten Fremdkörpern aus dem Anfangsteil der Speiseröhre**
- beim stehenden oder auf der rechten Seite niedergelegten Pferd: Entfernung durch oralwärts gerichtete Massage durch das Maul (Maulgatter) unter Spasmolytika- und Neuroleptikawirkung
- ggf. chirurgische Entfernung, wobei der Ösophagus selbst nicht eröffnet, sondern der Fremdkörper durch vorsichtige Massage in Richtung Maul befördert wird.
- **Entfernung von kompakten, glatten Fremdkörpern aus dem Bereich der Brustapertur**
- Gabe von stark wirkenden Spasmoanalgetika in Kombination mit Chlorpromazin
- dann über Nasenschlundsonde Lokalanästhetikum bis zum Fremdkörper verbringen und diesen vorsichtig durchschieben in den Magen
- ggf. chirurgische Entfernung
- **Entfernung von Schnitzeln, spelzenartigem Mischfutter, trockenem Pelletfutter**
- Ösophagusspülung bei stehenden (ruhigen oder sedierten) bzw. niedergelegten Pferden unter Gabe von Spasmoanalgetika, Kopftiefhaltung (Wasseraufprall aus der Nasenschlundsonde, z. B. Pick-Sonde, löst schwallweise die Verstopfung auf), stoßweises Einpumpen von 2–3 l Wasser, dann Pause, gelöste Partikel ablaufen lassen
- ösophageale Luftinsufflation (gleiche Methode mit Druckluft)

Weitere Maßnahmen
- systemische und intratracheale Antibiose in hohen Dosen über 5–6 Tage
- nach konservativer Entfernung: Wasser und dünnflüssiges Futter für 1–2 Tage
- nach Ösophagotomie: 6–7 Tage hungern lassen, nur Tränke, Infusion

Prognose
- Im Allgemeinen ist sie recht gut. Komplikationen stellen sich dann ein, wenn die Verstopfung nach 24 h noch nicht beseitigt ist.

> Cave: Aspirationspneumonie!

Wie behandelt man einen Koliker? (s. auch Kap. 8.3)

Zur Festigung der Diagnose sollte immer sowohl die allgemeine als auch die spezielle (rektal unter Spasmoanalgetikawirkung) Untersuchung durchgeführt werden. Weitere diagnostische Möglichkeiten bieten die Magensondierung (kann gleichzeitig zum Abhebern von Mageninhalt genutzt werden), das Bauchhöhlenpunktat sowie (wenn möglich) die Ultraschalluntersuchung (transrektal, transabdominal). Die Kolik kann sehr unterschiedliche Ursachen haben. Das Idealziel der Untersuchung ist die ätiologische Diagnose.

Krampfkolik (spastische Kolik)
Ursachen
Etwa 40% der Koliken sind vagoton bedingte Krampfkoliken (z. B. Fütterungsfehler, Wetterumschwung, Fehler im Haltungsmanagement, Überanstrengung, Unterkühlung, Nervosität).

Symptome
- verstärkte Peristaltik mit ausgeprägter Neigung zu Darmkrämpfen, vermehrter Kotabsatz, Flatulenz und Diarrhö; später folgen tonische Dauerkrämpfe bis hin zum spastischen Ileus, fehlende Peristaltik und Kotabsatz. Der rektale Befund ist zumeist unauffällig, ggf. sind spastisch verengte, daumendicke, derb-elastische Dünndarmschlingen über längere Zeit zu fühlen, die beim Nachlassen des Krampfes verstreichen.

Therapie
- Wärme (Eindecken) und leichte Bewegung
- nur bei gesicherter Diagnose (nicht bei Ileus!) und weichem Darminhalt: ein- bis zweimalige Gabe von Metamizol (z. B. Vetalgin®: 20–50 mg/kg langsam i. v., i. m.) oder Buscopan comp.®: 25 mg/kg Metamizol und 0,2 mg/kg Butylscopolaminbromid, entspricht 2,5 ml/50 kg i. v., i. m.)
- Digestivum, z. B. Genabil® (4–6 mg/kg langsam i. v.)

Magenüberladung
- **Primäre Magenüberladung**
- Ursache: nach exzessiver Futteraufnahme und nach unphysiologisch rascher Aufnahme von quellendem oder gärendem Futter oder großer Wassermengen
- Symptome: plötzlich deutliche bis heftige Kolik, gespannter nach ventral gebogener Hals, Würgebewegungen, Schmerzäußerungen, gelegentlich hundesitzige Stellung, Dyspnoe, Tachykardie (> 60/min), Schocksymptomatik; rektale Befunde nur selten feststellbar

> **Cave:** Gefahr der Magenruptur!

- Therapie:
  - Spasmoanalgetika, z. B. Metamizol (Vetalgin®: 20–50 mg/kg langsam i. v.) oder Buscopan comp.® (2,5 ml/50 kg i. v.)
  - Einführen der Nasenschlundsonde und Abhebern des flüssigen Mageninhalts
  - bei dickbreiigem oder festem Mageninhalt über Nasenschlundsonde zunächst ca. 2 l (fraktioniert) eingeben und abhebern, mehrmals wiederholen bis ca. 1–2 Drittel des Mageninhaltes entfernt sind
  - bei gärendem Mageninhalt Gabe von Paraffinöl (2–6 ml/kg)
  - kontraindiziert: Peristaltik anregende Mittel
- **Sekundäre Magenüberladung**
- Ursache: durch Reflux aus dem Dünndarm bei Passagebehinderungen oder paralytischem Ileus
- Symptome: wie bei primärer Magenüberladung, dazu Symptome der Grunderkrankung; Störungen im Flüssigkeitshaushalt bis hin zur Hypovolämie, Schockgeschehen
- Therapie:
  - Spasmoanalgetika (s. o.)
  - Einführen der Nasenschlundsonde und Abhebern des Mageninhalts, grobsinnliche Untersuchung
  - Beheben der Grundkrankheit

Dünndarmobstipation
Eine unphysiologische Ansammlung eingetrockneten Darminhaltes, die das Darmlumen vorübergehend oder andauernd verschließt und eine Dilatation des Darmes bewirkt.

Ursache
- Sedimentierung, Anhäufung und Austrocknung von Ingesta und Kotpartikeln sowie durch Sand an disponierten Stellen oder bedingt durch zirkuläre Stenosen, Darmwandentzündungen, Tumore, ischämische Nekrosen, Darmwanddivertikel; bei Fohlen und Absetzern auch durch Spulwürmer. Die Folge ist fast immer ein Obturationsileus, v. a. am Übergang vom Ileum zum Blinddarm (Ostium ileale) bzw. am Übergang vom Blinddarm zur rechten ventralen Kolonlage (Ostium caecocolicum), selten im Jejunum und Duodenum.

Symptome
- milde bis heftige Kolik, ileozäkale Einspritzgeräusche über 5 min nicht auskultierbar bei gleichzeitiger verstärkter Dünndarmperistaltik gegen den Widerstand (Ileus wahrscheinlich), zunehmende Schocksymptomatik

Befund
- Rektal ist im Anfangsstadium das obstipierte Ileum als unterarmstarkes, glattwandiges Darmrohr mit Plica ileocaecalis tastbar; ab 8 h nach Krankheitsbeginn Ileum nicht mehr fühlbar, stattdessen jedoch die prästenotisch dilatierten und stark gefüllten u. U. bis ins Becken reichenden Dünndarmschlingen.

Therapie
- Futterentzug
- 2-malige Gabe von Metamizol (z. B. Vetalgin®) im Abstand von 30 min
- bei Erfolg Gabe von Neostigmin (0,005–0,01 mg/kg i. m., s. c. alle 2 h))
- ggf. Schocktherapie

> **Cave:** Salinische Abführmittel sind kontraindiziert.

- bei drastischer Verschlechterung oder bei Krankheitsdauer > 8 h: Operation

Prognose
- bei konservativer Behandlung sehr vorsichtig
- bei operativer Behandlung innerhalb der ersten 8 h gut (> 90% Heilungsrate)

Blinddarmobstipation
Es ist die häufigste Erkrankung des Blinddarms; man unterscheidet zwischen einer akuten und chronisch-rezidivierenden Form.

Ursache
- Überfressen mit sehr rohfaserreichem, trockenem Futter (z. B. Stroh), Darmentzündungen

Symptome
- reduzierte bis sistierende Futteraufnahme, milde bis starke Kolik, kaum oder fehlender Kotabsatz

Befund
- rektal deutlich fühlbar angeschoppter Blinddarm

Therapie
- Futterentzug
- Laxantien per Nasenschlundsonde (Glaubersalz: 150–300 g als 4–5%ige wässrige Lsg. mit 2–5 l Paraffinöl in Abständen von 8–24 h)
- Spasmolytika/Spasmoanalgetika-Gabe (z. B. Metamizol und Butylscopolaminbromid) alle 12 h
- bei ausbleibendem Erfolg oder bei Gefahr der Ruptur: Operation
- bei chronisch-rezidivierenden Obstipationen: Operation z. B. mit Erweiterungsplastik des Ostium caecocolicum (nach Huskamp) nur im Frühstadium oder Ileokolostomie mit totaler oder partieller Typhlektomie

Dickdarmobstipation
- **Obstipation des großen Kolons**
- Ursachen: ungenügende Futterzerkleinerung (Gebissfehler, Futterneid), schwer verdauliches faser- und ligninreiches Futter, reduzierte Aktivität der Darmflora (bei Wassermangel, orale Antibiotikagaben), gestörte Motorik; seltene Folge ist Obturationsileus
- Symptome: verzögerter, verringerter Kotabsatz (trocken, hart, kleingeballt), Appetitlosigkeit, verminderte Wasseraufnahme, häufiges Liegen, deutlich herabgesetzte Peristaltik
- Lokalisation der Obstipation (nach Häufigkeit geordnet): linke ventrale Längslage und Beckenflexur, linke dorsale Längslage
- Therapie:
  - 1–2-malige Gabe von 300 g Glaubersalz als isotone wässrige Lsg. und 2–5 l Paraffinöl alle 24 h
  - Spasmoanalgetika (s. o.) alle 12 h
  - ggf. Infusionstherapie bei Dehydratation und als Hyperinfusion (5 l/h), um den Kot aufzuweichen
  - bei Sandobstipation: laxierende Therapie über 3–5 Tage mit Paraffinöl, Methylzellulose oder Psyllium (0,5–1 g/kg per Nasenschlundsonde) bei reduziertem Futter- und normalem Wasserangebot
  - bei ausbleibendem Erfolg oder Verschlechterung des Zustands: Laparotomie

- **Obstipation des kleinen Kolons:** Anschoppung von grobfilzigem, dehydriertem Darminhalt führt zur Dilatation des Darmabschnittes, Verlust der charakteristischen Poschen
- Ursache: hastige Futteraufnahme, ungenügende Zerkleinerung, grobfaseriges Stroh oder Heu, neurogene Funktionsstörungen, Stenosen, mechanische Hindernisse (Bezoare, Darmsteine, Fremdkörper)
- Rektale Befunde: dilatiertes Colon descendens, ggf. meteorisierter Blinddarm und prästenotischer Darmteil, gespanntes Gekröse
- Therapie:
  - Spasmoanalgetika
  - Rektale Einläufe mit Wasser (portionsweise) ohne Druck (Rupturgefahr)
  - bei Obstipation bis ins Colon ascendens: orale Gabe von Laxantien

Milz-Nierenband-Kolik (Hernia spatii lienorenalis)
Verlagerung des Colon ascendens über das Milznierenband
Symptome
- meist mildes Krankheitsbild, Abdomen meist in der linken Flanke leicht aufgewölbt, in schweren Fällen Ileussymptomatik

Befund
- rektal Tänienverlauf in Richtung des Milz-Nieren-Raumes tastbar

Therapie
- Futterentzug, Aufstallen in geräumiger Box (Möglichkeit zum Wälzen geben), oft Spontanreposition innerhalb von 5–10 h
- Hyperinfusionstherapie (5 l NaCl-Lsg. 0,9%/h)
- ggf. Pferd unter Allgemeinanästhesie wälzen
- Gabe von Phenylephrin

> **Cave:** Bei Verschlechterung des Zustandes muss das Pferd sofort in eine Spezialklinik zur Operation überwiesen werden (s. Ileus).

Meteorismus (Gas-, Windkolik)
Aufblähung von Magen, Dünn- und/oder Dickdarm infolge übermäßiger Gasentwicklung, die zu einer Überdehnung des Darms bis hin zu einer Darmparalyse oder Ruptur des Darms oder Magens führen kann
- **Primärer Meteorismus:** alimentär bedingt (Aufnahme von jungem eiweißreichem und rohfaserarmem Gras, frischem Klee, frischem Brot, Obst und Getreideschrot, welkem oder erhitztem Grünfutter)
- **Sekundärer Meteorismus:** entwickelt sich bei allen Ileuszuständen im prästenotischen Darmteil

Symptome
- heftiger Schmerz, Schweißausbruch, stark erhöhter Puls (> 80 Schläge/min), flache kostale Atmung (> 30 Züge/min) bei inspiratorischer

Dyspnoe, Tympanie. Liegt keine Passagestörung vor, gehen reichlich Gase und nur wenig Kot ab. Zunehmendes Schockgeschehen mit Hämokonzentration.

Befund
- rektal dilatierte und aufgegaste, u. U. bis ins Becken reichende Dünndarmschlingen, meteorisierter Blinddarm (erkennbar an ventraler Tänie)

Therapie
- primärer Meteorismus
  - Magensondierung und Entleerung über Nasenschlundsonde
  - leichte Bewegung
- sekundärer Meteorismus
  - Beseitigung des Ileus
  - ggf. Punktion des prästenotischen Darmteils
- bei bedrohlichem Zustand
  - Blinddarmpunktion von der rechten Flanke aus (Blinddarmtrokar), danach Gabe von Parasympathomimetika, z. B. Neostigmin (Konstigmin®: 0,005–0,01 mg/kg i. m., s. c. alle 2 h)
  - Darmpunktion (großes Kolon) vom Rektum aus (nur selten angezeigt, dann nur gasgefüllte, nie flüssigkeitsgefüllte Darmschlingen)
  - ggf. Schocktherapie; bei anhaltenden Schmerzen 1–2-malige Gabe von Metamizol (z. B. Vetalgin®: 20–50 mg/kg langsam i. v., i. m.); parenterale Antibiose

Bei ungenügendem Erfolg der konservativen Therapie: Überweisung in Spezialklinik, dort Laparotomie mit Vorlagerung der überdehnten, paralytischen und verkeilten Dünndarmschlingen vom Ileum beginnend, dann vorsichtiges Ausstreichen des Inhalts ins Zäkum.

Parasitär bedingte Kolik (thrombotisch-embolische Kolik)
Endarteriitis verminosa im Bereich der vorderen Gekrösewurzel (entzündliche Gefäßveränderungen wie Aneurysmen, Thrombosen, Stenosen) durch die Larvenstadien von Strongylus vulgaris

Symptome
- starke Schmerzen durch Hypoxie → Gewebetod, gelegentlich Fieber, Peritonitis, regionale Darmparalyse (Ausfall der Peristaltik)

Therapie
- Spasmoanalgetika (s. o.)
- ggf. wiederholte antiparasitäre Behandlungen (z. B. mit Avermectinen) sowie blutgerinnungshemmende Therapie (z. B. Infusion von Heparin)
- ggf. Operation

Leider zeigt sich in der Praxis, dass eine genaue Diagnose erst nach dem zweiten oder dritten Besuch möglich ist. Bestätigt sich jedoch ein Großteil der oben genannten Symptome, sollte man das Pferd so schnell wie möglich in eine Spezialklinik überweisen!

Was tun beim Ileus (Darmverschluss)?

Formen des Ileus
- mechanischer Ileus (Obturations-, Strangulationsileus)
- dynamischer oder funktioneller Ileus (spastischer bzw. paralytischer Ileus)
- gemischter Ileus

Symptome
fehlender Kotabsatz über mehrere Stunden, Regurgitieren, hohe Atmungs- und Pulsfrequenz, verwaschene, gerötete Konjunktiven, **fehlende Peristaltik (!)**, leerer Mastdarm, trockene Mastdarmschleimhaut, verlagerte Darmteile, gespannte Gekrösewurzel, gas- oder flüssigkeitsgefüllte Darmschlingen, Abgang von Gas oder großen Flüssigkeitsmengen aus Nasenschlundsonde, **hgr. und langanhaltende Schmerzanfälle, die nur ungenügend auf Spasmolytika oder Analgetika ansprechen,** trübes, flockiges oder blutiges Bauch-höhlenpunktat, Schocksymptome

Befund
- rektal beim Dünndarmileus: mit Gas und/oder Flüssigkeit prall gefüllte Dünndarmschlingen, die parallel gestaffelt sind und sich kaum bewegen lassen; sekundäre Verfestigung der Ingesta durch Dehydratation im Blinddarm bzw. großen Kolon
- Labor: Hämatokrit 43–47% (ggr. Dehydratation), 48–55% (mgr. Dehydratation), > 55% (hgr. Dehydratation).

> **Merke:** Da sich die Prognose bei einer Krankheitsdauer von mehr als 8 h erheblich verschlechtert, sofort in **Spezialklinik** überweisen! Aufklärung und Absprache mit dem Besitzer nicht vergessen!

Sofortmaßnahmen für den Transport
- Klinik benachrichtigen
- Infusionstherapie mittels Venenkatheter (4 l Volumenersatz: ein Teil Plasmaexpander + drei Teile iso- bis leicht hypertone Elektrolytlösung, innerhalb von ½ bis 1 Stunde infundieren)
- Spasmoanalgetika (s. o.)
- Magensondierung und Abheberungsversuch

9.2 Notfallmedikamente mit Dosierung

Tab. 9-1 Auswahl an Notfallmedikamenten beim Pferd

Stoffgruppe Wirkstoff (Handelsname®)	Indikation	Dosis
Schock		
Glucocorticoide Betamethason (Celestovet)		0,04–0,08 mg/kg i. v., i. m.
Katecholamine Adrenalin (Suprarenin[1])	anaphylaktischer Schock	0,01–0,02 mg/kg i. v. oder intratracheal
Sympathomimetika Dobutamin (Dobutamin[1])	Hypotension	1,25–5 µg/kg/min im DT
Dopexamin-HCL (Dopacard[1])		2–5 µg/kg/min im DT
Kolikzustände		
Parasympatholytika Butylscopolaminbromid (Buscopan comp.)	Spasmen der glatten Muskulatur	0,2 mg/kg i. v., i. m. 3-mal tägl. (KI: Meteorismus)
Parasympathomimetika Neostigmin (Konstigmin)	Spasmen der glatten Muskulatur	0,01–0,02 mg/kg s. c. alle 1–4 h
Prokinetikum Metoclopramid (MCP[1], Paspertin[1])	paralytischer Ileus	0,02–0,1 mg/kg i. v., s. c. bis 4-mal tägl.
Spasmoanalgetika Metamizol (Metapyrin, Metamizol, Novacen, Vetalgin)	schmerzhafte Zustände	20–50 mg/kg langsam i. v. bis 3-mal tägl.
Notfälle beim Bewegungsapparat		
Glucocorticoide Betamethason (Celestovet)	traumatische Arthritis	3 mg intraartikulär

Tab. 9-1 Fortsetzung

Stoffgruppe / Wirkstoff (Handelsname®)	Indikation	Dosis
NSAID		
Flunixin (Binixin, Equibos, Finadyne, Flumeg)	akute schmerzhafte Entzündungsprozesse	0,3–1,1 mg/kg i. v. 1–3-mal tägl. über 3–5 Tage
Meclofenaminsäure (Apirel)	akute Hufrehe, Tendinitis	2,2 mg/kg KGW
Phenylbutazon (Equipalazone)	akute Entzündungsprozesse	ID: 2-mal 4 mg/kg (1. Tag), ED: 2-mal 2 mg/kg (2–4 Tage)
Respiratorische Notfälle		
Analaptika		
Doxapram (Doxapram-V)	postoperative Atemdepression	0,5–1,0 mg/kg i. v. nach Wirkung
	neonatale Asphyxie	2 mg/kg i. v., i. m., s. c., in die Maulhöhle träufeln
Bronchospasmolytika		
Theophyllin (afpred Forte-Theo[1], Euphylong[1])	Lungenödem	5–15 mg/kg i. v. 2-mal tägl.
Parasympatholytika		
Atropin (Atropin[1])	Bronchospasmus	0,01 mg/kg i. v., i. m.
Kardiologische Notfälle		
Antiarrhythmika		
Atropin (Atropin[1])	Bradykardie	0,005–0,01 mg/kg i. v., s. c.
Propranolol (Dociton[1])	ventrikuläre Tachykardie	0,03–0,2 mg/kg i. v. KI: COPD
Diuretika		
Furosemid (Dimazon)	kardial bedingtes Lungenödem	0,5–1,0 mg/kg i. v., i. m., 1–2-mal tägl.
Herzglykoside		
Digoxin (Lanicor[1])	Vorhofflimmern	0,0022–0,0038 mg/kg i. v. 2-mal tägl.
Neurologische Notfälle		
Antiepileptika		
Phenytoin (Phenhydan[1], Zentropil[1])	Epilepsie beim Fohlen	ID: 1–5 mg/kg i. v., p. o. alle 4 h ED: 1–5 mg/kg p. o. 2-mal tägl.

[1] HAM   DT: Dauertropf; ED: Erhaltungsdosis; ID: Initialdosis; KI: Kontraindikation

9.3 Vergiftungen

Zuerst ist das Pferd von allen potenziellen Giftquellen fernzuhalten (auch Stall- und Weidegefährten nicht vergessen), dann sollten schnellstmöglich lebensrettende Sofortmaßnahmen eingeleitet werden.

Sofortmaßnahmen
- **Atmung**
- Reinigung und Freihalten der Atemwege, um Aspirationspneumonie zu verhindern
- Sauerstoffgabe über Schlauch, Maske oder Tubus
- bei Atemversagen: Doxapram 0,5–1 mg/kg i. v.
- ggf. Tracheotomie
- **Kreislauf**
- Infusionen, bedarfsorientiert nach Hämatokrit und Elektrolytimbalancen (Elektrolytlösungen, Dextran 60: 20–25 ml/kg/Tag)

> Cave: Bei Nierenschäden ist wegen möglicher Kaliumretention keine Ringer-Lactat-Lsg. zu verwenden!

- Bluttransfusion nur bei hochgradigen Anämien

Bei erstmaliger Blutübertragung ist nicht mit schwerer Unverträglichkeit zu rechnen. Sollten doch Anzeichen wie Tachypnoe, Unruhe oder Muskelzittern auftreten, genügt es meistens, die Transfusion einige Minuten zu unterbrechen und dann langsamer weiterlaufen zu lassen. Sollte es zu schweren Unverträglichkeitsreaktionen kommen, muss eine Schockbehandlung mit Adrenalin (0,1–0,2 ml der 0,1%igen Lösung/kg i. v., i. m., s. c.) und Glucocorticoiden durchgeführt werden. Wichtig ist eine permanente Überwachung. Als Spender eignen sich besonders Quarter Horses und Traber, weil sie kaum Alloantigene besitzen. Auch junge, gesunde Wallache sind geeignet. Stuten, die schon Fohlen hatten oder tragend sind, und Pferde, die schon einmal eine Transfusion erhalten haben, sollten als Spender ausgeschlossen werden. Einem gesunden adulten Pferd können 8–9 l Blut entnommen werden. Dem Empfänger können 10–20 ml Blut/kg transfundiert werden.

- **Krämpfe**
- Diazepam: 2 mg/kg i. v.
- Pentobarbital: 10–20 mg/kg i. v.
- **Nierenversagen**
- Flüssigkeitsersatz durch Infusionen
- Dopamin 5–10 µg/kg/min, als Infusionszusatz (verbesserte Nierendurchblutung; Halbwertzeit: 2–3 min)
- Furosemid 1–2 mg/kg i. v. 2-mal tägl.; Mannitol 1–2 g/kg i. v.

- **Intrakraniales Ödem** (symptomatische Therapie)
- Anregung der Diurese: Furosemid (1 mg/kg i. v., wenige min vor der Mannitolgabe verhindert transienten, durch Mannitol verursachten Blutdruckanstieg, kann nach 5 h wiederholt werden); Mannitol als Bolus von 0,25–2,0 g/kg i. v. der 20%igen Lsg. über 20 min, kann nach 6–12 h wiederholt werden

Dekontamination

Sobald die Vitalfunktionen stabilisiert sind, kann die Dekontamination durchgeführt werden mit dem Ziel, eine weitere Giftresorption zu verhindern.
- Magenspülung: Frisches Wasser (bis 4–5 l) wird über die Nasenschlundsonde in den Magen eingebracht und wieder abgehebert. Das Ansaugen des Mageninhaltes mit dem Mund kann für den Tierarzt gefährlich sein. Auch eine Magenspülung mit zwei Sonden am abgelegten Pferd ist möglich, das erhöhte Narkoserisiko muss jedoch bedacht werden.
- Laxanzien:
- Glaubersalz: 0,5–1 g/kg als wässrige Lsg. (5–10%) per Nasenschlundsonde
- Paraffinöl: 2–6 ml/kg per Nasenschlundsonde
- Pflanzliche Öle wie Ricinusöl nicht anwenden, da sie die Resorption fettlöslicher Gifte steigern.
- Adsorbens: Aktivkohle (Carbo medicinalis: 1–3 g/kg als 20–30%ige wässrige Suspension per Nasenschlundsonde) kann im Abstand von 8 h wiederholt eingegeben werden, um den enterohepatischen Kreislauf von Stoffen zu unterbrechen, die mit der Galle ausgeschieden, aber normalerweise über den Darm rückresorbiert werden. Ferner gelangen gewisse Stoffe auch unabhängig von der biliären Ausscheidung in den Darm zurück und werden dort durch Aktivkohle gebunden (sog. „Darm-Dialyse"). Es gibt nur wenige Stoffe die nicht von Aktivkohle adsorbiert werden, nämlich einige Schwermetalle, Glykole, Alkohole, Nitrit, Laugen und Säuren.
- Dekontamination von Haut und Fell:
- Handschuhe und Schutzkleidung verwenden!
- Scheren, ohne die Haut zu verletzen
- wasserlösliche Gifte und ätzende Verbindungen mit viel Wasser spülen und gut abtrocknen
- lipidlösliche Gifte mit Wasser und Detergens (mildes Geschirrspülmittel) abwaschen, gut abspülen und abtrocknen (zur besseren Lösung ist auch ein wechselweises Waschen mit Speiseöl und Detergens möglich)

- Organische Lösungsmittel und Petroleumdestillate dürfen nicht eingesetzt werden.
- Augen und Schleimhäute: mindestens 10 min lang mit viel Wasser spülen!

Forcierte Ausscheidung
- viel Flüssigkeit anbieten, oral und parenteral
- Diurese mit Mannitol, 1–2 g/kg i. v. (5–10 ml einer 20%igen Lsg.)
- Diurese mit Furosemid, 1–2 mg/kg i. v. 2-mal tägl.

Antidottherapie: Es gibt nur wenige spezifische Antidota.

Tab. 9-2 Ausgewählte Gifte und ihre Antidota

Gift	Antidot	Dosis
Vergiftungen mit Arzneimitteln		
Atropin (Parasympatholytikum)	Physostigmin	0,05 mg/kg langsam i. v., ggf. wiederholen bei erneutem Auftreten der Vergiftungssymptome
Digitalis (Herzglykosid)	Digitalis-Antidot	80 mg Antidot binden 1 mg Digoxin
Heparin (Antikoagulanz)	Protaminsulfat	1 mg/100 IE Heparin i. v.
Levomethadon (Opioid)	Naloxon	0,01–0,04 mg/kg i. v.
Xylazin (Sedativum)	Atipamezol	0,2 mg/kg i. m.
Vergiftungen mit Pflanzen / Pilzen		
Kirschlorbeer	Natriumnitrit, dann Natriumthiosulfat	4 mg/kg langsam i. v. als 10%ige Lsg., dann 5 mg/kg i. v. als 20%ige Lsg.
Schlafmohn	Naloxon	0,01–0,04 mg/kg i. v.
Tollkirsche, Fliegenpilz	Physostigmin	0,05 mg/kg langsam i. v., ggf. wiederholen bei erneutem Auftreten der Vergiftungssymptome
Frühjahrsmorchel, Knollenblätterpilz	Silibinin	30–40 mg/kg p. o. 2–3-mal tägl. (3 Tage) + Penicillin G 20000–50000 IE/kg i. v., i. m., 4-mal tägl. (3 Tage)

Tab. 9-2 Fortsetzung

Gift	Antidot	Dosis
Vergiftungen mit Pestiziden		
Arsenverbindungen (Rodentizide, Insektizide)	Natriumthiosulfat und Dimercaprol	60–100 g als 10%ige Lsg. p. o. und 2,5–5 mg/kg als 10%ige Lsg. alle 4 h (2 Tage lang), dann gleiche Dosis 2-mal tägl. über 10 Tage
Organophosphate, Carbamate (Rodentizide)	Atropin	0,1–0,2 mg/kg (1/4 i. v., Rest s. c.), Wiederholung nach Bedarf
Thallium (Rodentizid)	Eisenhexacyanoferrat	10 mg/kg alle 4 h p. o.
Vergiftungen mit Schwermetallen/Metallen		
Blei	$CaNa_2EDTA$	75–110 mg/kg/Tag i. v. als 6,6%ige Lsg. in Glucose verteilt auf 2–3 Dosen tägl. (4 Tage), 5 Tage Pause, 4 Tage weitere Behandlung
Eisen	Deferoxamin	bis 80 mg/kg/Tag langsam i. v. im DT, i. m., zusätzlich bis 100 mg/kg p. o.
Quecksilber	Dimercaptopropansulfat	5 mg/kg langsam i. v., 6-mal im Abstand von jeweils 4 h, dann 2 mg/kg p. o. 2–3-mal tägl. für 21 Tage

DT: Dauertropf

Bei einer Vergiftung mit Cumarinen (z. B. Rattengift) ist Vitamin K_1 das spezifische Antidot. Zuerst wird es in einer Dosierung von 1–2 mg/kg/Tag s. c., verteilt auf mehrere Stellen, verabreicht. Dann erfolgt die Applikation von 1–2 mg/kg/Tag p. o. Eine intramuskuläre Verabreichung ist wegen der Blutungsgefahr kontraindiziert. Bei Vergiftungen mit Cumarinderivaten der ersten Generation genügt i. d. R. eine 1-wöchige Therapiedauer mit Vitamin K_1. Nach Aufnahme von Cumarinderivaten der zweiten und dritten Generation muss diese Therapie u. U. 2–3 Wochen durchgeführt werden, bis der wöchentliche Quick-Test normale Werte erreicht. Zur Sicherheit empfiehlt es sich, 2 Tage nach Abbruch der Behandlung mit Vitamin K_1 noch einmal einen Quick-Test zu machen.

Weitere symptomatische Maßnahmen
- Metabolische Azidose:
- Natriumbicarbonat: 2–5 mmol/kg (2–5 ml einer 8,4%igen Lsg.) i. v.; kann bei Blindpufferung nach 4 h wiederholt werden.
- Besser ist die Überwachung des Säure-Basen-Haushalts mittels Blutgasanalyse und Pufferung nach Bedarf wie folgt:

> Bicarbonat (mmol/Tier) = (-BE) × 0,3 × Körpergewicht (in kg)
> Ringer-Lactat-Lsg.: bis 80 ml/kg/24 h

- Schmerzmittel: Flunixin: 1,1 mg/kg i. v.
- Sedation: Xylazinhydrochlorid: 0,5–1,0 mg/kg i. v.
- Antibiotische Versorgung: bei Erosionen, Aspiration, Verätzungen (z. B. Procain-Penicillin: 12000 IE/kg tägl.; Gentamicin: 4 mg/kg 2-mal tägl. über 3–5 Tage, **Cave:** nephrotoxisch)
- Leberschutz(-substitutions-)therapie: Kombinationen von Aminosäuren-, Glucose- und Vitamin-B-Infusionen werden häufig als Leberschutztherapie eingesetzt. Die Wirksamkeit solcher Infusionen ist sehr umstritten. Einen nachgewiesenen hepatoprotektiven Effekt gegenüber Toxinen besitzt Silibinin (Inhaltsstoff der Mariendistel), das als HAM im Handel ist (Silicur®: 30–40 mg/kg p. o., 2–3-mal tägl.).

Für Pferde als giftig eingestufte Pflanzen sind u. a. Blauer Eisenhut, Buchsbaum, Christrose, Eibe, Engelstrompete, Fingerhut, Gemeiner Seidelbast, Gemeiner Stechapfel, Goldregen, Herbstzeitlose, Jakobs-Kreuzkraut, Liguster, Maiglöckchen, Oleander, Rizinus, Robinie, Tabakpflanzen, Wasserschierling und Weißer Germer.

9.4 Euthanasie

Zu unterscheiden sind folgende Situationen:
- **Euthanasie intra operationem**
- Feststellung eines unheilbaren Grundleidens, das in kürzester Zeit unter erheblichen Schmerzen oder Leiden zum Tode führen würde (z. B. Magenruptur bei einem Koliker)
- Applikation von Pentobarbital, z. B. Eutha 77® (BTM, 100 mg/ kg i. v.) oder Narcoren® (90–100 mg/kg i. v.) beim bereits narkotisierten Pferd
- alternativ: Kombination aus Embutramid, Mebenzoniumjodid und Tetracain (z. B. T61®: 4–6 ml/50 kg i. v.)
- **Euthanasie bei chronischen, unheilbaren Erkrankungen**
- kein Zeitdruck, gründliche Vorbereitung sowohl des Tierbesitzers als auch des Pferdes und des Personals möglich

- Sedation mit Romifidin (z. B. Sedivet®: 1,1 mg/kg i. v.; Nachteil: Beeinträchtigung der Stehfähigkeit bei höherer Dosierung) oder Xylazinhydrochlorid (z. B. Rompun 2%®, Sedaxylan®, Xylazin 2%®: 0,8–1,1 mg/kg i. v.; Nachteil wie Romifidin)
- Euthanasie mit Pentobarbital (80–90 mg/kg i. v. als Sturzinjektion)
- Euthanasie mit einer Kombination aus Embutramid, Mebenzoniumjodid und Tetracain (z. B. T61®: 4–6 ml/50 kg i. v.) nur bei bewusstlosen Pferden (in Narkose, Sedation nicht ausreichend!!!)
- **Euthanasie bei verunfallten Pferden** (Nottötung)
- akuter Handlungsbedarf, eventuell erschwert durch heftige Abwehrbewegungen des gestressten, verängstigten Pferdes
- Sedation und Euthanasie wie *bei chronischen, unheilbaren Erkrankungen* (s. o.) oder Tötung durch Kugelschuss
- **Euthanasie wegen tierseuchenrechtlicher Bestimmungen**
- muss ggf. unter sehr erschwerten Bedingungen (z. B. an Tollwut erkranktes Pferd) durchgeführt werden
- Sedation und Euthanasie wie *bei chronischen, unheilbaren Erkrankungen* (s. o.) oder Tötung durch Kugelschuss

In Notfällen kann auch intrapulmonal injiziert werden, wobei mit einer langen, scharfen Kanüle ruckartig direkt hinter der Schulter eingestochen wird.

Die alleinige Anwendung eines Bolzenschussapparates ist nicht ausreichend zur Tötung eines Pferdes. Zwar würden die Destruktionen des Gehirngewebes nach einem mehr oder weniger langen Zeitraum auch zum Tode führen, trotzdem ist der Bolzenschuss nur als Betäubungsmethode vor der Tötung zugelassen. Man sollte sicherstellen, dass der Tod durch Entbluten herbeigeführt wird.

Weiterführende Literatur und Internetlinks

Siehe Anhang Kapitel 10.

10 Dosierungsvorschläge

10.1 Auswahl einiger Antibiotika und Antimykotika sowie deren Dosierung 396
10.2 Auswahl einiger Glucocorticoide und deren Dosierung 397
10.3 Auswahl einiger nichtsteroidaler Antiphlogistika und deren Dosierung 398

10.1 Auswahl einiger Antibiotika und Antimykotika sowie deren Dosierung

Tab. 10-1 Ausgewählte Antibiotika und Antimykotika beim Pferd

Wirkstoffgruppe	Wirkstoff	Dosierung Pferd
Aminoglykoside	Gentamicin[1]	4,0 mg/kg s. c., 2-mal tägl., 3–10 Tage
	Kanamycin	15 mg/kg/Tag i. v., i. m., auf 3–4 Injektionen verteilt, 3–4 Tage
β-Lactam-AB	Amoxicillin	10 mg/kg i. m., 3-mal tägl.; 20–30 mg/kg p. o., 4-mal tägl. bei Infektionen des Respirationsapparates
	Benzylpenicillin	20000–40000 IE/kg i. m., 2-mal tägl. bis 2 Tage nach Abklingen der klinischen Symptome
	Penicillin + Streptomycin	10000 IE/kg i. m. + 12500 IE/kg i. m.
Cephalosporine	Cefalexin	20–25 mg/kg p. o., 4-mal tägl.
	Cefquinom	1 mg/kg i. v., i. m., alle 24 h, bei Fohlen alle 12 h
	Ceftiofur	2,2 mg/kg i. m., 2-mal tägl.
Gyrasehemmer	Marbofloxacin	2 mg/kg i. v., s. c., p. o.

Tab. 10-1 Fortsetzung

Wirkstoffgruppe	Wirkstoff	Dosierung Pferd
Imidazole und andere Antimykotika	Enilconazol	Konzentrat 1:50 in lauwarmem Wasser verdünnen, 1-mal Ganztierbehandlung, dann alle 3–4 Tage 1-mal tägl. betroffene Stellen behandeln (insgesamt 4 Anwendungen)
	Amphotericin B	1. Tag: 0,3 mg/kg i. v.; 2. Tag: 0,4 mg/kg i. v.; 3. Tag: 0,6 mg/kg i. v.; 4.–7. Tag: Pause, dann alle 2 Tage, bis Gesamtdosis von 6,75 mg/kg erreicht
Sulfonamide	Sulfamethoxypyridazin	50–75 mg/kg i. v., i. m., s. c., 5–7 Tage
Sulfonamide + Trimethoprim	Sulfadiazin + Trimethoprim	15–24 mg/kg langsam i. v., i. m.
	Sulfadoxin + Trimethoprim	9–15 mg/kg langsam i. v., i. m., intratracheal
Tetracycline	Chlortetracyclin	8 mg/kg (4 g/Tier) intrauterin
	Oxytetracyclin	5–10 mg/kg s. c., i. m., i. v. 2-mal tägl.
	Doxycyclin	5–10 mg/kg p. o., 2-mal tägl.
	Tetracyclin	5–7,5 mg/kg i. v., 2-mal tägl.

[1] nur bei schwersten Infektionen des Atmungs-, Verdauungs- oder Urogenitalsystems durch gentamicinempfindliche „Problemkeime" (E. coli, Pseudomonas, Klebsiellen, Proteus), Cave: nephrotoxisch, lange Wartezeit

10.2 Auswahl einiger Glucocorticoide und deren Dosierung

Tab. 10-2 Ausgewählte Glucocorticoide[1] beim Pferd

Wirkstoff	Indikation	Dosierung Pferd
Betamethason	Schock	0,04–0,08 mg/kg i. v., i. m.
Cortisol	anaphylaktischer/ Endotoxinschock	bis 50 mg/kg langsam i. v. alle 3–6 h
	Substitution	1–2 mg/kg p. o. alle 12 h

Tab. 10-2 Fortsetzung

Wirkstoff	Indikation	Dosierung Pferd
Dexamethason	Schock	2–5 mg/kg langsam i. v., evtl. nach 8–12 h wiederholen
	Allergie, nicht infektiöse Entzündungen	0,02–0,2 mg/kg i. v., i. m.
	COB	0,1 mg/kg i. v., bis 10 Tage
	traumatische Arthritis	4–8 mg/Gelenk intraartikulär
Flumethason	nicht infektiöse Erkrankungen des Bewegungsapparates	0,0025–0,005 mg/kg i. v., i. m. oder 0,025–0,125 mg/Gelenk
Methylprednisolon	ZNS-Trauma	10–20 mg/kg i. v. innerhalb der ersten 8 h nach dem Trauma
	anaphylaktischer Schock	30 mg/kg i. v., dann 5,4 mg/kg/h i. v. im DT für 23 h
Prednisolon	Autoimmunkrankheit	1 mg/kg p. o. 2-mal tägl. für 7 Tage, dann langsame Reduktion
	anaphylaktischer Schock	10–30 mg/kg langsam i. v., alle 8–12 h

[1] **Cave:** in hohen Dosen Abortgefahr, bei Langzeittherapie Gefahr der Hufrehe
DT: Dauertropf

10.3 Auswahl einiger nichtsteroidaler Antiphlogistika und deren Dosierung

Tab. 10-3 Ausgewählte nichtsteroidale Antiphlogistika beim Pferd

Wirkstoff	Indikation	Dosierung Pferd
Acetylsalicylsäure	Antithrombosetherapie	15–20 mg/kg p. o. alle 48 h
	periodische Augenentzündung	25 mg/kg p. o. 1-mal tägl. (Dauertherapie)
Carprofen	schmerzhafte Entzündungen	0,7–1,4 mg/kg p. o., 4–9 Tage
Flunixin	Endotoxinschock	0,3 mg/kg langsam i. v., 3–4-mal tägl.
	viszerale kolikartige Schmerzen	0,3–1,1 mg/kg i. v., i. m., p. o., 3–5 Tage
	Hufrehe	0,5–1,1 mg/kg i. v., i. m., p. o. alle 8–12 h

Tab. 10-3 Fortsetzung

Wirkstoff	Indikation	Dosierung Pferd
Ketoprofen	Erkrankungen des Bewegungsapparates	2,2 mg/kg i. v., 3–5 Tage
	Kolik	2,0–2,2 mg/kg langsam i. v., max. 5 Tage
Meclofenaminsäure	schmerzhafte Entzündungen	2,2 mg/kg p. o., alle 12 h, 5–7 Tage
Meloxicam	schmerzhafte Entzündungen des Bewegungsapparates	0,6 mg/kg p. o., bis 14 Tage
Metamizol	Kolik	20–50 mg/kg langsam i. v., i. m., p. o., bis zu 3-mal tägl.

Weiterführende Literatur und Internetlinks

Baier W, Schaetz F. Tierärztliche Geburtskunde. 5. Aufl. Stuttgart: Enke 1984.

Bragulla H. Begleitmaterial zur Vorlesung „Embryologie" Thema Sexualzyklus; Mai 2004 (www.userpage.fu-berlin.de)

Deegen E. Tötung von Pferden im Rahmen der Pferdepraxis. Prakt Tierarzt 2004; 85: 417–9.

Dietz O, Huskamp B (Hrsg). Handbuch der Pferdepraxis 3. Aufl. Stuttgart: Enke 2006.

Ferencz T (Red.). Standards zur Durchführung von Pferdenarkosen in Praxis und Klinik. Prakt Tierarzt 2006; 87: 796–9.

Gerhards H. Komplikationen intravenöser Injektionen und Infusionen beim Pferd. Prakt Tierarzt 2004; 85: 336–43.

Habermehl KH. Altersbestimmung beim Pferd. 2. Aufl. Berlin, Hamburg: Verlag Paul Parey 1975.

Heidbrink U. Technik der Gelenkinjektionen beim Pferd (www.pferdeklinik-aschheim.de)

Löscher W, Ungemach FR, Kroker R. Pharmakotherapie bei Haustieren und Nutztieren. 7. Aufl. Berlin, Stuttgart: Parey 2006.

Müller U, Gerhards H. Vergleich der Wirksamkeit von hypertoner Kochsalzlösung versus isotoner Kochsalzlösung bei Pferden im hypovolämischen Schock. Pferdeheilkunde 2003; 19: 464–74.

Orsini JA, Divers TJ (Hrsg.). Leitfaden Pferdepraxis und Notfallmedizin. München: Urban & Fischer Verlag 2006.

Pfalzgraf S. Unerwünschte Arzneimittelwirkungen im Zusammenhang mit der intramuskulären Injektion beim Pferd. Vet Med Diss Hannover 2005.

Pfarrer C. Unterrichtsfolien zum Seminar „Allgemeine Embryologie"; JLU Giessen (www.vetmed.uni-giessen.de/vet-anatomie)

Richtwerte wichtiger Laborparameter bei Haustieren. Tiermedizinisches Labor Ingolstadt (Broschüre).
Salomon F-V, Geyer H. Atlas der angewandten Anatomie der Haustiere. 2. Aufl. Stuttgart: Enke 2003.
Tierärztliche Vereinigung für Tierschutz e. V. (TVT). Merkblatt 19: Neurektomie und Tierschutz.
Tierärztliche Vereinigung für Tierschutz e. V. (TVT). Merkblatt 90: Tierschutzgerechtes Betäuben und Töten von Pferden.
Tierärztliche Vereinigung für Tierschutz e. V. (TVT). Merkblatt 109: Tierschutzaspekte bei der Euthanasie von Pferden.
Wintzer H-J. Krankheiten des Pferdes. 3. Aufl. Berlin: Blackwell Wissenschafts-Verlag 1999.
www.bvl.bund.de
www.equivetinfo.de
www.giftpflanzen.ch
www.g-p-m.org
www.laboklin.de
www.pferd-aktuell.de
http://www.pferdewissenschaften.at/Skript-Reprovet-3.ppt
www.rote-liste.de
www.tierklinik-kaufungen.de
www.vetidata.de
www.vetmed.uni-muenchen.de/med2//skripten/forensik
www.vu-wien.ac.at

IV Rind

1 Anatomie und Zugänge

Anatomie 403
Lymphknoten (Schautafel 1-1) 403
Skelett (Schautafel 1-2) 404
Brust- und Bauchorgane rechts (Schautafel 1-3) 406
Brust- und Bauchorgane links (Schautafel 1-4) 407

1.1 Zugänge 408
1.1.1 Intravenöse Injektion (i. v.) 409
1.1.2 Intramuskuläre Injektion (i. m.) 410
1.1.3 Subkutane Injektion (s. c.) 410
1.1.4 Intrakutane Injektion (tuberkulinisieren) 410
1.1.5 Punktionsstellen 411
1.1.6 Bolzenschuss 412

Anatomie

Lymphknoten

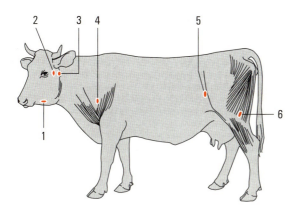

Schautafel 1-1   Lymphknoten
Tastbar:
1 Lnn. mandibulares
   (3–4,5 cm, längsoval, hinter Incisura vasorum direkt am unteren Kieferrand)
2 Ln. parotideus
   (6–9 cm, flachoval, dicht ventral vom Kiefergelenk gelegen,
   z. T. von Parotis verdeckt)
3 Ln. retropharyngeus lateralis
   (4–5 cm, plattoval, unter Atlasflügel)
4 Ln. cervicalis superficialis
   (7–9 cm, flachoval, am Kranialrand des M. supraspinatus)
5 Ln. subiliacus
   (6–11 cm, Kranialrand des M. tensor fasciae latae)
6 Lnn. inguinales superficiales (1–3 cm, hintere Hälfte der Euterbasis) rektal tastbar

Skelett

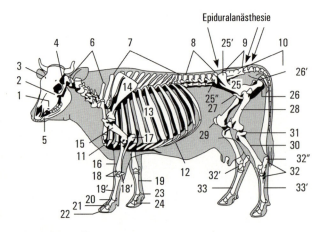

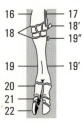

Schautafel 1-2 Skelett

1. Foramen infraorbitale
2. Tuber faciale
3. Foramen supraorbitale
4. Kiefergelenk
5. Foramen mentale
6. Vertebrae cervicalis (7)
   1. Halswirbel – Atlas
   2. Halswirbel – Axis
7. Vertebrae thoracicae (13)
8. Vertebrae lumbales (6–7)
9. Os sacrum (5)
10. Vertebrae caudales (18–20)
11. Sternum
12. Arcus costalis
13. Costae (13)
    8 sternale
    5 asternale

14	Scapula
15	Humerus
16	Radius
17	Ulna
18	Ossa carpi
18'	Os carpi accessorium (Erbsenbein)
19–19''	Os metacarpale tertium bis quintum
20	Phalanx proximalis (Fesselbein) der 4. Zehe
21	Phalanx media (Kronbein) der 4. Zehe
22	Phalanx distalis (Klauenbein) der 4. Zehe
23	Ossa sesamoidea proximalia (Gleichbeine) der 3. Zehe
24	Ossa sesamoidea distalia (Strahlbein) der 3. Zehe
25	Os ilium
25'	Tuber sacrale
25''	Tuber coxae
26	Os ischii
26'	Tuber ischiadicum
27	Os pubis
28	Femur
29	Patella
30	Tibia
31	Fibula
32	Ossa tarsi
32'	Talus
32''	Calcaneus
33	Os metatarsale tertium
33'	Os metatarsale quartum

Brust- und Bauchorgane rechts

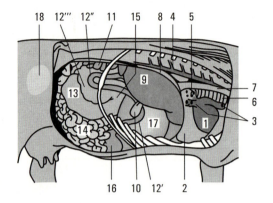

Schautafel 1-3 Brust- und Bauchorgane rechts

1 Herz
2 Herzbeutel
3 Vena cava cranialis und caudalis
4 Aorta thoracica
5 Lungenwurzel
6 Trachea
7 Ösophagus
8 Zwerchfell
9 Leber
10 Gallenblase
11 rechte Niere
12 Duodenum
12' Pars cranialis
12" Pars ascendens
12'" Pars descendes
13 Caecum
14 Jejunum
15 Colon
16 Labmagen (Abomasum)
17 Blättermagen (Omasum)
18 Harnblase

Brust- und Bauchorgane links

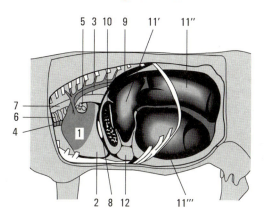

Schautafel 1-4 Brust- und Bauchorgane links

1 Herz
2 Herzbeutel
3 Aorta thoracica
4 Truncus brachiocephalicus
5 Lungenwurzel
6 Trachea
7 Ösophagus
8 Leber
9 Milz
10 Haube (Retikulum)
11 Pansen (Rumen)
11' Atrium ruminis (Schleudermagen)
11'' dorsaler Pansensack
11''' ventraler Pansensack
12 Labmagen (Abomasum)

1.1 Zugänge

Bezüglich der allgemeinen Sorgfaltspflichten wird auf die Ausführungen in Teil III: Kap. 1.1 (Pferd) verwiesen. Die **Fixation** des Rindes erfolgt i. d. R. durch einen Unter- oder Nasengriff, einen kombinierten Nasen- und Schwanzgriff oder einen kombinierten Schwanz- und Kniefaltengriff. Bei der Blutentnahme aus der Schwanzvene ist darauf zu achten, dass der Tierarzt den Schwanz im *mittleren* Drittel umfasst und ihn langsam, seiner Elastizität entsprechend, bis zu einem Winkel von 40–20° zur Vertikalen auf den Schwanzansatz anhebt. Wird die Schwanzfixation in der oben dargestellten Weise von einem seitlich stehenden Gehilfen übernommen, nimmt der Tierarzt die Venenpunktion ohne zusätzlichen Fixationsgriff vor, damit kein weiterer Druck auf die proximalen Schwanzwirbel ausgeübt wird. Ein unsachgemäßes Anheben des Schwanzes (im distalen Drittel mit bogenförmigem Zug in Richtung Kopf des Tieres) führt häufig zu Verletzungen und sogar zur Lösung einer oder mehrerer Zwischenwirbelscheiben mit Subluxation benachbarter Wirbel. Die dadurch eintretenden Funktionsausfälle des Schwanzes (sog. „Schwanzlähme" durch Bandscheibenvorfall) führen u. a. zu einem erschwerten Harn- und Kotabsatz mit starken Verschmutzungen an Vulva und Euter. In den folgenden Wochen und Monaten wird die zerstörte Bandscheibe abgebaut. Es kommt zur Sklerotisierung des intervertebralen Gewebes und zur Ausbildung des sog. **Knickschwanzes**, der in seiner Funktion mehr oder weniger gestört ist. Für viele Tiere ist eine ordnungsgemäße Haltung und Nutzung nicht mehr möglich. Bandscheibenläsionen am Schwanz treten auch bei unsachgemäßer „Schwanzbremse" auf sowie bei der Unsitte, festliegende Tiere am Schwanz hochzuziehen oder widersetzliche Tiere durch Drehen oder Biegen des Schwanzes anzutreiben (z. B. beim Verladen). Die bei tierärztlichen Untersuchungen und Behandlungen zur Verhütung von Zwischenfällen und Folgeschäden „erforderliche Sorgfalt" kann über die „übliche Sorgfalt" hinausgehen, wenn letztere je nach Lage der Dinge eine mögliche Schädigung beinhaltet. Auch bei sog. Herdenbe-handlungen ist eine Desinfektion der Injektionsstelle erforderlich, da sie keinen erheblichen oder unzumutbaren zusätzlichen Aufwand erfordert. Bei Massenimpfungen hat der Tierarzt auf saubere Hände und sauberes Instrumentarium zu achten und als Mindestanforderung sollte bei jeder Bucht (besser für mind. jedes fünfte Tier) eine neue sterile Kanüle verwendet werden.

1.1.1 Intravenöse Injektion (i. v.)

- **V. jugularis** (oberes Halsdrittel)
- Fixierung des Tieres im Unter- oder Nasengriff
- Stau der Vene im unteren Halsbereiches mittels Staukette (Stauzange, Strick, Gummiligatur, bei Kälbern auch mit der Hand) bis zum prallfluktuierenden Hervortreten der Drosselvene
- Gefäß zwischen zwei angelegten Fingern so fixieren, dass es in der lockeren Unterhaut nicht „wegrollt"
- Kanüle (6–8 cm lang, 2–3 mm stark) ruckartig in Richtung auf das gegenüberliegende Ohr des Tieres stechen
- Einstich: im oberen Halsdrittel (dort liegt der M. omohyoideus schützend zwischen A. carotis und V. jugularis)
- nach Blutentnahme zunächst Stau lösen, dann Kanüle hinausziehen
- **V. subcutanea abdominis** (Eutervene, Milchader)
- Fixierung des Tieres mittels Schwanz- und Kniefaltengriff
- Einstich: Eutervene am Unterbauch ist deutlich sicht- und palpierbar (leichter Einstich ohne Stau)
- Nachteile: Infektion der bodennah gelegenen Einstichstelle durch Verunreinigungen oder Abwehrbewegungen des Tieres sowie Gefahr der unbemerkten paravenösen Applikation → Punktion dieses Gefäßes möglichst umgehen
- **V. coccygea media** (Schwanzvene)
- besonders geeignet für die Entnahme von Massenblutproben (Durchführung s. 1.1)
- Kanüle 15–20 mm lang und 1,2 mm stark
- Einstich: zwischen dem 6. und 7. Schwanzwirbel (dort wo die Afterschwanzfalten auslaufen) leicht rechts der Medianen ca. 1 cm tief senkrecht einstechen (bis auf einen knöchernen Widerstand); unter leichtem Zurückziehen der Kanüle wird Blut angesaugt

> **Cave:** Es können bis zu hühnereigroße Hämatome entstehen, deswegen Einstichstelle gut komprimieren.

- Nachteile: Eine Punktion der parallel verlaufenden Schwanzarterie hat keine Nachteile, da die Zusammensetzung des arteriellen und venösen Blutes im Schwanzbereich vergleichbar ist; das Schwanzvenenblut hat jedoch einen deutlich höheren Serumgehalt an anorganischem Phophor und an Kalium als Jugularvenenblut.
- **V. auricularis oralis oder aboralis** (Ohrvene)
- Venenäste verlaufen an der Außenseite der Ohrmuschel und hervortretende Blutstropfen eignen sich vor allem zum Nachweis von Blutparasiten (z. B. Anaplasmen, Babesien, Theilerien, Trypanosomen).

- straffe Ligatur an der Ohrwurzel anlegen; evtl. reicht es auch, die Haut des Ohres kräftig mit Alkohol abzureiben
- einen der Venenäste mit der scharfen Spitze einer Hohlnadel oder einer Lanzette anritzen; Blutstropfen direkt mit Objektträger aufnehmen und ausstreichen

1.1.2 Intramuskuläre Injektion (i. m.)

- **Oberarmmuskulatur** (M. triceps brachii)
- für Injektion gut geeignet, das Caput lat. verschmilzt mit dem M. anconaues (Ellbogenhöckermuskel)
- **Lange Sitzbeinmuskulatur** (M. semitendinosus, M. semimembranosus)
- Nachteil: häufig stark verunreinigt → dann in Glutaenmuskulatur der Kruppe (**Cave:** Versackungsgefahr) oder in M. quadriceps femoris
- **Halsmuskulatur**

> **Cave:** Versackungsgefahr (zahlreiche Halsfaszien)

1.1.3 Subkutane Injektion (s. c.)

Für die subkutane Injektion ist besonders die lockere Unterhaut seitlich am Hals (1–2 Handbreit vor der Schulter) geeignet. Nach einer sachgerechten Vorbereitung der Injektionsstelle wird die Kanüle (5–6 cm lang, ca. 2 mm stark) mit einem kurzen kräftigen Stoß senkrecht durch die Haut gestochen und parallel zu deren Oberfläche in voller Länge in die Unterhaut vorgeschoben. Es ist darauf zu achten, dass die Kanülenspitze nicht tiefer (subfaszial oder intramuskulär) eindringt. Die Injektionsmenge beträgt bei erwachsenen Tieren max. 50 ml, bei Jungtieren max. 20 ml und bei Kälbern max. 10 ml.

1.1.4 Intrakutane Injektion (tuberkulinisieren)

Zur Durchführung wird ca. 1 Handbreit vor der Mitte der Schulterblattgräte eine etwa streichholzschachtelgroße Hautstelle geschoren und mittels Feder-Kutimeter die Hautdicke gemessen. Anschließend erfolgt die intrakutane Injektion durch einen tangentialen Einstich einer automatisch dosierenden Tuberkulinspritze von 0,1 ml bovinem Tuberkulin – danach ist eine linsengroße Quaddel fühlbar. Die Reaktion des Tieres wird frühestens 3 (spätestens 4) Tage nach der Injektion durch erneute Messung der Hautdicke bewertet. Beträgt die Hautdickenzunahme > **2 mm** und sind zusätzliche Veränderungen der Injektionsstelle zu beobachten (z. B. teigige Konsistenz, Exsudation, Entzündung regionaler Lymphgefäße oder Lymphknoten) gilt der Befund als positiv.

1.1.5 Punktionsstellen (Auswahl)

Bauchhöhle
- Kanüle (möglichst mit eingeschliffenem Mandrin): 8–10 cm lang, 1,5–2 mm stark oder
- spezieller stumpfer Trokar mit seitlicher Öffnung
- Verdacht auf **intraabdominale Gasansammlung**
- Flankenpunktion: in der rechten oder linken Flanke (**Cave:** links Pansenpunktion!) 1,5–2 Handbreit ventral der Lendenwirbelfortsätze und 1 Handbreit vor dem Hüfthöcker. Physiologischerweise strömt beim Herausziehen des Mandrins Luft („Zischen") in die Bauchhöhle ein, da in der oberen Bauchhöhlenhälfte Unterdruck herrscht. Bei einer Bauchfellentzündung ist der intraabdominale Unterdruck reduziert oder fehlend. Bei größeren intraperitonealen Gasansammlungen oder einer Punktion intraperitonealer Abszesse, die meist zwischen Pansen und linker Hungergrube liegen, entweicht Gas (und Flüssigkeit) mit einem üblen Geruch aus der Bauchhöhle – Kontrollpunktion rechte Flanke mit normalen Befunden
- Verdacht auf **Vermehrung der Peritonealflüssigkeit**
- Unterbauchpunktion: an der tiefsten Stelle der Bauchhöhle 1 Handbreit rechts des Nabels (z. B. bei Hydrops aszites, gen. jauchige Peritonitis). Ansonsten erfolgt der Einstich in dem Bereich, in dem die Exsudatansammlung erwartet wird (z. B. bei Anzeichen einer traumatischen Retikuloperitonitis kurz hinter dem Schaufelknorpel, bei Verdacht einer Darmperforation oder Uterusruptur zwischen Euter und Kniefalte). Die Hohlnadel wird kräftig durch die Haut gestoßen und schräg zur Körperoberfläche bis zu einem leichten Widerstand geführt (Erreichen von Faszie und Bauchfell; meist kurze Abwehrbewegung des Tieres). Flüssigkeit tritt spontan aus oder kann mittels Spritze durch leichtes tangentiales Vorschieben und Zurückziehen der Kanüle abgesaugt werden.

Labmagen
- Kanüle: 4–8 cm lang; Labmagensaft eventuell mit einer Spritze ansaugen
- Einstich: vor der Mitte zwischen Schaufelknorpel und Nabel
- Verdacht auf **linksseitige Labmagenverlagerung**
- Kanüle: 12 cm lang, 1 mm stark
- Einstich: in der unteren Hälfte des tympanischen Perkussionsbezirkes in kranioventraler Richtung → man gelangt wenig oberhalb der Mitte des letzten Interkostalraumes in das verlagerte Organ
- Verdacht auf **rechtsseitige Labmagenverlagerung**
- Einstich: nach dem Befund der Schallperkussion oder zwischen den distalen Enden der 10./11. bzw. 11./12. Rippe

- bei **Milchkälbern**
- weiche Gummisonde: 100–120 cm lang, 6–8 mm stark, die durch den unteren Nasengang bis auf halbe Länge des Schlund-Halsteiles eingeführt wird, dann mit einer Saugflasche 100–200 ml Milchtränke oder physiologische NaCl-Lösung eingeben
- unter Ausnutzung des Schlundrinnenreflexes wird der Labmageninhalt abgesaugt, da beim Schlucken die Sonde durch die geschlossene Schlundrinne in den Labmagen gleitet

Pansen (s. auch Kap. 4 Laborwerte; Pansensaftuntersuchung)
- Kanüle: 6–8 cm lang, 2–3 mm stark mit einer 20 ml Spritze oder
- Trokar mit Mandrin (z. B. Trokar nach Buff für Kälber) der mit einem Ruck durch die zuvor mit einem Skalpell eingeschnittene Haut gestoßen wird. Wichtig ist, dass der Trokar liegen bleibt (evtl. an der Basis mit einer Mullbinde unterpolstern und mit einem Einzelheft fixieren), um ein Verkleben der Pansenwand mit dem Bauchfell der Bauchwand zu erreichen → geringere Komplikationsrate (Peritonitis)
- Einstich: kranial der *linken* Kniefalte; bei starker Tympanie 1 Handbreit hinter der letzten Rippe und 1 Handbreit unterhalb der Lendenwirbel (ebenfalls auf der linken Seite); Stichrichtung zum gegenüberliegenden Ellbogenhöcker

1.1.6 Bolzenschuss

Der Schuss erfolgt an der Stelle, an der sich die gedachten Verbindungslinien zwischen den medialen Augenwinkeln und den jeweils gegenüberliegenden Hornbasen treffen.

> **Merke:** Für eine sichere und tierschutzgerechte Tötung ist das Tier nach der Betäubung durch den Bolzenschuss umgehend zu entbluten!

Weiterführende Literatur und Internetlinks

Siehe Anhang Kapitel 10.

2 Altersbestimmung

• Alters- und Begriffsdefinitionen	
Neugeborenenphase:	bis zu 14 Tage
Saug- oder Milchkalb:	bis einschließlich 3 Monate
Kalb:	bis einschließlich 6 Monate
Fresser:	6 Monate bis 1 Jahr (Bullen- oder Färsenfresser)
Jungbulle:	junger geschlechtsreifer Bulle
Jungrind, Schumpen:	junges geschlechtsreifes Rind
Erwachsenes ♀-Rind:	
– das 1. Mal trächtig:	Bay, Färse, Kalbin, Queene, Starke, Sterke
– nach Geburt eines Kalbes:	Kuh, einkalbige Kuh
– nach mehreren Geburten:	2-, 3- oder mehrkalbige Kuh
Erwachsenes ♂-Rind:	Bulle, Farren, Fasel, Hägel, Hage, Muni, Stier
Kastriertes ♂-Rind:	Ochse

Bei der Altersbestimmung des Kalbes sind neben den Milchschneidezähnen auch die Nabelhaare, die Nabelschnur, das Klauenhorn und die Hornanlage von Bedeutung. Bei Jungrindern ist auf die fortschreitende Abreibung der Milchschneidezähne und das Hornwachstum zu achten; bei erwachsenen Tieren auf die Anzahl der Hornringe und den Zahnwechsel mit nachfolgender Abreibung der bleibenden Schneidezähne. Wie bei allen Wiederkäuern fehlen die Schneidezähne im Oberkiefer; hier befindet sich eine derbe Hornplatte, die auch als *Gaumenplatte* bezeichnet wird. Die Backenzähne dienen der Phase des Wiederkäuens; jeder Bissen wird ca. 50-mal gekaut und durch diesen rhythmischen Mahlprozess weiter aufgeschlossen. Beim Rind ist nur eine Schätzung des Lebensalters möglich, weil sowohl Wechsel und Abnutzung der Zähne als auch das Wachstum der Horngebilde rasse-, individuell- und fütterungsbedingten Schwankungen unterliegen. Deshalb sollte man stets angeben, auf welches Merkmal sich das geschätzte Alter bezieht, z. B. „dem Zahnalter nach (alle Schneidezähne gewechselt und hochgewachsen, Zangen zur Hälfte in Reibung) ein etwa 6-jähriger Bulle" oder „nach Anzahl der Hornringe (3) handelt es sich um eine 4–5 Jahre alte Kuh".

- **Nabelhaare**
  - Bei unreifen, d. h. zu früh geborenen Kälbern sind die Haare in der Nabelgegend kurz und stachelig; bei ausgetragenen Kälbern sind sie am Unterbauch alle gleichlang und bei Überschreiten der normalen Trächtigkeitsdauer sind sie auffallend lang und gekräuselt.
- **Nabelschnur**
  - bis 4. Tag p. p.: noch feucht
  - 1 Woche p. p.: abgetrocknet
  - 2 Wochen p. p.: fällt ab und hinterlässt bis zum Alter von 3–4 Wochen eine deutliche Kruste am Nabel
  - 4 Wochen p. p.: der gesunde Nabel ist vernarbt
- **Fetales Klauenkissen**
  - 4 Tage p. p.: geht durch Abnutzung verloren
  - 14 Tage p. p.: der erste Klauenring verschwindet (liegt am distalen Rand des fetalen Saumhorns)
  - 4–5 Wochen p. p.: der zweite Klauenring erscheint zwischen fetal und postnatal gebildetem Wandhorn und wandert dann mit dem wachsenden Klauenhorn nach distal
  - 1½ Monaten p. p.: der zweite Klauenring verläuft ca. 3 cm unterhalb und parallel zum Kronsaum, danach verliert er sich wieder
- **Hornanlage** (Hornkern)
  - 14 Tage p. p.: weiche, allmählich haarlos werdende Epithelknospe an der Stelle der späteren Hörner
  - 4.–8. Woche p. p.: harte, auf dem Stirnbein verschiebbar Hornanlage
  - 3–4 Monate p. p.: harte, nicht mehr verschiebbar Hornanlage (sie sitzt dem sich entwickelnden knöchernen Stirnzapfen fest auf); Hornlänge ca. 2 cm
  - das Hornwachstum beträgt bis zur Geschlechtsreife ca. 1 cm/Monat, danach ca. 3 cm/2 Monate

---

Faustregel: Hornlänge + 1 = Alter in Monaten

- **Zahnformel[1] Milchgebiss:**

$$\text{OK:} \quad \frac{i0 \quad c0 \quad p2 \quad p3 \quad p4}{i1 \quad i2 \quad i3 \quad c1 \quad p2 \quad p3 \quad p4} \quad \text{oder vereinfacht:} \quad \frac{0\ 0\ 3}{3\ 1\ 3} = 20 \text{ Zähne}$$

[1] für Abkürzungen in der Zahnformel siehe Teil II, Tab. 2-2

- **Milchschneidezähne** (klein und dreieckig)
  - Geburt: das reife Kalb hat 6, meist schon alle 8 Milchschneidezähne, die noch mehr oder weniger vom Zahnfleisch überzogen sind und

sich dachziegelartig überlappen (der Eckzahn ist wie ein Schneidezahn ausgebildet und wird daher auch als „Eckschneidezahn" bezeichnet)
- 14 Tage p. p.: 8 Schneidezähne und 8 Prämolare; Zahnfleisch zieht sich von den Zangen zurück
- 3 Wochen p. p.: vollständiges Milchgebiss (8 Schneidezähne, 12 Prämolare); Zahnfleisch zieht sich von den Eckschneidezähnen zurück
- 4 Wochen p. p.: Milchschneidezähne stehen in einer bogenförmigen Reihe
- bis zum 3 Monat p. p.: erste Abreibungsspuren, von der Schneidekante her beginnend, an den Zungenflächen der Milchschneidezähne
- 1½ Monate: an den Zangen
- 2 Monate: an den inneren Mittelzähnen
- 2½ Monate: an den äußeren Mittelzähnen
- 3 Monate: an den Eckschneidezähnen

Mit zunehmendem Alter des Tieres nimmt die Reibefläche die *gesamte* Zungenfläche ein.
- 10 Monate: an den Zangen
- 15 Monate: an den Eckschneidezähnen

• **Zahnformel Ersatzgebiss:**

OK: I0 C0 P2 P3 P4 M1 M2 M3	oder	0 0 3 3
UK: I1 I2 I3 C1 P2 P3 P4 M1 M2 M3	vereinfacht:	3 1 3 3
		= 32 Zähne

- **Ersatzschneidezähne**: groß und schaufelförmig
- **Durchbruch der bleibenden Backenzähne**
- 6 Monate: Durchbruch M1
- 15 Monate: Durchbruch M2
- 2 Jahre: Durchbruch M3
- **Zahnwechsel und Reibung**
- 1¾ Jahre: Wechsel der Zangen (I1)
- 2½ Jahre: Wechsel der inneren Mittelzähne (I2) sowie P2
- 3¼ Jahre: Wechsel der äußeren Mittelzähne (I3) sowie P3
- 4 Jahre: Wechsel der Eckzähne (C)

Das Rind hat „abgezahnt"; die bleibenden Schneidezähne brauchen jeweils 6 Monate zum Hochwachsen.
- 5–9 Jahre: Abreibungsspuren an der Zungenfläche der Zangen
  - 5 Jahre: ⅓ der Zungenfläche betroffen
  - 6 Jahre: ½ der Zungenfläche betroffen
  - 9 Jahre: gesamte Zungenfläche betroffen
- 12 Jahre: Halsbildung an den Schneidezähnen

- 16–18 Jahre: Stummelbildung an den bis auf den Zahnhals abgeriebenen Schneidezähnen, die schließlich ausfallen
- **Hornring**

Bei erwachsenen weiblichen Tieren wird jeweils gegen Ende der Trächtigkeit und zu Beginn der Laktation im Bereich des Hornsaumes minderwertiges Horn gebildet, das im Verlauf der auf den Kalbetermin folgenden 5–8 Monate herausbröckelt. Somit entsteht der Hornring, der insbesondere an der Innenkrümmung des Hornes deutlich sichtbar ist. Der erste Hornring entsteht i. d. R. im Alter von 2½ bis 3 Jahren, dann folgt für jede weitere Kalbung ein neuer Ring, i. d. R. also ein Hornring pro Jahr.

> **Faustregel** (unter der Voraussetzung, dass die Kuh jährlich gekalbt und die Hornscheide nicht abgestoßen hat):
> Anzahl der Hornringe + 2 = Alter in Jahren

Die durch Krankheit und bei Futtermangel auftretenden „falschen" Hornringe sind meist nur wenig ausgeprägt und dadurch von den „echten" Kalbehornringen zu unterscheiden. Es empfiehlt sich, das Hornalter mit dem Zahnalter zu vergleichen, da Hornringe – zur Täuschung des Käufers – auch glatt geschmirgelt oder Hornscheiden abgedreht werden können. Bei künstlich gekürzten Hörnern fühlt sich die Hornspitze warm (sonst kalt) an.

Tab. 2-1 Übersicht der Zahnalterbestimmung beim Rind

Ungefähres Alter	Altersmerkmale
Geburt	– Nabelhaare gleichlang – fetales Klauenkissen – 6–8 Milchschneidezähne (i-i3, c1), von Zahnfleisch überzogen und dachziegelartige Überlappung
14 Tage	– Nabelschnur fällt ab – 1. Klauenring des fetalen Klauenkissens verschwindet – Hornanlage als weiche Epithelknospe – Gingiva der Milchzangen zieht sich zurück – 8 Prämolare vorhanden (p2, p3)
3 Wochen	– **vollständiges Milchgebiss** (8 Schneidezähne, 12 Prämolare)
4 Wochen	– Nabel vernarbt – 2. Klauenring erscheint und wandert mit dem wachsenden Klauenhorn nach distal – Hornanlage ist hart und verschiebbar – Milchschneidezähne stehen in bogenförmiger Reihe

Tab. 2-1 Fortsetzung

Ungefähres Alter	Altersmerkmale
3–4 Monate	– Hornanlage sitzt dem sich entwickelnden knöchernen Stirnzapfen fest auf; Hornlänge ca. 2 cm – Eckschneidezähne mit Reibespuren an der Zungenfläche
6 Monate	– Durchbruch M1
10 Monate	– Milchzangen mit Reibefläche an der gesamten Zungenfläche
15 Monate	– Milcheckzähne mit Reibefläche an der gesamten Zungenfläche – Durchbruch M2
1¾ Jahre	– Wechsel der Zangen I1
2 Jahre	– Durchbruch M3
2½ Jahre	– Wechsel der inneren Mittelzähne I2 sowie P2 – nach Kalbung erfolgt erster Hornring
3¼ Jahre	– Wechsel der äußeren Mittelzähne I3 sowie P3
4 Jahre	– Wechsel der Eckzähne C
5 Jahre	– „Rind hat abgezahnt"
5–9 Jahre	– Reibefläche an der Zungenfläche der Zangen kontinuierlich zunehmend
12 Jahre	– Halsbildung an den Schneidezähnen
16–18 Jahre	– Stummelbildung der Schneidezähne

- **Altersbestimmung am Schlachttierkörper**

Zur Altersbestimmung kann die Dornfortsatzkappe des letzten BW herangezogen werden. Diese ist bei Tieren < 24 Monate verknorpelt, um dann von kaudal nach kranial fortschreitend zu verknöchern.

Weiterführende Literatur und Internetlinks

Siehe Anhang Kapitel 10.

3 Physiologische Standardwerte

> - **Temperatur** (rektal gemessen)
> Rind: 38,0–39,0 °C
> Fresser: 38,0–39,5 °C
> Kalb: 38,5–39,5 °C

Die physiologische Temperatur ist abhängig von Tageszeit, Fütterung, Umweltverhältnissen und der Rasse. Ein Temperaturanstieg ist häufig das erste erfassbare Zeichen einer beginnenden Erkrankung (z. B. Bronchopneumonie), sodass bei Kälbern, Fressern und Jungrinder in kritischen Zeiten (z. B. nach der Einstellung einer Gruppe) routinemäßig eine Messung erfolgen sollte. Bei adulten Tieren lässt sich das Fieber, verursacht durch Bakteriämie, Septikämie, Toxämie oder Virämie, in drei Bereiche unterteilen:
- leicht: 39,0–40,0 °C
- mittelgradig: 40,0–41,0 °C
- hochgradig: über 41,0 °C

> - **Puls**
> Rind: 60–80 Schläge/min
> Fresser: 70–90 Schläge/min
> Kalb: 90–110 Schläge/min

Es ist möglich, den Puls an *Kopf*, *Gliedmaße* und *Schwanz* zu palpieren:
- **A. facialis** (am kranialen Rand des M. masseter und nicht in der Incisura vasorum) beim Rind am besten zu fühlen
- **A. femoralis** (im Schenkelkanal liegend) bei Kälbern und kleinen Wiederkäuern
- **A. coccygea mediana** im Schwanzwurzelbereich

Die Pulsfrequenz unterliegt sowohl physiologischen als auch pathologischen Schwankungseinflüssen (s. Teil II: Tab. 3-1). Die Pulsbeurteilung (*Frequenz, Stärke, Rhythmus* und *Qualität* der Pulsschläge sowie *Füllungs- und Spannungszustand* der Arterie) ist beim Rind nicht so bedeutend; die wichtigste Beurteilung des Kreislaufapparates erfolgt über die Herzauskultation, die Schleimhautfärbung und die Zeichnung der Skleralgefäße.

- **Atmung**
Rind: 25–35 Atemzüge/min
Kalb: 30–45 Atemzüge/min

Der Wiederkäuer zählt zum sog. **abdominalen Atemtyp.** Die Atmung ist immer auch situationsabhängig und wird durch Angst, Stress, Alter, Trächtigkeit sowie Stall- bzw. Außentemperaturen beeinflusst. Die Atemfrequenz wird am besten erfasst, wenn man das Tier schräg von hinten betrachtet und das Heben und Senken der seitlichen Bauchwand zählt. Neben der *Atemfrequenz* wird auch auf den *Rhythmus* (regelmäßig), die *Qualität* (ggr. vertieft) und eventuelle *Nebengeräusche* der Atmung geachtet. Sowohl beim Rind als auch bei kleinen Wiederkäuern liegt physiologisch ein vesikuläres Atemgeräusch vor (langgezogenes W), das bei Kalb und kleinen Wiederkäuern geringgradig verschärft ist. Zu den **Atemnebengeräuschen** zählen:
- Knattern oder Knacken („crackles"): tonloses Geräusch, wenn inspiratorische Luft in zuvor geschlossene Bronchien einströmt
- Giemen („wheezes"): tönendes Geräusch an Verengungen im Bereich der Atemwege
- Röhrenatmen: entspricht dem laryngotrachealen Geräusch (über der Trachea zu hören); bei Verdichtungen der Lunge im ventralen Lungenfeldbereich, meist mit klarer horizontal verlaufender Begrenzung nach dorsal

Tab. 3-1 Interpretation der gemessenen Atemfrequenz

Atemfrequenz	Physiologisch	Pathologisch
erhöht (Tachypnoe)	– Aufregung und Bewegung – erhöhter Stoffwechsel, Gravidität, hohe Laktation – hohe Umgebungstemperatur	– schmerzhafte Prozesse – Störung der Lungenfunktion (Pneumonie, Ödem), Stenosen – periphere Kreislaufstörung, Anämie, Herzinsuffizienz
erniedrigt (Bradypnoe)	– zunehmendes Alter – zunehmende Körpergröße	– Gehirnerkrankungen – Alkaloidgabe – Agonie

Tab. 3-2 Beurteilung einer Atemstörung

Atemnot-/störung (Dyspnoe)	Inspiratorisch	Exspiratorisch
geringgradig	– Einatmung verlängert	– Ausatmung verlängert
mittelgradig	– Einsinken der Zwischenrippenräume – Nüsternatmen	– Mitwirkung der Bauchpresse
hochgradig	– Inspirationsbewegungen – Kopf und Hals gestreckt – Afteratmen	– pumpende abdominale Atmung

Die inspiratorische **Dyspnoe** (thorakal betont) tritt zu Beginn einer Lungenentzündung und bei Stenosen in den extrathorakalen Atemwegen auf. Die exspiratorische Dyspnoe (abdominal betont, da vermehrter Einsatz der Bauchmuskeln) ist ein Hinweis auf eine verminderte elastische Retraktion der Lunge (Lungenemphysem). Eine gemischte Dyspnoe besteht häufig bei einer Bronchopneumonie.

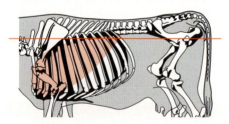

Abb. 3-1 Lungengrenzen des Rindes

> • **Lungengrenzen** (Abb. 3-1)
> Im Gegensatz zu Pferd, Schwein und Fleischfresser erfolgt beim Rind *keine* Lungenperkussion in drei Ebenen. Beim **thorakalen Lungenfeld** dient als dorsale Grenze der M. longissimus dorsi, als kaudale Grenze der vorletzte (11.) Interkostalraum. Von dort aus zieht sich eine gedachte Linie nach ventrokranial in die Höhe des Olekranon.

Das Rind hat ein präskapuläres und ein thorakales Lungenfeld. Das präskapuläre Lungenfeld ist für die klinische Untersuchung nur von untergeordneter Bedeutung; es liegt kranial der Schultermuskulatur und reicht vom Buggelenk bis etwa zur halben Höhe des Schulterblattes. Je nach Ernährungszustand oder Bemuskelung des Tieres ist es 2–5 Fingerbreit. Auch das thorakale Lungenfeld ist aufgrund der geringen Rippenzahl des Rindes (**13 Rippen** wie Hd/Ktz; Pfd mit 18 Rippen) und der damit verbundenen steilen Zwerchfellstellung relativ klein. Mit der Lungenperkussion (immer mit einer Leberperkussion = deutliche Schalldämpfung verbinden!) soll die Ausdehnung des Lungenperkussionsfeldes sowie von Dämpfungsbereichen ermittelt werden. Sie erfolgt stets *rechts* (da links Pansen) von dorsal nach ventral entlang der Zwischenrippenräume mittels Finger-Finger-Methode (bes. bei Kalb und kleinem Wdk) oder durch Hammer und Plessimeter. Die Finger-Finger-Perkussion hat den Vorteil, dass sie stets „zur Hand ist" und die Unterschiede in den ausgelösten Vibrationen auch gespürt werden können. Beurteilung des **Lungenperkussionsfeldes:**

- vergrößert: Hinweis auf Lungenemphysem (meist verbunden mit exspiratorischer Dyspnoe)
- verkleinert: bei erhöhtem abdominalen Druck mit „Zwerchfellhochstand" (z. B. Pansenüberladung, Tympanie, Hochträchtigkeit)

Der physiologische Schall ist hell und laut; Schwankungen entstehen bei starker Pansenfüllung und Trächtigkeit.

Es werden folgende **Schallarten** unterschieden:
- hell und laut: Luft in normaler Menge in Gewebe; Lungenperkussion
- überlaut: übermäßig viel Luft vorhanden
- Schachtelton: Steigerung von überlaut (Klopfen auf leere Schachtel)
- relativ gedämpfter Schall: „abgekürzt"; weniger Luft vorhanden
- absolut gedämpfter Schall: keine Luft vorhanden; Muskelgewebe

• **Untersuchung des Abdomen**	
Adspektion:	physiologische Wölbung
Palpation:	Bauchdeckenspannung nicht erhöht
	Vormageninhalt feste Konsistenz
Perkussion:	Schichtung vorhanden (von dorsal nach ventral: überlaute/heller und lauter/gedämpfter Schall)
Auskultation:	Frequenz/5 min; kräftig und auslaufend („vorbeifahrender Zug")

> - **Puncta maxima der Herzgeräusche**
>
> (ICR = Interkostalraum)
>
> Pulmonalklappe: 3. ICR, links
> Aortenklappe: 4. ICR, links (tief unten)
> Mitralklappe: 5. ICR, links
> Trikuspidalklappe: 4. ICR, rechts

Bei der Untersuchung des Herzens durch Auskultation ist es sinnvoll, sich das Wörtchen **„FIRAN"** einzuprägen, um auf folgende Parameter zu achten:
- **F**requenz (Schläge pro Minute)
- **I**ntensität (Stärke der Herztöne)
- **R**hythmus (Regelmäßigkeit)
- **A**bgesetztheit
- **N**ebengeräusche (z. B. endo- oder exokardiale Geräusche, fortgeleitete Fremdgeräusche)

Der **Herzstoß** ist auf der *linken* Seite fühlbar; das Perkussionsfeld ist beim Rind handtellergroß, beim Kalb und kleinen Wiederkäuer ca. 2–3 Fingerbreit.

Weiterführende Literatur und Internetlinks

Siehe Anhang Kapitel 10.

4 Laborwerte

Die Fruchtbarkeitsleistung von Milchkühen wird insbesondere von der Versorgungslage in der späten Trockenstehzeit und Frühlaktation (3 Tage p. p.) beeinflusst. Eine Entgleisung des Stoffwechsels findet meist in der Frühlaktation mit **negativer Energiebilanz** statt; als Indikatoren gelten
- **bei kurzfristig anhaltendem Energiemangel:**
  - NEFA (freie Fettsäuren): akuter Anstieg bei Energiemangel und reduzierter Futteraufnahme (Fettmobilisation)
  - Glucose: niedrige Werte
- **bei länger anhaltendem Energiemangel:**
  - Gesamt-Bilirubin: Anstieg bei Energiemangelzuständen (DD: Leberschädigung, Hämolyse)
  - Cholesterin: niedrige Werte bei eingeschränkter Futteraufnahme/Verdauungsfunktion (häufig zusammen mit peripartalen Erkrankungen, sowohl niedrige Cholesterinspiegel als auch niedrige Albuminspiegel verschlechtern die Prognose)
  - Ketonkörper (Fütterungsanamnese beachten, da bei hoher Kraftfutteraufnahme erhöhte Ketonkörper ohne pathologische Relevanz; im Zweifelsfall Bilirubin dazu bestimmen)
- **für die Proteinversorgung:**
  - Harnstoff: niedrige Werte bei Proteindefizit oder eingeschränkter Leberfunktion; hohe Werte bei Niereninsuffizienz, Energieunterversorgung bzw. Proteinüberschuss (Überfütterung mit Eiweiß)
  - Gesamteiweiß: niedrige Werte nur nach länger dauernder Malnutrition; hohe Werte bei Proteinüberversorgung (DD: Entzündungen, Dehydratation)

Neben einer ausgeglichenen Energiebilanz ist auch auf eine optimale Versorgung mit **Vitaminen und Mineralstoffen** (Mengen- und Spurenelemente) zu achten; eine Unterversorgung zeigt sich durch erniedrigte Serumspiegel (Merke: erniedrigte Calciumspiegel erst bei hochgradig akuten Mangelsituationen; z. B. Gebärparese bzw. bei chronischen Azidosen). Teilweise bestehen komplexe Interaktionen zwischen den verschiedenen Spurenelementen, weil gemeinsame Transportkanäle benutzt werden; z. B. lässt sich ein ausgeglichener Jod-Spiegel nur erreichen, wenn gleichzeitig auch die Zink- und Selen-Versorgung optimiert wird. Überschüssiges Nickel in der Ration blockiert die Resorption von Zink, Selen und Mangan. Hohe Werte von Eisen und Schwefel in der Ration (Grünfutter von anmoorigen Böden) verschlechtern die Verfügbarkeit von Kupfer.

2–8 Wochen p. p. ist der Zeitraum mit der höchsten Milchleistung – hier tritt vermehrt eine Ketose, Lipomobilisation, Pansenazidose und -alkalose auf. Anöstrus, Stillbrünstigkeit und schlechte Besamungsergebnisse sind häufig die Folge.

Tab. 4-1 Die wichtigsten Laborwerte des Rindes

Parameter	Normalbereich	SI-Einheit
Blut		
Erythrozyten	5,0–10,0	Mio/µl (T/l = 10^{12}/l)
Hämoglobin (Hb)	90–140	g/l
Hämatokrit (Hk)	0,28–0,38	l/l
Leukozyten	5–10	Tausend/µl (G/l = 10^9/l)
Thrombozyten	300–800	Tausend/µl
Retikulozyten	0	%
Prothrombinzeit(Quick-T.)	10–18	s
Elektrolyte		
Calcium (Ca)	2,3–2,8	mmol/l (auch mval/l)
optimales Verhältnis Ca:P	1,5:1	mg/dl Serum
Chlorid (Cl)	95–110	mmol/l
Eisen	12,5–44,8	µmol/l
Kalium (K)	3,5–4,5	mmol/l
Kupfer	16,0–32,0	µmol/l
Magnesium (Mg)	0,8–1,3	mmol/l
Natrium (Na)	133–157	mmol/l
Phosphat	1,6–2,3	mmol/l
Zink	10,7–19,9	µmol/l
Enzyme		
α-Amylase	bis 160	U/l
ALT (GPT)	bis 50	U/l
AP	bis 300	U/l
AST (GOT)	bis 80	U/l
Cholinesterase	50–100	U/l
CK	bis 250	U/l
γ-GT	bis 50	U/l
GLDH	bis 30	U/l
LDH	bis 1500	U/l
Lipase	–	–

Tab. 4-1 Fortsetzung

Parameter	Normalbereich	SI-Einheit
Substrate		
Bilirubin, gesamt (I)	bis 5,0	µmol/l
Bilirubin, direkt (II)	bis 3,42	µmol/l
Cholesterin	2,0–4,5	mmol/l (auch mval/l)
Eiweiß	60–80	g/l
Glucose	1,94–3,05	mmol/l
Harnstoff	3,3–5,0	mmol/l
Harnsäure	–	–
Kreatinin	88–177	µmol/l
Lactat	0,5–3,0	mmol/l
Triglyceride	0,17–0,51	mmol/l

Tab. 4-2 Differenzialblutbild beim Rind

Parameter		Wert in %
Granulozyten	neutrophil, stabkernig	0–3
	neutrophil, segmentkernig	25–45
	eosinophil	bis 10
	basophil	0–2
Lymphozyten		45–65
Monozyten		2–6

Pansensaft (Probenentnahme und Untersuchung)
Der Pansen ist ein wichtiger Bestandteil des Vormagensystems und maßgeblich für das Funktionieren der Zelluloseverdauung verantwortlich. Mittels der Pansensaftuntersuchung lässt sich feststellen, ob der pH-Wert verändert ist und ob die für die Verdauung notwendigen Mikroorganismen (Pansenziliaten) lebend und aktiv sind. Somit lassen sich auftretende und für das Tier lebensbedrohende Erkrankungen (wie z. B. Pansenazidose, Fehlgärungen) rasch diagnostizieren.

Für eine **Probenahme mittels Sonde** benötigt man ein Halfter mit Strick (Fixierung des Tieres mit Nasengriff) sowie Sondenschutz, Gummischlauch (vorher nassmachen), Glas und Phonendoskop. Der Teil des Sondenschutzes mit dem Metallhaken muss aufgrund der Verletzungsgefahr immer auf der gegenüberliegenden Seite der Person sein, die die Kuh hält. Den Sondenschutz am Gummiteil *immer* festhalten. Der feuchte Gummischlauch wird vorsichtig eingeführt und dann hineingeblasen. Eine zweite Person muss nun – beim Auskultieren über dem Pansen – ein blubberndes Geräusch hören. Fehlt dieses, befindet sich der Schlauch in der Luftröhre; er muss herausgezogen und erneut eingeführt werden. Ist das Geräusch hörbar, kommt der Pansensaft meist von selbst oder man schiebt den Schlauch, bei gesenktem

Kopf des Tieres, mehrmals kräftig vor- und zurück. Die Anfangsportion des Pansensaftes ist zu verwerfen, da sie zu viel Speichel enthält (falsch hoher pH-Wert). Der Rest von ca. 500 ml wird im Glas aufgefangen und schnell untersucht, da sonst die Pansenziliaten absterben.

> **Cave:** Beim Herausziehen des Schlauchs muss dieser *immer* abgeknickt werden, da sonst Aspirationsgefahr besteht!

Kleinere Pansensaftmengen (für die pH-Messung und die mikroskopische Untersuchung) lassen sich auch mittels **Kanüle** durch eine Pansenpunktion gewinnen. Der Einstich erfolgt kranial der *linken* Kniefalte. Dann werden mit einer 20 ml Spritze einige ml Vormagenflüssigkeit abgesaugt. Zur **Untersuchung** dienen folgende Parameter (inaktiver Pansensaft z. B. bei Inappetenz, Hunger und gehaltlosem Futter).

Tab. 4-3 Untersuchungsparameter einer Pansensaftprobe

Pansensaft (Eigenschaften)	Physiologisch	Pathologisch	Akute Pansenazidose
Farbe	grün	− grau: akutes Überfressen − grünschwarz: Fäulnis, Stase	milchig-trüb
Geruch	aromatisch	− fad: inaktiver Pansensaft − muffig-faul: Pansenfäule	säuerlich-stechend
Konsistenz	leicht viskös	fadenziehend: schaumige Gärung	wässrig
pH-Wert	6,2–7,0	> 7: Nahrungskarenz	3,8–5,2
Flotation (F.)/ Sedimentation (S.)	4–8 min Flotation	− langsame F./schnelle S.: inaktiver Pansensaft − schnelle F.: Fäulnis und schaumige Gärung	keine F. und schnelle S.
Infusorien	+++ lebend 100%	++ tot 30–60% (subklinisch)	+ bis ++ tot bis 100%
Methylenblaureduktion	< 3 min	3–5 min	> 5 min

Bei der **Sedimentation und Flotation** wird frisch entnommener Pansensaft in einem Standglas beobachtet. Zunächst sinken die feinen Futterpartikel einschließlich der Infusorien nach unten (Sedimentation), während die gröberen und faserigen Bestandteile – mit den bei der Gärung entstehenden Gasbläschen – nach oben getragen werden (Flotation) und eine unterschiedlich breite schaumige Schicht bilden. Die zum Abschluss dieser ersten Phase verstrichene Zeit wird gemessen und beträgt bei ungestörter Vormagendigestion je nach Fütterung und letzter Nahrungsaufnahme ca. 4–8 min. Später beginnen im aktiven Pansensaft auch die zunächst abgesunkenen Partikel aufzusteigen und sich der Oberflächenschicht anzulagern.

Eine Beurteilung der **Infusorien** erfolgt nach Dichte, Beweglichkeit und Größe (bei Störungen verschwinden zunächst die großen, dann die mittleren und zuletzt die kleinen Infusorien).

Weiterführende Literatur und Internetlinks

Siehe Anhang Kapitel 10.

5 Impfschemata

5.1	Impfungen im Zuchtbetrieb	429
5.1.1	BHV1-Sanierungsprogramm	431
5.1.2	BVDV-Bekämpfung	432
5.1.3	Bestandsspezifische Impfstoffe	433
5.2	Impfungen im Mastbetrieb	435

In zunehmendem Maße wird man auch in der Rinderpraxis mit Impfstoffen konfrontiert. Wurde früher nur gegen die Tollwut bei Weiderindern geimpft, so steht heute eine ganze Reihe von Impfstoffen zur Verfügung. **Gründe** hierfür:
- Die epidemischen Infektionskrankheiten der Rinder weisen eine steigende Tendenz auf und stellen neben den Tierhaltern auch die Tierärzte vor erhebliche Probleme.
- Aufgrund der steigenden Zahl der Tiere pro Betrieb (Großbetriebe) hat sich das Risiko der Bestandserkrankungen, die mit starken Leistungsminderungen bei der Milch- und Fleischproduktion einhergehen, erhöht.

Vorbeugende Maßnahmen wie Impfungen sind deshalb dringend notwendig geworden. Sie **gewährleisten**
- einen kalkulierbaren Preis beim Schutz der Tiere vor Infektionskrankheiten;
- einen durchgreifenden Erfolg, d. h. verminderte Erkrankungsraten im Bestand und Senkung der Medikamentenkosten (weniger Ausfälle und Kümmerer).

Sollen **Impfprogramme zur Prophylaxe** durchgeführt werden, sind folgende Aspekte von Bedeutung:
- Art des Betriebes (Mastbetrieb, Zuchtbetrieb)
- Erregerisolierung und/oder serologische Untersuchung bzw. Abschätzung des Infektionsrisikos im Betrieb (z. B. Betriebsgröße, Kälberzukauf, Stallklima)
- Einsatzzeitpunkt des Impfstoffes
- Impfstoffart und Applikation

- Gesundheitszustand und Alter der Impflinge
- flankierende Maßnahmen (Betriebsmanagement)

In gefährdeten bzw. infizierten Beständen sind mono- und polyvalente Impfstoffe gegen folgende Erreger einsetzbar:
- virale Infektionen: BHV1, BRSV, BVDV, PI-3-V, Rota-, Corona- sowie Lyssavirus
- bakterielle Infektionen: Pasteurellen, Salmonellen, E. coli
- Pilzinfektionen: Trichophyton spp.

5.1 Impfungen im Zuchtbetrieb

Das Abkalben der Kühe in einer eigens vorbereiteten Abkalbebox führt zur Verbesserung der hygienischen Bedingungen im Stall. Es ist für einen dauerhaften Kontakt zwischen Kuh und Kalb über mindestens 6 h zu sorgen, damit eine sichere Kolostrumaufnahme gewährleistet werden kann. Dadurch kommt es zu einer passiven Immunisierung der Kälber präpartal vakzinierter Kühe. Es ist frühestmöglich dafür Sorge zu tragen, dass dem Kalb Kolostrum zugeführt wird, wenn es nicht direkt bei der Mutterkuh trinken kann (z. B. Anbindehaltung, Schwäche des Kalbes).

Für Impfungen in Zuchtbetrieben stehen Impfstoffe gegen folgende Erreger und Erkrankungen zur Verfügung:
- BVD-Virus (Bovine Virusdiarrhoe/Mucosal Disease)
- Rota- und Coronaviren in Verbindung mit E. coli (Kälberdurchfall)
- Bovines Herpesvirus Typ 1 (Infektiöse Bovine Rhinotracheitis und genitale Formen)
- Mannheimia haemolytica Serotyp A1 und A6, BRS-Virus (Bovines Respiratorisches Synzytialvirus), PI-3-Virus (Parainfluenzavirus Typ 3) verursachen gemeinsam die enzootische Bronchopneumonie (Rindergrippe)
- Salmonellen (Kälberdurchfall)
- Clostridien (Enterotoxämien, Rauschbrand, Tetanus)
- Lyssavirus (Tollwut)
- Trichophyton verrucosum (Trichophytie)

Tab. 5-1 Mögliche Impfungen im Zuchtbetrieb (ZB) bzw. Mastbetrieb (MB)

Impfung gegen	Zeitpunkt der Impfung
BVD-Virus	**ZB:** inaktivierte oder Lebendvakzine für ♀-Zuchtrinder – **Bestandsimpfung:** *GI:* 2-mal im Abstand von 4 Wo., alle ♀-Rinder ab dem 8. LM; *WI:* alle 6 Mo. – **Einzeltierimpfung:** *GI:* 1. Impf.: 10–8 Wo. (inakt. Vakzine) und 2. Impf.: 6–4 Wo. (Lebendvakzine) vor Beginn der Trächtigkeit; *WI:* jeweils 4 Wo. vor Beginn der nächsten Trächtigkeit **MB:** Zweckmäßigkeit der Impfung fraglich, noch kein staatliches Bekämpfungsprogramm
Rota-, Coronaviren, E. coli	**ZB:** inaktivierte oder Lebendvakzine für ♀-Zuchtrinder – *GI:* 1. Impf.: 8–6 Wo. vor dem Kalben und 2. Impf.: 3–1 Wo. vor dem Kalben – *WI:* 6–2 Wo. vor jedem Abkalbetermin – durch Kolostrumaufnahme passive Immunisierung der Kälber **MB:** durch rechtzeitige und genügende Kolostrumaufnahme passive Immunisierung der Kälber, Impfstoff nicht für Vakzination der Kälber vorgesehen
BHV1	Sanierungsprogramm siehe 5.1.1
Clostridium spp.	**ZB:** inaktivierte Vakzine, v. a. für ♀-Zuchtrinder – *GI:* 1. Impf.: 10–8 Wo. vor dem Kalben und 2. Impf.: 4–2 Wo. vor dem Kalben – *WI:* 3–2 Wo. vor jedem Abkalbetermin – durch Kolostrumaufnahme passive Immunisierung der Kälber **MB:** *GI:* 1. Impf.: 12–16 LW und 2. Impf.: 18.–22. LW
Mannheimia haemolytica (Serotyp A1 und A6), BRS- und PI-3-Virus	**ZB/MB:** inaktiviert oder Lebendvakzine, v. a. für Kälber und Rinder – *GI:* 1. Impf.[1]: ab der 2. LW und 2. Impf.: 4 Wo. später, ggf. 3. Impf.: im 4. LM – *WI:* 2 Wo. vor jeder Risikoperiode (Umstallung, Transport)
Salmonella dublin	**ZB/MB:** inaktivierte oder Lebendvakzine, v. a. für Kälber, p. o. über Tränke – einmalige Gabe innerhalb der ersten 6 LW

Tab. 5-1 Fortsetzung

Impfung gegen	Zeitpunkt der Impfung
Trichophyton verrucosum	**ZB/MB:** inaktivierte oder Lebendvakzine, v. a. für infektionsgefährdete oder erkrankte Kälber und Rinder – **Bestandsimpfung:** *GI:* 1. Impf. und 2. Impf.: im Abstand von 10–14 Tagen, dann *GI* der jeweils neugeborenen oder zugekauften Tiere – *WI:* nicht notwendig
Lyssavirus (Tollwut)[2]	– inaktivierte Vakzine – ggf. jährliche Impfung des Gesamtbestandes 2–3 Wo. vor Weideaustrieb

GI: Grundimmunisierung; WI: Wiederholungsimpfung, LW: Lebenswoche

[1] auch als Kombinationsimpfstoff mit BVD auf dem Markt, dann 1. Impf.: ab 12. Woche

[2] Rinder in Weide- oder auch Offenstallhaltung mit Tollwutexposition sollten gegen Tollwut geimpft werden. Zur Erzielung eines belastbaren Impfschutzes für die Dauer eines Jahres genügt eine einzige Impfung pro Jahr. Die postinfektionelle Impfung ist in Deutschland generell verboten.

5.1.1 BHV1-Sanierungsprogramm

Die **infektiöse bovine Rhinotracheitis** (**IBR,** anzeigepflichtig), hervorgerufen durch das Bovine Herpesvirus Typ 1 (BHV1) kommt weltweit vor. Bei erwachsenen Rindern sind Todesfälle selten, bei neugeborenen Kälbern verläuft die Erkrankung oft tödlich. Das Kriterium für die Infektion ist der Nachweis von Virus oder Antigen oder der Nachweis von gE-Antikörpern. Nach dem Überstehen der akuten Phase kommt es zur Viruspersistenz in den Ganglien. Eine Reaktivierung in Stresssituationen ist möglich. Intranasale „Notimpfungen" noch nicht klinisch erkrankter Tiere können mit Lebendimpfstoff durchgeführt werden, jedoch kann eine Impfung die Viruspersistenz nach Feldvirusinfektion nicht sicher verhindern. Aus handelspolitischen Gründen wurde ein **EU-weites Bekämpfungsprogramm** eingeführt. Ziel ist die Schaffung und Erhaltung BHV1-freier Bestände. Zum 08.12.2001 wurde dieses obligatorische Verfahren für alle Betriebe auch in Deutschland eingeführt (*Verordnung zum Schutz der Rinder vor einer Infektion mit dem Bovinen Herpesvirus Typ 1 = BHV1V*). Das jeweils notwendige Sanierungsverfahren richtet sich nach der Größe des Reagentenanteils. Geimpft werden darf nur mit einem gendeletierten Markerimpfstoff (Deletion des Glykoprotein-E-Gens, negativer gE-Marker), in reinen Mastbetrieben (Abgabe nur zur Schlachtung) auch mit Impfstoffen ohne Deletion (§ 2 BHV1V).

- **Geringgradig befallene Bestände** (< 10% Reagenten)
- Sanierung durch Ausmerzung der Reagenten
- zwei Bestandsblutuntersuchungen nach Abgang des letzten Reagenten (frühestens nach 30 Tagen und nach weiteren 5–7 Monaten)
- bei negativem Ergebnis erhält der Bestand den Status „BHV1-frei"
- **Mittelgradig befallene Bestände** (10–40% Reagenten)
- ausschließliche Impfung der Reagenten (mit inaktiviertem Impfstoff)
- *Grundimmunisierung:* zwei Impfungen im Abstand von 3–5 Wochen, dritte Impfung nach 6 Monaten
- *Wiederholungsimpfungen:* jeweils im Abstand von 6 Monaten (Angaben des Impfstoffherstellers beachten)
- **Hochgradig befallene Bestände** (> 40% Reagenten)
- bei Beginn der Sanierung ein- bis zweimalige intranasale Impfung *aller Tiere jünger als 6 Monate* mit Lebendimpfstoff
- später weitere Impfungen (s. c.) mit inaktiviertem Impfstoff im Abstand von jeweils 6 Monaten

Sinn der Impfung ist es, die Reagenten soweit zu stabilisieren, dass auch unter Belastung das Risiko der Virusausscheidung und damit die Gefahr einer Infektion anderer, noch freier Tiere des Bestandes auf ein Minimum reduziert wird. Erst wenn der letzte Reagent den Bestand verlassen hat, kann auf weitere Impfungen verzichtet werden. Dann gilt:

- 1-mal im Jahr Blutproben von Nichtreagenten (nachwachsende Jungtiere)
- wenn Reagenten entfernt, stehen im Bestand sowohl Marker-geimpfte BHV1-freie Tiere als auch nicht geimpfte BHV1-freie Tiere
- solange noch Marker-geimpfte Tiere im Bestand sind, muss jährlich über Blutproben kontrolliert werden
- danach nur noch Sammelmilchproben (max. 40 Tieren in einer Probe)

5.1.2 BVDV-Bekämpfung

Die **Bovine Virusdiarrhoe (BVD)** und die stets tödlich verlaufende **Mucosal Disease (MD)** werden von einem Pestivirus aus der Familie der Flaviviridae hervorgerufen und verursachen hohe wirtschaftliche Schäden. Erkrankungen können bei Tieren aller Altersstufen auftreten, ebenso Aborte in verschiedenen Trächtigkeitsstadien. Zur Ausbildung der Mucosal Disease kommt es nur bei Tieren, die im ersten Drittel ihres embryonalen bzw. fetalen Lebens, also vor Ausbildung des Immunsystems, mit einem nicht zytopathogenen BVDV-Biotyp infiziert wurden. Sie entwickeln eine Immuntoleranz, bleiben zeitlebens persistent infiziert und scheiden massiv Virus aus (Virämiker). Von spontan auftretender MD sind meist Rinder im Alter von 6–24 Monaten betroffen. Seit 1998 existieren auf Bundesebene *Leitlinien für den Schutz von Rinderbeständen vor einer Infektion mit dem Virus der BVD/MD und für die Sanierung infizierter Bestände*, auf deren Grundlage sich etliche länderspezifische freiwillige Bekämpfungsprogramme etabliert haben. Für die BVD besteht seit 2004 Anzeigepflicht. Eine Bundesverordnung zum Schutz der Rinder vor einer Infektion mit dem BVDV ist noch nicht in Kraft getreten (Entwurf vom August 2007). Somit gibt es noch keine bundeseinheitliche Bekämpfungsvorschrift.

Mögliche **Prophylaxe:**
- Statusermittlung im Betrieb (Blutprobenahme, serologische/virologische Untersuchung)
- Merzung der Virämiker
- Impfung der weiblichen Nachzucht vor der ersten und jeder weiteren Belegung, um einen fetalen Schutz zu gewährleisten
- Einblick in den „BVD-Status" des Betriebes über das sog. „Jungtierfenster" (serologische Untersuchung von 5–10 über 6 Mo. alten Jungrindern; bei hohem Anteil seropositiver Tiere besteht eine hohe Wahrscheinlichkeit, dass sich ein persistent infiziertes Tier im Bestand befindet; bei hohem Anteil seronegativer Tiere bestand geringe bis keine Exposition gegenüber dem BVDV).

5.1.3 Bestandsspezifische Impfstoffe

Bestandsspezifische Impfstoffe sind speziell für einen Tierbestand hergestellte Impfstoffe, die auf der Grundlage einer aus *dem betreffenden Bestand isolierten Erregerprobe* hergestellt werden. Das Prinzip der Herstellung bestandsspezifischer Impfstoffe unterscheidet sich nicht wesentlich von der Herstellung kommerzieller Totimpfstoffe. Bei beiden liegen die für die Immunisierung verantwortlichen Erreger in inaktivierter Form vor. Im Gegensatz zu kommerziell zugelassenen Impfstoffen wird bei bestandsspezifischen Impfstoffen allerdings keine Wirksamkeitskontrolle, sondern lediglich eine Sterilitätskontrolle durchgeführt. Die Wirksamkeitskontrolle erfolgt vor Ort im Bestand durch den Tierarzt und den Tierbesitzer. Bestandsspezifische Impfstoffe sind nach § 17c Abs. 1 Tierseuchengesetz (TierSG) von der Zulassungspflicht ausgenommen.

Da es sich bei diesen Impfstoffen ausnahmslos um **inaktivierte Impfstoffe** handelt, ist in jedem Fall eine Revakzination ca. 3–4 Wochen nach der Erstimpfung erforderlich.

Grundsätze für die Anwendung von bestandsspezifischen Impfstoffen:
- klare ätiologische Abklärung der Krankheitsursachen im Betrieb
- Eingrenzung der Ursache auf möglichst wenige Erreger und Vermeidung der Auswahl von ubiquitären bzw. nur fakultativ pathogenen Erregern
- bei Mischinfektionen Auswahl von therapeutisch sinnvollen Erregerkombinationen (Pneumonie-, Durchfallerreger)
- Isolierung des Feldstamms aus dem Betrieb, Bestimmung des oder der Erreger möglichst mit Bestimmung des Serotypes und der Virulenzfaktoren
- Prüfung der Verfügbarkeit einer kommerziellen Vakzine für die betreffende Indikation
- regelmäßige Überprüfung der Keime auf ihre Aktualität
- konsequente Immunisierung des Bestandes vorzugsweise als Muttertiervakzination
- regelmäßige Bewertung der Wirksamkeit z. B. durch Erfassung von
- Morbidität und Mortalität
- Ausprägung der klinischen Symptome
- Leistungsdaten
- Menge und Häufigkeit des Medikamenteneinsatz
- Kontrolle von Organbefunden

Ziele des Einsatzes bestandsspezifischer Impfstoffe:
- Reduktion der Symptome bzw. Beherrschung des Krankheitsgeschehens im Bestand (i. d. R. nicht die Eradikation des Erregers)
- Verminderung des Bedarfs an Antiinfektiva
- Vermeidung von Resistenzentwicklungen
- immunologische Vorbereitung neuer Tiere

In Rinderbetrieben werden bestandsspezifische Vakzinen v. a. eingesezt gegen die Dermatitis digitalis (Mortellaro'sche Krankheit), welche durch verschiedene Anaerobier-Arten, z. B. Porphyromonas levii, Prevotella- und Fusobakterien-Arten und sporadisch Propioni-Bakterien, verursacht wird. Weitere Anwendungsgebiete sind Papillomatosen durch Papovaviren sowie Mastitiden durch Mykoplasmen.

5.2 Impfungen im Mastbetrieb

In Deutschland nimmt der überwiegende Teil der Kälber große Mengen maternaler Antikörper über die Kolostralmilch auf. Diese Antikörper verbleiben z. T. bis zu 4 Monaten in der Blutbahn des Kalbes. Impft man solche Kälber zu früh, so wird u. U. keine oder nur eine geringe Immunantwort induziert.

Der Erfolg der Prophylaxe hängt im Wesentlichen von der Beseitigung aller Stressfaktoren ab, die zu einer verminderten Immunantwort der Tiere führen können.

Folgende Maßnahmen sind daher bei der Einstallung zu beachten:
- **Allgemeine Einstellprophylaxe** (in erster Linie Aufgabe des Tierhalters)
- Maßnahmen vor Ankunft der Tiere unterscheiden sich hinsichtlich der zugekauften Altersgruppe (Bullenkälber ab der 3. LW oder Fresser zwischen 4–6 Monaten)
- Maßnahmen bei der Ankunft (Einstelluntersuchung durch Tierarzt möglichst innerhalb von 36 h, Absonderung der kranken und krankheitsverdächtigen Tiere)
- Maßnahmen nach Ankunft (Gewöhnung an das Tränkeverfahren, portionierte Fütterung, ad libitum: Heu und Wasser, Stallklimakontrolle)
- **Spezielle Einstellprophylaxe** (in erster Linie Aufgabe des Tierarztes)
- orientiert sich an Erkrankungen, die bei früheren Zukäufen im Bestand aufgetreten sind, und am Ergebnis der Einstelluntersuchung
- ggf. Erstellung eines Immunprofils über Blutprobenahme zur serologischen Untersuchung auf Antikörper (z. B. BVD-, PI-3-, BRS- und BHV1-Virus)
- Etablierung eines entsprechenden Impfprogramms (s. Tab. 5-1)
- ggf. Einsatz von Paraimmunitätsinducern

Zu den **allgemeinen Prophylaxemaßnahmen** gehören:
- Vakzinierung (s. o.)
- Entwurmung, Räude- und Flechtenbehandlung bei Bedarf
- am ersten Tag Elektrolyttränke, Vitaminstoß, Eisen, Vit. B, Trogtränke ad libitum, Salzlecksteine ohne Kupfer
- keine Überbelegung
- möglichst kein Umstallen im ersten Monat
- Staubentwicklung vermeiden
- zugfreie Frischluftzufuhr

Merke: Lieber etwas kühler und trockener im Stall, als zu warm und feucht!

Weiterführende Literatur und Internetlinks

Siehe Anhang Kapitel 10.

6 Parasitenbekämpfung

Infektionen mit **Rundwürmern** (Nematoden) führen in der Rinderhaltung zu hohen wirtschaftlichen Verlusten, die bei Jungtieren besonders durch mangelnde Futterverwertung, Entwicklungsstörungen und Gewichtsverluste gekennzeichnet sind, während bei adulten Rindern verringerte Mast- und Milchleistung sowie Fruchtbarkeitsstörungen im Vordergrund stehen.

Im Juli ist die Weideverseuchung durch **Lungenwurmlarven** besonders hoch. Ein Lungenwurmbefall ist durch Husten, Atemnot und Fieber gekennzeichnet. Der **Labmagenwurm** (Ostertagia ostertagi) kann bei betroffenen Kälbern und Jungrindern eine Sommerostertagiose (Typ I Ostertagiose) in den Monaten Juli bis September bzw. eine Winterostertagiose im Februar und März (Typ II Ostertagiose) hervorrufen. Profuse, nicht blutige Durchfälle führen zu einer fortschreitenden Abmagerung und Exsikkose, sodass die Tiere gelegentlich auch festliegen und verenden.

Wichtigstes Ziel der Endoparasitenbekämpfung ist es daher, **prophylaktisch** tätig zu werden – einerseits mittels Medikamenten, andererseits durch weidehygienische Maßnahmen (Umtrieb, gezielte Mist- und Güllebehandlung).

Die Entwurmung des Rindes erfolgt mit „Spot-on"-Präparaten (über die Haut), durch Pellets, Suspensionen oder Injektionen.

Tab. 6-1 Häufig vorkommende Endoparasiten beim Rind

Betroffenes Organsystem	Genus
Nematoden (Rund- oder Fadenwürmer)	
Labmagen	Ostertagia ostertagi[1,2] (typische Weideparasitose) Trichostrongylus axei[1,2], Haemonchus placei[1,2]
Dünndarm	Cooperia spp.[1,2], Nematodirus spp.[1,2] (häufig); Bunostomum phlebotomum[1,2], Toxocara vitulorum[1,2], Strongyloides papillosus[1,2] (selten)
Dickdarm	Oesophagostomum radiatum[1,2], Trichuris spp.[1,2]
Respirationsapparat	Dictyocaulus viviparus[1,2,3]
Augen	Thelazia spp.[1,3]
Haut	Stephanofilaria spp.[4]
Zestoden (Bandwürmer)	
Dünndarm	Moniezia spp.[2]
Muskulatur	Cysticercus bovis (Finne von Taenia saginata)[5]

Tab. 6-1 Fortsetzung

Betroffenes Organsystem	Genus
Trematoden (Saugwürmer)	
Pansen	Paramphistomum spp.[6]
Leber, Gallengänge	Fasciola hepatica[7], Dicrocoelium dendriticum[8]
Protozoen	
Magen-Darmtrakt	Eimeria spp.[9] (= Kokzidien), Giardia spp.[10], Cryptosporidium spp.[11]
Muskulatur, Bindegewebe	Sarcocystis spp.[12], Neospora caninum[12] (Herz)
Nervensystem, Auge	Neospora caninum[12]
Geschlechtsapparat	Neospora caninum[12], Tritrichomonas foetus[12]
Blut	Babesia spp.[13], Anaplasma spp.[14]
Durch Arthropoden bedingte Endoparasitosen	
Haut	Hypoderma bovis[15], Hypoderma lineatum[15]

[1] makrozyklische Lactone (z. B. Moxidectin, Doramectin, Avermectin: 0,2 mg/kg s. c.)
[2] Benzimidazole (z. B. Fenbendazol, Febantel, Albendazol: 7,5 mg/kg p. o.; Oxfendazol: 4,5 mg/kg p. o.)
[3] Imidazothiazol (z. B. Levamisol: 7,5 mg/kg p. o., 10 mg/kg als Aufguss)
[4] Sommerwunden (v. a. im Norden und in den Mittelgebirgen): makrozyklische Lactone (z. B. Doramectin, Avermectin: 0,2 mg/kg s. c.) oder Imidazothiazol (z. B. Levamisol: 10 mg/kg als Aufguss)
[5] symptomloser Verlauf, wirtschaftlich tragbare Therapie ist nicht bekannt
[6] Benzimidazole (z. B. Albendazol: 7,5–15,0 mg/kg p. o.); Oxiclozanid (in D nicht auf dem Markt, Verbringen durch internationale Apotheke aus EU-Ländern möglich, Dosierung: 15 mg/kg) in Kombination mit Levamisol 2-mal in 3-tägigem Abstand
[7] Benzimidazole (z. B. Albendazol: 10,0–15,0 mg/kg p. o); Triclabendazol (12,0 mg/kg p. o.; Cave: nicht bei laktierenden Kühen und nicht bei Färsen ab 60 Tage ante partum)
[8] Benzimidazole (z. B. Albendazol: 15,0 mg/kg p. o., 2-mal im Abstand von 7 Tagen)
[9] Sulfonamide (z. B. Sulfadimidin-Na: 50–100 mg/kg p. o. über 3–4 Tage), auch in Kombination mit Trimethoprim; Triazinderivate (z. B. Diclazuril: 1 mg/kg p. o.)
[10] Benzimidazole (z. B. Albendazol: 20,0 mg/kg p. o. über 3 Tage; Fenbendazol: 10 mg/kg p. o. 2-mal tägl. an 3 Tagen)
[11] Halofuginon (Rinder: 1,2 mg/kg in mindestens 500 ml Wasser p. o., Wiederholung nach 48 h; neugeborene Kälber: 0,1 mg/kg p. o. 1-mal tägl. nach Fütterung, Behandlung innerhalb 24–48 h nach Geburt, spätestens nach Einsetzen des Durchfalls, 7 Tage; Kälber bis 5 Monate s. Herstellerangaben)
[12] in D keine Präparate für spezifische Therapie verfügbar
[13] Imidocarbdipropionat (3,5–8,0 mg/kg i. m., in D nicht verfügbar, kann über eine internationale Apotheke aus EU-Ländern verbracht werden, z. B. Frankreich)
[14] Oxytetracyclin (20 mg/kg i. m. tief in Nackenmuskulatur, ggf. Wiederholung frühestens nach 4 Tagen, bei Kälbern bis zu 200 kg max. 10 ml pro Injektionsstelle, bei Rindern > 200 kg max. 20 ml pro Injektionsstelle)
[15] makrozyklische Lactone (z. B. Moxidectin oder Eprinomectin: 0,5 mg/kg als Aufguss)

Das Parasitenproblem muss in jeder Saison erneut und richtig eingeschätzt werden. Daran sollte sich eine gezielte Bekämpfungsstrategie anschließen, die aus einer Kombination von medikamenteller Behandlung des Bestandes und der Durchführung weidehygienischer Maßnahmen besteht. Bei der Bekämpfung von Parasitosen im Bestand kommt es darauf an, dass keine offensichtlichen Erkrankungen mit wirtschaftlichen Schäden entstehen und trotzdem ein abgeschwächter Kontakt zwischen Parasiten und Rindern zugelassen wird, sodass das Immunsystem einen Schutz aufbauen kann.

Entwurmungsschema zur Bekämpfung von Nematoden
- Frühjahrsentwurmung bei Weideaustrieb mit langwirksamen Präparaten
- Mittsommerbehandlung etwa 8–10 Wochen nach dem Austrieb v. a. mit Aufgusspräparaten (Ende Juni/Anfang Juli, außer beim Einsatz von Langzeitboli, Wirkdauer 120 Tage), danach möglichst Weidewechsel
- Herbstbehandlung bei der Aufstallung (Ende September/Anfang Oktober), um vorhandene Parasiten abzutöten und so eine Neuverseuchung der Weiden im Frühjahr zu verhindern (verwendete Mittel müssen auch gegen Entwicklungsstadien wirksam sein; beim Einsatz von Mitteln gegen Adulte erst Ende November/Anfang Dezember behandeln)
- Weidemanagement: Überweidung vermeiden, Kälber nicht auf kontaminierte Weiden stellen, erst nach dem ersten Schnitt austreiben, erstsömmrige Rinder nicht mit älteren Tieren zusammen weiden lassen

Entwurmungsschema zur Bekämpfung von Leberegeln
- erste Behandlung: alle > 4 Monate alten Rinder 6 Wochen nach dem Aufstallen (Herbst)
- zweite Behandlung: vor dem Austrieb (Ende März)
- Trockenlegen von Weiden, Abzäunen von Schneckenbiotopen (Tümpel, Gräben, sonstige Feuchtstellen, Mindestabstand 1,5–2 m), Nutzung dieses feuchten Grünlandes zur Gewinnung von Heu oder Silage

Dasselfliegen-Bekämpfung
- Behandlung unmittelbar nach Weideabtrieb, auf jeden Fall vor Dezember mit Avermectinen
- im Frühjahr vor Weideaustrieb weitere Behandlung, nicht jedoch vor Anfang April

Weiterführende Literatur und Internetlinks

Siehe Anhang Kapitel 10.

7 Gynäkologie

7.1 Sexualzyklus 440
7.1.1 Fortpflanzungsparameter 440
7.1.2 Endokrinologie 441
7.1.3 Künstliche Besamung (KB) 443
7.2 Gravidität 446
7.2.1 Diagnostik (Auswahl) 446
7.2.2 Geburtsphysiologie 447

7.1 Sexualzyklus

7.1.1 Fortpflanzungsparameter

● Wichtige Fortpflanzungsparameter beim Rind	
Geschlechtsreife:	8–11 Monate
Zuchtreife:	♂ 12 Monate, ♀ 14–18 Monate
Paarungszeit:	ganzjährig
Zyklus:	polyöstrisch asaisonal (Zebu und Büffel saisonal)
Zyklusdauer:	21 Tage
Zykluseinteilung: – Vorbrunst = Proöstrus: – Hauptbrunst (rindert, ist bullig oder stierig) = Östrus – Nachbrunst = Metöstrus – Zwischenbrunst = Diöstrus	 2–3 Tage (19.–21. Zyklustag) Ø 18 h (1. Zyklustag) 3–4 Tage (2.–4./5. Zyklustag) 13 Tage (5.–18. Zyklustag)
Brunstdauer:	Ø 18 h (z. T. nur 8 h)
Ovulationstermin:	ca. 28 (10) h nach Beginn (Ende) der Hauptbrunst bzw. ca. 18 h *nach* dem LH-Peak
Trächtigkeitsdauer:	280 Tage (9 Monate)
Geburtenfrequenz/Jahr:	1
Laktationsdauer:	305 Tage (10 Monate)

• Wichtige Fortpflanzungsparameter beim Rind (Fortsetzung)	
Brunstwiederkehr p. p.:	3–6 Wochen
anatomische Besonderheiten:	– sehr muskulöser Hymenalring, der das Vaginalrohr luftdicht abschließt – kurzer Uteruskörper mit widderhornartig aufgerollten Hörnern – Ovarien sind seitlich abgeplattet; wenn Funktionskörper vorhanden, dann höckerige Oberfläche

7.1.2 Endokrinologie (s. Abb. 7-1)

Zyklusstadien

- **Östrus**

Das Rind hat mit 18 h eine sehr kurze Brunstdauer, in welcher die Symptome wie Duldungsbereitschaft und Abgang von klarem Brunstschleim maximal ausgebildet sind. Hierfür ist die hohe *Östrogen*konzentration verantwortlich. Durch die weiter steigende GnRH-Ausschüttung erreichen *FSH* und *LH* im frühen Östrus ihre höchsten Werte. FSH sorgt für ein weiteres Wachstum des Follikels.

- **Metöstrus**

Die **Ovulation** des sog. Graafschen Follikels erfolgt etwa 18 h *nach* dem LH-Peak und findet somit nach der Brunst statt (ca. 36 h nach Brunstbeginn bzw. 6–12 h nach Brunstende). Im Gegensatz zum Pferd liegen somit die FSH-Spitze und der kurze steile LH-Peak *vor* der Ovulation. Im Metöstrus fällt dem Besitzer häufig das sog. „Abbluten" auf. Der mit Blut durchsetzte Schleim entsteht durch Umbauvorgänge an der Uterusschleimhaut und ist ein Zeichen dafür, dass die Brunstphase seit 1–3 Tagen abgeschlossen ist und die Ovulation vor ca. 12 h stattgefunden hat. In der zurückbleibenden Follikelhöhle beginnt noch unter dem Einfluss des Hypophysenhormons LH die Luteinisierung und damit die Anbildung des Gelbkörpers (Corpus luteum).

- **Diöstrus**

Diese Phase wird als Zeitraum der sexuellen Ruhe von dem *Progesteron* bildenden Corpus luteum (pathologisch: C. l. persistens) dominiert. Innerhalb des Diöstrus finden am Ovar 2–3 Follikelreifungswellen statt, die die Phasen Wachstum, Selektion, Dominanz und Atresie durchlaufen. Der dominante Follikel der letzten Follikelreifungswelle wird nach der Auflösung des Corpus luteum durch *Prostaglandin F_{2a}* zum ovulatorischen Follikel. Am 10.–12. Zyklustag ist auch eine Ausbildung parazyklischer Follikel (sog. Rajakowsky-Follikel) möglich.

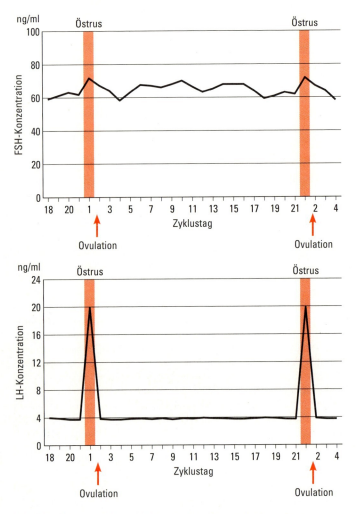

Abb. 7-1 Hormonprofil des weiblichen Rindes (schematische Darstellung)

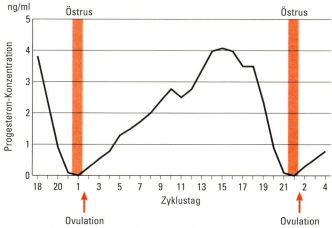

Abb. 7-1 Hormonprofil des weiblichen Rindes (Fortsetzung)

- **Proöstrus**

Mit der Luteolyse, der Auflösung des Gelbkörpers, beginnt der Proöstrus (19. Zyklustag) und im dominanten Follikel beginnt die vermehrte Bildung von Östrogenen. Die Brunstsymptome wie Ödematisierung der Vulva, Bespringen anderer Kühe und Duldung des Aufsprungs setzen ein. Durch das Absinken des Progesteronspiegels kann wieder vermehrt GnRH im Hypothalamus freigesetzt werden, was zu einer gesteigerten FSH- und LH-Ausschüttung führt. Ein neuer Östrus beginnt.

> **Merke:**
> – Im Gegensatz zum Pferd liegen der FSH- sowie LH-Peak *vor* der Ovulation.
> – Im Gegensatz zum Hund ist eine Graviditätsdiagnostik über den Progesteronspiegel möglich, da die Progesteronwerte ab dem 15. Zyklustag wieder absinken.

7.1.3 Künstliche Besamung (KB)

Bei einer geschlechtsgesunden Kuh hängt der Besamungserfolg von zahlreichen inneren und äußeren Faktoren ab. Klinische und endokrinologische Untersuchungen zeigen, dass die Sexualfunktion unter physiologischen Bedingungen bereits bald nach der Geburt wieder anlaufen kann. Trotzdem ist es ratsam eine Rastzeit von 50–60 Tagen einzuhalten, weil zu diesem Zeitpunkt der Östrus von physiologischer Länge ist und die Tiere mit guten Erfolgsaussichten besamt werden können. Bei der KB des Rindes spielt die Übertragung von Tiefgefriersamen (**TG-Samen**) mit Abstand die größte Rolle:

- 250–500 Besamungsportionen/Ejakulat mit mind. 10 Mio. Spermien pro Besamungsportion (Hengst nur ca. 1% an Besamungsportionen/Ejakulat im Vergleich zum Bullen)
- Ejakulat wird nach Zugabe eines Verdünners über einen festgelegten Abkühlprozess bei −196 °C in flüssigem Stickstoff gelagert. Die Temperatur muss kontinuierlich bei mind. −120 °C liegen (im Stickstoffdampf unmittelbar über dem Flüssigkeitsspiegel), da sonst eine Schädigung der Spermien erfolgt und die Befruchtungsfähigkeit stark abnimmt.
- Das Auftauen der Pailletten erfolgt bei 38–40 °C in einem Auftaugerät/Wasserbad (nicht mit der Hand oder bei Umgebungstemperaturen, da sonst hohe Beeinträchtigung der Samenqualität); das aufgetaute Samenröhrchen abtrocknen, um Verdunstungskälte zu vermeiden.
- Die Samenapplikation erfolgt unter rektaler Kontrolle in den Bereich des inneren Muttermundes oder Corpus uteri; die Seminette wird dabei schräg von unten nach oben in die Vulva der Kuh eingeführt.

• Ejakulatmerkmale des Bullen	
Volumen:	2–12 ml
Spermienkonzentration:	0,8–2,0 Mio/mm^3
Motilität:	60–80 %
Farbe:	elfenbeinfarben
Konsistenz:	milchig-rahmig
Besamertyp:	Scheidenbesamer

Um gute Befruchtungsergebnisse zu erzielen, muss die KB zum passenden Zeitpunkt stattfinden, folgende Daten sind wichtig:
- Lebensdauer der Eizelle: 10–20 h
- Befruchtungsfähigkeit der Spermien: 24–30 h; in dieser Zeit werden die Spermien für das Eindringen in die Eizelle vorbereitet (= Kapazitation 6–8 h)
- Fusion der Samenzelle mit der Eizelle hängt vom Zeitintervall zwischen Besamung und Ovulation ab
- Ovulation: ca. 28 (22–36) h nach Beginn der Hauptbrunst bzw. ca. 10 (9–11) h nach Ende der Hauptbrunst
- **optimaler KB-Zeitpunkt:** 12 (6–17) h nach Beginn der Hauptbrunst = 2. Hälfte der Hauptbrunst oder gegen Ende der Hauptbrunst (höchstens 4–6 h nach Abklingen der äußeren Brunsterscheinungen)
- **a.m.-p.m.-Methode** („Morgens gesehen, abends besamt" oder „abends gesehen, morgens besamt")

Erfolgt die Besamung zu früh, unterbleibt zum Zeitpunkt des Eisprungs die Befruchtung der Eizelle; erfolgt sie zu spät, kann die Befruchtungsfähigkeit der Eizelle bereits verstrichen sein (Abbluten erfolgt dann kurz nach Besamung). Als **Doppelbesamung** wird die Durchführung von zwei Inseminationen innerhalb der gleichen Brunst bezeichnet. Der Zweck soll eine bessere Befruchtungsrate sein. Sie wird besonders bei Tieren durchgeführt, die eine längere Brunst oder eine symptomlose Unfruchtbarkeit zeigen. Bei erfolgten Untersuchungen unter Praxisbedingungen wurde festgestellt, dass die Doppelbesamung im Vergleich zu der einmaligen Insemination keine signifikannte Erhöhung der Befruchtungsergebnisse erbrachte; z. T. lagen diese sogar niedriger. Als Gründe hierfür werden die wiederholte Manipulation der Gebärmutter und die erhöhte Gefahr einer Keimeinschleppung vermutet.

Erkennen des **Östrus** bei unklaren Brunstsymptomen
- **Äußere Erscheinung**
- Brunstbeginn: Neigung, andere Herdenmitglieder zu bespringen, dann Duldung des Besprungenwerdens
- Unruhe, Brüllen, Milchrückgang, verminderte Futteraufnahme
- Selbstablecken und Ablecken der Nachbartiere
- Duldungsreflex, Klitorisreflex
- Vulva ödematös, Vestibulum gerötet
- klarer Brunstschleim (Schleimspuren an Schwanz und Sitzbeinhöcker)
- **Rektale Palpation**
- Uterus ödematisiert (Uteruswand fühlt sich teigig an), starke Kontraktionsbereitschaft
- Gelbkörper derb und kleiner als 10 mm Ø; Follikel mit schlaffer Fluktuation und 15–25 mm groß (**Cave:** durch Palpation kann der Follikel in seiner Entwicklung gestört werden)
- **Vaginale Inspektion**
- äußerer Muttermund ödematisiert und bleistiftstark geöffnet
- Schleimhaut hyperämisch
- Schleimansammlung in der Scheide

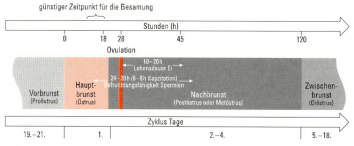

Abb. 7-2 Besamungszeitpunkt des Rindes

7.2 Gravidität

7.2.1 Diagnostik (Auswahl)

Direkte Methoden
Die rektale **Palpation** der Gebärmutter ist die wichtigste Untersuchung auf Trächtigkeit eines Rindes bzw. einer Kuh. Im Verlauf der Gravidität werden sechs Stadien unterschieden, die naturgemäß kontinuierlich ineinander übergehen.

1. **Befundloses Stadium** (1. Monat = 1.–30. Tag der Trächtigkeit)
   - die Kuh ist „einmal drüber", d. h., die am 21. Tag des Zyklus zu erwartende Brunst bleibt aus
   - Ovar mit Trächtigkeitsgelbkörper (C. l. graviditatis)
2. **Kleinsäckchenstadium** (2. Monat = 31.–60. Tag)
   - beginnende Asymmetrie der Uterushörner (in ca. 60% der Fälle Vergrößerung des rechten Hornes)
   - Fluktuation in der Spitze (bis zum 35. Tag) oder im gesamten tragenden Horn (enthält 50–300 ml Flüssigkeit)
   - Doppelwandigkeit des tragenden Uterushornes bei Färsen ab 5.; bei Kühen ab 6. Graviditätswoche (sog. Eihautgriff; **Cave:** Abortgefahr!!)
3. **Großsäckchenstadium** (3. Monat = 61.–90. Tag)
   - deutliche Asymmetrie der Uterushörner
   - Fluktuation und Wandverdünnung auch am nicht tragenden Horn (Gesamtinhalt 500–1500 ml Flüssigkeit)
   - Uterus bauchwärts gelagert; Gegenstoß der 10–12 cm langen Frucht
4. **Ballonstadium** (4. Monat = 91.–120. Tag)
   - Gebärmutter stellt sich als großer fluktuierender Ballon mit 2–5 l flüssigem Inhalt dar (sog. *Ballotement*, d. h. bei leichten „Schlägen" auf das Uterushorn kommt es zu wellenförmigen Fruchtwasserbewegungen und zum Gegenstoß der 15–20 cm langen Frucht)
   - kein Eihautgriff mehr möglich, da hohes Flüssigkeitsvolumen und feste Verbindung zwischen maternalem und fetalem Anteil; Plazentome fühlbar
   - beginnendes Uterinschwirren der A. uterina media (zieht über das breite Mutterband zum Uterus und ist im mittleren Drittel der Darmbeinsäule gut tastbar)
5. **Senkungsstadium** (5.–6. Monat = 121.–180. Tag)
   - Uterus mit 5–8 l Flüssigkeit zieht strangförmig nach kranioventral in die Tiefe → Frucht ist nicht palpierbar (aber deutliches Uterinschwirren!)

- Umstellung der Progesteronbildung von den Corpora lutea auf die Plazenta → Entstehung von Follikeln möglich und **trotz einer Gravidität können Östrusanzeichen auftreten** („Kuh rindert über das Kalb!", bei einer eventuellen Besamung kommt es zum Abort)
- besonders sorgfältige rektale Kontrolle notwendig → Uterus an sich heranziehen und auf Frucht, Plazentome und Uterinschwirren achten, damit keine Fehldiagnose

6. Endstadium (7.–9. Monat = 181.–280/285. Tag)
- über den Mastdarm und von der rechten Flanke her sind Körperteile der Frucht und deren Bewegungen fühlbar (oft auch sichtbar)
- Plazentome walnuss- bis hühnereigroß
- ausgeprägtes Uterinschwirren
- bei Färsen zunehmendes „Aufeutern" der Mammarkomplexe
- im Stadium der Geburtsvorbereitung: Ödematisierung der Vulva und Einfallen der breiten Beckenbänder

Indirekte Methoden
Sie spielen eine untergeordnete Rolle, da bereits im 3. Graviditätsmonat des Rindes die Trächtigkeit infolge rektaler Untersuchung mit Sicherheit festgestellt werden kann. Bei der Progesteronbestimmung ist darauf zu achten, dass kein Vollblut, sondern Plasma oder Serum eingesandt wird, da die Erythrozyten der Wiederkäuer Progesteron metabolisieren.

- rektale **Sonografie**
- **Progesteron-Milchtest** am 21. Tag nach dem Deck-/Besamungstermin (dient eher dem Erkennen nicht tragender, stillbrünstig umrindender Kühe)
- **Progesteron-Bluttest** am 19. und 23. Tag nach dem Deck-/Besamungstermin; gravid > 1–2 ng/ml (**Cave**: Fehlerquellen durch Zyklusirritation, daher gelangen i. d. R. die negativen Werte [= nicht tragend] zur unmittelbaren Auswertung)

7.2.2 Geburtsphysiologie

Bereits zwei Wochen a. p. kommt es beim Rind zur Auflockerung der Beckenbänder, deren maximale Dehnung – und dadurch eine Vergrößerung des Beckenausganges – 24–48 h a. p. erreicht ist. Weitere Anzeichen für die bevorstehende Geburt sind die Euteranbildung (häufig mit ausgeprägtem Voreuter), eine Ödematisierung der Vulva mit Verlängerung der Rima vulvae und eine Verflüssigung des Schleimpfropfes, der anfangs eine bernsteinartige, später eine glasklare Farbe hat. Die Körpertemperatur sinkt 12–36 h a. p. um 0,5–1,0 °C. Der normale Geburtsvorgang gliedert sich in drei Stadien.

Geburtsstadien
- **Öffnungsstadium** (3–6 h)

Der Beginn des Öffnungsstadiums ist durch schwach anlaufende, sich alsbald steigernde Uteruskontraktionen gekennzeichnet. Das Muttertier ist unruhig, schlägt mit dem Schwanz und setzt häufig kleine Mengen von Harn und Kot ab. Es legt sich häufig hin und steht wieder auf oder tritt hin und her. Die Wehen beginnen als peristaltische Wellen an der Uterushornspitze und laufen in Richtung Zervix, sodass die Frucht gegen die Zervix gepresst wird. Dies führt zu Erweiterungsvorgängen im Bereich des inneren und äußeren Muttermundes. Bei einer heftigen Geburt und insbesondere bei unsachgemäßer Geburtseinleitung kommt es häufig zu Einrissen am äußeren Muttermund. Es ist daher **wichtig**, die Erweiterung des Geburtsweges sich selbst zu überlassen, da er sich unter den von innen her kommenden Druckkräften vollzieht. Auch dürfen die zervikalen Schleimmassen, die während der Gravidität den Schleimpfropf bilden und sich zunehmend verflüssigen, nicht entfernt werden, da sie einerseits das Herausgleiten der Frucht begünstigen und andererseits nach der Geburt die Zervix wieder verschließen (Schutz gegen aszendierende Infektionen). Aufgrund der Gebärmutterkontraktionen verstreicht die Zervix vollständig, sodass sich vom Innenraum des Uterus her ein Gebärrohr – unter Einbeziehung der Scheide – ausweitet. Die Fruchtblasen erreichen die Rima vulvae; in seltenen Fällen bersten sie auch innerhalb des Scheidenraumes. Zuerst erscheint die dünnwandige, bläulich schimmernde *Allantoisblase* (Wasserblase) und zerreißt. Die Allantoisflüssigkeit ist hellgelb, klar und wässrig. Danach wird die mit grauer Flüssigkeit gefüllte *Amnionblase* (Schleim- oder Fußblase) sichtbar, durch deren relativ derbe Wand die Klauen des Fetus erkennbar sind. Der schleimigen Amnionflüssigkeit kann auch Mekonium beigemengt sein. Nachdem auch die Amnionblase geplatzt ist (manchmal bersten auch beide Fruchtblasen gleichzeitig) und der größte Teil des Fruchtwassers abgeflossen ist, beginnt die Austreibung der Frucht.

- **Austreibungsphase** (1–6 h)

Die Austreibungsphase ist durch das heftige Einsetzen der sog. *Treib- und Presswehen* gekennzeichnet (6 Wehen/15 min). Zusätzlich setzt die *Bauchpresse* ein, und die Frucht muss sowohl den knöchernen als auch den weichen Geburtsweg überwinden (Beckenknochen, Zervix, Vagina, Vestibulum). Voraussetzung für eine ungehinderte Austreibung, die im Liegen erfolgt, ist die richtige Lagerung der Frucht (obere Stellung). Durch Hilfeleistungen und auch tierärztliche Untersuchungen wird das Tier häufig beunruhigt und steht wieder auf. Bei dieser unnatürlichen Geburtsstellung sinkt die Frucht in den Wehenpausen zurück in den Uterus und muss bei jedem Neueinsetzen der Wehen und des Pressens erneut in den Geburtskanal gehoben und gedrängt werden. Beim sog. „Einschneiden des Kopfes", d. h. Durchtritt der Frucht durch das Diaphragma pelvis tritt automatisch eine Geburtsverzögerung ein.

> **Merke:** Bei spontanen Geburten oder zu heftiger Zughilfe besteht besondere Rupturgefahr!! Der Hemmungspunkt wird durch *allmähliche* Dehnung des Hymenalringes seitens der vorgetriebenen Frucht überwunden – dieser Erweiterungsvorgang dauert normalerweise mehrere Stunden und sollte *nicht* durch vorzeitige Zughilfe abgekürzt werden!!

Haben die Jochbögen des in Vorderendlage liegenden Kalbes die genannte Enge passiert, dann gleitet der Kopf in den Wehenpausen nicht mehr zurück. Nach Eintreten der Schulter- und Ellbogengelenke in die vordere Beckenapertur folgen Lende, Bauch und Becken des Fetus. Beim liegenden Muttertier wird das Junge mit nochmaligem Kraftaufwand vollends ausgetrieben. Bei Erstgebärenden stellt nur noch die Vulva eine gewisse Hemmung dar. Das Vestibulum wird während der Austreibung durch die Frucht selbst erweitert und nach kaudal vorgedrängt, sodass der Labialrand maximal gespannt ist. Besonders der dorsale und dorsolaterale Dammbereich ist hier durch Einrisse gefährdet. Je nach Heftigkeit des Geburtsvorganges tritt nach dem Austritt der Frucht ein Erschöpfungszustand des Muttertieres mit einer Ruhephase ein, bevor sich die Kuh mit dem Kalb zu beschäftigen beginnt.

- **Nachgeburtsstadium** (6–8 h p. p.)

Nach der Geburt kontrahiert sich die Gebärmutter in den Nachwehen, sodass das restliche Fruchtwasser abfließt und sich die Bindung zwischen Chorionepithel und Uterusschleimhaut zu lösen beginnt. Da sich beim Wiederkäuer die Plazenta aufgrund der Karunkeln (plazentare Verankerung) nur langsam löst, wird nach ca. 6–8 h die Nachgeburt (Secundinae) umgestülpt ausgestoßen. Bei einer Störung dieses Ablösevorganges, spricht man vom **Nachgeburtsverhalten** (Retentio secundinarum).

Weiterführende Literatur und Internetlinks

Siehe Anhang Kapitel 10.

8 Anästhesie

8.1	Lokalanästhesie	450
8.1.1	Oberflächenanästhesie	451
8.1.2	Infiltrationsanästhesie	451
8.1.3	Intravenöse Gabe eines Lokalanästhetikums	451
8.2	Leitungsanästhesie	452
8.2.1	Epidural-/Extraduralanästhesie	453
8.3	Sedation und Analgesie	454
8.4	Narkose	455
8.5	Besonderheiten	456

Rinder werden nur selten in Vollnarkose operiert, da die häufigsten Eingriffe mit Sedativa und Lokalanästhetika oder in Kombination mit Extraduralanästhesien durchführbar sind. Eine Vollnarkose kann z. B. bei der Nabelbruchoperation des Kalbes, bei einer komplizierten Klauenresektion oder bei Operationen nach Unfällen nötig werden.

8.1 Lokalanästhesie

Sie ist die häufigste Methode beim Rind, um kleinere schmerzhafte Manipulationen durchzuführen. Mit ihr alleine oder in Kombination mit Neuroleptika/Sedativa lassen sich Hörner, kleine Tumor oder Warzen entfernen, Nabel- oder Klauenoperationen und Manipulationen im Mastdarm-/Scheidenbereich (Damm-/Scheidenplastiken) durchführen.

> **Merke:** Lokalanästhestika vom Amidtyp wirken im Allgemeinen länger als solche vom Estertyp.

Sperrkörperzusatz
- **Vorteile**
- langsamere Resorption und damit längere Wirkung des Lokalanästhetikums sowie Verminderung der Gefahr von systemischen Wirkungen
- Blutarmut im Schnittbereich bei Schnittinfiltrationen durch Gefäßkontraktionen

- **Nachteile**
  - höhere Toxizität bei versehentlicher intravasaler Applikation
  - verminderte Durchblutung des Wundbereiches verzögert die Heilung und erhöht die Infektionsgefahr
  - kein Einsatz in endarteriellen Gefäßgebieten (Akren) wegen Nekrosegefahr

8.1.1 Oberflächenanästhesie

Sie findet Anwendung in Form von analgesierenden Tropfen für das Auge (Tetracain-Tropfen, 0,5–2%ig), die je nach Konzentration 20–50 min wirken.

Weitere Anwendung bei Manipulationen in Nase und Maul (Tetracain, z. B. Gingicain-Spray® zur Intubation [HAM]).

8.1.2 Infiltrationsanästhesie

Eine Technik, bei der die spätere Schnittfläche intra- oder subkutan mit dem Anästhetikum unterminiert wird, welches dann zu den Nervenfasern und -endigungen in der Umgebung des Applikationsortes diffundiert.

Für kleinere Eingriffe bestens geeignet oder in Kombination mit Neuroleptika/Sedativa auch für größere OP. Verwendet werden 1–2%iges Procain (z. B. Isocain ad us. vet.®, Minocain 2%®, Procasel 2%®; Wirkungseintritt: 5–10 min; Wirkungsdauer: 30 min, mit Sperrkörper 60 min) oder 0,5–1%iges Lidocain (z. B. Lidocainhydrochlorid 2%®, muss vor Anwendung verdünnt werden).

8.1.3 Intravenöse Gabe eines Lokalanästhetikums

Die sogenannte retrograde intravenöse Stauungsanästhesie gilt als kunstgerecht nach Anlegen einer temporären Esmarch'schen Ligatur peritarsal/-karpal. Nach dem Stauen wird eine Vene punktiert und ein entsprechendes Volumen an Blut abgelassen, bevor eine 1–2%ige Lokalanästhetika-Lsg. ohne Sperrkörper in die Vene injiziert wird, um z. B. eine schmerzarme/-freie Klauenoperation durchzuführen. Unterhalb des Karpus/Tarsus sind 20–30 ml des Lokalanästhetikums zu applizieren, oberhalb des Karpus/Tarsus 40–60 ml. Nach 2–8 min tritt eine vollständige Analgesie beider Zehen ein. 5 min nach der Entfernung des Schlauches kehrt die Sensibilität zurück. Eine solche Prozedur kann über maximal 3 h ohne Nebenwirkungen und bleibende Schäden durchgeführt werden.

8.2 Leitungsanästhesie

Das Lokalanästhetikum wird in die unmittelbare Umgebung eines Nerven injiziert, sodass das gesamte Innervationsgebiet des Nerven anästhesiert wird. Zur Anwendung kommen 5%iges Procainhydrochlorid, 1–2%iges Lidocain sowie 1–2%iges Mepivacain.

Ramus cornualis des N. maxillaris (zur Enthornung)
- Innerviertes Gebiet: Haut um den Hornansatz
- Einstich: in der Mitte der Verbindungslinie zwischen Hornansatz und äußerem Augenwinkel (auf der Crista frontalis) in flachem Winkel unter die Haut in Richtung auf das Horn zu
- Injektionsmenge: 5–10 ml 1–2%iges Lidocain pro Seite
- Wartezeit: ca. 10 min

Leitungsanästhesien bei Laparotomie am stehenden Rind
Innervation der Bauchwand durch T13, L1, L2, L3

Proximale Paravertebralanästhesie
- Ortungspunkt: kraniolaterales Querfortsatzende des Lendenwirbels, der dem Nerven folgt (z. B. Lendennerv L1 vor Lendenwirbelkörper 2)
- Einstichstelle liegt 4–5 cm neben der Medianen
- bis Knochenkontakt 10 ml Lokalanästhetikum zur Blockade des R. dorsalis, dann kraniolateral 1 cm tiefere Depots verteilen

Distale Paravertebralanästhesie
- Drei Injektionsstellen:
1. zwischen letzter Rippe und lateralem Ende des ersten Lendenwirbelquerfortsatzes
2. Zwischenraum zwischen L1 und L2
3. Zwischenraum zwischen L2 und L3
- Senkrechter Einstich zur Haut bis Peritoneum, Zurückziehen und Depot von 10–20 ml setzen

Umgekehrter L-Block
- Einstichstellen für Depots um regionale Querblöcke setzen, beginnend dorsokaudal der letzten Rippe und ventrolateral der Processi transversi
- Nachteile: mehrere Injektionsstellen, Peritoneum nicht erfasst

8.2.1 Epidural-/Extraduralanästhesie (Schautafel 1-2)

Das Rückenmark endet am Übergang zwischen letztem Lendenwirbel und Kreuzbein, der Duralsack auf Höhe des vierten Kreuzbeinwirbels. Thorakolumbal und lumbosakral besteht die Gefahr des Durchstechens der Dura mater und des Eindringens in das Rückenmark, was eine Querschnittslähmung oder längerfristige Schädigung des Rückenmarks zur Folge haben kann. Bei der Punktion im Bereich des Kreuzbeins besteht diese Gefahr nicht, im hinteren Teil des Kreuzbeins sowie Schwanzes verläuft nur die von der Dura mater überzogene Cauda equina. Durch eine entsprechend große Menge des Lokalanästhetikums kann die Anästhesie in den Lendenbereich epidural vorgetrieben werden.

Zur Epi-/Extraduralanästhesie werden die Haare an der Punktionsstelle geschoren und die Haut gründlich gereinigt und desinfiziert. Die Injektion in den Epiduralspalt wird am stehenden Tier oder am Tier in Brustlage vorgenommen.

Man unterscheidet zwischen kleiner und großer Sakralanästhesie.

Kleine (hintere oder kaudale) Sakralanästhesie
- Stehvermögen bleibt erhalten
- Indikation: Eingriffe an Schwanz, After, Mastdarm, Perineum, Scheide, Harnblase
- Dosierung: 1 ml Lokalanästhetikum je 100 kg KM (z. B. Kühe 5–8 ml)

Große (vordere oder kraniale) Sakralanästhesie = „hohe Epidurale"
- Verlust des Stehvermögens
- Indikation: Operationen an den Hintergliedmaßen und männlichen Geschlechtsorganen sowie am Euter, Fetotomien, Laparotomie am liegenden Tier
- Dosierung: 20–100 ml Lokalanästhetikum je nach Körpermasse
- seltene Anwendung, da andere Narkosen vorzuziehen sind

> **Cave:**
> – große Mengen *nur* mit 1%igen Lösungen
> – ansonsten gilt: 1%ig hält ca. 1 Stunde, 2%ig hält ca. 2 Stunden
> – Bei der großen Sakralanästhesie besteht die Gefahr des Atemstillstands, da aufgrund der Schwerkraft und Druckverhältnisse das Medikament in den Brustwirbelbereich laufen und wirken kann. Dort wird u. U. die Zwerchfellinnervation in Mitleidenschaft gezogen.

Tipp: Bei der „hohen Epiduralen" Tier stets in Brustlage mit erhöhtem Vorderkörper lagern.

8.3 Sedation und Analgesie

Im Umgang mit dem Rind ist die Sedation das A und O (Selbstschutz geht vor!). Bis auf Xylazin besitzen die Sedativa/Neuroleptika nur ungenügende analgetische Potenz, daher kann es trotz Sedation zu Abwehrbewegungen kommen.

Sedation
- Xylazinhydrochlorid (z. B. Rompun 2%®, Sedaxylan®, Xylazin 2%®): 0,05 mg/kg i. m. oder langsam i. v. (Sedation und Analgesie für kleine Eingriffe), bis 0,3 mg/kg i. m. oder langsam i. v. (länger anhaltende Sedation und Analgesie, intensive Muskelrelaxation, Verlust der Stehfähigkeit), ggf. Vertiefung/Verlängerung: 2. i. v.-Applikation nach 10–30 min

> **Cave:** Xylazinhydrochlorid nicht im letzten Trächtigkeitsdrittel und nicht bei Tieren jünger als 6 Wochen anwenden!

Einer atem- und kreislaufdepressiven Wirkung kann mit einem zentralen Analeptikum, z. B. Doxapram (Doxapram-V®), gegengesteuert werden.
- Detomidin (z. B. Cepesedan RP®, Domidine®, Domosedan®): 20–40 µg/kg i. v., i. m. (Wirkungseintritt: 5–8 min, Wirkungsdauer: 30–60 min), zum Ruhigstellen für schmerzhafte Eingriffe

Analgesie
- Butorphanoltartrat (z. B. Torbugesic 1%®): 20–30 mg/kg i. v. (bei erwachsenen Rindern Vorbehandlung mit 2–10 mg/kg Ketamin i. v.)

8.4 Narkose

Vorbemerkungen zur Vollnarkose
Vollnarkosen werden u. a. beim Kalb bei der Nabelbruchoperation durchgeführt.
Folgendes ist dabei zu beachten:
- Prämedikation mit Xylazinhydrochlorid (Kontraindikation s. Sedation)
- Tiere sollten zur OP stets gut fixiert werden.
- Wegen der Tympaniegefahr ist stets eine Nasenschlundsonde bereitzulegen; auch ein Trokar sollte greifbar sein.
- Rinder nie ganz tief in Narkose legen, lieber eine zusätzliche Analgesie mit Lokalanästhesie sicherstellen.
- Ein Rind ist niemals „nüchtern", da der Pansen eigentlich immer gefüllt ist. Daher neigt es unter Narkose zum Erbrechen und es besteht die Gefahr der Aspirationspneumonie. Vollnarkotisierte Rinder blähen leicht auf. Deshalb sollten die Tiere in Brustlage oder, falls die Seitenlage nicht zu vermeiden ist, in *rechter Seitenlage* gelagert und möglichst intubiert werden.

Injektionsnarkose mit Barbituraten
- nach Prämedikation mit Xylazinhydrochlorid und Atropin i. v., Ketamin (z. B. Ursotamin®, zugelassen für Kälber bis 5 Monate) 2 mg/kg i. v., ohne Prämedikation 2–5 mg/kg i. v.
- Kurznarkose mit Thiopental (Trapanal® [HAM]):
- Kälber bis 2 Wochen: max. 5,5 mg/kg langsam i. v. applizieren, bis eine vollständige Muskelrelaxation eingetreten ist!
- Absatzkälber (nach 6–12 h ohne Nahrungszufuhr): bis 6,6 mg/kg i. v. (für eine tiefe Anästhesie)
- Kälber bis 5 Monate: 8,1–15,4 mg/kg i. v.
- Wirkungsdauer: ca. 10–20 min

Inhalationsnarkose mit Isofluran
- Einleitung mit einem Thiobarbiturat (z. B. Trapanal®[HAM])
- Intubation, Anschluss an das Inhalationsgerät
- zur Einleitung sollte die eingeatmete Konzentration des Isoflurans 2–5 Vol.-% betragen, zur Erhaltung der Anästhesie genügen 0,25–3,0%
- Dauer der Einleitung: 1,5–2,5 min

8.5 Besonderheiten

Als Besonderheit ist beim Rind der **Kaiserschnitt** hervorzuheben, der i. d. R. im Stehen durchgeführt wird. Als Operationsmethode wird heute fast ausschließlich die Schnittentbindung von der linken Flanke bevorzugt. Nur in Sonderfällen wird von der rechten Flanke oder von ventrolateral operiert.

Bei sehr ängstlichen oder nervösen Tieren kann man eine Sedation mit Xylazinhydrochlorid (0,05–0,1 mg/kg) durchführen. Pressen die Tiere stark, so verabreicht man Uterusrelaxantien und setzt eine kleine Epiduralanästhesie.

- lineare Infiltrationsanästhesie im Verlauf des Hautschnittes (80–120 ml 1–2%iges Lokalanästhetikum) kombiniert mit einer kleinen Epiduralanästhesie (4–6 ml 2%ige Lösung)
- lineare Infiltrationsanästhesie im Verlauf des Hautschnittes (80–120 ml 1–2%ige Lokalanästhetikum), kombiniert mit einer paravertebralen Anästhesie (Blockade des 13. Thorakalnerven und des 1. und 2. Lumbalnerven)
- Zur Operation im Liegen erhält das Tier eine große Epiduralanästhesie (20–40 ml 1–2%ige Lsg.) und nach Lagerung des Tieres wird dann die Infiltrationsanästhesie durchgeführt.

Weiterführende Literatur und Internetlinks

Siehe Anhang Kapitel 10.

9 Notfalltherapie

9.1 Notfallbeispiele (Auswahl) 457
9.2 Notfallmedikamente mit Dosierung 469
9.3. Vergiftungen 471
9.4 Euthanasie 474

Die Notfalltherapie beim Rind hat leider nicht den Stellenwert, wie wir es als Veterinärmediziner gerne hätten. Aufgrund der Größe und des Gewichtes des Patienten werden große Mengen der oftmals teuren Notfallmedikamente benötigt, bei denen häufig auch lange Wartezeiten einzuhalten sind. Nach Einleitung einer Behandlung wäre bei ausbleibendem Erfolg eine relativ zeitnahe Schlachtung nicht mehr möglich. Daher neigen viele Landwirte eher dazu, ihre Tiere im Notfall gleich schlachten zu lassen. Einige Notfallsituationen begegnen uns in der Rinderpraxis jedoch immer wieder, die im Folgenden geschildert werden.

9.1 Notfallbeispiele (Auswahl)

Was tun bei neonataler Asphyxie (Syn. Atemnotsyndrom, Geburtsazidose)?

Man unterscheidet die **Frühasphyxie** (intrauterin) von der **Spätasphyxie** (postnatal). Die Frühasphyxie entsteht durch Störungen des fetomaternalen Gasaustausches (Entzündungen der Plazentome, übermäßig starke Wehen, Verzögerung des Geburtsablaufes u. a. durch Wehenschwäche, ungenügende Öffnung des Geburtsweges, relativ oder absolut zu große Frucht). Bei der Spätasphyxie, die v. a. bei frühgeborenen Kälbern mit ungenügender Lungenreife auftritt, handelt es sich um einen Mangel am Atelektase-Faktor („Surfactant", Phospholipidgemisch aus den Mitochondrien der Pneumozyten, setzt die Oberflächenspannung herab und ermöglicht die Alveolarentfaltung während der Inspiration, verhindert den Alveolarkollaps bei der Exspiration) in der Lunge. In beiden Fällen der Asphyxie kommt es zu einer Hypoxie bzw. Hypoxämie (O_2-Gehalt ↓) bei gleichzeitiger Hyperkapnie (CO_2-Gehalt ↑) mit nachfolgender respiratorischer Azidose (pH < 7,0). Der Organismus versucht, den O_2-Mangel zu kompensieren, indem er durch Vasokonstriktion die Durchblutung vieler Organe drosselt (Muskulatur, Magen-Darm-Trakt, Lunge), wobei Gehirn, Herz, Leber und Nieren weiterhin ausreichend versorgt werden („Sauerstoffsparschaltung"). Im Folgenden kann es sowohl zur Ausbildung von Lungenödemen und zur Ablagerung hyaliner Membranen an den Alveolarwänden als auch zu Hirnödemen kommen. Bei einem Anhalten des hypoxischen Zustandes können Azidose und Energiemangel zu Organschäden und schockbedingtem Tod führen.

Therapie
- Freilegen der Atemwege durch Ausstreichen der Nase, wobei das Kalb an beiden Hintergliedmaßen gleichzeitig angehoben wird
- mit angewinkelten Vordergliedmaßen in Bauchlage bringen, sodass Lunge besser belüftet werden kann (in Seitenlage sonst Druck auf unteren Lungenflügel)
- ggf. Kaltwasserguss über Kopf und Kreuzbeingegend (anschließend trocken reiben)
- ggf. Unterstützung der Atemtätigkeit (Kalb in Seitenlage verbringen, oben liegende Vordergliedmaße rhythmisch anheben und niederdrücken) unter gleichzeitiger Sauerstoffgabe (intranasal)
- Gabe eines Analeptikums (z. B. Doxapram-V®: 40–100 mg i. v., i. m., s. c. oder in die Mundhöhle einträufeln nach Gewicht und Atemdepression)
- Azidose: Natriumbicarbonat-Lsg. 4,2% (5 ml/kg als Richtdosis bei Unkenntnis der Blutgaswerte, ansonsten nach Formel: Basenüberschuss × kg × 0,6), bei Energiedefizit Zusatz von Glucose-Lsg. 10% zur Infusion

Was tun, wenn das Milchkalb aufbläht (Tympanie, Milchindigestion)?

Handelt es sich um ein reines Milchkalb, so besteht der Verdacht, dass nach unsachgemäßer Fütterung (zuviel, zu kalt, zu schnell, falsche Zusammensetzung des Milchaustauschers) eine Labmagenüberfüllung besteht, bei der schlecht aufgeschlossene Kaseinklumpen zu schnell in den Darm übertreten bzw. es zum Reflux in den Pansen kommt. Dabei entsteht infolge fehlender Verdauungsfermente eine bakterielle Zersetzung und Gasbildung im Pansen bzw. eine Enteritis.

Therapie
- sofortiges Absetzen der Milch für eine Mahlzeit, Ersatz durch Elektrolyt-Lsg. oder Teezubereitungen (Zugabe von 9 g NaCl/l)
- Umstellung der Tränke auf Nuckeleimer oder Sauertränke (Zugabe schwacher Säuren zur Tränke, z. B. Ameisen-, Fumar-, Zitronen- oder Orthophosphorsäure)
- Behandlung des Durchfalls

- ggf. Einsatz eines Dauertrokars (nach Buff, nur bei bereits entwickeltem Pansen) und Applikation eines Antibiotikums
- Stimulierung der Pansentätigkeit durch Gabe weichen Heus, Kälberkörnern, Pansensaft, Wasser

Was tun, wenn das Kalb durch einen Durchfall exsikkotisch ist?

Das Leitsymptom für Enteritiden bei Kälbern ist der Durchfall. Darmentzündungen können vielfältige Ursachen haben und unspezifischer (Fütterungs- und Haltungsfehler) oder spezifischer Natur (Viren, Bakterien, Parasiten) sein. Bei einer Dehydratation < 8% des Körpergewichts und vorhandenem Saugreflex kann das Kalb noch oral rehydriert werden.

Therapie
- **Orale Rehydratationstherapie** (ORT) über Tränke oder Drench
- Gabe kleiner Milchmengen gemischt mit isotonischen ORT-Tränken
- empfohlene Zusammensetzung der ORT-Tränke (nach Nappert):

Natrium:	100–120 mmol/l
Kalium:	20 mmol/l
Chlorid:	50 mmol/l
Phosphat:	5–15 mmol/l
Acetat, Propionat:	50–80 mmol/l
Citrat:	2–10 mmol/l
D-Glucose*:	110–140 mmol/l
Energie*:	90–110 kcal/l
Osmolarität*:	300–430 mosm/l

* = ohne Vermischen mit Milch

Ist der Saugreflex ausgefallen oder beträgt die Dehydratation > 8%, sollte eine parenterale Flüssigkeitstherapie eingeleitet werden. Ein Kalb, das nicht mehr trinkt, wird zum Intensivpatienten.
- **Parenterale Flüssigkeitszufuhr** (Dauerkatheter in V. jugularis)
- Dauertropfinfusion von 5 l NaCl-Lsg. 0,9%
- Azidose: Zumischung von 250–750 ml Natriumbicarbonat-Lsg. 8,4% und 50–100 (bis 500) ml Glucose-Lsg 40%
- Infusionsgeschwindigkeit: 1–1,5 l/h (bei Kälbern < 25 kg langsamer infundieren)

Was tun, wenn das Kalb an Koliken leidet?

Meistens sind es Krampfkoliken, denen man mit einem Spasmoanalgetikum (Metamizol: 50 mg/kg, in Kombination mit Butylscopolamin: 0,4 mg/kg, z. B. Buscopan comp.® i. v. 2-mal tägl. über max. 3 Tage) erfolgreich begegnen kann.

Was tun beim akuten Weideemphysem (akutes Lungenemphysem und -ödem der Weiderinder)?

Mit dem Futter aufgenommenes L-Tryptophan wird im Pansen über Indolessigsäure zu 3-Methyl-Indol und dieses in den Pneumozyten zu dem hochtoxischen 3-Methy-2,3-epoxindol metabolisiert. Entstehende pathologische Veränderungen sind u. a. laryngeale und tracheale Blutungen, schwerer Lungenstau, Lungenödem und interstitielles Emphysem. Die Krankheit tritt 2–3 Wochen nach dem Wechsel auf eine bessere Weide auf.

Symptome
- ausgeprägte exspiratorische Dyspnoe, häufig mit exspiratorischem Stöhnen, kein oder wenig Husten, Speicheln, z. T. subkutanes Emphysem; die *Letalität* beträgt bei deutlich erkrankten Tieren etwa 30%; insgesamt beträgt die Mortalität in betroffenen Herden etwa 3%. Zu den meisten Todesfällen kommt es innerhalb von 2 Tagen nach Auftreten der Erscheinungen; spätere Todesfälle können nach Aufregungen oder Anstrengungen vorkommen. Überlebende Tiere genesen im Verlauf von 2–3 Wochen.

Therapie
- der Abtrieb oder Abtransport erkrankter Tiere von der Weide birgt mehr Gefahren als das Belassen auf der Weide
- Glucocorticoide und NSAID sind unter experimentellen Bedingungen unwirksam
- intravenöse Verabreichung von Vitamin C und Ca-Borogluconat
- Furosemid 0,4–1,0 mg/kg i. v. oder i. m. alle 12 h

Was tun bei Ketose?

Bei der Ketose handelt es sich um eine Störung des Kohlenhydratstoffwechsels, die sich fast ausschließlich bei hochlaktierenden Kühen am Anfang der Laktation (in den ersten 2–8 Wochen p. p.) äußert. Nach dem Abkalben werden plötzlich viele Kohlenhydrate als Energieträger zur Milchproduktion benötigt. Diese sind aber nicht unbeschränkt vorhanden und bei einer Kuh mit hoher Milchleistung schnell aufgebraucht. Bei Mangel werden Kohlenhydrate durch Fettabbau zur Verfügung gestellt, wobei auch sog. Ketonkörper entstehen. Das Futter hat einen erheblichen Einfluss auf die Entstehung der Ketose (Energiemangel, Proteinüberversorgung, Schadstoffbelastung). Zu den Symptomen gehören Acetonämie und Acetonurie.

Therapie
- Infusion von Glucose (200 g in 20–40%iger Lsg.)
- alternativ: Dauerinfusion von 1000 g Glucose in 10 l NaCl-Lsg. 0,9% kombiniert mit Insulin (1 IE pro 3 g Glucose)
- Glucocorticoid-Gabe (Steigerung der Gluconeogenese, Verminderung der Glucoseutilisation, vorübergehende Reduktion der Milchleistung), z. B. Dexamethason (Dexadreson forte®, Dexamethason®, Dexasel®, Dexatad®) 0,02–0,08 mg/kg i. v., i. m., s. c.
- orale Verabreichung von sog. glukoplastischen Substanzen (z. B. Natriumpropionat 200–280 mg/kg/Tag auf zwei Gaben verteilt und in Wasser aufgelöst p. o., über 3–5 Tage)
- Gabe eines Digestivums, z. B. Menbuton (Genabil®: 10 mg/kg tief i. m. oder langsam i. v., ggf. nach 48 h wiederholen)
- Bewegung fördert die Verstoffwechselung von Ketonkörpern
- Kontrolle der Futterration (Futtermittelberater, Tiergesundheitsdienste)

Was tun bei Hypokalzämie (Syn. Milchfieber, Gebärparese)?

Die Hypokalzämie entsteht aufgrund einer Störung der Ca-Homöostase. Mit Beginn der Laktation setzt eine gewaltige Steigerung des Ca-Abflusses ein. 10 l Kolostrum enthalten 23 g Ca im Vergleich zu etwa 16 g in der gesamten Extrazellulärflüssigkeit und 4–5 g im Plasma. Während dieser Zeit kommt es bei fast allen Kühen zu einer mehr oder weniger ausgeprägten Hypokalzämie. Bei älteren Kühen ist sie meist stärker als bei jüngeren. Mechanismen der Gegenregulation benötigen 24–48 h bis zur Wirkung. Der anhaltende Ca-Abfluss über die Milch kann selbst bei reduzierter Milchleistung so groß sein, dass das Tier stirbt.

Man unterscheidet **3 Phasen der Hypokalzämie:**
- Phase I: Hyperästhesie, Tetanie, Trippeln, Stehen mit steil gestellten Hinterbeinen, Bewegungsunlust, Nervosität, Tachykardie, leicht erhöhte Temperatur
- Phase II: Festliegen in Brustlage (Dauer 1–12 h), leichtes Ankonäenzittern, trockenes Flotzmaul, Kopf seitlich eingeschlagen, Nystagmus, Extremitäten oder gesamte Körperoberfläche kühl, Herzschlag schwach und frequent, leichte Tympanie, Rektumampulle gefüllt

- Phase III: Festliegen in Seitenlage, zunehmende Trübung des Bewusstseins bis zum Koma, deutliche Tympanie, röchelnde Atmung (Gefahr der Aspiration), Herzfrequenz 120/min oder höher, Puls nicht mehr tastbar, Tod innerhalb weniger Stunden

Therapie
- falls möglich, in Seitenlage liegende Kühe aufrichten
- Tiere auch in Phase I sofort behandeln
- intravenöse Infusion von Ca-Gluconat (Ca-Borogluconat-Lsg. 24%) oder Ca-/Mg-Aspartat (in Phase I ggf. s. c.): 15–20 mg Ca/kg nach Wirkung und unter Herzkontrolle, Infusionsdauer mindestens 10 min → normale Reaktion auf Ca-Infusion: HF sinkt, erhöhte Aufmerksamkeit, Flotzmaul wird feucht, Kot- und Harnabsatz, Ruktus
- bis zu zwei Nachbehandlungen mit gleicher Dosis nach jeweils 12 h
- bei Ca-Unverträglichkeit (Herzarrhythmien): Infusion verlangsamen oder abbrechen, Rest s. c. (wenn Präparat dafür zugelassen); plötzliche Todesfälle kommen vor, sie sind nicht vorher abzusehen und nicht mit Sicherheit zu verhindern
- bei ausbleibenden Aufstehversuchen: Vergrittungsgeschirr, weiche Lagerung, mindestens 4-mal pro Tag umlagern

Was tun bei hypomagnesämischer Tetanie erwachsener Rinder (Syn. Weide-, Stall-, Transporttetanie)?

Die sog. Weidetetanie tritt bei niedrigem Mg-Blutspiegel auf (Verfütterung von jungem, Mg-armen, aber Kalium- und eiweißreichen Gras mit niedrigem Energiegehalt), häufig nach für das Tier aufregenden Ereignissen (Adrenalin senkt den Mg-Spiegel). Es kommt zu einer vermehrten Acetylcholin-Freisetzung an den motorischen Endplatten, woraus verstärkte Muskelkontraktionen resultieren.

Symptome
- Muskelzuckungen und Hypermetrie, Niederstürzen, tonisch-klonische Krämpfe mit Opisthotonus und Bulbusrotation, plötzliche Todesfälle durch Atemlähmung

Therapie
- Infusion und subkutane Injektion von Mg-Verbindungen (z. B. 200–400 ml 15%iges Mg-Gluconat vorsichtig i. v. unter Kontrolle der Herztätigkeit)

Was tun bei Schlundverstopfung?

Schlundverstopfungen werden meist hervorgerufen durch das Abschlucken ungenügend zerkleinerter, relativ fester Futterteile, die sich dann an einer der Engstellen des Schlundes festsetzen. Bei vollständiger Verlegung des Ösophaguslumens kommt es zu akuter Pansentympanie mit dorsaler Gasblase. Es besteht die Gefahr der Aspirationspneumonie. Besteht die Verstopfung > 6 h, können Drucknekrosen resultieren.

Symptome
- plötzlich einsetzende Inappetenz, Würgen, schwallartiger Ausfluss von Speichel, Husten, Tympanie, kolikartiges Verhalten, Angst

Diagnose
- ggf. durch Palpation von außen oder durch Sondierung des Schlunds mittels einer weichen Sonde mit gazeumwickeltem Kopf
- Prüfung auf Verletzungen (Blut) oder Gewebsnekrose (übler Geruch)

Therapie
- abhängig vom Sitz und der Erreichbarkeit des Fremdkörpers
- Sedation (Xylazinhydrochlorid: 0,05–0,1 mg/kg i. m. oder langsam i. v.) und ausreichende Fixierung des Tieres
- nach Möglichkeit Entfernung nach oral durch Ausmassieren (bei Kopftiefhaltung) oder mittels spezieller Instrumente (Thygesen-Sonde, Früchte-Evakuator), sonst nach aboral (Thiro-Rohr, bei adulten Rindern nur mit dem dicken Ende voran) nach ausreichender Fixierung des Tieres
- chirurgische Entfernung via Oesophagotomie oder Rumenotomie mit Einsatz des Thiro-Rohres von der Kardia aus

Was tun bei Tympanie?

Man unterscheidet zwischen der Pansentympanie mit schaumiger Durchmischung des Panseninhaltes und der Pansentympanie mit dorsaler Gasblase.

Pansentympanie mit schaumiger Durchmischung

Manche Pflanzeninhaltsstoffe bewirken im Pansen die Bildung von Schaum, welcher nicht durch den Ruktus abgegeben werden kann. Auftreten z. B. nach unvorbereitetem Zugang zu üppigem Grünfutter, Verfütterung von feuchtem frischen Raps oder Luzerne, am 2.–3. Tag der Futterumstellung

Symptome
- Vorwölbung der linken Flanke, Inappetenz, Kolik, häufiger Kot- und Harnabsatz, Dyspnoe, Maulatmung, bis zum Kollaps und Tod

Diagnose
- Fütterungsanamnese
- bei Sondierung des Pansens geht kein Gas ab

Therapie

> **Cave:** keine Trokarierung!

- Antizymotika (schaumbrechende Mittel) per Sonde eingeben (ggf. mit Druck): Medikamente auf Basis von Dimethylpolysiloxan (Dimeticon, Silikonpräparate) 2–10 mg/kg in mehreren Litern Wasser; Wiederholung nach Bedarf. Die Sonde bleibt liegen, bis der Schaum zu einer flüchtigen Gärblase konfluiert, die dann über die Sonde abgeht. Die behandelten Tiere müssen intensiv überwacht werden.
- In sehr schweren Fällen ggf. Rumenotomie: Mit einem spitzen und scharfen Messer setzt man in der Mitte der linken Flanke einen 10–20 cm langen Schnitt. Der schaumige Panseninhalt ergießt sich dann im Strom. Soweit möglich, sollten die Pansenränder erfasst und hervorgezogen werden. Anschließend muss die Wunde gesäubert, drainiert und teilweise verschlossen werden.

Pansentympanie mit dorsaler Gasblase

Diese Form der Pansentympanie entsteht durch mangelhafte Eruktation der in normaler Menge anfallenden Gase aufgrund mechanischer Obstruktionen, motorischer oder nervaler Störungen. Zumeist sind ältere Kälber und Fresser betroffen, häufig auch rezidivierend.

Symptome
- offensichtliche Vorwölbung der linken Flanke

Diagnose
- Gasabgang nach Einführen einer Nasenschlundsonde

Therapie
- Gas ablassen über Nasenschlundsonde
- bei lebensbedrohlichen Zuständen: Trokarierung (bei adulten Rindern etwa 40 cm langer Trokar mit scharfem Stilett), Einstichstelle jeweils eine Handbreit unter den Enden der Lendenwirbelquerfortsätze und hinter dem Rippenbogen, Stich mit einem Ruck in Richtung auf den rechten Ellenbogen, Entfernung des Stiletts, fraktioniertes Ablassen des Gases (sonst Kollapsgefahr)
- bei rezidivierender Tympanie: Schraubtrokar nach Buff oder Anlegen einer kleinen Pansenfistel
- ausgewogene Futterration (keine „Heudiät")

Was tun bei forcierter Pansengärung und -azidose?

Die akute Milchsäure-Pansenazidose entsteht durch Aufnahme ungewohnt großer Mengen leicht vergärbarer Kohlenhydrate. Es resultieren ausgeprägte Veränderungen in der Pansenmikroflora zugunsten milchsäurebildender Streptokokken, Absterben der zellolytischen Flora und der Infusorien bei einem pH < 5. Durch Resorption von Milchsäure kommt es zur metabolischen Azidose und Ruminitis.

Symptome
- Inappetenz, voller Pansen, kein Wiederkauen, leichte Kolik bis zu schwerer Störung des Allgemeinbefindens mit Festliegen, Durchfall

Diagnose
- anhand der Anamnese
- Pansensaft-pH < 5,5

Therapie
- hängt von der Schwere des Krankheitsbildes und von der verstrichenen Zeitspanne seit der Aufnahme der toxischen Kraftfuttermengen ab
- symptomatisch, bei noch festem Panseninhalt: ggf. Rumenotomie mit Entleerung und Spülung des Pansens, anschließend gehäckseltes Heu und Pansensaft eines gesunden Rindes in den Pansen eingeben
- bei bereits weitgehend verflüssigtem Panseninhalt: Entleerung durch Spülung (mehrmalige Instillation von Wasser und anschließendes Abhebern) über eine weitlumige Nasenschlundsonde
- bei schwer exsikkotischen und azidotischen Patienten: Infusion (für Erstbehandlung kann von einem Basendefizit von 20 mmol/l ausgegangen werden); bei adulten Rindern Dosierung von Natriumbicarbonat von etwa 0,4 g/kg. In weniger ausgeprägten Fällen kann die Verabreichung von Wasser und Natriumbicarbonat per Sonde ausreichen.

Was tun bei linksseitiger Labmagenverlagerung?

Sie kommt bei verschiedenen Rinderrassen vor, meist kurz vor bis etwa 2 Monate nach der Kalbung. Ätiologie und Pathogenese sind bislang ungeklärt, ein Zusammenwirken einer genetischen (Großrahmigkeit), mechanischen (Trächtigkeit, Kalbung) und Fütterungskomponente (hoher Kraftfutteranteil an Gesamtration) wird jedoch vermutet.

Symptome
- wechselhafte Futteraufnahme, Leistungsrückgang, Ketose, schmierige Fäzes, Klingeln und Plätschern links, über der rippengestützten Bauchwand keine Pansenmotorik auskultierbar

Therapie

Konservativ (Wälzen)

Der Labmagen wird durch die Gaskuppel stets nach oben gezogen. Das Rind wird auf die linke Seite gelegt, Vorder- und Hinterbeine werden gefesselt und fixiert. Das Tier wird langsam auf den Rücken und dann zurück auf die linke Seite gedreht. Dabei wird der Bauch des Tieres von einer kräftigen Person mit den Fäusten in Schwingungen versetzt. Durch Perkussionsauskultation kann verfolgt werden, ob der Labmagen sich in der gewünschten Weise zurückverlagert. Im negativen Fall kann die Prozedur wiederholt werden. Manche Praktiker binden danach das Tier als Rezidivprophylaxe über einige Tage mit dem rechten Hinterfuß seitlich so an, dass es sich nur auf die linke Seite legen kann. Wälzen führt in etwa 25–60% der Fälle zu dauerhafter Heilung. Bei vorübergehender Fixation des rechten Hinterbeins soll die Erfolgsrate nochmals um ca. 25%-Punkte auf über 85% gesteigert werden können.

Operativ *ohne* **Eröffnung der Bauchhöhle**
- „Blind stitch" und „Toggle pin suture" (nach Sterner und Grymer):
- Verlauf der rechten Eutervene markieren (da sie in Rückenlage der Kuh kollabiert)
- Verbringen des Tieres in Rückenlage
- *„Blind stitch":* Mit einer etwa 20 cm langen, gebogenen, scharfen Nadel werden 2–3 Knopfhefte parallel durch Bauch- und Labmagenwand gelegt.
- *„Toggle pin suture":* Zwei etwa 4 cm lange Metallknebel mit einem in der Mitte senkrecht zur Längsachse eingeschweißten Faden werden mit Hilfe eines kleinen Trokars in den Labmagen gebracht und die Fadenenden miteinander verknotet (**Cave:** 2–3 Fingerbreit Platz unter dem Faden lassen, da Operationsstelle anschwillt und der Faden dann einschneiden oder reißen kann). Eine ausführliche Darstellung der Methode befindet sich auf der Website: www.ldatogglesuture.com.

- Vorteile:
  - schnell und billig
  - die Futteraufnahme der Patienten steigt rascher wieder an
  - Erfolgsrate bei Geübten vergleichbar mit anderen Methoden
- Nachteile:
  - gelegentlich generalisierte Peritonitis
  - Labmagenfisteln
- **Endoskopische Methode** (nach Janowitz):
- am stehenden Tier Punktion des Labmagens von der linken Flanke und Entgasung
- Einsetzen eines Knebels (toggle) mit einem langen Faden
- Rind in halblinke Rückenlage bringen, danach Faden in der Bauchhöhle endoskopisch suchen, nach außen ziehen und dort befestigen

Operativ *mit* Eröffnung der Bauchhöhle

- **„Utrechter Methode"**
- am stehenden Tier von links
- mit einem etwa 2 m langen Faden den Ansatz des Netzes im Bereich der dorsal liegenden großen Kurvatur mehrfach fortlaufend durchstechen
- Labmagen mit Kanüle und angesetztem Schlauch entgasen (sinkt nach unten)
- nacheinander die Fäden in eine große scharfe Nadel einfädeln und die ventrale Bauchwand von innen an Stellen durchstechen, die ein Assistent von außen durch Drücken anzeigt
- Fadenenden werden verknotet
- Vorteile:
  - große Kurvatur des Labmagens ist der Adspektion zugänglich
  - Lösen von Verklebungen möglich
  - Hochträchtigkeit stört wenig
- **Omentopexie nach Dirksen**
- am stehenden Tier von rechts
- Punktion und Entgasung des Labmagens mit Kanüle und angesetztem Schlauch auf der höchsten Stelle
- Labmagen wird unter dem Pansen hindurch nach rechts „geschoben" und der Pylorus am großen Netz in die OP-Wunde gebracht
- Verankerung einer Perlonscheibe in der Nähe des Pylorus
- Fäden mit Nadel kaudoventral der OP-Wunde durch die Bauchwand stechen und mit einem später subkutan zu versenkenden Perlonknopf verknoten
- Vorteile:
  - kann von einem geübten Operator alleine und unabhängig vom aktuellen Verlagerungszustand des Labmagens durchgeführt werden

- **Am liegenden Tier von ventral**
- Eröffnung der Bauchhöhle und Fixierung des Labmagens durch Einbeziehung in die Naht
- führt in etwa 90% der Fälle zum Erfolg

Was ist eine sog. „Leberschutztherapie"?

Eine Behandlung bestehender Lebererkrankungen muss in erster Linie auf die Behebung der Grundkrankheiten ausgerichtet sein. Zur Ausheilung von Leberschäden kommen Infusionen mit Glucose (250–500 ml/Tag einer 25%igen Lsg.) und Aminosäuremischungen (z. B. Amynin®) als Dauertropfinfusion über den ganzen Tag zur Anwendung (Kuh: 5–10 l/Tag). Bei Gallenstauungen kann die Gabe von Spasmolytika und salinischen Abführmitteln (z. B. Magnesiumsulfat: 100–300 g p. o.) empfohlen werden.

Was tun, wenn die Kuh nach der Geburt stark aus der Scheide blutet?

Treten massive Blutungen nach außen auf, sind i. d. R. die großen Vaginalgefäße verletzt. U. U. kann versucht werden, via Massenligaturen von der Scheide aus die Blutung zu stoppen. Gelingt dies, so ist eine langsame Volumensubstitution mit physiologischer Kochsalzlösung (bis 20 l) vorzunehmen. Ist der Erfolg fraglich, wird der Landwirt auf einer Notschlachtung bestehen, insbesondere bei oft vergesellschafteten umfangreichen Verletzungen des Geburtskanals.

Was tun bei einem Knochenbruch?

Pauschal ist dies nicht zu beantworten. Machbar ist vieles (Nagelung, Verplattung, Schienung), doch ist der Nutzen unter dem Zwang der Wirtschaftlichkeit in der Nutztierhaltung umstritten. Grundsätzlich hängt das Handeln von der Art des Knochenbruches ab. Gedeckte Klauen-, Kron- und Fesselbeinfrakturen können durch das Anbringen eines Holzklotzes an der gesunden Nachbarklaue entlastet werden. Weiter proximal liegende Frakturen haben zumeist nur Heilungsaussichten bei Kälbern und Rindern mit einem Körpergewicht bis 200 kg. Bei diesen Alters- und Gewichtsklassen können Röhrbeinfrakturen mit aushärtenden Kunststoffverbänden (z. B. Delta-lite, Scotch-Cast) mit entsprechender Polsterung, Tibiafrakturen durch das Anlegen eines Glasfaserverbandes in Kombination mit einer Thomasschiene konservativ behandelt werden. Frakturen des Femur bzw. Humerus müssen operativ (Nagelung, Verplattung) in Allgemeinnarkose versorgt werden. Beckenfrakturen bei Kühen (Geburten, Laufstallunfall) sind kritisch zu bewerten, da eine weitere Nutzung zur Zucht fraglich ist. In Einzelfällen können diese spontan heilen, wenn es zu keiner Dislokation der Bruchenden gekommen ist.

Zumeist wird jedoch der Landwirt darauf bestehen, das Tier zu schlachten, da frische Brüche nicht zur Untauglichkeit des Fleisches führen. Allerdings hat der Tierarzt über die Transportfähigkeit des verunfallten Tieres nach § 27 TierSchTrV zu entscheiden. Danach sind solche Nutztiere nicht transportfähig, die aufgrund ihrer Krankheit oder Verletzung nicht in der Lage sind, aus eigener Kraft ohne schmerzhafte Treibhilfen in das Transportmittel zu gelangen oder bei denen auf Grund ihres Zustandes abzusehen ist, dass sie dieses aus eigener Kraft nicht wieder verlassen können. Kälber können jedoch auf das Transportfahrzeug getragen werden.

9.2 Notfallmedikamente mit Dosierung

Tab. 9-1 Auswahl an Notfallmedikamenten beim Rind

Stoffgruppe Wirkstoff (Handelsname®)	Indikation	Dosis
Schockzustände		
Glucocorticoide Dexamethason (Dexdreson forte, Dexatad, Rapidexon, Voren)	Glottisödem	2–5 mg/kg langsam i. v.
Katecholamine Adrenalin (Suprarenin[1])	anaphylaktischer Schock	0,5–1 µg/kg i. v. im DT, 0,02 mg/kg intratracheal
Kolikzustände		
Parasympatholytika Butylscopolamin (+ Metamizol) (Buscopan comp.)	Spasmen der glatten Muskulatur, akute Diarrhö	0,32 mg Butylscopolamin/kg + 40 mg Metamizol/kg i. v., i. m. 3-mal tägl.
Spasmoanalgetika Metamizol (Metapyrin, Metamizol, Novacen, Vetalgin)	schmerzhafte Zustände, Spasmen der glatten Muskulatur	20–50 mg/kg langsam i. v. i. m., p. o., 1–2-mal tägl.

Tab. 9-1 Fortsetzung

Stoffgruppe Wirkstoff (Handelsname®)	Indikation	Dosis
Notfälle beim Bewegungsapparat		
Glucocorticoide Dexamethason (Dexamethason, Dexasel, Hexadreson)	akute, nicht infektiös bedingte Entzündungs-zustände	0,03–0,06 mg /kg i. v., i. m.
Prednisolon (Prednisolon, Prednisolonacetat)	aseptische Arthritis	5–250 mg/Gelenk i. a., je nach Gelenkgröße
NSAID Flunixin (Binixin, Flumeg, Flunidol RP, Flunixine 5%, Meflosyl)	akute schmerzhafte Entzündungsprozesse	2,2 mg/kg langsam i. v. 1-mal tägl. über 5 Tage
Ketoprofen (Romefen RP 10%)	akute schmerzhafte Entzündungsprozesse	3 mg/kg langsam i. v., i. m., 1-mal tägl.
Metamizol (Chosalgan-S, Metamizol, Metapyrin, Novacen, Vetalgin)	schmerzhafte Erkrankungen der Muskeln und Gelenke	20–50 mg/kg langsam i. v., i. m., 1–2-mal tägl.
Respiratorische Notfälle		
Analaptika Doxapram (Doxapram-V)	neonatale Asphyxie	0,5 mg/kg in die Maulhöhle träufeln oder i. v., i. m., s. c.
Bronchospasmolytika Theophyllin (afpred Forte-Theo[1], Euphylong[1])	Lungenödem	5–10 mg/kg i. v.
Parasympatholytika Atropin (Atropin[1])	Bronchospasmus	0,05 mg/kg s. c.
Kardiologische Notfälle		
Antiarrhythmika Atropin (Atropin[1])	Bradykardie	0,02–0,04 mg/kg i. v., p. o., 4-mal tägl.
Diuretica Furosemid (Dimazon)	kardial bedingtes Lungenödem	0,5–2,0 mg/kg i. v., i. m., 1-mal tägl.

[1] HAM, DT: Dauertropf

9.3 Vergiftungen

Im Falle einer Vergiftung ist eine umfangreiche Anamnese zu erheben, um das aufgenommene Gift möglichst identifizieren zu können. Das Tier oder die Tiergruppe sind von der Gefahrenquelle fernzuhalten und an der weiteren Giftaufnahme zu hindern.
Im Weiteren sind lebensrettende Sofortmaßnahmen einzuleiten (s. Teil III: Kap. 9.3).

Sofortmaßnahmen
- **Sicherung der Atmung:** bei Lungenödem Gabe von Dexamethason (0,04–0,08 mg/kg i. m., s. c.)
- **Stabilisierung des Kreislaufes:** ggf. Schocktherapie, Volumensubstitution mittels i. v.-Gabe von Dextran 60 (1,2 g/kg/24 h oder 20 ml 6%ige Lösung/kg/24 h) oder Elektrolytlösung und Glucose (erste Stunde 10 ml/kg im Sturz, danach 80 ml/kg/24 h im mittleren Tropf) oder HES (in 6%iger oder 10%iger Konzentration in isotoner Elektrolytlösung im Sturz, Tagesdosis max. 1,2 g/kg i. v. oder 10–20 ml/kg i. v., Hämatokrit überwachen!), ggf. Bluttransfusion
- **Behandlung von Krämpfen:** Xylazinhydrochlorid (0,1–0,3 mg/kg i. m. oder 0,05–0,1 mg/kg i. v., **Cave:** blutdrucksenkend), Pentobarbital (10–20 mg/kg langsam i. v.)

Dekontamination
- ggf. Rumenotomie
- Adsorbens: Aktivkohle (s. Teil III: Kap. 9.3), 200–300 g/l
- Laxanzien: Glaubersalz (Natriumsulfat): 1 g/kg als 5–10%ige wässrige Lösung (50–100 g/l) per Nasenschlundsonde, fraktioniert in Portionen von 100 g über den Tag verteilt
- Dekontamination von Haut und Fell: (s. Teil III: Kap. 9.3)

Forcierte Ausscheidung (s. Teil III: Kap. 9.3)

Antidottherapie: Es gibt nur wenige spezifische Antidota.

Tab. 9-2 Ausgewählte Gifte und ihre Antidota

Gift	Antidot	Dosis
Vergiftungen mit Arzneimitteln		
Atropin (o. andere Anticholinergika)	Physostigmin	0,05 mg/kg langsam i. v., ggf. wiederholen bei erneutem Auftreten der Vergiftungssymptome
Vergiftungen mit Pflanzen/Pilzen		
Kirschlorbeer	Natriumnitrit, dann Natriumthiosulfat	20–25 mg/kg langsam i. v. als 1%ige Lsg., dann 0,5–1,25 mg/kg i. v. als 25%ige Lsg.
Frühjahrsmorchel, Knollenblätterpilz	Silibinin	30–40 mg/kg p. o. 2–3-mal tägl. (3 Tage) + Penicillin G 20 000–50 000 IE/kg i. v., i. m., 4-mal tägl. (3 Tage)
Vergiftungen mit Pestiziden		
Arsenverbindungen (Rodentizide, Insektizide)	Dimercaprol (BAL)	3 mg/kg i. m. 2–4-mal tägl.
Organophosphate, Carbamate (Insektizide, Herbizide)	Atropinsulfat	0,2–0,6 mg/kg (⅓ i. v., ⅔ i. m., s. c.), ggf. Wiederholung
Thalliumverbindungen (Rodentizid)	Kaliumchlorid	KCl-Lsg. 0,2% in Glucose-Lsg. 5%: max. 10 ml/kg/h i. v., max. Tagesdosis: 3 mmol KCl/kg
Vergiftungen mit Metallen		
Blei	CaNa$_2$EDTA	75–110 mg/kg/Tag langsam i. v. als 7,5%ige Lsg. in Glucose verteilt auf 2–3 Dosen tägl. (4 Tage), 5 Tage Pause, 4 Tage weitere Behandlung
Eisenverbindungen	Deferoxamin	bis 80 mg/kg/Tag langsam i. v. im DT, i. m., zusätzlich bis 100 mg/kg p. o.

Tab. 9-2 Fortsetzung

Gift	Antidot	Dosis
Quecksilber	Dimercaptopropansulfat	5 mg/kg langsam i. v., 6-mal im Abstand von jeweils 4 h, dann 2 mg/kg p. o. 2–3-mal tägl. für 21 Tage
	Dimercaprol	3 mg/kg i. m. 4-mal tägl., über 3 Tage, dann 2-mal tägl. über 10 Tage
Vergiftungen durch Futterinhalts- oder -zusatzstoffe		
Harnstoff	Essigsäure	3–5 l einer Essigsäure-Lsg. 5% per NSS
Natrium (Kochsalz)	CaNa$_2$EDTA	75–110 mg/kg/Tag langsam i. v. als 7,5%ige Lsg. in Glucose verteilt auf 2–3 Dosen tägl. (4 Tage), 5 Tage Pause, 4 Tage weitere Behandlung
Nitrat/Nitrit	Methylenblau	1–2 (max. 8) mg/kg in 1–2(max. 4)%iger Lsg. i. v., ggf. Wiederholung nach 24 h

DT: Dauertropf; NSS: Nasenschlundsonde

Weitere symptomatische Maßnahmen

- **Behandlung einer metabolische Azidose:** Gabe von Ringer-Lactat-Lsg. (bis 80 ml/kg/Tag i. v.), alternativ Natriumbicarbonat (2–5 mmol/kg, d. h. 2–5 ml einer 8,4%igen Lösung i. v.)
- **Behandlung von Koliken und Schmerzen:** Gabe von Metamizol (20–50 mg/kg i. v. oder tief i. m.) oder Flunixin (1–2 mg/kg i. v., i. m.) oder Spasmoanalgetika wie Butylscopolamin in Kombination mit Metamizol (Buscopan comp.®)
- **Sedation:**
  - Verbringen der Tiere in einen ruhigen, ggf. abgedunkelten Raum
  - Xylazinhydrochlorid (0,05–0,15 mg/kg i. v. oder 0,1–0,3 mg/kg i. m., **Cave:** blutdrucksenkend, atemdepressiv)
  - Neuroleptika sind bei Vergiftungen kontraindiziert (antiemetisch, muskeltonussteigernd, konvulsiv)
- **Regulation der Körpertemperatur und ggf. Antibiose**

9.4 Euthanasie

Unter bestimmten Umständen (z. B. Unfall, Vergiftung, begonnene Behandlung, Septikämie) können Rinder nicht regulär geschlachtet oder notgetötet werden. Dann steht die **Euthanasie** durch den Tierarzt an.

Vorgehensweise
- ggf. Tier fixieren und sedieren
- auf Schutz der eigenen Person sowie der Helfer achten
- sicherer venöser Zugang über Kanüle oder Venenkatheter in V. jugularis oder in eine Ohrvene
- keine intrakardiale Injektion (schmerzhaft) oder Injektion in Körperhöhlen, Muskeln oder Lunge (Verzögerung des Wirkungseintritts) bei nicht narkotisiertem Tier

Konnte wegen Komplikationen nur ein Teil des Medikamentes bis zum Narkoseeintritt verabreicht werden, kann am ungünstig gefallenen oder kreislaufschwachen Patienten die Restmenge intrakardial injiziert werden. Für solche unvorhersehbaren Fälle soll immer eine weitere Kanüle, Spritze und eine weitere Flasche des Medikaments sofort zur Hand sein. Die Injektion soll zügig, aber nicht zu schnell erfolgen.

- Applikation von **Pentobarbital** z. B. Eutha 77® (BTM, 40–80 mg/kg i. v. [1 ml/10 kg]) als Sturzinjektion unter Druck
  Nur in dieser konzentrierten Form ist bei erwachsenen Rindern ein geeignetes Injektionsvolumen (max. ca. 80 ml) und somit eine zügige, gefahrlose Injektion gegeben.
- Alternative: Kombination aus **Embutramid** (stark narkotisch, atemhemmend), **Mebenzoniumjodid** (wirkt lähmend auf die quergestreifte Muskulatur) und **Tetracain** (z. B. T61 ad us. vet.®: 1 ml/10 kg i. v.); intrapulmonale und intrakardiale Injektion nur bei bewusstlosen (narkotisierten) Tieren anwenden, um ein unter ungünstigen Umständen mögliches Ersticken bei Bewusstsein auszuschließen.

Weiterführende Literatur und Internetlinks

Siehe Anhang Kapitel 10.

10 Dosierungsvorschläge

10.1 Auswahl einiger Antibiotika und Antimykotika
sowie deren Dosierung 475

10.2 Auswahl einiger Glucocorticoide und deren Dosierung ... 477

10.3 Auswahl einiger nichtsteroidaler Antiphlogistika
und deren Dosierung 478

10.1 Auswahl einiger Antibiotika und Antimykotika sowie deren Dosierung

Tab. 10-1 Ausgewählte Antibiotika und Antimykotika beim Rind

Wirkstoffgruppe	Wirkstoff	Dosierung Rind
Aminoglykoside	Gentamicin	4,4–6,6 mg/kg/Tag i. m., auf 3 Einzeldosen am Tag verteilt, 100–150 mg/Euterviertel alle 12 h
	Kanamycin	15 mg/kg/Tag i. m., auf 3–4 Einzeldosen am Tag verteilt, 3–4 Tage lang
	Neomycin	2–3 g/Tag p. o. (Kalb bis 5. Monate), 4–5 g/Tag p. o. (Rind) bei E.coli-Enteritiden
	Streptomycin	10 mg/kg i. m.
β-Lactam-AB	Amoxicillin	7–15 mg/kg i. m. 1-mal tägl.
	Ampicillin	4–10 mg/kg p. o., 2-mal tägl.; 4–10 mg/kg i. m., 1-mal tägl.
	Benzylpenicillin	6000–12000 IE/kg i. m., 1-mal tägl. 1–3 Mio IE/Euterviertel, 1–2-mal tägl. über 3 Tage
	Cloxacillin	500–1000 mg/Euterviertel, 2-mal im Abstand von 24 h
	Oxacillin	1000 mg/Euterviertel, 3-mal im Abstand von je 24 h

Tab. 10-1 Fortsetzung

Wirkstoffgruppe	Wirkstoff	Dosierung Rind
Cephalosporine	Cefalexin	200 mg/Euterviertel, 4-mal im Abstand von je 12 h
	Cefazolin	300 mg/Euterviertel, 3-mal im Abstand von je 12 h
	Cefoperazon	100 mg/Euterviertel, 3-mal im Abstand von je 24 h
	Cefquinom	1 mg/kg i. m., 3–5 Tage; 75 mg/Euterviertel, 3-mal im Abstand von je 24 h
	Ceftiofur	1 mg/kg i. m., 1-mal tägl.
Gyrasehemmer	Danofloxacin	1,25 mg/kg i. m., 3-mal im Abstand von je 24 h
	Enrofloxacin	3 Stäbe intrauterin (insgesamt 600 mg)/Tag im Abstand von 1–2 Tagen, ein- oder mehrmalig; 2,5–5 mg/kg s. c.
	Marbofloxacin	2 mg/kg i. v., i. m., s. c., 1-mal tägl. über 3–5 Tage (Rind); 1 mg/kg p. o., 1-mal tägl. über 3 Tage (Kalb; Bolus)
Makrolide	Erythromycin	4–8 mg/kg i. m., 2-mal tägl.; 300 mg/Euterviertel, 3-mal im Abstand von 12 h
	Tylosin	10 mg/kg i. m., 2-mal tägl. über 3–5 Tage
Polyen–AB, Imidazole	Natamycin	0,1%ige Lsg. mit Schwamm oder Spritze auftragen: Kalb (6–9 Monate) ca. 700 ml, Rind ca. 1 l, nach 4–5 Tagen wiederholen
	Enilconazol	Konzentrat 1:50 mit Wasser verdünnen, 1-mal tägl. im 3–4 tägigen Abstand, 4-malige Anwendung
Polypeptid–AB	Colistin	2 mg/kg p. o. alle 12 h, 5–7 Tage; 3 mg/kg i. m. alle 24 h, 5–7 Tage
Sulfonamide	Sulfadimidin	ID: 100 mg/kg i. v., p. o., ED: 50 mg/kg i. v., p. o. für 3–4 Tage

Tab. 10-1 Fortsetzung

Wirkstoffgruppe	Wirkstoff	Dosierung Rind
	Sulfamethoxypyridazin	ID: 75 mg/kg i. v., i. m., s. c., ED: 50 mg/kg i. v., i. m., s. c. für 4 Tage
Sulfonamide + Trimethoprim	Sulfadiazin + Trimethoprim	Kälber: 30 mg/kg p. o., verteilt auf 2 Einzeldosen/Tag
	Sulfadoxin + Trimethoprim	15 mg/kg i. v., i. m.
Tetracycline	Chlortetracyclin	8 mg/kg (4 g/Tier intrauterin)
	Oxytetracyclin (OTC)	als Langzeit-OTC: 20 mg/kg i. m. alle 48–72 h, 4 Behandlungen; 5–10 mg/kg i. v., i. m., 1-mal tägl.
	Tetracyclinhydrochlorid	2 g/Tier/Tag intrauterin, 1–3-mal im Abstand von 1–2 Tagen

ED: Erhaltungsdosis; ID: Initialdosis

10.2 Auswahl einiger Glucocorticoide und deren Dosierung

Tab. 10-2 Ausgewählte Glucocorticoide beim Rind

Wirkstoff	Indikation	Dosierung Rind
Dexamethason	Schock	2–5 mg/kg langsam i. v., evtl. nach 8–12 h wiederholen
	Gebärpareseprophylaxe	0,02–0,08 mg/kg i. m., nicht früher als 4 Tage a. p.
	akute, nicht infektiöse Arthritis	2–10 mg/Gelenk
Prednisolon	akute, anaphylaktische Reaktionen	10–30 mg/kg langsam i. v. alle 8–12 h
	aseptische Laminitis	100–200 mg Gesamtdosis i. m. über 2–3 Tage
	akute, nicht infektiöse Arthritis	5–250 mg/Gelenk

10.3 Auswahl einiger nichtsteroidaler Antiphlogistika und deren Dosierung

Tab. 10-3 Ausgewählte nichtsteroidale Antiphlogistika beim Rind

Wirkstoff	Indikation	Dosierung Rind
Carprofen	Zusatzmedikation bei akuten, infektiösen Atemwegserkrankungen und Mastitiden	1,4 mg/kg i. v., s. c., einmalig in Kombination mit antimikrobieller Therapie
Flunixin	Verletzung des N. radialis	250–500 mg/Tier i. v., i. m., 2-mal tägl. über 2–3 Tage
	akutes Entzündungsgeschehen	ID: 2,2 mg/kg langsam i. v. ED: 1,1 mg/kg i. v., i. m., 2-mal tägl. über 3–5 Tage
Ketoprofen	akute, schmerzhafte Erkrankungen des Bewegungsapparates und E.-coli-Mastitis	3 mg/kg langsam i. v., i. m., 1-mal tägl. über 3 Tage
Meloxicam[1]	Zusatzmedikation bei akuten, infektiösen Atemwegserkrankungen	Kalb: 0,5 mg/kg i. v., i. m., s. c., einmalig in Kombination mit antimikrobieller Therapie
Metamizol	Spasmen der glatten Muskulatur	20–50 mg/kg langsam i. v., i. m., 1–2-mal tägl.

ED: Erhaltungsdosis; ID: Initialdosis
[1] aufgrund der starken Affinität zu Plasmaproteinen sollte Meloxicam nicht zusammen mit anderen Arzneimitteln mit hoher Plasmaeiweißbindung (Diuretika, Aminoglykoside u. a.) verabreicht werden

Weiterführende Literatur und Internetlinks

Baier W, Schaetz F. Tierärztliche Geburtskunde. 5. Aufl. Stuttgart: Enke 1984.

Berchtold J, Prechtl J. Orale und parenterale Flüssigkeitstherapie. Nutztierpraxis aktuell 2002; Ausgabe 2.

Bostedt H. Fruchtbarkeitsmanagement beim Rind. 5. Aufl. Frankfurt/Main: DLG-Verlag 2006.

Bragulla H. Begleitmaterial zur Vorlesung „Embryologie" Thema Sexualzyklus; Mai 2004 (www.userpage.fu–berlin.de)

De Kruif A, Mansfeld R, Hoedemaker M. Tierärztliche Bestandsbetreuung beim Milchrind. 2. Aufl. Stuttgart: Enke 2007.

Dirksen G, Hermanns W. Bandscheibenläsionen am Schwanz von Rindern infolge unsachgemäßer Fixation zur Blutentnahme aus der Vena caudalis mediana. Dtsch tierärztl Wschr 2007; 114: 178–82.

Dirksen G, Gründer H-D, Stöber M (Hrsg.). Innere Medizin und Chirurgie des Rindes. 5. Aufl. Stuttgart: Parey 2006.

Hofmann W. Rinderkrankheiten: Innere und chirurgische Erkrankungen. 2. Aufl. Stuttgart: Ulmer 2005.

Knickel U. Untersuchungen über den Einfluß der Besamungshäufigkeit auf die Embryonenqualität und Beurteilung der Fruchtbarkeit bei Spendertieren nach der Embryonengewinnung. Vet Med Diss Hannover 1991.

Laboklin: Laborinformationen. Bad Kissingen: Labor für klinische Diagnostik GmbH 1993.

Nappert G. Praktische Aspekte bei der oralen Rehydratationstherapie durchfallkranker Kälber. Nutztierpraxis aktuell 2003; Ausgabe 7.

Popesko P. Atlas der topographischen Anatomie der Haustiere. 5. Aufl. Stuttgart: Enke 1998.

Pfarrer C. Unterrichtsfolien zum Seminar „Allgemeine Embryologie"; JLU Giessen (www.vetmed.uni-giessen.de/vet-anatomie)

Richtwerte wichtiger Laborparameter bei Haustieren; Tiermedizinisches Labor Ingolstadt (Broschüre).

Rosenberger G (Hrsg.). Die klinische Untersuchung des Rindes. 3. Aufl. Berlin: Parey-Verlag 1990.

Sarmento SS. Untersuchungen zur verzögerten Ovulation beim Rind. Vet Med Diss München 2004.

Steiner A, von Rotz A. Die wichtigsten Lokalanästhesien beim Rind: Eine Übersicht. Schweizer Archiv für Tierheilkunde 2003; 145: 262–71.

Tierärztliche Vereinigung für Tierschutz e.V. (TVT). Merkblatt 84: Töten größerer Tiergruppen im Seuchenfall.

Tierärztliche Vereinigung für Tierschutz e. V. (TVT). Merkblatt 86: Zur Enthornung von Rindern.

www.bundestieraerztekammer.de
www.fli.bund.de
www.fruchtbarkeitsmanagement.de
www.kastration.ch
www.laboklin.de
www.ldatogglesuture.com
www.pferdewissenschaften.at/Skript-Reprovet-3.ppt
www.portal-rind.de
www.rote-liste.de
www.tierschutz-tvt.de
www.tsk-bw.de
www.vetidata.de

www.vetion.de
www.vetline.de
www.vetmed.uni-muenchen.de/med2//skripten/p0.html
www.vu-wien.ac.at

V Schwein

1 Anatomie und Zugänge

Anatomie 483
Lymphknoten (Schautafel 1-1) 483
Skelett (Schautafel 1-2) 484
Brust- und Bauchorgane rechts (Schautafel 1-3) 486
Brust- und Bauchorgane links (Schautafel 1-4) 487

1.1 Zugänge 488
1.1.1 Intravenöse Injektion (i. v.) 488
1.1.2 Intramuskuläre Injektion (i. m.) 491
1.1.3 Subkutane Injektion (s. c.) 492
1.1.4 Intrakutane Injektion 492
1.1.5 Intraperitoneale oder intraabdominale Injektion (i. p.) 492
1.1.6 Bolzenschuss 492

Anatomie

Lymphknoten

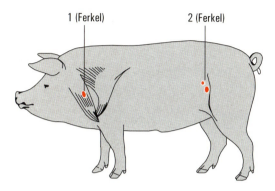

Schautafel 1-1 Lymphknoten
Eventuell tastbar beim Ferkel:
1 Ln. cervicalis superficialis
2 Ln. subiliaci

Skelett

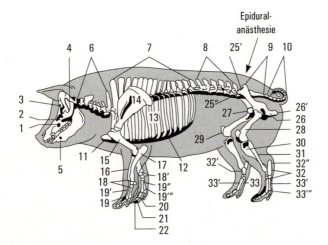

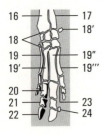

Schautafel 1-2 Skelett

1 Foramen infraorbitale
2 Crista facialis
3 Foramen supraorbitale
4 Kiefergelenk
5 Foramen mentale
6 Vertebrae cervivalis (7)
   1. Halswirbel – Atlas
   2. Halswirbel – Axis
7 Vertebrae thoracicae (14–15)
8 Vertebrae lumbales (6–7)
9 Os sacrum (4)
10 Vertebrae caudales (20–30)
11 Sternum
12 Arcus costalis
13 Costae (14–15)
   7 sternale
   7–8 asternale

14	Scapula
15	Humerus
16	Radius
17	Ulna
18	Ossa carpi
18'	Os carpi accessorium (Erbsenbein)
19–19'''	Os metacarpale secundum bis quintum
20	Phalanx proximalis (Fesselbein) der 4. Zehe
21	Phalanx media (Kronbein) der 4. Zehe
22	Phalanx distalis (Klauenbein) der 4. Zehe
23	Ossa sesamoidea proximalia der 4. Zehe
24	Ossa sesamoidea distalia der 4. Zehe
25	Os ileum
25'	Tuber sacrale
25''	Tuber coxae
26	Os ischeum
26'	Tuber ischiadicum
27	Os pubis
28	Femur
29	Patella
30	Tibia
31	Fibula
32	Ossa tarsi
32'	Talus
32''	Calcaneus
33–33'''	Os metatarsale secundum bis quintum

Brust- und Bauchorgane rechts

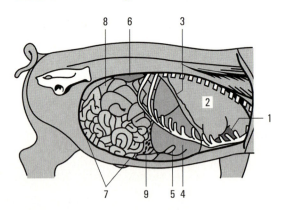

Schautafel 1-3   Brust- und Bauchorgane rechts (mit leerem Magen)

1 Herz im Herzbeutel
2 Lunge
3 Zwerchfell
4 Leber
5 Gallenblase
6 rechte Niere
7 Jejunum
8 Colon descendens
9 großes Netz

Brust- und Bauchorgane links

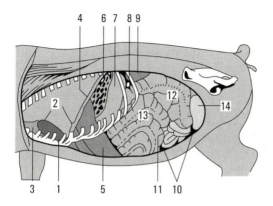

Schautafel 1-4 Brust- und Bauchorgane links (mit leerem Magen)

1 Herz im Herzbeutel
2 Lunge
3 Thymus
4 Zwerchfell
5 Leber
6 Magen (fast vollständig von großem Netz überlagert)
7 Milz
8 Pankreas
9 linke Niere
10 Jejunum
11 Ileum
12 Caecum
13 Colon ascendens
14 Harnblase

1.1 Zugänge

1.1.1 Intravenöse Injektion (i. v.)

Durchführung:
Bei der intravenösen Injektion ist es wichtig, dass sowohl die Fixierung des Tieres als auch die Entnahmetechnik (mit Einmalkanülen) so erfolgt, dass der Stress für das einzelne Schwein möglichst kurz ist. Um eine übermäßige Aufregung der Schweine zu vermeiden, ist die Blutentnahme nach der Fütterung zu bevorzugen.

- **V. auricularis oralis oder aboralis** (kaudale Ohrrandvene)
- nur zur Gewinnung kleiner Blutmengen (2–5 ml)
- mit flacher Hand auf Ohrmuschel schlagen und dann Stauschlinge am Ohrgrund anlegen → Blutentnahme mit einer 0,8 mm starken Einmalkanüle (Serum oft hämolytisch)
- senkrechtes Anritzen der Ohrrandvene mit einem lanzettförmigen Skalpell → austretendes Blut in ein kleines Zentrifugenröhrchen auffangen oder in ein Saugröhrchen (Reagenzglas mit zwei kleinen Plastikschläuchen) absaugen → nur für sofortige Verarbeitung, da keine sterile Gewinnung
- um Nachblutungen zu vermeiden, für 2–3 min Plastikeinmalklemmen auf das Gefäß setzen
- **V. coccygea mediana** oder **V. coccygea dorsolateralis** (dextra bzw. sinistra mit stärkerem Kaliber als V. coccygea mediana) an der Schwanzunterseite
- zur Blutentnahme bei Schweinen > 40 kg, wenn der Schwanz nicht zu kurz kupiert ist (besonders geeignet für Sauen in Kastenständen)
- Schwanzunterseite trocken reinigen, mit 70% Alkohol desinfizieren – bei unruhigen Tieren Hautoberfläche vor dem Einstich mit Lokalanästhetikum oder Vereisungsspray besprühen – und Schwanz vorsichtig in der Sagittalen nach oben biegen
- Einmalkanüle der Stärke 0,8 × 40 mm bis 1,5 × 50 mm oder „Butterfly"-Kanülen (Hersteller: Sarstedt)
- Einstich: am medialen Rand des M. coccygeus ventralis medialis (kleine Mulde); die Punktion erfolgt in kraniodorsaler Richtung und leicht paramedian an der Stelle, an der die After-Schwanz-Falten kaudal auslaufen; Kanüle ca. 1 cm in das Venenlumen vorschieben und das abfließende Blut in ein Proberöhrchen auffangen (durch Prüfung des Pulses kann die Lage der A. coccygea mediana, die dicht neben der Vene liegt, festgestellt werden)

- **V. jugularis externa** (Hauptvene des Halses und zweiter Teilungsast der V. brachiocephalica)
- sachgerechte Fixation des Schweines mit einer Oberkieferschlinge erforderlich (Sitz: kaudal der Canini; keine Drahtseilbremse bei Ebern); Kopf so weit anheben, dass Hals gerade und gestreckt ist; Blutentnahme möglichst von der *rechten* Seite des Tieres aus
- Einmalkanüle (bei größeren Mastschweinen oder älteren Zuchttieren mit einer Länge von 75–100 mm), die auf eine Monovette aufgesetzt wird
- Kanüle nicht mit dem Finger „führen" (Kontaminationsgefahr), sondern Daumen und Mittelfinger der linken Hand auf den Konus der Kanüle legen und mit dem Zeigefinger den Abstand zum Tierkörper regulieren. Mit der rechten Hand wird die Stichrichtung kontrolliert und der Unterdruck in der Monovette aufrechterhalten → bei ausreichender Blutmenge im Entnahmeröhrchen wird die Kanüle unter Beibehaltung des Unterdruckes aus dem Tierkörper herausgezogen
- Einstich: am Rand des M. brachiocephalicus – äußerer Rand der Jugularisrinne – auf der Linie zwischen dem Vorderrand des Buggelenks und der Spitze des Brustbeins (kleine Mulde); Kanüle ruckartig durch die Haut stechen, dann Kolben der Monovette etwas zurückziehen, um leichten Unterdruck zu erzeugen → Stichrichtung nach „oben-hinten-Mitte" (je nach Größe des Schweins liegt die lateral der Trachea laufende V. jugularis ca. 4–10 cm dorsal der Einstichstelle; **Cave:** bei zu flacher Stichrichtung wird die Trachea getroffen!)
- bei unterbrochenem Blutfluss durch Abwehrbewegungen: Kanüle unter anhaltender Aspiration etwas weiter in den Tierkörper schieben und dann langsam wieder zurückziehen
- beim erstmaligen Verfehlen der Vene: Kanüle bis knapp unter die Einstichstelle zurückziehen und mit veränderter Stichrichtung (nicht zu flach!) erneut vorführen → wenn erneut erfolglos, Kanüle herausziehen und auf Durchgängigkeit überprüfen

> **Cave:** Bei akuter Herzinsuffizienz (Dyspnoe, klagendes Schreien, Zyanose) muss die Blutentnahme sofort abgebrochen und die Fixaton gelöst werden. Bei disponierten Tieren kann nach heftigen Abwehrbewegungen auch eine akute Belastungsmyopathie mit metabolischer Azidose entstehen – Schwein mit kaltem Wasser sofort abduschen!

- **V. cava cranialis** (entspringt aus dem Sinus venosus der rechten Herzvorkammer)
  - vor allem für Ferkel geeignet; sachgerechte Fixation in *Rückenlage* mit gerader und gestreckter Halsregion (Hilfsperson umfasst mit einer Hand den Kopf des Tieres und mit der anderen Hand die beiden Vordergliedmaßen, die seitwärts liegend nach kaudal gezogen werden; **Cave:** nicht den Brustkorb komprimieren!); bei Läuferschweinen wird die Fixation durch einen krippenähnlichen Entnahmebock erleichtert
  - bei Mast- oder Zuchtschweinen Fixation mit Oberkieferschlinge bei stark nach oben fixiertem Kopf (V. jugularis ist vorzuziehen!)
  - Einmalkanüle der Stärke 0,8 × 40 mm (Ferkel) bis 1,2 × 100 mm (adult), die auf eine Monovette aufgesetzt wird
  - Einstich: rechts oder links dicht neben dem Manubrium sterni kranial der ersten Rippe; leicht mediale Stichrichtung – beim Ferkel liegt die kanülenführende Hand auf dem Brustbein des Tieres – Kolben der Monovette weiter anziehen, damit ein Unterdruck entsteht → bei ausreichender Blutmenge in dem Entnahmeröhrchen wird die Kanüle unter Beibehaltung des Unterdruckes aus dem Tierkörper herausgezogen; anschließender Druck auf Punktionsstelle
  - **Komplikationen**
    - Verletzung des N. phrenicus bei linksseitiger Punktion (Vagusreizung mit Herzstillstand): Dyspnoe, Zyanose, krampfartige Abwehrbewegungen → Kanüle sofort herausziehen, Seitenlagerung des Tieres, dann kalt abduschen, rhythmische Kompression des Brustkorbes und Beatmung
    - Herztamponade bei zu flachem und zu weit nach kaudal gerichtetem Einstich: infaust
    - Punktion der A. carotis (hellrotes pulsierendes Blut) bei zu steilem und zu weit lateral angesetztem Einstich: benötigte Blutmenge zügig entnehmen, dann kräftiger Druck (ca. 2 min) auf Punktionsstelle, da Nachblutungen und Hämatombildung zu einer Vagusreizung führen können
    - Punktion des Ductus thoracicus oder der Pleurahöhle mit serösrötlichem Punktat (Lymphe) bzw. rötlichem Schaum (Lunge); i. d. R. ohne nachteilige Folgen
    - Belastungsmyopathie, Kreislaufinsuffizienz, Atemnot: Abduschen mit kaltem Wasser (10 min) und Einzelhaltung bis zur vollständigen Erholung

> **Merke:** keine Blutentnahmen durch ein Kupieren des Schwanzes, ein Anschneiden der Ohrmuschel oder eine Punktion des Sinus ophthalmicus!

1.1.2 Intramuskuläre Injektion (i. m.)

Durchführung:
Intramuskuäre und subkutane Injektionen bei freilaufenden, erwachsenen Schweinen erfolgen stets auf der Seite, die dem Behandelnden abgewandt ist. Man steht relativ nah neben der Schulter des Tieres und verhindert damit ein Ausweichen des Schweins, das von der Richtung des Eingriffs überrascht wird. Vor der Injektion sollte ein stumpfer Druck auf die Injektionsstelle ausgeübt werden; eine Reinigung und Desinfektion derselben ist beim Schwein nicht zwingend vorgeschrieben. Sichtbar verschmutzte Haut sollte jedoch mit Zellstoff gereinigt und die Kanüle bei Massenbehandlungen als Mindestanforderung von Bucht zu Bucht gewechselt werden (besser: sterile Nadel pro Tier). Grundsätzlich dürfen verschmutzte und beschädigte Nadeln nicht verwendet werden. Bei Massenimpfungen hat sich das Abwischen der Kanüle mit alkoholhaltigen Erfrischungstüchern bewährt.

Ferkel sollten stets langsam am Schwanz hochgehoben werden. Den Brustkorb möglichst nicht umfassen, da der Angstschrei dadurch reflektorisch ausgelöst wird (Schutzreaktion gegen Erdrücken durch die Sau).

- **Halsmuskulatur**
  - Einstich: an der kaudalen Begrenzung des dünnbehaarten Bereichs hinter dem Ohransatz mit kaudomedialer Stichrichtung; durch Zug am Ohr wird der Hals abgebeugt und die Haut gespannt
  - der Einstich im Bereich der beginnenden Vorwölbung des Nackenmuskels ist schmerzhafter, neigt zu Blutungen und Abszessbildung und kann infolge von Gewebsreaktionen das Nackenkotelett schädigen
- **Lange Sitzbeinmuskulatur**
  - nur bei Ferkeln ≤ 3 Wochen mit entsprechend dünner und kurzer Kanüle (z. B. Eiseninjektion; bei älteren Tieren Verfärbungen oder Gewebsveränderungen im Schinken)
  - Einstich: bei angespannter Haut in den M. semitendinosus; auf der Verbindungslinie vom Sitzbeinhöcker zur Ferse nach kraniolateral, um die in der Tiefe liegenden N. tibialis und N. fibularis nicht zu schädigen

1.1.3 Subkutane Injektion (s. c.)
- **Kniefalte**
- beim Ferkel, das an den Hinterbeinen hängend mit dem Kopf nach unten gehalten wird
- vor dem Einstich die Haut zwischen den Fingern mit einer Rollbewegung verschieben
- **Ohrgrund**
- beim adulten Tier in den verschieblichen, wenig behaarten Hautbereich kaudal des Ohransatzes (höchster Punkt des Ohrgrundes)
- Stichrichtung: dorsoventral bei Beachtung freier Beweglichkeit der unter der Haut fühlbaren Kanüle

1.1.4 Intrakutane Injektion
- **Ohrmuschelwölbung**
- Bildung einer Hautfalte (ca. 4 mm dick) in Höhe der Ohrmuschelwölbung
- in die Falte hinein- und auf halbem Weg wieder hinausstechen → linsengroße Quaddel setzen
- intradermale Druckinjektion insbesondere bei der Vakzination mit Lebendimpfstoffen (AK-Impfung)

1.1.5 Intraperitoneale oder intraabdominale Injektion (i. p.)
- nur für **Ferkel und Läuferschweine** (≤ 25 kg)
- die Tiere sollten gefastet haben und werden an den Hinterbeinen hängend mit dem Kopf nach unten gehalten, damit keine Injektion in den Darm erfolgt
- für eine Verabreichung größerer Flüssigkeitsmengen (z. B. Elektrolyt-Glucose-Lösung bei dehydrierten Saugferkeln) sowie die Applikation gewebsreizender Medikamente
- Einstich: kraniolateral des letzten Zitzenpaares in kraniomedialer Richtung; bei Austritt von Harn sollte etwas weiter kranial und lateral erneut eingestochen werden (ggf. gezielte Blasenpunktion für Rückstandskontrollen durch Einstich zwischen den letzten Zitzenpaaren)

1.1.6 Bolzenschuss
Der Schuss erfolgt am Schnittpunkt der diagonalen Verbindungslinien zwischen beiden Ohrgründen.

> **Merke:** Für eine tierschutzgerechte und sichere Tötung ist das Tier nach der o. g. Betäubung umgehend auszubluten!

Weiterführende Literatur und Internetlinks

Siehe Anhang Kapitel 10.

2 Altersbestimmung

Die Zahnaltersbestimmung als ungefährer Schätzwert hat beim Hausschwein nur eine untergeordnete Rolle. Im Rahmen der Schwarzwildbejagung gewinnt sie jedoch zunehmend an Bedeutung und auch der Zeitpunkt der Erlegung ist wichtig. Aufgrund der Stichtagsregelung eines Jagdjahres (1. April) werden spät im Jahr gefrischte Frischlinge (Wildschweine bis zu einem Jahr) schon mit einem halben Jahr als Überläufer (Wildschweine im 2. Lebensjahr) bezeichnet, obwohl sie noch ihr Milchgebiss tragen. Früh gefrischte Frischlinge werden erst mit ca. 1¼ Jahren zu sog. Überläufern und haben zu diesem Zeitpunkt bereits ein fast vollständiges Dauergebiss. In Tabelle 2-1 wird auf die wichtigsten Daten des Zahndurchbruches und des Zahnwechsels eingegangen; Tabelle 2-2 gibt eine Übersicht zur Altersbestimmung mittels Gewicht beim Hausschwein.

- **Zahnformel[1] Milchgebiss:**

$$\frac{\text{OK: i1 i2 i3 c1 p2 p3 p4}}{\text{UK: i1 i2 i3 c1 p2 p3 p4}} \text{ oder vereinfacht:} \frac{3\ 1\ 3}{3\ 1\ 3} = 28 \text{ Zähne}$$

[1] für Abkürzungen in der Zahnformel siehe Teil II, Tab. 2-2

- **Milchgebiss**
- i1 und i2 sind länglich und werden je ca. 2–5 mm breit
- i3 und c bleiben rundlich und stiftförmig
- p4 ist dreigeteilt
- < 10 Monate: alle Milchschneidezähne sind vorhanden
- 11.–18. Monat: die Milchschneidezähne befinden sich im Wechsel
- ca. 24 Monate: der gesamte Zahnwechsel ist abgeschlossen

- **Zahnformel Ersatzgebiss:**

OK: I1 I2 I3 C1 (P1) P2 P3 P4 M1 M2 M3   oder   3 1 4 3
UK: I1 I2 I3 C1 (P1) P2 P3 P4 M1 M2 M3   vereinfacht: 3 1 4 3
= 44 Zähne

P1 wird auch als Lückenbackenzahn bezeichnet und ist nur bei ca. 65% der Population vorhanden.

- **Ersatzgebiss**
- die Schneidezähne sind flacher und meißelförmig; bogenförmige Front mit ca. 1½–2 Jahren und gerade Front mit ca. 3–4 Jahren
- P4 ist einteilig
- M3 mit 3 „Säulen" (vollständiger Durchbruch aller Säulen durch das Zahnfleisch mit ca. 36 Monaten)
- Abriebfläche der Hauer (Gesamtlänge 14–15 cm): ca. 1 cm/Jahr
- **Haken:** Eckzähne des weiblichen Wildschweines (Bache)
- **Haderer:** Eckzähne im OK des männlichen Wildschweines (Keiler)
- **Hauer** oder Gewehre: Eckzähne im UK des männlichen Wildschweines

Tab. 2-1 Übersicht der Altersbestimmung beim Schwein

Ungefähres Alter	Durchbruch, Wechsel und Abrieb der Zähne
Geburt	– Milchschneidezähne (i1–i3) und Milchhakenzahn (c) vorhanden
15 Wochen (3.–4. Monat)	– **vollständiges Milchgebiss** – p4 ist dreigeteilt und letzter Zahn im Gebiss – Verschwinden der Frischlingsstreifen
6.–8. Monat	– Durchbruch **M1** (jetzt letzter Zahn)
10.–11. Monat	– Wechsel I3 und C
12.–13. Monat (**1 Jahr**)	– Durchbruch **M2** (jetzt letzter Zahn)
ca. 15. Monat	– Wechsel I1 und P4 (einteilig) – P1 erscheint
18.–20. Monat	– Wechsel I2, P2 und P3
ca. 24 Monate (**2 Jahre**)	– bogenförmige Front der Schneidezähne – Durchbruch **M3** – **Zahnwechsel abgeschlossen**
3–4 Jahre	– gerade Front der Schneidezähne – Abnutzung und Dentinfarbe ab der ersten M3-Säule
ab 5 Jahre	– Dentinfarbe aller M3-Säulen

Tab. 2-2 Altersbestimmung des Hausschweins mittels Gewicht

Geburt:	ca. 1,5 kg
3 Wochen p. n.:	ca. 6 kg
3 Monate p. n. (Läufer):	ca. 30 kg
8 Monate:	♂: 120–125 kg; ♀ mind. 90 kg (Schlachtschwein mind. 100 kg)
10 Monate:	♂: 150–160 kg
18 Monate:	♂: 220–250 kg; ♀ (Muttersau): ca. 200 kg

Weiterführende Literatur und Internetlinks

Siehe Anhang Kapitel 10.

3 Physiologische Standardwerte

• **Temperatur** (rektal gemessen; Standardabweichung ± 0,3)	
Sauen u. Schlachtschweine:	38,8 °C
Absetzferkel:	39,3 °C
Saugferkel:	39,5 °C

Eine **erhöhte Körpertemperatur** ist häufig das einzige Krankheitsanzeichen bei einer klinischen Untersuchung und das wichtigste Symptom bei vielen Infektionskrankheiten. In einem infektionsverdächtigen Bestand ist sie daher auch bei gesund erscheinenden Tieren stichprobenweise zu messen. Hierbei wird das mit Gleitmittel angefeuchtete Thermometer leicht dorsal gerichtet in das Rektum eingeführt und zusammen mit dem Schwanz festgehalten; ggf. kann das Ende des Thermometers mit einem straff anliegenden Stück Gummischlauch verlängert werden. Bei Zuchtsauen ist auch eine vaginale Messung möglich. Um die sog. Ruhewerte festzustellen, sind Erregung und Anstrengung der Tiere – hierzu zählt auch eine vorherige Fütterung – zu vermeiden. Eine scheinbare **Erniedrigung** der Rektaltemperatur liegt bei Durchfallerkrankungen oder nach vorangegangener vaginaler oder rektaler Untersuchung vor, da das Thermometer locker im Rektum sitzt. Generell hat jeder Schweinehalter dafür zu sorgen, dass mindestens in jedem Bestand – möglichst in jedem Stall – ein Thermometer vorhanden ist, das auch gereinigt und desinfiziert wird, damit keine Infektionsübertragung zwischen den Stallabteilungen erfolgt.

Tab. 3-1 Interpretation der gemessenen Körpertemperatur

Rektaltemperatur	Physiologisch	Pathologisch
erhöht	– Saug- und Absetzferkel – Erregung, Fütterung, hohe Lufttemperatur – nachmittags, abends	– Toxine gramnegativer Bakterien (exogene Pyrogene) – Infektionserreger (Viren)

Tab. 3-1 Fortsetzung

Rektaltemperatur	Physiologisch	Pathologisch
erniedrigt	– morgens – niedriger Stoffwechsel (z. B. fastende Tiere) – scheinbar erniedrigt bei Durchfall, vorangegangene rektale/vaginale US	– moribunde Tiere – Erschöpfung der Energiereserven (Hypoglykämie)

• **Puls** (Standardabweichung ± 10)	
Sauen u. Schlachtschweine:	70 Schläge/min
Absetzferkel:	90 Schläge/min
Saugferkel:	200 Schläge/min

Der Puls wird am vorderen Ohrrand an der **Ohrrandarterie** (Ramus auricularis intermedius) oder der **Schwanzarterie** (A. coccygea) gefühlt. Insbesondere bei jungen Tieren kann auch die **A. femoralis** an der Innenseite der Hintergliedmaße im Schenkelspalt getastet werden. Die Frequenz unterliegt sowohl physiologischen als auch pathologischen Schwankungseinflüssen (s. Teil II: Kap. 3) und der Puls ist insbesondere bei einer Insuffizienz der Aortenklappe stark fühlbar. Wichtig ist es, neben der *Frequenz* auch auf *Stärke* (Intensität), *Rhythmus* (Regelmäßigkeit), *Qualität* der Pulsschläge (Schlagvolumen) sowie *Füllungs- und Spannungszustand* der Arterie zu achten.

• **Atmung** (Standardabweichung ± 5)	
Sauen u. Schlachtschweine:	13 Atemzüge/min
Absetzferkel:	26 Atemzüge/min
Saugferkel:	52 Atemzüge/min

Die Atemfrequenz wird stets am ruhenden Tier vor Betreten der Box gezählt; bezüglich physiologischer und pathologischer Schwankungen wird auf das Rind (s. Teil III: Kap. 3) verwiesen. Es ist wichtig, neben der *Atemfrequenz* auch auf den *Rhythmus* (regelmäßig), die *Qualität* und eventuelle *Nebengeräusche* der Atmung zu achten. Husten erfolgt bei chronischer Bronchopneumonie nach dem Auftreiben ruhender Tiere und ist bei Pleuritis durch Klopfen auf den Brustkorb auslösbar. Insgesamt hat die Häufigkeit von **Respirationserkrankungen** mit der Intensivierung der Schweineproduktion sehr stark zugenommen. Bei einer Infektion spielen nicht nur direkte orale Kontakte eine Rolle, sondern auch die aerogene Übertragung und das Einatmen von schwebenden keimhaltigen Tröpfchen (Aerosol), die bei nasskalter Witterung über weite Strecken verbreitet werden. Die Erkrankungs-bereitschaft wird durch Kältestress und Schadgasbelastung (Ammoniak) deutlich erhöht – für den Krankheitsverlauf innerhalb eines Bestandes ist die Relation zwischen Luftwechsel und Belegdichte (gemeinsamer Stalluftraum von empfänglichen und bereits infizierten Tieren) entscheidend.

Kardialbedingte Belastungen des Respirationstraktes lassen anfangs noch keine Atembeschwerden erkennen; es tritt zunächst nur eine Erhöhung der Atemfrequenz auf. Eine Änderung des Atemtyps in eine ausgeprägte kostale Atmung (meist hundesitzige Stellung mit geöffnetem Maul) erfolgt erst in einem fortgeschrittenen Erkrankungsstadium, z. B. bei einer akuten schweren Herz-Links-Insuffizienz mit Lungenödem. Im Gegensatz zu einer rein pulmonal bedingten Dyspnoe kommt es bei Herzpatienten bei einer Änderung der Körperhaltung zu einer kurzfristigen Verbesserung der Atem-beschwerden.

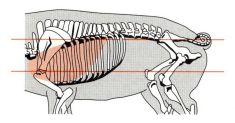

Abb. 3-1   Lungengrenzen des Schweines

> • **Lungengrenzen** (Abb. 3-1)
> Eine Perkussion der Lunge ist in drei Ebenen möglich:
> 1. Ebene: Hüfthöcker, sog. Hüfthöckerlinie (dorsal); kaudal 11. Rippe
> 2. Ebene: Buggelenk, sog. Buggelenkslinie (ventral); kaudal 9. Rippe
> 3. Ebene: zwischen Hüfthöcker und Buggelenk, sog. Mittellinie; kaudal 7. Rippe

Das Schwein hat insgesamt **14 Rippen**; im Gegensatz zu Pferd und Rind spielt die Lungenperkussion nur eine untergeordnete Rolle. Der physiologische Schall ist hell und laut.

Zur Beurteilung von Lungengeräuschen ist eine Auskultation der Lunge nach folgenden **Auskultationspunkten** wichtig:
- ventrale vordere Lungengrenze: unmittelbar kaudal des Ellbogenhöckers (leises Atemgeräusch bei Ein- und Ausatmung)
- mittlere vordere Lungengrenze: dort, wo eine parallel zur Wirbelsäule vom Buggelenk in kaudaler Richtung geführte Linie auf die Thoraxwand trifft (leises Atemgeräusch nur bei Inspiration)
- dorsale vordere Lungengrenze: direkt kaudal des Angulus thoracicus scapulae (kein Atemgeräusch; bei Tieren ≤ 25 kg leises Atemgeräusch nur bei Inspiration)

Unphysiologische Geräusche im Lungenbereich können auch aus den oberen Luftwegen (Kehlkopf, Rachen, Nase) kommen, dies ist durch entsprechende Auskultation am Kehlkopf und Nasenrücken zu überprüfen.

• **Puncta maxima der Herzgeräusche**	
Pulmonalklappe:	links in Höhe des Buggelenks
Aortenklappe:	links in Höhe des Buggelenks
Mitralklappe:	links in Höhe des Ellbogenhöckers
Trikuspidalklappe:	rechts in Höhe des Ellbogenhöckers

Bei der Untersuchung des Herzens durch Auskultation ist es sinnvoll, sich das Wörtchen „FIRAN" einzuprägen, um auf folgende Parameter zu achten:
- **F**requenz (Schläge pro Minute)
- **I**ntensität (Stärke der Herztöne)
- **R**hythmus (Regelmäßigkeit)
- **A**bgesetztheit
- **N**ebengeräusche (z. B. endo- oder exokardiale Geräusche, fortgeleitete Fremdgeräusche)

Der **Herzstoß** ist unmittelbar medial des Ellbogenhöckers durch flaches Auflegen der Hand fühlbar. Im Normalfall ist der Herzstoß nur auf der *linken* Seite feststellbar, bei akuter Belastung oder Herzinsuffizienz mit Erweiterung der rechten Kammer jedoch auch rechts. Bei dekompensierter Herzinsuffizienz, pathologischer Herzbeutelfüllung und bei sehr fetten gesunden Tieren ist der Herzstoß eventuell nicht fühlbar.

Weiterhin ist es wichtig, die periphere Sauerstoffsättigung (des Hämoglobins) aufgrund der Farbe der unpigmentierten **Schleimhäute** von Rüsselscheibe oder Maul zu beurteilen. Eine bläulichrosa oder violette Färbung ist ein Hinweis auf Lungeninsuffizienz (unzureichende

Arterialisierung) oder Herzinsuffizienz (Ausschöpfungszyanose); blasse Schleimhäute weisen auf eine Anämie hin. Zyanosen von Ohren, Gliedmaßen und ggf. Skrotum können sowohl zentral (Herz, Lunge) als auch peripher (lokale Durchblutungsstörungen; z. B. Salmonellose, Schweinepest) bedingt sein. Fleckige lokale **Hautveränderungen** an Ohren und Bauch sind Anzeichen einer hochgradigen Regulationsstörung der peripheren Gefäßmotorik, wie sie besonders bei Septikämie und Toxämie vorkommt. Generell gerötete Haut tritt bei akuten Erhöhungen von Herzminutenvolumen und Blutdruck auf (Belastung, Hyperthermie, Allergie oder Sepsis), während blasse kühle Haut auf eine periphere Vasokonstriktion bei kompensatorisch erhöhtem Sympathikotonus (kompensierter Schock) hinweist.

Weiterführende Literatur und Internetlinks

Siehe Anhang Kapitel 10.

4 Laborwerte

Die Messwerte der Blutbestandteile unterliegen bei gesunden Schweinen biologischen Variationen, die insbesondere von folgenden Faktoren abhängig sind:
- **Alter und Gewicht:** wichtig bei den Enzymen ALT und AP
- **Belastung** (Deckakt, Geburt, Transport, Blutentnahme): starke Veränderung zahlreicher Blutwerte (rotes und weißes Blutbild bis 40% erhöht, Thrombozytenzahl bis 10% vermindert), Anstieg von Glucose, Serumproteinen und Enzymen um 10%, von Lactat um 1000% (bis auf das 10-Fache); etwa 3–10 h nach kombinierter psychischer und physischer Belastung Anstieg der Kreatinkinase-aktivität
- **Geschlecht:** Thrombozytenzahl um 20% und Harnstoffgehalt um 15% höher bei Kastraten als bei weiblichen Schweinen
- **Gravidität und Laktation:** Verminderung des Protein- und Harnstoffgehaltes im Plasma bei Sauen während und nach der Geburt
- **Fütterung:** wichtig bei z. B. Calcium, Eisen, Phosphor, Selen im Rahmen von Fütterungsfehlern; 1–5 h nach der Fütterung leichter Anstieg von AP, Glucose, Lactat und Harnstoff sowie aller Werte des roten und weißen Blutbildes (exkl. absolute Lymphozytenzahl)
- **Rasse:** genetische Unterschiede besonders bei den Enzymen ALT, CK, γ-GT und LDH

Tab. 4-1 Die wichtigsten Laborwerte des Schweines

Parameter	Normalbereich	SI-Einheit
Blut		
Erythrozyten	5,0–8,0	Mio/µl (T/l = 1012/l)
Hämoglobin (Hb)	108–150	g/l
Hämatokrit (Hk)	0,33–0,45	l/l
Leukozyten	10–22	Tausend/µl (G/l = 109/l)
Thrombozyten	175–587	Tausend/µl
Thrombinzeit	18,0–32,0	s

Tab. 4-1 Fortsetzung

Parameter	Normalbereich	SI-Einheit
Elektrolyte		
Calcium (Ca)	2,4–3,00	mmol/l (auch mval/l)
Chlorid (Cl)	95–110	mmol/l
Eisen	18–35	µmol/l
Kalium (K)	4,5–6,5	mmol/l
Kupfer	16,0–39,0	µmol/l
Magnesium (Mg)	0,5–1,5 (alters-, rasse-, fütterungsabhängig)	mmol/l
Natrium (Na)	135–170	mmol/l
Phosphat	2,10–3,30	mmol/l
Zink	10,7–22,9	µmol/l
Enzyme		
ALT (GPT)	7,0–70,0	U/l
AP	140–290 (altersabhängig), *Ferkel:* 200–700	U/l
AST (GOT)	8,0–35,0 (alters-, rasseabhängig)	U/l
Cholinesterase	50–100	U/l
CK	*Edelschwein:* 0–800 *Landrasse:* 100–2000	U/l
γ-GT	10,0–40,0 (rasseabhängig)	U/l
GLDH	0,0–5,0 (altersabhängig)	U/l
LDH	0–100; starker Anstieg nach Belastung	U/l
Lipase	–	–
Substrate		
Bilirubin, gesamt (I)	bis 10,2	µmol/l
Bilirubin, direkt (II)	bis 4,1	µmol/l
Cholesterin	2,0–3,3	mmol/l
Eiweiß	55–85	g/l
Glucose	4,0–6,36	mmol/l
Harnstoff (Urease)	2,9–8,1	mmol/l
Kreatinin	40–150 (250)	µmol/l
Lactat	0–11,0	mmol/l
Triglyceride	0,2–0,5	mmol/l

Tab. 4-2 Differenzialblutbild des Schweines

Parameter		Wert in %
Granulozyten	neutrophil, stabkernig	0–7
	neutrophil, segmentkernig	10–38,5
	eosinophil	bis 8
	basophil	bis 2
Lymphozyten		49–85
Monozyten		bis 5

Weiterführende Literatur und Internetlinks

Siehe Anhang Kapitel 10.

5 Impfschemata

5.1	Impfungen beim Zuchtschwein 507
5.2	Impfungen beim Mastschwein 508

Die Tiergesundheit ist von essenzieller Bedeutung für die Rentabilität von Schweinehaltungen. Präventivmedizin ist im Hinblick auf den Kosten-Nutzen-Effekt innerhalb der Nutztierhaltung immer preisgünstiger als kurative Notfallmedizin. Wichtige Eckpfeiler im Gesundheitsmanagement sind Propylaxemaßnahmen, u. a. Impfungen. Sie gewinnen zunehmend an Bedeutung, da sich dadurch der Einsatz von Antibiotika erheblich reduzieren lässt. Allerdings können Fehler im Betriebsmanagement durch Impfprogramme allein nicht behoben werden. Es muss darüber hinaus immer ein betriebsspezifisches Hygienekonzept erstellt und angewendet werden.

Ziele von Impfprogrammen
- Minimierung des Auftretens akuter Infektionskrankheiten
- Vorbeugung chronischer Erkrankungen und damit wirtschaftlicher Schäden durch Leistungseinbußen
- Schutz der Muttersauen vor speziellen Fruchtbarkeitsstörungen
- passive Immunisierung der Saugferkel durch optimale Versorgung mit Kolostrum geimpfter Muttersauen innerhalb der ersten 6 h post partum
- Schutz der Mastschweine durch Impfung der Ferkel vor Mastbeginn

Aktive Immunisierung
- Actinobacillus pleuropneumoniae (Pleuropneumonie)
- Porcine-Influenza-A-Viren (Grippe)
- Mycoplasma hyopneumoniae (enzootische Pneumonie)
- Porcines Parvovirus (Parvovirose: embryonaler bzw. fetaler Fruchttod, Unfruchtbarkeit [SMEDI])
- Porcines Reproduktives und Respiratorisches Syndrom Virus (Fruchtbarkeitsstörungen, Pneumonie)
- Porcines Circovirus Typ 2 (PMWS und PDNS)
- Lawsonia intracellularis (Ileitis: Porcine proliferative Enteropathie [PPE] oder auch Porcine intestinale Adenomatose [PIA])
- Erysipelothrix rhusiopathiae Serotyp 2 (Rotlauf)
- Salmonella spp. (Salmonellose)

Passive Immunisierung der Ferkel durch maternale Antikörper
- Clostridium spp. (Enterotoxämie, nekrotisierende Enteritis)
- Escherichia coli (neonatale Enterotoxikose, Coli-Ruhr, Coli-Diarrhö)
- Bordetella bronchiseptica und Pasteurella multocida (Rhinitis atrophicans = Schnüffelkrankheit)
- Haemophilus parasuis Serotyp 5 (Glässer'sche Krankheit = Reise-, Transportkrankheit; Polyarthritis, Pneumonie, Pleuritis)

Nicht für jeden Erreger stehen kommerzielle Vakzinen zur Verfügung. Sollte ein Betrieb entsprechende Probleme bei der Ferkelaufzucht haben, ist der Einsatz bestandsspezifischer Impfstoffe für folgende Problemkeime zu überdenken:
- Staphylococcus hyicus (Ferkelruß = exsudative Epidermitis)
- Streptococcus suis (Meningitis, Arthritis, Endocarditis, Pneumonie)

Erstellung von Impfprogrammen
Folgende Punkte müssen beachtet werden:
- Die Wirkung von Muttertierimpfungen auf die Saugferkel ist abhängig von einem genügenden Kolostrumangebot.
- Die Impfstoffe sollten nicht bei Jungtieren angewendet werden, die noch maternale Antikörper haben.
- Die Vakzination erbringt nur dann ein befriedigendes Ergebnis, wenn das Immunsystem des Impflings nicht durch andere Krankheiten (auch Parasitosen) belastet ist. Die Vakzinen sollten *nicht* angewendet werden bei bereits infizierten Tieren, bei Störung des Allgemeinbefindens und bei Parasitenbefall (Impffähigkeit überprüfen).
- Ein belastbarer Impfschutz ist bei Verwendung inaktivierter Vakzinen im Allgemeinen nur nach einer 2-maligen Impfung im Abstand von 3–6 Wochen (Grundimmunisierung) zu erwarten. Lebendimpfstoffe sind in der Lage, bei 1-maliger Impfung einen ausreichenden Schutz zu hinterlassen.
- Um den Impfvorgang für Mensch und Tier möglichst stressarm zu gestalten, ist der Einsatz von zugelassenen **Kombinationsvakzinen** vorteilhaft (geringere Injektionsvolumina und Applikationshäufigkeit).
- Das Mischen von Einzelimpfstoffen (Mischspritze) zu einer Impfstoffkombination ist unzulässig.

5.1 Impfungen beim Zuchtschwein

Nach erfolgter Grundimmunisierung sollten Bestandsimpfungen als Stichtagsimpfungen im Abstand von etwa 4 Monaten durchgeführt werden. Alle Tiere weisen dann immer den gleichen Immunstatus auf, keines der Tiere wird bei den Impfmaßnahmen vergessen.

Tab. 5-1 Impfmaßnahmen zum Schutz der Zuchttiere vor speziellen Infektionserregern

Impfung gegen	1. Impfung	2. Impfung	Wiederholungsimpfung
Porcines Parvovirus	**GB:** nach 6. LM	**GB:** 3–4 Wo. später	**GB:** alle 4–5 Mo. *oder* **S:** 14 Tage vor Absetzen der Ferkel **DE:** alle 6 Mo.
Erysipelothrix rhusiopathiae	**GB:** ab 10. LW (I.) *oder* ab 6. LW bis max. 75 kg (L.)	**GB:** 3 Wo. später (I.) *oder* 4 Wo. später (L.)	**GB:** alle 6 Mo. (I.) *oder* alle 9 Mo. (L.)
PRRS-Virus	**JS:** 6 Wo. vor dem ersten Belegen (I.) **S:** unabhängig vom Trächtigkeitsstadium (I.)	**JS:** 2–3 Wo. vor dem ersten Belegen (I.) **S:** 3–4 Wo. später (I.)	**JS+S:** zwischen dem 60. und 70. Tag jeder Trächtigkeit (I.) *oder* **GB:** alle 4 Mo.
Porcines Circovirus	**JS:** 8–6 Wo. vor dem Belegen **S:** 6 Wo. a. p.	**JS:** 3–4 Wo. später **S:** 3. Wo. a. p.	**JS+S:** jeweils 2 Wo. a. p.
Influenza-Viren	**JS+S:** ab der 8. LW	**JS+S:** 3–4 Wo. später	**JS+S:** alle 4–6 Mo.
Salmonella choleraesius	**JS+S:** 5 Wo. a. p. **DE:** bei der Aufstallung zur Aufzucht	**JS+S:** 2 Wo. a. p. **DE:** 3 Wo. später	**S:** jeweils 3 Wo. a. p. **DE:** alle 6 Mo.
Salmonella typhimurium	**S:** 6 Wo. a. p. **DE:** bei der Aufstallung zur Aufzucht	**S:** 3 Wo. a. p. **DE:** 3 Wo. später	**JS+S:** jeweils 2 Wo. a. p. **DE:** alle 6 Mo.

DE: Deckeber; GB: Gesamtbestand; JS: Jungsauen; S: Sauen; I.: Inaktivierter Impfstoff; L.: Lebendimpfstoff; LM: Lebensmonat; LW: Lebenswoche

Tab. 5-2 Impfmaßnahmen bei Zuchtsauen zur optimierten Versorgung der Saugferkel mit kolostralen Antikörpern (nach Heinritzi, Gindele, Reiner, Schnurrbusch)

Impfung gegen	1. Impfung	2. Impfung	Wiederholungsimpfung
Escherichia coli (Cl. perfringens)	6 Wo. vor dem Belegen	2 Wo. vor dem Belegen	zwischen dem 60. und 70. Tag jeder Trächtigkeit
PRRS-Virus	6 Wo. a. p.	2 Wo. a. p.	3–2 Wo. vor jedem neuen Geburtstermin
Rhinitis atrophicans	5 Wo. a. p.	2 Wo. a. p.	2 Wo. vor jedem neuen Geburtstermin
Actinobacillus pleuropneumoniae	5 Wo. a. p.	2 Wo. a. p.	2 Wo. vor jedem neuen Geburtstermin
Haemophilus parasuis	6 Wo. a. p.	2 Wo. a. p.	6–2 Wo. vor jedem neuen Geburtstermin
bestandsspezifische Vakzine (z. B. Staph. hyicus, Strept. suis)	2-mal Bestandsimpfung im Abstand von 3–4 Wo.		3–2 Wo. vor jedem neuen Geburtstermin

a. p.: ante partum

5.2 Impfungen beim Mastschwein

Tab. 5-3 Mögliche Impfungen der Ferkel in Zucht-/Mastbetrieben

Impfung gegen	Zeitpunkt der Impfung
Erysipelothrix rhusiopathiae	**MB:** 1-malig im Alter von 12–15 LW (I.) *oder* 1-malig ab der 12. LW (bis max. 75 kg; L.)
PRRS	**ZB:** 1-malig im Alter von 3 Wo. (L., amerikanischer Impfstamm) **ZB/MB:** 1-malig im Alter von 6–9 Wo. (L., europäischer Impfstamm)
Influenza-Viren	**MB:** 2-mal im Abstand von 4 Wo., beginnend ab der 10. LW
Salmonella choleraesuis	**ZB/MB:** 1-malig ab vollendeter 3. LW **ZB/MB:** bei Aufstallung zur Mast oder Aufzucht 1-malig
Salmonella typhimurium	**ZB/MB:** 2-mal im Abstand von 3 Wo., beginnend ab vollendeter 3. LW

Tab. 5-3 Fortsetzung

Impfung gegen	Zeitpunkt der Impfung
Bordetella bronchiseptica, Pasteurella multocida	**ZB:** 1. Impfung ab der 4.–5. LW (Ferkel ungeimpfter Sauen) **MB:** 1. Impfung ab der 6.–7. LW (Ferkel geimpfter Sauen); 2. Impfung ab der 7.–8. LW (Ferkel ungeimpfter Sauen) bzw. 9.–10. LW (Ferkel geimpfter Sauen)
Actinobacillus pleuropneumoniae	**MB:** 1. Impfung ab der 6. LW, 2. Impfung frühestens 4 Wo. später
Haemophilus parasuis	**ZB/MB:** 2-malig im Abstand von 2 Wo., beginnend ab der 5. LW
Lawsonia intracellularis	**ZB/MB:** 1-malig ab der 4. LW
Mycoplasma hyopneumoniae	**ZB:** 2-malig im Abstand von 2–3 Wo., beginnend ab der 1. LW *oder* 1-malig in der ersten LW (frühe Impfung) bzw. 1-malig ab der 4. LW (späte Impfung) mit One-Shot-Impfstoffen

I.: Inaktivierter Impfstoff; L.: Lebendimpfstoff; LW.: Lebenswoche; MB: Mastbetrieb; ZB: Zuchtbetrieb

Weiterführende Literatur und Internetlinks

Siehe Anhang Kapitel 10.

6 Parasitenbekämpfung

Das Auftreten von Parasitosen bei Schweinen stellt über Organschäden, verminderte Futteraufnahme und reduzierte Tageszunahme sowie verminderte Reproduktionsleistungen und hohe Behandlungskosten eine wichtige Leistungseinschränkung dar. Die heutigen intensiven Aufstallungen (Gruppenhaltung, Rein-Raus-Prinzip, Abferkelställe) erleichtern eine systematische Entwurmung. Bei extensiver Haltung mit Weidegang oder unbefestigtem Auslauf ergeben sich größere Probleme, die jedoch mit einem strategischen Entwurmungsprogramm zu bewältigen sind.

Tabelle 6-1 zeigt die wichtigsten Endoparasiten beim Schwein. Die Arzneimittel können zum Teil injiziert werden, i. d. R. erfolgt jedoch eine orale Applikation. Es bietet sich die Möglichkeit der Einmaltherapie, die nach 3–4 Wochen wiederholt wird, und der Langzeittherapie, wobei das Anthelminthikum über längere Zeit (7–10 Tage) mit dem Futter verabreicht werden muss.

Tab. 6-1 Häufig vorkommende Endoparasiten beim Schwein

Betroffenes Organsystem	Genus
Nematoden (Rund- oder Fadenwürmer)	
Magen	Hyostrongylus rubidus[1,2,3,4] (roter Magenwurm, bei Weide- oder Auslaufhaltung, in Tiefstreu)
Dünndarm	Ascaris suum[1,2,3,4] (Spulwurm), Strongyloides ransomi[1,3,4] Trichuris suis[2,3] (L.)
Dickdarm	Oesophagostomum spp.[1,2,3,4], Trichuris suis[2,3]
Leber	Ascaris suum[1,2,4] (L.)
Herz und Gefäßsystem	Ascaris suum[1,2,4] (L.)
Respirationsapparat	Metastrongylus spp.[1,2,3,4] Ascaris suum[1,2,4] (L.), Strongyloides ransomi[1,3,4] (L.)
Haut	Strongyloides ransomi[1,3,4] (L.)
Muskulatur	Trichinella spiralis[5]

Tab. 6-1 Fortsetzung

Betroffenes Organsystem	Genus
Protozoen	
Magen-Darmtrakt	Eimeria spp.6 (Kokzidien), Isospora spp.[6], Cryptosporidium spp.6
Muskulatur, Gehirn	Toxoplasma gondii[5]
Blut	Eperythrozoon suis[7]

L: Larvenstadien

[1] Avermectine (z. B. Doramectin): 0,3 mg/kg i. m., 1-malig

[2] Benzimidazole (z. B. Fenbendazol, Flubendazol): 5 mg/kg p. o. 1-malig oder 0,5–1,2 mg/kg p. o. über 5–10 Tage

[3] Imidazothiazole (z. B. Levamisol): 5–7,5 mg/kg i. m., s. c., p. o., ein- bis mehrmalig

[4] Avermectine (z. B. Ivermectin): 0,3 mg/kg i. m., 1-malig

[5] keine spezifische Behandlung, da beim Schwein meist symptomloser Befall, prophylaktische Maßnahmen bedeutsamer

[6] Triazinderivate (z. B. Toltrazuril): 20 mg/kg p. o. 1-malig zwischen dem 3. und 5. Lebenstag

[7] Tetracycline (z. B. Tetracyclin, Chlortetracyclin, Oxytetracyclin): 1000 g/t Futter p. o. oder Oxytetracyclin als Langzeitpräparat (20 mg/kg i. m. einmalig) bzw. als Präparat ohne Langzeitwirkung (20 mg/kg i. m., 2-mal im Abstand von 24 h)

Der Befall mit Trematoden spielt gelegentlich bei Schweinen in Freilandhaltung eine Rolle. Da es keine speziell für das Schwein zugelassenen Fasziolizide auf dem Markt gibt, ist im nachgewiesenen Bedarfsfall eine Umwidmung des Rinderpräparates mit dem Wirkstoff Triclabendazol zulässig.

Im Gegensatz zu vielen anderen Haus- und Nutztierarten sind beim Schwein adulte Zestoden bedeutungslos. Jedoch sind Schweine häufig mit Metazestoden (Finnen) von Bandwürmern der Gattungen Taenia (Cysticercus tenuicollis, Cysticerus cellulosae) und Echinococcus (Echinococcus hydatidosus) befallen. Die Finnen können mit Praziquantel (50 mg/kg p. o., 1-mal tägl. über 5 Tage bzw. 10 mg/kg p. o., 1-mal tägl. über 14 Tage) oder Mebendazol (25 mg/kg p. o., 1-mal tägl. über 5 Tage) bekämpft werden.

Entwurmungsschema für Zuchtschweine

- **Sauen**
- Behandlung gegen Nematoden entweder 2-mal jährlich als Bestandsbehandlung mit Benzimidazolen oder Avermectinen p. o. über 8–10 Tage oder Einzeltierbehandlung ca. 14 Tage a. p. (1-malig über

das Futter oder als Injektion), spätestens 4 Tage vor dem Verbringen in den Abferkelbereich, dann erneute Behandlung nach dem Absetzen der Ferkel
- **Deckeber**
- 2–4-mal jährlich gegen Nematoden behandeln

Entwurmungsschema für Ferkel und Mastschweine
- **Ferkel**
- bei nachgewiesener Infektion der Saugferkel mit Strongyloides ransomi (Zwergfadenwurm) Behandlung am 3. Lebenstag, ggf. Wiederholung am 6. und 14. Lebenstag
- Behandlung während der letzten 10 Tage vor dem Verbringen in den Mastbetrieb (Futtermedikation)
- **Mastschweine**
- nicht behandelte Zukaufferkel unmittelbar nach Einstallung über 8–10 Tage behandeln (über das Futter)
- ggf. weitere Behandlung ca. 6 Wochen später oder vor dem Umbuchten in Masteinheiten
- bei Auslauf- oder Weidehaltung 6 Wochen nach erstem Freigang und eine Wiederholung nach weiteren 6 Wochen

Weiterführende Literatur und Internetlinks

Siehe Anhang Kapitel 10.

7 Gynäkologie

7.1 Sexualzyklus 513
7.1.1 Fortpflanzungsparameter 513
7.1.2 Endokrinologie 514
7.1.3 Künstliche Besamung (KB) 516
7.2 Gravidität 519
7.2.1 Diagnostik (Auswahl) 519
7.2.2 Geburtsphysiologie 521

7.1 Sexualzyklus

7.1.1 Fortpflanzungsparameter

• Wichtige Fortpflanzungsparameter beim Schwein	
Geschlechtsreife:	5–6 (–8) Monate (ca. 100 kg)
Zuchtreife:	♂ 6–7 Monate ♀ 7–12 Monate
Paarungszeit:	ganzjährig
Zyklus:	polyöstrisch asaisonal, „short day breeder"
Zyklusdauer:	ca. 21 Tage (20 ± 4 Tage)
Zykluseinteilung: – Vorbrunst = Proöstrus – Hauptbrunst (Rausche) = Östrus – Nachbrunst = Metöstrus – Zwischenbrunst = Diöstrus	 3–4 Tage (18.–21. Zyklustag) 1–2 Tage (1.–2. Zyklustag) 3–4 Tage (3.–6. Zyklustag) ca. 10 Tage (7.–17. Zyklustag)
Ovulationstermin:	je nach Rauschedauer ca. 12–24 h vor dem Ende des Östrus bzw. ca. 40 h *nach* dem LH-Peak
Trächtigkeitsdauer:	115 Tage (3 Mo + 3 Wo + 3 Tage)
Geburtenfrequenz/Jahr:	2½

• Wichtige Fortpflanzungsparameter beim Schwein (Fortsetzung)	
Laktationsdauer:	6 Wochen
Brunstwiederkehr p. p.:	3–8 Tage nach Absetzen der Ferkel
anatomische Besonderheiten:	– Vaginalkanal geht direkt in Zervix über (keine Portio) – kurzer Uteruskörper mit dünndarmähnlich gewundenen, 80–120 cm langen Hörnern (kaudal eingerollt) – Ovarien hängen frei

7.1.2 Endokrinologie (s. Abb. 7-1)

Das Schwein hat ebenso wie das Rind einen polyöstrisch asaisonalen Zyklus.

Zyklusstadien

- **Proöstrus**

In den ausreifenden Follikeln wird zunehmend *Östradiol* synthetisiert, das die Symptome der Rausche im Verhalten und an den Geschlechtsorganen bewirkt. Die Sau wird unruhig, bespringt die Buchtgenossen und sucht die Nähe des Ebers. Die Vulva vergrößert sich und ist hyperämisch (gerötet und warm).

- **Östrus**

Das wichtigste Zeichen der Rausche ist der Duldungsreflex, der bei einem aufspringenden Eber zeitlich länger andauert (ca. 48 h) als bei einem rittlings auf der Sau sitzenden Menschen (ca. 25 h). Einige Sauen zeigen aufgestellte Ohren, weit geöffnete Augen und geben brummende Laute von sich. Die erhöhte Östradiolkonzentration im Blutplasma führt zu einer gesteigerten *LH*-Sekretion mit einem Maximum zu Beginn der Duldungsphase. Es kommt zu einer beschleunigten Reifung der Graafschen Follikel und wie beim Rind liegt der LH-Peak *vor* der Ovulation Ein präovulatorischer FSH-Anstieg fehlt beim Schwein. Die **Ovulation** erfolgt ca. 40 h *nach* dem LH-Peak bzw. je nach Rauschedauer 12–24 h vor dem Ende des Östrus. Der *optimale Paarungszeitpunkt* liegt somit gegen Ende der Brunst; die Hyperämisierung der Vulva geht bereits zurück, die Schleimhaut von Vestibulum und Vagina ist hellrot und feucht (kein Sekretausfluss) und die Zervix ist rektal als wurstartiges Gebilde fühlbar.

- **Diöstrus**

Nach Erlöschen des Östrus nimmt die Vulva eine schlaffe, leicht gefältete Form an (wie bei tragenden und säugenden Sauen) und die blassrosa Genitalschleimhaut ist trocken. Die *Progesteron*synthese und -ausschüttung nimmt nach der Ovulation kontinuierlich zu und erfolgt im Gelbkörpergewebe, das sich aus den Granulosazellen der Follikelwand bildet. Der Progesteronspiegel im Blutplasma steigt von < 1 ng/ml auf bis zu > 30 ng/ml am 13. Zyklustag an. Die Luteolyse des Gelbkörpers wird durch *Prostaglandin F_{2a}* usgelöst, das bei ausbleibender Konzeption am 16. Zyklustag seinen Maximalwert erreicht. Der Plasma-Progesteronspiegel fällt nun deutlich ab und es können sich neue Tertiärfollikel zu Graafschen Follikeln heranbilden; ca. 50% der Tertiärfollikel atresieren. Im Übergang vom Diöstrus zum *Proöstrus* werden *FSH* und *LH* verstärkt an die Rezeptoren der am weitesten entwickelten Tertiärfollikel gebunden. Die Zahl ausreifender Follikel hängt von der Versorgung des Ovars mit diesen Gonadotopinen ab.

Bei erfolgter **Befruchtung** besteht bis zur Geburt ein hoher Progesteronspiegel. Zwischen der Anzahl ovulierender Graafscher Follikel und der Ferkelzahl/Wurf besteht eine Differenz von ca. 40%, die hauptsächlich durch embryonalen Tod bedingt ist. Während der Säugezeit ruht die Ovartätigkeit (**Laktationsanöstrus**). Die Corpora lutea graviditatis wandeln sich zu Corpora albicantis und verschwinden. Die Involution des Uterus ist nach ca. 20 Tagen abgeschlossen. Nur in Ausnahmefällen, bei sehr kleinen Würfen, kommt es während der Laktation zu einer fertilen Brunst. Gelegentlich setzt 3–4 Tage nach der Geburt ein anovulatorischer Östrus ein. Das **Absetz-Rausch-Intervall** wird insbesondere von der Laktationsdauer, aber auch von der Haltung, Fütterung und dem Ernährungszustand der Sau bestimmt. Erfolgt ein Absetzen der Ferkel *vor* dem 21. Laktationstag, verzögert sich bei vielen Sauen das Anlaufen des Zyklus. Im Mittel vergehen dann 8 Tage, bevor der Östrus einsetzt und erst nach dem 21. Tag ist zuverlässig mit einem kurzfristigen Brunstbeginn zu rechnen. Es gibt mehr spätrauschende Sauen mit einem kurzen, schwerer erkennbaren Östrus und vermehrtes Umrauschen infolge zu später Besamung. Eine Paarung oder Insemination vor dem Ende der 3. Woche p. p. führt zu deutlich höheren Embryonalverlusten als dies bei einer später erfolgten Konzeption der Fall ist. Das Mindestabsetzalter von über 3 Wochen und das Mindestabsetzgewicht von 5 kg stellen einen Kompromiss zwischen den arteigenen Ferkelansprüchen sowie den wirtschaftlichen und managementbezogenen Anforderungen dar. Aus Sicht des Tierschutzes ist das Absetzen in einem Alter von *über* 4 Wochen (5–7 Wochen) empfehlenswert.

Unter günstigen Haltungs- und Fütterungsbedingungen setzt die **Duldungsphase** ca. 4–5 Tage nach dem Absetzen ein. Sauen bei denen der Östrus bereits 3 Tage nach dem Absetzen beginnt, haben eine deutlich ausgeprägte, bis zu 4 Tagen andauernde, Rausche und ovulieren während des 3. Tages (sog. **frührauschige** Sau; ca. 5%). Je länger die Brunst insgesamt dauert, desto länger setzt sie sich über die Ovulation hinweg fort. Beginnt der Östrus erst eine Woche nach dem Absetzen, dann ist die Rausche (und somit die Duldungsperiode) kürzer und weniger ausgeprägt. Die Ovulation ist bereits nach 24 h zu erwarten (sog. **spätrauschige** Sau; ca. 20%).

Wenn keine Konzeption erfolgt, tritt der Östrus beim Schwein nach ca. 3 Wochen erneut auf. Als **Umrauschen** bezeichnet man die Wiederkehr des Östrus
- nach einem physiologischen Intervall bei ausbleibender Befruchtung;
- nach einem unphysiologisch verlängertem Intervall ca. 26–28 Tage bei embryonalem Frühtod (12.–30. Tag p. c.).

Kleine Würfe und Umrauschen entstehen durch mangelhafte Befruchtung, Lebensunfähigkeit der Embryonen oder ein ungünstiges uterines Milieu.

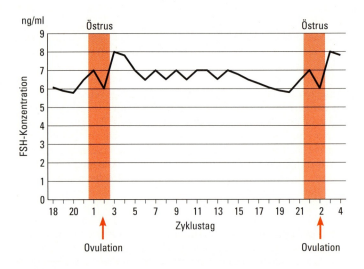

Abb. 7-1 Hormonprofil des weiblichen Schweines (schematische Darstellung)

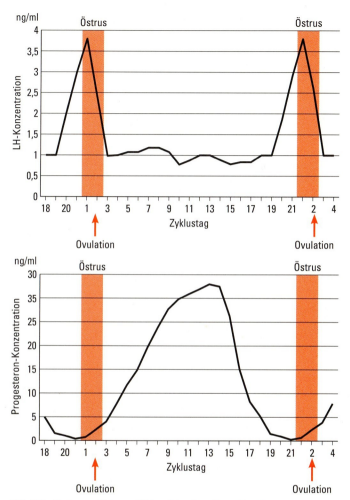

Abb. 7-1 Hormonprofil des weiblichen Schweines (Fortsetzung)

7.1.3 Künstliche Besamung (KB)

Seit den 60er Jahren hat auch beim Schwein die Anzahl der künstlichen Besamungen kontinuierlich zugenommen. Hauptgründe sind die Verbesserung der erblich bedingten Leistungsfähigkeit und eine Minimierung des hygienischen Risikos in Ferkelerzeugerbetrieben. Nach der

Neufassung des Tierzuchtgesetzes im Jahr 1989 ist es Sauenhaltern möglich, ohne behördliche Genehmigung vom eigenen Eber Sperma zu gewinnen, dieses zu beurteilen und aufzubereiten sowie die bestandseigenen Sauen zu besamen (sog. Eigenbestandsbesamer; Bestandsgröße über 200 Sauen). In der Schweinezucht kommt hauptsächlich **flüssigkonserviertes Sperma** zur Anwendung.

- Das Ejakulat wird nach Zugabe eines speziellen Verdünners auf 18–20 °C abgekühlt (**Cave:** Temperaturschocks vermeiden; Verdünnung: mind. 3 Mrd. Spermien pro Portion = 100–150 ml).
- Die Portionierung erfolgt in sog. Blistern (25–60/Ejakulat).
- Die Lagertemperatur von 18–20 °C sollte möglichst konstant bleiben → Haltbarkeit des Samens von 3–6 Tagen.
- Eine Schädigung des Samens erfolgt durch Lichteinfall (bes. direkte Sonneneinstrahlung) und längere Sauerstoffzufuhr.

Die Herstellung und Übertragung von **Tiefgefriersperma** ist technisch machbar, erfolgt jedoch nur für spezielle Zwecke (z. B. Import/Export und Genreserve).

Ejakulatmerkmale des Ebers	
Volumen:	120–200 ml (Jungeber); 200–350 ml (Alteber) ohne Vorphase
Spermienkonzentration:	0,1–0,5 Mio/mm^3
Motilität:	65–80%
Fraktion und Farbe:	*Vorphase* (2–10% des Gesamtejakulates) wässrig-schleimig; wenig Spermien, stark keimhaltig
	1. Hauptphase (40–60% des Gesamtejakulates) milchig-weiß; viel Spermien
	2. Hauptphase (10–40% des Gesamtejakulates) grau-weiß mit sagokornähnlichen Flocken (Tapioka- oder Sagomasse); wenig Spermien
Besamertyp:	Uterusbesamer

Wegen der unterschiedlichen Dauer der Duldungsphase muss die Östruskontrolle durch den Tierhalter mindestens 2-mal täglich (nicht zur Fütterungszeit) erfolgen. Der beste Brunstindikator ist jedoch der Eber – sein Verhalten sowie seine Lautäußerungen und Geruchsemissionen wirken stimulierend auf die Sau.

- 30–40 h nach Beginn der Hauptbrunst (gegen Ende des 2. Brunstdrittels) ovulieren die reifen Eizellen in die Eileitertrichter und werden im Bereich der Eileiterampulle befruchtet.
- Die Eizellen sind 12 bis max. 24 h befruchtungsfähig.

- Die Samenzellen brauchen eine Kapazitation (Nachreifung) von ca. 6 h und sind dann noch 18–24 h befruchtungsfähig.
- Die befruchteten Eizellen verbleiben noch 1–2 Tage in den Eileitern (erste Zellteilungen); die Implantation in der Gebärmutterschleimhaut erfolgt 15–18 Tage p. c.

Eine optimale Befruchtung ist nur dann gegeben, wenn **24 h nach Östrusbeginn 2-mal im Abstand von 12 h** (zweite Hälfte der Duldungsphase) inseminiert wird. Optimale Ergebnisse bringt eine Besamung bis zu 12 h vor der Ovulation, aber nur bis höchstens 4 h danach.

- zu frühe Insemination (> 24 h vor Ovulation): kleine Würfe oder Umrauschen nach physiologischem Intervall, da die Eizellen zu wenig Spermien im Eileiter antreffen
- zu späte Insemination (> 3 h nach Ovulation): kleine Würfe oder Umrauschen nach verlängertem Östrusintervall, da lebensunfähige Embryonen durch Befruchtung gealteter Eizellen

Bei einer terminorientierten Besamung durch **HCG oder GnRH-Injektion** (entspricht dem ovulatorischen LH-Peak) kann die Ovulation etwas beschleunigt und ihr Auftreten zeitlich so eingeengt werden, dass die Besamung ohne mehrtägige Brunstkontrolle erfolgen kann.

- Altsau: 56–58 h nach Zyklusinduktion
- Jungsau: 78–80 h nach Zyklusinduktion

Die Sau muss einen Duldungsreflex zeigen; ist dieser am nachfolgenden Tag noch vorhanden, sollte noch einmal besamt werden. Die erste Besamung erfolgt dann frühestens 22 h und die zweite spätestens 42 h nach der Injektion.

7.2 Gravidität

7.2.1 Diagnostik (Auswahl)

Bezüglich der Graviditätsdiagnostik lassen sich direkte und indirekte Methoden unterscheiden:

Direkte Methoden
- **Östrusbeobachtung** (mit Zyklusstart)
- 17.–24. Tag p. c. (Ausbleiben der nächsten Brunst)
- **Rektale Untersuchung**
- möglichst nur bei Altsauen (mit max. Handschuhgröße 7)
- ab 30. Tag p. c.: Uterinschwirren der bleistiftstarken A. uterina media (Kreuzung der A. iliaca ext. und der A. uterina media im unteren Drittel der Darmbeinsäule)
- **Adspektion**
- ab ca. 80. Tag p. c. (zweites Drittel der Gravidität)

- Anschwellen von Vulva und Gesäugeleiste; zunehmende Vergrößerung des Bauchumfangs

Indirekte Methoden
- **Progesteronbestimmung**
- 17.–24. Tag p. c. als Trächtigkeitsdiagnose und 17.–19. Tag bei einer Nichtträchtigkeit zur Vorhersage des bevorstehenden Östrus
  ingravid: < 5 ng/ml (16 nmol/l) Plasma
  gravid: 10–35 ng/ml (32–110 nmol/l) Plasma
- durch wiederholte Progesteronbestimmung im Abstand von 7 Tagen sind azyklische Sauen (niedriger Progesteronspiegel) von symptomlos zyklischen Tieren (stille Brunst mit 2-mal so hohem, ansteigendem oder abfallendem Progesteron) zu unterscheiden
- ein hoher Progesteronspiegel geht außer bei der Hochträchtigkeit (> 80. Tag) stets mit niedrigem Östradiol einher; bei ruhenden Eierstöcken (Laktationsanöstrus, Azyklie) liegen beide Hormone in geringer Konzentration vor

> **Cave:** falsch positive Werte bei Mumifikation und Embryonaltod

- **Östrogensulfat**
- 25.–35. Tag p. c., dann Abfall und erneuter Anstieg ab dem 70. Tag p. c. (Schätzung der Wurfgröße möglich)
- von den Feten gebildete Östrogene werden in der Plazenta zu biologisch inaktivem Östrogensulfat umgewandelt → gelangt in das Blutplasma der Sau → Nachweis in Blutproben, aber auch in Harn und Kot möglich
- Ausschluss von Pseudogravidität oder Embryonaltod
- **Vaginalbiopsie**
- ab 30. Tag p. c., hat jedoch praktisch nur noch wenig Bedeutung
- histologische Beurteilung des Scheidenepithels (zweireihiges Epithel, während im Zyklus unter Östrogeneinfluss zwischen 4–20 Kernreihen vorliegen)
- unabhängig von der Kenntnis des Belegtermins
- **Ultraschall**
- Pulsecho-Sonographie (Schnittbildverfahren)
  - ab 23. Tag p. c.
  - auf einem Bildschirm wird ein röntgenbildähnlicher Querschnitt der Bauchhöhlenorgane dargestellt; Embryo als knopfartiges Gebilde von ca. 3 mm Durchmesser
- Pulsecho-Amplitudendarstellung (Echolotverfahren)
  - ab 30. Tag p. c.

- elektr. Auswertung der Ultraschallimpulse, die an der Oberfläche flüssigkeitsgefüllter Organe reflektiert werden (typ. Signaltöne)
- gegen Ende der Trächtigkeit ist der Fetus kaum noch von Fruchtwasser umgeben; ab dem 90. Tag p. c. keine deutlichen Echos mehr
- Fetalpulsdetektor nach dem Doppler-Prinzip
- ab 35. Tag p. c.
- akustische Wahrnehmung der Strömungsgeschwindigkeit der Nabelarterie oder des Uterinschwirrens der A. uterina media

7.2.2 Geburtsphysiologie

Die physiologische Trächtigkeit dauert 114 ± 4 Tage; im Mittel werden 10 Ferkel geboren. Die Würfe von Erstlingssauen sind durchschnittlich ein Ferkel kleiner als bei Mehrgebärenden. Etwa eine Woche vor der Geburt ist eine ödematöse Schwellung der Vulva zu beobachten; bereits zuvor steigt die *Östradiol*konzentration im Blutplasma, die von der fetalen Plazenta ausgeht, stetig an. Etwa 48 h vor der Geburt erfolgt ein steiler Anstieg des *Prolactin*spiegels – das Gesäugeparenchym wird prall und ca. 6 h vor der Geburt setzt aufgrund des erhöhten *Oxytocin*spiegels ein im Strahl ermelkbarer Milchfluss ein. Sauen, die in Laufboxen abferkeln, drehen sich so, dass ihr Hinterteil in der unzugänglichsten Ecke des Stalles liegt – mit diesem Verhalten schützt die Wildsau das Neugeborene vor Feinden. Es ist davon auszugehen, dass die Lage einer Muttersau in einer Abferkelbox mit der Geburtsöffnung zum Stallgang für das Tier höchst beunruhigend und letztlich nicht verhaltensgerecht ist. Indem man die Versorgungsarbeiten auf den Morgen beschränkt, erreicht man, dass die Mehrzahl der Geburten am Nachmittag einsetzt und überwacht werden kann. Sobald die Ferkel geboren sind, möchte die Sau ihren Nachwuchs ständig „im Auge behalten". Um unnötige Beunruhigungen zu vermeiden, sollten die Ferkel ihre warme Liegefläche in Kopfnähe der Sau haben – auch wenn die Ferkel dadurch für Pflegearbeiten schlechter erreichbar sind.

Geburtsstadien

- **Eröffnungsstadium**

Das Verhalten der Sau zeigt ca. 24 h vor der Geburt einen häufigen Lagewechsel, Aufstehen und rudimentäres Nestbauverhalten; eventuell mit Scharren der Füße. Viele Tiere verweigern das Futter. Eine Stunde vor der Geburt des ersten Ferkels wird eine ruhige Seitenlage eingenommen. Das Zerreißen der Fruchtblasen (*Allantois* und *Amnion*) erfolgt meist schon im Uterus oder in der Vagina.

- **Austreibungsstadium**

Wie auch beim Hund ist die Zweihornträchtigkeit physiologisch. Die Wehentätigkeit beginnt an dem stärker gefüllten Uterushorn und wird durch die einsetzende Bauchpresse und ein Anziehen der oben liegenden Hintergliedmaße gegen den Leib unterstützt. Die Früchte treten unregelmäßig alternierend aus den beiden Uterushörnern aus und gleiten dabei über die noch haftenden Fruchthüllen der Vorgänger. Es vergehen etwa 15 min zwischen der Geburt einzelner Ferkel – es bestehen jedoch große Variationsbreiten (1–230 min) und insbesondere zwischen erstem und zweitem sowie vorletztem und letztem Ferkel können lange Pausen liegen. Das schleimig-blutige Fruchtwasser, das z. T. mit Mekonium durchsetzt ist, wird ähnlich einer Welle vor dem Ferkel hergeschoben und fließt unmittelbar vor dessen Austritt in geringer Menge aus der Vulva ab. Die Ferkel werden entweder in Vorderendlage (Vordergliedmaßen sind nach hinten an den Leib gelegt) oder in Hinterendlage (mit gestreckten Hinterbeinen) geboren und können ihre Lage im Uterus wechseln. Beckenendlagen sind selten und verursachen kaum eine Geburtsstörung. Gegen Ende der Geburt, die durchschnittlich 3–4 h (Zeitraum: ½–8 h) dauert, nehmen Totgeburten zu, wobei ein Zusammenhang mit vorzeitigem Abriss und Verletzungen der Nabelschnur besteht. Physiologisch ist die Geburt mit intakter Nabelschnur, die nahe der Plazenta abreißt und innerhalb von 12 h eintrocknet.

- **Nachgeburtsstadium**

In der Regel lösen sich die Plazenten annähernd gleichzeitig und werden innerhalb von 4 h nach Geburt des letzten Ferkels ausgestoßen. Bei vorzeitiger Ablösung einzelner Nachgeburten können lebende Ferkel in diese gehüllt zur Welt kommen. Wenn ihre eigene Nabelschnur noch intakt ist, befreien sie sich selbst.

Sekunden p. p.:	Aufstehversuche
erste Tage p. p.:	Zitzenordnung
ab 5. Tag:	Ferkelbeifütterung
1. Woche:	meisten Ferkelverluste
3 Wochen (21 Tage):	Frühabsetzer (spezielle Ställe)
4 Wochen (28 Tage):	Absetzen mit Ø Gewicht von mind. 5 kg
4./5. Woche:	Aufnahme fester Nahrung bei freilaufenden Hausschweinen
ab 3. Monat:	Mastzeit (Vormast: ca. 20 kg; Endmast ca. 110 kg)
tägliche Zunahme von 500–700g	

Weiterführende Literatur und Internetlinks

Siehe Anhang Kapitel 10.

8 Anästhesie

8.1	Lokalanästhesie 524
8.1.1	Leitungs- und Infiltrationsanästhesie 524
8.1.2	Epiduralanästhesie 524
8.2	Sedation 525
8.3	Narkose 525
8.4	Besonderheiten 526
8.5	Narkosezwischenfälle 527

Merke: Auszug aus dem § 5 TierSchG:
An einem Wirbeltier darf ohne Betäubung ein mit Schmerzen verbundener Eingriff nicht vorgenommen werden. Die Betäubung ist von einem Tierarzt vorzunehmen.

Ausnahmen von der Betäubungspflicht (§ 5 Abs. 3 TierSchG):
- für das Kürzen des Schwanzes von unter 4 Tage alten Ferkeln
- für das Kastrieren von unter 8 Tage alten männlichen Schweinen, sofern kein von der normalen anatomischen Beschaffenheit abweichender Befund vorliegt
- für das Abschleifen der Eckzähne von unter 8 Tage alten Ferkeln, sofern dies zum Schutz des Muttertieres oder der Wurfgeschwister unerlässlich ist
- für die Kennzeichnung von Schweinen durch Ohrmarken

Da Schweine Fixationsmaßnahmen schlechter tolerieren als andere Haus- und Nutztiere und sich durch Schreien und heftige Abwehrbewegungen wehren, ist gelegentlich schon bei diagnostischen und therapeutischen Handlungen eine Sedation oder leichte Narkose indiziert.

8.1 Lokalanästhesie

8.1.1 Leitungs- und Infiltrationsanästhesie

Bei diesen Anästhesieformen kommt z. B. eine 2%ige Lidocain-Lsg. zum Einsatz (Umwidmung zulässig). Zur Vorbereitung eines Kaiserschnittes wird eine Schnittinfiltration (umgekehrter L-Block: max. 6 mg/kg in 5–20 Depots in Haut, Subkutis und tiefere Gewebeschichten in Form eines umgekehrten „L" kraniodorsal der geplanten Schnittlinie, insgesamt max. 20 ml) bzw. Paravertebralanästhesie (perineural an der Austrittsstelle der Spinalnerven aus den Forr. intervertebralia Th 13–L 2/3) durchgeführt. Als Zusatzmedikation bei Klauenoperationen oder bei Operationen am Gesäuge ist die Leitungsanästhesie indiziert. Bei der Kastration älterer Ferkel (> 8 Tage) werden 1–3 mg/kg des Lokalanästhetikums subkutan und in den Hoden bzw. an den Samenstrang injiziert. Die Analgesie hält ca. 1,5 h an.

8.1.2 Epiduralanästhesie (s. Schautafel 1-8)

Sie wird als Lumbosakralanästhesie durchgeführt, um z. B. eine flache Narkose oder Sedation beim Kaiserschnitt oder anderen Operationen im kaudalen Drittel des Körpers zu ergänzen.

Es empfiehlt sich, die Lumbosakralanästhesie erst **nach** Sedation und leichter Narkose durchzuführen, da die Epidurale für das Schwein sehr schmerzhaft ist. Der Patient wird in Brust-Bauchlage mit weit unter den Körper geschobenen Hinterbeinen verbracht, sodass die Wirbelsäule im Lenden-Kreuzbeinbereich möglichst stark nach unten gebogen ist. Benutzt werden eine Nadel zum Vorstechen der Haut und eine weitere mit Mandrin (ca. 10 cm lang) zum Einbringen des Lokalanästhetikums.

- Einstichstelle: zwischen der Verbindungslinie der höchsten Stellen der Darmbeinschaufel mit der Wirbelsäule. Das For. lumbosacrale ist beim Schwein sehr groß und gut zu finden. Die Stichrichtung ist leicht kranioventral; befindet sich die Kanüle extradural, werden weder Blut noch Liquor aspiriert.
- Menge: bei Jungsauen ca. 8 ml, bei Altsauen ca. 10 ml eines 2%igen Lokalanästhetikums; Wirkungseintritt nach ca. 10 min
- Wirkungsdauer: 30–60 min, nach 2 h ist das Stehvermögen wieder vollständig normalisiert

8.2 Sedation

Butyrophenonderivate wie Azaperon (z. B. Stresnil®): 2 mg/kg i. m. (bei Aggressivität, Ferkelfressen oder als Prämedikation) oder 0,4–1 mg/kg i. m. (bei Transportstress), durch Vasodilatation kommt es zu Blutdruckabfall und Hypothermie

8.3 Narkose

- Prämedikation mit Azaperon (2 mg/kg i. m.) und Atropin (0,02–0,04 mg/kg i. m.), danach Ketamin (z. B. Ursotamin®) 20 mg/kg i. m. und Levomethadon (z. B. L-Polamivet® [BTM]) 0,5 mg/kg i. m. → geeignet für Intubation und kleinere, wenig schmerzhafte Eingriffe (z. B. Punktionen der Gelenke, Ultraschall- und Röntgenuntersuchungen), nicht immer chirurgische Toleranz erreichbar
- Prämedikation mit Azaperon (2 mg/kg i. m.) und Atropin (0,02–0,04 mg/kg i. m.), danach Xylazinhydrochlorid (Umwidmung eines für Rinder zugelassenen Präparates möglich) 4 mg/kg i. m. und Levomethadon (z. B. L-Polamivet® [BTM]) 0,5 mg/kg i. m. → Neuroleptanalgesie mit lang anhaltender chirurgischer Toleranz, aber hohe Xylazindosierung nötig, starke Atemdepression
- Prämedikation mit Atropin (0,02–0,04 mg/kg i.m.), danach Xylazinhydrochlorid (0,2 mg/kg i. m.) und Ketamin (10 mg/kg i. m.) → tiefe Sedation mit nur mäßiger Analgesie
- Prämedikation mit Azaperon (2 mg/kg i. m.) und Atropin (0,02–0,04 mg/kg i. m.), danach Ketamin (15 mg/kg i. v.) und Thiopental (z. B. Trapanal® [HAM]) 5 mg/kg streng i. v. über Ohrvene → Narkose kann mit Thiopental nach Wirkung vertieft werden, bis gewünschte Narkosetiefe erreicht ist; Wartezeit nach Umwidmung 28 Tage!!! → kann auch zur Einleitung einer Inhalationsnarkose verwendet werden, dann Erhaltung mit Isofluran
- Prämedikation mit Azaperon (2 mg/kg i. m.), danach Thiamylal (zurzeit in D nicht auf dem Markt, aber grundsätzlich verkehrsfähig, ein Verbringen aus anderen EU-Staaten ist zulässig) 15–20 mg/kg langsam i. v. über Ohrvene (zunächst nur 50% der Dosis, Rest nach Wirkung) → für ca. 30–50-minütige Eingriffe wie Bruchferkel-OP, Binneneber-OP, Mastdarmvorfall
- Nachteile: atemdepressiv, bis zu 2-stündiger Nachschlaf (Wärmematte)

8.4　Besonderheiten

Sectio caesarea (Kaiserschnitt)
Die Sectio ist in kleiner Narkose in Kombination mit einer Schnittinfiltration (s. 8.1.1) oder Epiduralanästhesie (s. 8.1.2) durchzuführen.

- **Durchführung**
- Prämedikation mit Azaperon (0,5–1 mg/kg i. m.), dann Thiamylal (20 mg/kg i. v.) mit Epiduralanästhesie und Schnittinfiltration
- auf der linken Seite liegenden Tier
- Schnittlinie in der Flanke (dorsoventrale Schnittführung) oder unterhalb der Kniefalte und ca. 5 cm oberhalb der drei letzten Mammarkomplexe (kraniokaudale Schnittführung), Hautschnitt 15–20 cm lang, möglichst stumpfe Muskelpräparation, dann mit Schere erweitern, lockeres Fettgewebe stumpf durchdringen, Peritoneum mit kleinem Schnitt eröffnen, Zeigefinger hindurch schieben und Schnitte erweitern
- Eröffnung des Uterus i. d. R. nur an einer Seite, möglichst in der Nähe der Bifurkation, um die Entwicklung aller Ferkel aus dieser Uterusöffnung durchführen zu können, Palpation des Corpus uteri nicht vergessen!
- Uterusnaht (Lembertnaht, einstülpend, Serosa auf Serosa, mit resorbierbarem Material), Uterus mit warmer 0,9%iger NaCl-Lsg. abspülen und in die Bauchhöhle zurückverlagern
- fortlaufende Naht des Peritoneums, Muskulatur mit Sultanscher Diagonalnaht oder fortlaufender Naht (jeweils resorbierbares Material), Hautnaht mit Einzelheften (meist Nylon)

> **Merke:**
> - Nachdosierungen erst *nach* der Entwicklung der Ferkel vornehmen, da die Ferkel sonst einen langen Nachschlaf haben und die Atmung erschwert wird.
> - Sektioferkel sind wie die Sektiowelpen zu versorgen (s. Teil II: S. 279).

Zur Nachsorge erhält die Sau über 3–4 Tage eine systemische Antibiose sowie ggf. Schmerz- und Kreislaufmittel.

8.5 Narkosezwischenfälle

Bei Überdosierung der Anästhetika kann es zum reflektorischen Atemstillstand kommen, dem unbehandelt nach 2–4 min der Herzstillstand folgt.

- **Atemstillstand**
  - flache Seitenlage, Zunge vorlagern
  - Gabe eines zentralen Analeptikums (zulässige Umwidmung von Doxapram, z. B. Doxapram-V®), vorsichtige Dosierung nach Wirkung
  - Thoraxdruckmassage (30–40 Kompressionen/min), wenn möglich O_2-Zufuhr

> **Merke:** Nach Barbituratnarkose kommt es häufig zu rezidivierendem Atemstillstand. Die Tiere müssen unter ständiger Beobachtung bleiben. Oft reicht dann aber ein kräftiger Schlag mit der Hand auf die seitliche Brustwand, um die Atmung wieder in Gang zu bringen.

Weiterführende Literatur und Internetlinks

Siehe Anhang Kapitel 10.

9 Notfalltherapie

9.1　Notfallbeispiele (Auswahl) 528
9.2　Notfallmedikamente mit Dosierung 531
9.3　Vergiftungen 533
9.4　Euthanasie 535

In der modernen Schweinemast müssen die Tiere schnell wachsen sowie überproportional Muskeln und unterproportional Fett ansetzen. Bewegung ist aus ökonomischen Gründen (Fleischansatz) weitgehend eingeschränkt.

Schweine sind sehr soziale Tiere und geraten leicht in Stress, wenn sie vom Muttertier oder Wurfgeschwistern sowie anderen Gefährten getrennt werden, mit neuen Artgenossen zusammen in eine fremde Umgebung kommen, sich auf neue Betreuer einstellen müssen, transportiert oder mit einer abrupten Futterumstellung konfrontiert werden. Auch können Endotoxine oder sonstige Erreger den Herzmuskel als solchen oder das Kreislaufsystem in seiner Gesamtheit stark belasten. Schweine sind in all diesen Situationen schnell einem Herz-Kreislauf-Versagen nah. Hier ist nun der Tierarzt gefordert, falls er schnell genug vor Ort ist. Im Folgenden soll auf den **Schock,** verschiedene **Herz**problematiken und das **Lungenödem** eingegangen werden.

Abschließend erfolgt ein kurzer Hinweis zur Unterstützung der Neonaten.

9.1 Notfallbeispiele (Auswahl)

Was tun beim Schock?

Eine Schockbehandlung wird in den meisten Fällen nur bei hochwertigen Zuchttieren in Frage kommen, da sich der Tierarzt auch hier den ökonomischen Zwängen der Nutztierhaltung beugen muss. Allerdings darf dies aus Tierschutzgründen nicht so weit gehen, dass ein Tier mit Schockgeschehen unbehandelt bleibt, bis es verendet. In diesem Fall ist es fachgerecht zu töten.

Durch den Wegfall vieler Tierarzneimittel zum 30.06.2003 gibt es Therapienotstände bei der Schockbehandlung (siehe Umwidmungskaskade, Teil I: Kap. 5, S. 54), die z. T. auch nicht durch Umwidmung beseitigt werden können, da entsprechende Wirkstoffe nicht in den Anhängen der VO (EWG) 2377/90 („Rosa Liste") aufgeführt sind (z. B. Herzglykoside). Die sehr begrenzten Therapiemöglichkeiten richten sich nach der Schockform!

Kardiogener Schock
Symptome: starke Venenfüllung (Ohrvenen, Episkleralgefäße) und Zyanose besonders an den Ohren und der Rüsselscheibe, Maulatmung, Schwanken, Tachykardie und Tachypnoe, hundesitzige Stellung, später Seitenlage, rudernde Bewegungen der Gliedmaßen

> **Merke:** Anwendung von Herzglykosiden beim Schwein derzeit nicht erlaubt.

- O_2-Zufuhr (2–4 l O_2/min)
- Diurese mit Furosemid (z. B. Dimazon®, Umwidmung zulässig) bis 2 mg/kg i. v., i. m. 1–2-mal täglich über max. 3 Tage
- Bronchodilatation mit Theophyllin (HAM wie z. B. Euphylong®, Solosin®: 5–6 mg/kg langsam i. v., unter strenger Herz-Kontrolle)

Anaphylaktischer Schock
Symptome: u.a. hellrote Hautverfärbungen
- Adrenalin = Epinephrin (benötigt wird 1:10000-Verdünnung, Herstellung aus 1 ml der handelsüblichen 1:1000-Verdünnung und 9 ml NaCl-Lsg. 0,9%, davon dann 0,1 ml/kg i. v. = 0,01 mg/kg)
- Volumenzufuhr (körperwarme Ringer-Lactat-Lsg.)
- Glucocorticoide (z. B. Dexamethason: 10–30 mg/kg i. v.)
- ggf. O_2-Zufuhr (2–4 l O_2/min)
- ggf. Bronchodilatation mit Theophyllin (5–6 mg/kg langsam i. v. unter Herz-Kontrolle)

> **Merke:** Derzeit gibt es keine Möglichkeit, Antihistaminika beim Schwein anzuwenden.

Septischer Schock
- Volumenzufuhr (körperwarme Ringer-Lactat-Lsg., bei Hypoglykämie Glucose-Lsg. 5%)
- Elektrolyt- und Säure-Basen-Ausgleich
- Antibiose

- ggf. Antiendotoxin-AK
- bei DIC: Heparin (HAM wie z. B. Calciparin®, Heparin-Natrium®, Proleukin®) 5–10 IE/kg/h im DT oder 50–75 IE/kg 3-mal täglich s. c. und Plasmatransfusion

Was tun beim drohenden Kreislaufkollaps bzw. Herzinsuffizienz der Sau während der Geburt?

Hypotonie, Minderdurchblutung verschiedener Organe, nachfolgender Schock möglich
- Gabe von Natriumbicarbonat-Lsg. 8,4% (1–2 mmol/kg i. v.)
- kalt abbrausen

Was tun beim Herzstillstand nach Manipulation am Schwein?

z. B. durch versehentliche Punktion des N. vagus links der Medianen am Hals
- Schwein in Seitenlage auf festen Untergrund bringen und Herzmassage einleiten (60–80-mal/min)
- eventuell kalt abbrausen

Was tun beim Lungenödem?

- sternale Lagerung
- O_2-Zufuhr (2–4 l/min)
- Diurese mit Furosemid (z. B. Dimazon®, Umwidmung zulässig) bis 2 mg/kg i. v., i. m. 1–2-mal täglich über max. 3 Tage
- Bronchodilatation mit Theophyllin (5–6 mg/kg langsam i. v. unter Herz-Kontrolle)

Was tun bei akuter Belastungsmyopathie (akute Rückenmuskelnekrose bzw. Bananenkrankheit bis hin zum drohenden Transporttod)?

- betroffene Tiere verenden ohne Behandlung im kardiogenen Schock, deshalb wenn möglich Schocktherapie
- ruhige Aufstallung, Vermeidung jeder weiteren Stresssituation, Versuch des Azidoseausgleichs mit Natriumbicarbonat-Lsg.
- Gabe antiphlogistischer Analgetika, Wartezeit führt bei erfolgloser Therapie jedoch zum Schlachtverbot
- kalt abbrausen

Was tun bei enzootischer Streptokokken-Meningitis?
- Gabe von Penicillin-Präparaten (30 000 IE/kg, beim Ferkel jedoch mindestens 300 000 IE i. m.), auch Cephalosporine, Ampicillin, Amoxicillin oder Oxacillin anwendbar

Was tun bei neonataler Asphyxie?
- Analeptikum-Gabe (z. B. Doxapram-V® intranasal und oral)
- warm lagern und massieren
- ggf. zusätzlich Mund-zu-Nase beatmen (10–12-mal/min)

Was tun beim exsikkotischen Ferkel?
z. B. bedingt durch Durchfälle (z. B. durch E. coli, Clostridium spp., Lawsonia intracellularis, Salmonella spp., Brachyspira hyodysenteriae, Rota- und Coronaviren)
- Volumenauffüllung, falls noch möglich als orale Rehydratation mit isotonen Elektrolytlösungen, notfalls 5 g NaCl und 50 g Glucose in 1 l Wasser lösen und anbieten
- ggf. Antibiose parenteral oder oral (Cave: E. coli ändert schnell seine Resistenzeigenschaften), ggf. Antitoxin-Gabe in den ersten Lebenstagen intraperitoneal
- besser Prophylaxe durch Impfung der tragenden Muttertiere und ausreichende Kolostrumzufuhr bei den Ferkeln

9.2 Notfallmedikamente mit Dosierung

Tab. 9-1 Auswahl an Notfallmedikamenten beim Schwein

Stoffgruppe Wirkstoff (Handelsname®)	Indikation	Dosis
Schockzustände		
Glucocorticoide Dexamethason (Dexdreson forte, Rapidexon, Voren)	Schock, Glottisödem	2–5 mg/kg langsam i. v.
Katecholamine Adrenalin (Suprarenin[1])	anaphylaktischer Schock	0,5–1 µg/kg i. v. im DT, 0,02 mg/kg intratracheal

Tab. 9-1 Fortsetzung

Stoffgruppe Wirkstoff (Handelsname®)	Indikation	Dosis
Peripartale Notfälle		
Mineralstoffe		
Ca-Borogluconat	Eklampsie	0,22 mmol Ca^{2+}/kg (½ langsam i. v., ½ s. c.), ggf. Nachbehandlung nach 6 h, weitere nach 24 h
Peptidhormone		
Carbetocin (Depotocin)	Wehenschwäche, Nachgeburtsverhalten	0,1–0,21 mg/Tier i. v., i. m.
Oxytocin (Oxytocin, Oxytosel, Synpitan)	Wehenschwäche, MMA, Nachgeburtsverhalten	10–30 IE/Tier i. m. oder 5–15 IE/Tier i. v.
Spasmoanalgetika		
Metamizol (Chosalgan-S, Metapyrin, Metamizol, Novacen, Vetalgin)	schmerzhafte Zustände, Spasmen der glatten Muskulatur, MMA-Komplex	20–50 mg/kg langsam i. v. i. m., 1–2-mal tägl.
Uterusrelaxantien		
Vetrabutinhydrochlorid (Monzal)	hypertone bis spastische Zustände an Zervix und Uterus	2–4 mg/kg i. m.
Notfälle beim Bewegungsapparat		
Glucocorticoide		
Dexamethason (Dexamethason, Dexasel, Hexadreson)	akute, nicht infektiös bedingte Entzündungszustände	0,04–0,08 mg/kg i. v., i. m.
NSAID		
Flunixin (Binixin, Flumeg, Flunidol RP, Flunixine 5%, Meflosyl)	akute schmerzhafte Entzündungsprozesse	2,2 mg/kg langsam i. v. 1-mal tägl. über 5 Tage
Meloxicam (Metacam)	akute schmerzhafte, nicht infektiöse Entzündungsprozesse	0,4 mg/kg i. m., ggf. Wiederholung nach 24 h
Respiratorische Notfälle		
Analeptika		
Doxapram (Doxapram-V)	neonatale Asphyxie	0,5 mg/kg in die Maulhöhle träufeln oder i. v., i. m., s. c.

Tab. 9-1 Fortsetzung

Stoffgruppe Wirkstoff (Handelsname®)	Indikation	Dosis
Antiphlogistika Flunixin (Finadyne RPS)	akute Atemwegs- infektionen	2,2 mg/kg i. m. (verteilt auf mehrere Stellen, 1-malig, in Verbindung mit einem AB)
Bronchospasmolytika Theophyllin (afpred Forte-Theo[1], Euphylong[1])	Lungenödem	5–6 mg/kg i. v.
Parasympatholytika Atropin (Atropin[1])	Bronchospasmus	0,05 mg/kg s. c.
Kardiologische Notfälle		
Antiarrhythmika Atropin (Atropin[1])	Bradykardie	0,02–0,2 mg/kg p. o., 4-mal tägl.
Diuretica Furosemid (Dimazon)	kardial bedingtes Lungenödem	0,5–2,0 mg/kg i. v., i. m., 1-mal tägl.

[1] HAM

AB: Antibiotikum; DT: Dauertropf

9.3 Vergiftungen

Mittels einer genauen Anamneseerhebung kann eventuell das aufgenommene Gift identifiziert werden. Das Tier oder die Tiergruppe sind von der Gefahrenquelle fernzuhalten und an der weiteren Giftaufnahme zu hindern.

Im Weiteren sind lebensrettende Sofortmaßnahmen einzuleiten (s. Teil III: Kap. 9.3)

Sofortmaßnahmen
- **Sicherung der Atmung:** bei Lungenödem Gabe von Dexamethason (1–10 mg/kg i. v., i. m.); bei Atemdepression Gabe von Doxapram (5–10 mg/kg i. v.) oder Theophyllin (5–6 mg/kg i. v.), ggf. Sauerstoffzufuhr

- **Stabilisierung des Kreislaufes:** ggf. Schocktherapie, Volumensubstitution mittels i. v.-Gabe von Elektrolytlösung und Glucose (erste Stunde 10 ml/kg im Sturz, danach 80 ml/kg/24 h im mittleren Tropf)

Dekontamination
- Adsorbens: Aktivkohle (s. Teil III: Kap. 9.3), 1–3 g/kg p. o. als 20–30%ige wässrige Suspension (200–300 g/l), ggf. Wiederholung nach 8–12 h
- Laxanzien: Glaubersalz (Natriumsulfat): 0,5–1 g/kg p. o. als wässrige Lösung (40 g/l) fraktioniert in Portionen von 100 g über den Tag verteilt
- Dekontamination von Haut und Borsten: siehe Teil III: Kap. 9.3

Forcierte Ausscheidung
- viel Flüssigkeit anbieten, oral und parenteral
- Diurese mit Furosemid: 2 mg/kg i. v., i. m., p. o., 2-mal täglich

Antidottherapie: Es gibt nur wenige spezifische Antidota.

Tab. 9-2 Ausgewählte Gifte und ihre Antidota

Gift	Antidot	Dosis
Vergiftungen mit Pestiziden		
Organophosphate, Carbamate (Insektizide, Herbizide)	Atropin	0,5 mg/kg i. m. (initial ¼ i. v.), ggf. Wiederholung nach einigen Stunden mit 0,25 mg/kg i. m.
Vergiftungen mit Metallen		
Blei	$CaNa_2EDTA$	25–50 mg/kg/Tag langsam i. v. in NaCl-Lsg. 0,9 % oder in Glucose-Lsg. 5–20% verteilt auf 3 Dosen tägl.
Quecksilber	Dimercaptopropansulfat, Dimercaprol	3 mg/kg i. m. alle 4 h über 48 h , ab 3. Tag alle 6 h, ab 4. Tag alle 12 h bis zur vollständigen Erholung
Vergiftungen durch Futterinhaltsstoffe oder -zusatzstoffe		
Nitrat/Nitrit	Methylenblau	2–4 (–10) mg/kg in Glucose-Lsg. 4–5% langsam i. v., ggf. Wiederholung nach 24 h

Bei einer Vergiftung mit Cumarinen (z. B. Rattengift) ist Vitamin K_1 das spezifische Antidot. Zuerst wird es in einer Dosierung von 1–2 mg/kg/Tag s. c., verteilt auf mehrere Stellen, verabreicht. Dann erfolgt die Applikation von 1–2 mg/kg/Tag p. o., eine intramuskuläre Verabreichung ist wegen der Blutungsgefahr kontraindiziert. Derzeit ist in D kein entsprechendes TAM für Nutztiere zugelassen. Da jedoch der Wirkstoff in der „Rosa Liste" aufgeführt ist, darf ein vergleichbares TAM aus einem anderen EU-Staat verbracht oder ein HAM umgewidmet werden.

Weitere symptomatische Maßnahmen
- **Metabolische Azidose:** Gabe von Natriumbicarbonat-Lsg. i. v.
- **Koliken und Schmerzen:** Gabe von Metamizol (20–50 mg/kg i. v., i. m.) oder Flunixin (2,2 mg/kg langsam i. v.) oder Spasmoanalgetika wie Butylscopolamin in Kombination mit Metamizol (Buscopan comp.®)
- **Sedation:**
- Verbringen der Tiere in einen ruhigen, ggf. abgedunkelten Raum
- Azaperon (1 mg/kg i. m.)

> **Merke:** Neuroleptika sind bei Vergiftungen kontraindiziert (antimetisch, muskeltonussteigernd, konvulsiv)!

- **Regulation der Körpertemperatur und ggf. Antibiose**

9.4 Euthanasie (s. auch Teil IV: Kap. 9.4)

In den seltensten Fällen wird eine Euthanasie im Schweinebestand durchgeführt, da jeder Schweinehalter oder auch Großtierpraktiker einen Bolzenschussapparat besitzt.

> **Merke:** Die alleinige Anwendung des Bolzenschusses ist für eine tierschutzgerechte Tötung nicht ausreichend. Die anschließende Entblutung ist zwingend vorgeschrieben.

Im Tierseuchenfall wird der Tod mittels Strom durch Herz- und Gehirndurchströmung herbeigeführt.
Für Ferkel bietet sich die intravenöse sowie intrakardiale Injektion von Barbituraten wie Pentobarbital (z. B. Eutha 77® [BTM]: 40–80 mg/kg i. v. = 1 ml/10 kg als Sturzinjektion unter Druck) an. Das Herz liegt zwischen dem 3. und 6. Interkostalraum, wobei die linke Ellenbogenfalte

als Orientierungspunkt für den Injektionsort dient. Das Ferkel wird gestreckt, wobei seine Vorder- und Hinterbeine fixiert werden und seine linke Körperseite dem Tierarzt zugewandt ist. Oberhalb des Ansatzes der Ellenbogenfalte ertastet man den Interkostalspalt und durchsticht hier die Brustwand mit horizontal und medial gerichteter Kanüle. Die intrakardiale Injektion ermöglicht eine sichere und schnelle Tötung. In Ausnahmefällen ist eine intrapulmonale sowie intraabdominale (Dosis erhöhen) Injektion möglich. Die intrapulmonale Injektion erfolgt durch einen Interkostalraum entlang des kaudalen Schulterblattrandes schräg auf den Ellenbogenhöcker der anderen Seite zu. Die Injektion in die Bauchhöhle erfolgt paramedian zwischen letztem und vorletztem Zitzenpaar bei kraniomedialer Stichrichtung.

> **Merke:** Zur Tötung tragender Sauen sollten ausschließlich Barbiturate verwendet werden, um den schnellen Tod der Ferkel zu gewährleisten! Das Muttertier ist dazu zunächst in Narkose zu legen, anschließend wird das Barbiturat **langsam** i. v. injiziert.

Weiterhin kann das Präparat T61® Anwendung finden. Die alleinige Anwendung von T61® führt insbesondere bei pulmonaler bzw. abdominaler Anwendung unter ungünstigen Umständen zum Ersticken bei Bewusstsein, außerdem zu Reizungen des Gewebes und damit zu Schmerzreaktionen. Daher sollte das Tier zuerst narkotisiert werden, bevor T61® (4–6 ml/50 kg zügig i. v.) eingesetzt wird.

Weiterführende Literatur und Internetlinks

Siehe Anhang Kapitel 10.

10 Dosierungsvorschläge

> 10.1 Auswahl einiger Antibiotika und deren Dosierung............ 537
> 10.2 Auswahl einiger Glucocorticoide und deren Dosierung 539
> 10.3 Auswahl einiger nichtsteroidaler Antiphlogistika
> und deren Dosierung... 539

10.1 Auswahl einiger Antibiotika und deren Dosierung

Tab. 10-1 Ausgewählte Antibiotika zur Anwendung beim Schwein

Wirkstoffgruppe	Wirkstoff	Dosierung Schwein
Aminoglykoside	Apramycin	7,5–12,5 mg/kg p. o. über TW oder FM, 7 Tage
	Gentamicin	5 mg/neugeborene Ferkel i. m., p. o. über TW; 2–4 mg/kg i. m., 2–3-mal tägl.
	Kanamycin	15 mg/kg i. m., s. c., 3–4-mal tägl.
	Neomycin	7–12 mg/kg p. o. über FM, 2-mal tägl.
	Spectinomycin	11–20 mg/kg i. m. (a. S.); 20–30 mg/kg i. m. (L.) oder p. o. 2-mal tägl., 3–5 Tage
β-Lactam-AB	Amoxicillin	7–15 (bis 20) mg/kg p. o. über TW; 15 mg/kg p. o. über FM, 14 Tage (F., L.)
	Ampicillin	10 mg/kg i. m., 3-mal tägl., 3–5 Tage
	Benzylpenicillin	6 000–12 000 (bis 20 000) IE/kg i. m., 1-mal tägl., bis 2 Tage nach Abklingen der Symptome
Cephalosporine	Cefquinom	1–2 mg/kg i. m.
	Ceftiofur	3–5 mg/kg i. m., 1-mal tägl., 3–5 Tage
Gyrasehemmer	Danofloxacin	1,3 mg/kg i. m., 1-mal tägl., 2–3 Tage
	Enrofloxacin	2,5–5 mg/kg i. m., s. c., 1-mal tägl., 3 Tage

Tab. 10-1 Fortsetzung

Wirkstoffgruppe	Wirkstoff	Dosierung Schwein
	Marbofloxacin	2 mg/kg i. m., s. c., 1-mal tägl., 3–5 Tage
Lincosamine	Lincomycin	10–11 mg/kg i. m., 1-mal tägl.; 100–220 g/t FM; 3,3 g/100 l TW
Makrolide	Erythromycin	2,2–6,6 mg/kg i. m., 1-mal tägl.
	Tilmicosin	8–20 mg/kg über FM
	Tulathromycin	2,5 mg/kg s. c., 1-malig
	Tylosin	7–10 mg/kg i. m., 3-mal tägl., 3–5 Tage; 2–10 mg/kg p. o. über TW
Polypeptid-AB	Colistin	2–3 mg/kg i. m., p. o., 1–2-mal tägl., 5–7 Tage
Sulfonamide	Sulfadimidin	100 mg/kg p. o., 5 Tage
	Sulfamethoxpyridazin	ID: 50–75 mg/kg i. v., i. m., s. c.; ED: 1/2 bis 2/3 der ID, 1-mal tägl., 5–7 Tage
Sulfonamide + Trimethoprim	Sulfadiazin + Trimethoprim	15–24 mg/kg i. m.; 30 mg/kg p. o.
	Sulfadoxin + Trimethoprim	15 mg/kg i. v., i. m., s. c.
Tetracycline	Chlortetracyclin	6–10 mg/kg i. v., i. m., 1-mal tägl.; 10–20 mg/kg p. o. FM, 1-mal tägl.; 20 mg/kg intrauterin (bis 2 g/Tier)
	Doxycyclin	12,5 mg/kg p. o. FM; 8 Tage
	Oxytetracyclin (OTC)	als Langzeit-OTC: 20 mg/kg i. m., nach 2–4 Tagen wiederholen; 30 mg/kg i. m., nach 6 Tagen wiederholen
	Tetracyclin (TC)	10 mg/kg i. m., 1-mal tägl.; als Langzeit-TC: 20 mg/kg i. m., alle 48 h; 40 mg/kg p. o. über TW oder FM

a. S.: adulte Schweine; ED: Erhaltungsdosis; F: Ferkel; FM: Futtermittel; ID: Initialdosis; L: Läufer; TW: Trinkwasser

10.2 Auswahl einiger Glucocorticoide und deren Dosierung

Tab. 10-2 Glucocorticoide zur Anwendung beim Schwein

Wirkstoff	Indikation	Dosierung Schwein
Dexamethason	Schock	2–5 mg/kg langsam i. v., evtl. nach 8–12 h wiederholen
Prednisolon	akute, anaphylaktische Reaktionen	10–30 mg/kg langsam i. v. alle 8–12 h

10.3 Auswahl einiger nichtsteroidaler Antiphlogistika und deren Dosierung

Tab. 10-3 Ausgewählte nichtsteroidale Antiphlogistika beim Schwein

Wirkstoff	Indikation	Dosierung Schwein
Acetylsalicylsäure	Coli-Enterotoxämie der Ferkel	10 mg/kg p. o. alle 4–6 h zur Analgesie
Carprofen	perioperative Analgesie	2 mg/kg i. v., s. c., p. o., alle 12 h
Flunixin	Zusatzmedikation bei akuten, infektiösen Atemwegserkrankungen	2,2 mg/kg i. m. verteilt auf mehrere Stellen, in Verbindung mit einem AB
Meloxicam[1]	nicht infektiöse, schmerzhafte Erkrankungen des Bewegungsapparates, MMA	0,4–0,5 mg/kg i. v., i. m., s. c., ggf. Wiederholung nach 24 h
Metamizol	Spasmen der glatten Muskulatur	20–50 mg/kg langsam i. v., i. m., 1–2-mal tägl.

[1] aufgrund der starken Affinität zu Plasmaproteinen sollte Meloxicam nicht zusammen mit anderen Arzneimitteln mit hoher Plasmaeiweißbindung (Diuretika, Aminoglykoside u. a.) verabreicht werden; AB: Antibiotikum

Weiterführende Literatur und Internetlinks

Böhm E. Jagdpraxis im Schwarzwildrevier. 2. Aufl. Graz, Stuttgart: Leopold Stocker Verlag 1999.

Ganter M, Ruppert K, Kanngiesser M. Untersuchungen zur Entwicklung einer belastungsarmen Anästhesie beim Schwein. Berl Münch Tierärztl Wschr 1990; 103: 341–8.

Heinritzi K, Gindele H R, Reiner G, Schnurrbusch U. Schweinekrankheiten. 1. Aufl. Stuttgart: Ulmer-Verlag 2006.

Löscher W, Ungemach FR, Kroker R. Pharmakotherapie bei Haustieren und Nutztieren. 7. Aufl. Berlin, Stuttgart: Parey 2006.

Maisch A, Ritzmann M, Heinritzi K. Die tierschutzgerechte Euthanasie beim Schwein mit Pentobarbital. Tierärztl Umschau 2005; 60: 679–83.

Richtwerte wichtiger Laborparameter bei Haustieren; Tiermedizinisches Labor Ingolstadt (Broschüre).

Schnieder T (Hrsg.). Veterinärmedizinische Parasitologie. 6. Aufl. Stuttgart: Parey 2006.

Schulze W., Bickhardt K, Bollwahn B. Klinik der Schweinekrankheiten. Hannover: Verlag M.&H. Schaper 1980.

Schiemann V. Untersuchungen zur Uterusdistension und intrauterinen Druckentwicklung bei der Hysteroskopie des Pferdes. Dissertation med. vet. 2001.

SUISAG Merkblatt Nr. 7; August 2005 (www.suisag.ch)

Tierärztliche Vereinigung für Tierschutz e. V. (TVT). Merkblatt 84: Töten größerer Tiergruppen im Seuchenfall.

Von Harling GG, Keil B. Lehrbuch der Schwarzwildjagd. Venatus Verlags-GmbH 2000.

Waldmann K-H, Wendt M (Hrsg.). Lehrbuch der Schweinekrankheiten. 4. Aufl. Stuttgart: Parey 2004.

www.an-im-al.at/skriptum.htm
www.bvl.de
www.clinitox.ch
www.giftpflanzen.ch
www.kolleg.loel.hs-anhalt.de/professoren/waehner/anatomie/endokrinologie.pdf
www.laboklin.de
www.pferdewissenschaften.at/Skript-Reprovet-3.ppt
www.pirsch.de
www.rote-liste.de
www.tierschutz-tvt.de
www.vetidata.de
www.vu-wien.ac.at

Sachverzeichnis

A

abdominale Untersuchung, Rd 421
Achternaht
– nach Forssell 39
– nach Moser 39
– umschlingende 42
ACTH (adrenocorticotropes Hormon) 119
Actinobacillus-pleuropneumoniae-Impfung, Schw 508–509
Addison-Krise, akute, Hd/Ktz 289
ADH (antidiuretisches Hormon) 117
Adrenalin 123–124
Afrikanische Pferdepest 195
Afrikanische Schweinepest (ASP) 200
Aldosteron 122
Alkalose 70
Allergie, Pfd 398
Allgöwer-Rückstichnaht 39
Allgöwer-Zitzennaht 42
ALT (Alanin-Aminotransferase) 105
Altersbestimmung
– Hd 226–230
– Ktz 226, 230–231
– Pfd 330–337
– Rd 413–417
– Schw 494–496
Aminoglykoside 134
Ammoniak im Serum 101
Amoxicillin 137
Amphotericin B 147
Ampicillin 137
α-Amylase 103
Anämie
– Pfd 374
– Suchprofil 108
Anästhesie
– allgemein 150–169
– Hd 265–270, 274–276
– Ktz 271–276
– Pfd 363–372
– Rd 450–456
– Schw 523–525
Analeptika
– Hd/Ktz 288
– Pfd 389
– Rd 470
– Schw 532
Analgesie s.a. Schmerzbehandlung
– allgemein 150
– Rd 454
– Schw 539
anaphylaktischer Schock
– Hd/Ktz 282, 284
– Pfd 388, 397–398
– Rd 469
– Schw 529, 531
Anatomie
– Hd 211–214
– Ktz 215–219
– Pferd 311–315
– Rd 403–407
– Schw 483–487
Androgene 121, 123
Anfälle, Suchprofil 108
Anreicherungsverfahren nach Baermann 94

Antibiotika
- allgemein 132–146
- Hd/Ktz 303–305
- Pfd 396–397
- Rd 475–477
- Schw 537–538
- unerwünschte Wechselwirkungen 145

Antibiotikakombinationen 146
Antibiotika-Leitlinien 133
Antimykotika 146–148
- Hd/Ktz 304
- Pfd 397
- Rd 476

anzeigepflichtige Tierseuchen 194–203
- Proben 111

AP (alkalische Phosphatase) 103
Apramycin 134
Artenschutz 208
Arthritis
- Pfd 389, 398
- Rd 470

Arzneimittel
- Dokumentation 62–65
- Wartezeiten 54
- Umwidmung 53–54

ASA-Schema 152–153
Asphyxie, neonatale s. neonatale Asphyxie
AST (Aspartat-Aminotransferase) 105
Asthma bronchiale, Hd/Ktz 288
Atemdepression
- Hd/Ktz 288
- Pfd 389

Atemnebengeräusche, Rd 419
Atemnotsyndrom, Rd 457–458

Atmung
- Hd/Ktz 233
- Pfd 339
- Rd 419
- Schw 498

Augenentzündung
- Hd/Ktz 286
- periodische, Pfd 398

Augenverletzungen, Hd/Ktz 286
Aujeszky
- Hd/Ktz 195
- Proben 111
- Rd 196
- Schw 200

Azidose 70

B

Babesia canis 246
Bacitracin 142
Baermann-Verfahren, Kotuntersuchung 94
bakteriologische Proben 110
Bananenkrankheit, Schw 530
Barbiturate 165
Bauchhöhlenpunktion
- Pfd 324
- Rd 411

Belastungsmyopathie, akute, Schw 489, 530
Benzodiazepine 165
Beschälseuche, Pfd 195
bestandsspezifische(r) Impfstoff(-Produktion)
- Proben 111
- Rd 433–434
- Schw 508

Betäubungsmittel
- Dokumentation 61
- Nachweisführung 60
- Rezept 54–61

Betäubungsmittelgesetz (BtMG) 54
Betamethason 130
Beugesehnenruptur, Pfd 378
BHV (Bovines Herpesvirus) 197
– Impfung 430
– Proben 111
– Sanierungsprogramm 431–432
Bilirubin im Serum 101
Binnenmarkttierseuchenschutz-Verordnung (BmTierSSchV) 204–205
BKF (bösartiges Katarrhalfieber), Proben 111
Blasrohr 166
Blauzungenkrankheit (BT)
– Proben 112
– Rd 196
Blind stitch, Labmagenverlagerung, Rd 466
Blinddarmobstipation, Pfd 384
Blutbild/Blutparameter
– Hd 236
– Ktz 238
– Pfd 343
– Rd 424
– Schw 502
– Umrechnungswerte 6
Blut-Glucose 101–102
Blut-pH 70
Blutproben
– Behandlung, Transport und Versand 83
– Entnahmezeitpunkt 83
Blutsenkungsgeschwindigkeit (BSG), Bestimmung 86
Bluttransfusion, Pfd 390
Blutuntersuchung 82–87
– Methoden 85–87

Blutverlust
– Hd/Ktz 281
– Pfd 374
Bolzenschuss
– Pfd 328
– Rd 412
– Schw 492–493
Bordetella-bronchiseptica-Impfung, Schw 509
Borna, Proben 111
Botulismus, Proben 111
Bovine Virusdiarrhoe s. BVD
Bovines Herpesvirus s. BHV
Bradypnoe, Rd 419
Bronchospasmus
– Pfd 389
– Rd 470
– Schw 533
Brucellose 177
– Proben 112
– Rd 197
– Schw 201
BSE 199
Bulbusprolaps, Hd/Ktz 286
Bunnell-Sehnennaht 42
BVD (Bovine Virusdiarrhoe) 197, 432–433
– Impfung 430
– Proben 112
BVD-Bekämpfung 432–433

C

Calcitonin 125
California-Mastitis-Test (CMT) 98
Campylobacteriose (Vibrionenseuche) 177
– Proben 112
– Rd 200
Catgut 28
CEM (contagiöse equine Metritis), Pfd, Proben 112

Cephalosporine 137
Chemotherapeutika 132–146
Chip, elektronische Kennzeichnung 206
Chlamydiose 192
Chloramphenicol 138
Cholinesterase (CHE) 104
CK (Kreatinkinase) 105
Clindamycin 139
Clostridien-Impfung, Rd 430
Coronaviren
– Impfung, Rd 430
– Proben 112
Cortico(stero)ide 127–131
Cortisol/Cortison 129
Cumarinvergiftung
– Pfd 393
– Schw 534
Cushing-Syndrom, Hd/Ktz 289–290

D

Danofloxacin 138
Darmnaht 44
Darmpunktion, Pfd 324
Darmverschluss s. Ileus
Dasselfliegenbekämpfung, Rd 439
Dechampsnadel 34
Dehydratation 70–71
– Hd/Ktz 281
Dehydratationsgrad 74–75
Dermatitis nodularis, Rd 197
Dexamethason 130
Dextran 80
Diabetes mellitus, Hd/Ktz 279, 291
diabetisches Koma, Hd/Ktz 289, 291
diagnostische Anästhesie (TPA, MPA, HPA), Pfd 364–367

diagnostische Gelenkanästhesie
– Hd 222
– Pfd 318–319
Diarrhö
– Kalb 459
– Rd 469
– Suchprofil 108
Dickdarmobstipation, Pfd 384–385
Differenzialblutbild
– Bestimmung 86
– Hd 237
– Ktz 239
– Pfd 344
– Rd 425
– Schw 504
Difloxacin 139
Dimetridazol 141
Dipylidiose 186
Dirofilariose, Hd 245
Distanzimmobilisation 166–168
Donati-Rückstichnaht 39
Drainagen 47–51
Dünndarmobstipation, Pfd 383
Durchfall s. Diarrhoe
Dyspnoe
– Hd/Ktz 233
– Rd 420
– Schw 499

E

E. coli-Impfung
– Rd 430
– Schw 508
Ebola 182
eCG (equine Chorionic Gonadotropin) 120
Echinokokkose 186
EHEC 177

Einzelhefte 36–40
Ejakulat
– Hd 255
– Pfd 357
– Rd 444
– Schw 517
Eklampsie, Schw 532
Ektoparasiten, Hd/Ktz 246–247
Elektrolyte im Serum
– Hd 236–237
– Ktz 238
– Pfd 343
– Rd 424
– Schw 502–503
– Umrechnungswerte 6
Elektrolytkonzentratlösungen 79
Endometritis, Pfd 358
Endoparasiten
– Hd/Ktz 244
– Pfd 347–348
– Rd 437–438
– Schw 510–511
Endotoxinschock, Pfd 397–398
Enrofloxacin 139
Enthornung, Anästhesie, Rd 452
Entspannungshefte 40
Entwurmung
– Hd/Ktz 245
– Pfd 349
– Rd 439
– Schw 511–512
Enzyme im Serum
– allgemein 103–107
– Hd 107, 237
– Ktz 107, 238
– Pfd 107, 343
– Rd 107, 424
– Schf 107
– Schw 107, 503

Eosinopenie 87
Eosinophilie 87
Epiduralanästhesie (= Extra- bzw. Periduralanästhesie)
– allgemein 159
– Hd 212, 266–268
– Ktz 216, 271
– Pfd 368
– Rd 404, 453–454
– Schw 484, 524
Epilepsie, Pfd 390
epileptischer Anfall, Hd/Ktz 284
Equidenpass 64–65
Erysipelothrix-rhusiopathiae- Impfung, Schw 507–508
Erythromycin 140
Erythrozytose 85
Euthanasie
– Hd/Ktz 300–302
– Pfd 394–395
– Rd 474
– Schw 535–536
EU-Vorschriften 204–208
Exophthalmus, Hd/Ktz 286
Exsikkose 70
– Ferkel 531
Exsudate 99

F

Faden (Naht) 27–32
Fadenstärke, Umrechnungs- werte 32
Fadenwurm 190
Fasziolose 187
festliegende Kuh, Suchprofil 108
FIP (Feline Infektiöse Perito- nitis)
– Impfung 242
– Proben 112
– Suchprofil 108

Fixation, Rd 408
Flankenwunde, Rd 46
Flöhe
– Behandlung, Hd/Ktz 246
– Zoonose 187
Florfenicol 138
Flotationsverfahren, Kotuntersuchung 93
Flumethason 130
Fohlenrosse 356, 358
Follikelstimulierendes Hormon (FSH) 119
Forssell-Achternaht 39
Fruchtbarkeit, Kuh, Suchprofil 108
FSME (Frühsommer-Meningoenzephalitis) 182
Fuchsbandwurm s. Echinokokkose

G

Gaskolik/Windkolik, Pfd 385–386
Gebärparese, Rd 461–462
Geburt
– Hd 257–259
– Ktz 263
– Pfd 361–362
– Rd 447–449
– Schw 521–522
Gefäßnaht 42
Geflügelpest (aviäre Influenza) 182–183
– Proben 112
Gelatine 80
Gelbfieber 183
Gelenkinjektion(sstellen) s. intraartikuläre Injektion
Gelenkkapselperforation, Pfd 379–380
Gelenkverletzungen, Pfd 377
Gentamicin 134

Gerinnungshemmer, Blutproben 84
Gerlachnadel 34
Geschlechtsreife/Zuchtreife
– Hd 249
– Ktz 259
– Pfd 351
– Rd 440
– Schw 513
Gestagene 121–122
Giardienbehandlung, Hd/Ktz 246
Gifte/Antidota
– Hd/Ktz 296–297
– Pfd 392–393
– Rd 472–473
– Schw 534
Giftpflanzen, Pfd 394
Glaukom, akutes, Hd/Ktz 285–286
GLDH (Glutamatdehydrogenase) 104
Glottisödem
– Hd/Ktz 287–288
– Rd 469
– Schw 531
Glucagon 125
Glucocorticoide 123, 127–131
– Hd/Ktz 305
– Pfd 388–389, 397–398
– Rd 469–470, 477
– Schw 531–532, 539
Glucose-Lösung 78–79
Glucosurie 90
Gonadotropine 119–120
GPT (Glutamat-Pyruvat-Transaminase) 105
GOT (Glutamat-Oxalacetat-Transaminase) 105
Gravidität(sdiagnostik)
– Hd 255–256

- Ktz 261, 263
- Pfd 359–361
- Rd 446–447
- Schw 519–521

Griseofulvin 148
γ-GT (γ-Glutamyltransferase) 104
Guaifenisin (= Guajacolglycerinether) 151
Gurkenkernbandwurm 186
Gyrasehemmer (Fluorchinolone) 138–139

H

Hämatokritbestimmung 86
Hämaturie 90
Hämoglobinurie 90
Haemophilus-parasuis-Impfung, Schw 508–509
Halsted-Intrakutannaht 41
Harn, Keimzahlbestimmung 92
Harn-pH 89
Harnproben 110
Harnstoff im Serum 102
Harnuntersuchung 87–92
Harnzylinder 91
Hasenpest s. Tularämie
Hausapotheke, Dokumentation 62–65
Hautproben 110
Hautuntersuchung 96–97
Hautveränderungen, Suchprofil 108
Hautverfärbungen, Schw 501, 529
HCG (Human Chorion Gonadotropin) 120
Hefttechnik, prinzipielle 38
Heimtierausweis 206
Hellabrunner Mischung 167–168

Helminthosen 96
Hepatitis contagiosa canis (HCC)
- Impfung 241
- Proben 113

Herniennaht 45
Herzrhythmusstörungen
- Hd/Ktz 293
- Pfd 389
- Rd 470
- Schw 533

Herzauskultation/-geräusche
- Hd/Ktz 234–235
- Pfd 340–341
- Rd 421–422
- Schw 500

Herzinsuffizienz
- Hd/Ktz 288, 292–293
- Schw 489, 530

Herz-(Kreislauf-)Stillstand
- Hd/Ktz 292–293
- Schw 530

Herzwurmerkrankung, Hd 245
HES (Hydroxyethylstärke) 80
Hirnödem
- Hd/Ktz 278
- Pfd 391

Hohlnadel 34
Hormone 116–126
Hornringe, Rd 416
HPA (hohe palmare Nervenanästhesie), Pfd 367
Hufrehe, akute 376–377, 389, 398
Hundebandwurm 186
Hundespulwurm 188
Hypercortisolismus, Hd/Ktz 289–290
hyperglykämischer Schock, Hd/Ktz 289, 291
Hypertonie, Hd/Ktz 292

Hypnose 150–151
Hypocortisolismus, Hd/Ktz 289
Hypoglykämie, Hd/Ktz 291
Hypokalzämie, Rd 461–462
Hypoproteinämie, Pfd 374
Hypotension
– Hd/Ktz 293
– Pfd 388
hypovolämischer Schock, Hd/Ktz 281, 293

I

IATA-Richtlinien 207
Ibafloxacin 139
IBR (infektiöse bovine Rhinotracheitis) 431–432
Ikterus 101
Ileus (Darmverschluss), Pfd 387–388
Imidazole 148
Immobilisation, Medikamente 166
Impfstoffe, bestandsspezifische s. unter bestandspezifische Impfstoffe
Impfungen
– Hd 240–241
– Ktz 241–242
– Pfd 345–346
– Rd 428–436
– Schw 505–509
Import von Tieren 204
Infektiöse Anämie der Einhufer (IA) 195
– Proben 113
Infektiöse Arteriitis, Pfd, Proben 113
Infiltrationsanästhesie 158
Influenza
– Impfung, Pfd 345
– Impfung, Schw 507–508

– Zoonose 183
Infusionen 66–81
– Flüssigkeitsbedarf 74
– Geschwindigkeit 76
– Menge 76
– Technik 71–74
– Überwachung 77–78
– Zugänge 71
Infusionslösungen 77–80
– Hd/Ktz 294
Inhalationsnarkose
– allgemein 162–163
– Hd 270
– Ktz 273
– Pfd 369–371
– Rd 455
– Schw 525
Inhalationsnarkotika 164–165
Injektion
– paravenöse 73
– Technik 71–74
Injektionsnarkose 161–162
– s.a. Narkose der einzelnen Tierarten
Injektionsnarkotika 163–165
Insulin 126
intraabdominale Injektion, Schw 492
intraartikuläre Injektions(stellen)
– Hd 222–224
– Pfd 318–324
intrakutane Injektion
– Rd 410
– Schw 492
Intrakutannaht nach Halsted 41
Intrakutantest 97
intramuskuläre Injektion
– Hd/Ktz 221
– Pfd 316–318
– Rd 410

– Schw 491
intraperitoneale Injektion, Schw 492
intravenöse Injektion
– Hd/Ktz 220–221
– Pfd 316
– Rd 409
– Schw 488–490
ischämischer Schock, Pfd 373

K

Kälteanästhesie 158
Kaiserschnitt s. Sectio caesarea
Kanamycin 134
kardiogener Notfall, Hd/Ktz 293
kardiogener Schock
– Hd/Ktz 282
– Pfd 374
– Schw 529
Kardiomyopathie, Hd/Ktz 292–293
Katzenschnupfenkomplex-Impfung 241
Katzenseuche (Panleukopenie), Impfung 242
Kennzeichnung, elektronische 206
Kessler-Sehnennaht 42
Ketonkörper
– im Harn 90
– im Serum 102
Ketose, Rd 460–461
Klauenoperation, Anästhesie, Rd 453
Klebebandmethode, Kotuntersuchung 94
Knickschwanz, Rd 408
Knochenbruch, Rd 468–469
Knopfnaht 39
Knoten, chirurgischer 35–36
Knüpftechnik 35–36
Körpertemperatur
– Hd/Ktz 232
– Pfd 338
– Rd 418
– Schw 497
Kokzidienbehandlung, Hd/Ktz 246
Kokzidienoozysten, Kot 93
Kolik
– Kalb 460
– Pfd 371–372, 381–388, 399
– Rd 469, 473
– Schw 535
Kolonobstipation, Pfd 384–385
Koma, hepatisches/urämisches, Hd/Ktz 283
Kotuntersuchung 92–96
Krämpfe bei Vergiftung
– Pfd 391
– Rd 471
Krampfkolik
– Kalb 460
– Pfd 381–382
Kreatinin 102
Kreatinkinase (CK) 105
Kreislaufkollaps, Schw 530
Kreislaufschwäche, Hd/Ktz 293
Kreuzverschlag, Pfd 375–376
Kryptosporidiose 187
künstliche Beatmung 174
Künstliche Besamung (KB)
– Hd 253–254
– Pfd 356–357
– Rd 443–445
– Schw 517–519
Kürschner-Naht 40

L

Labmagenpunktion, Rd 411–412
Labmagenverlagerung, Rd 411–412, 465–468
Labmagenwurm, Rd 437
Laboruntersuchungen 82–109
Laborwerte/-parameter
– Hd 236–237
– Ktz 238
– Pfd 342–344
– Rd 423–427
– Schw 502–504
– Umrechnungswerte 5–6
Lactat, Pfd 342
Lahmheitsdiagnostik, Pfd 363
Laparotomie
– Anästhesie, Rd 452
– Wundverschluss 46–47
Laryngospasmus, Hd/Ktz 287–288
Lassa-Fieber 183
Lawsonia-intracellularis-Impfung, Schw 509
L-Block, umgekehrter, Rd 452
LDH (Lactatdehydrogenase) 106
Leberegel 187
– Bekämpfung, Rd 439
Leberprofil 109
Leberschutztherapie, Rd 468
Leishmania/Leishmaniose 187
– Hd/Ktz 246
Leitungsanästhesie
– allgemein 159
– Hd 265–267
– Ktz 271
– Pfd 363–367
– Rd 452–453
Lembert-Naht 41, 44
Leptospirose 178
– Impfung, Hd 240
– Proben 113
Leukopenie 85
Leukose
– Impfung 242
– Ktz 113, 242
– Proben 113
– Rd 197
Leukozytose 85
Leukozyturie 89
LH (Luteinisierungshormon, ICSH) 119
Lincomycin 139
Lincosamide 139–140
Lipase 106
Liquorpunktion 100
Listeriose 178
– Proben 113
Lokalanästhesie
– allgemein 151, 156–158
– Hd 265
– Ktz 271
– Rd 450–451
– Schw 524
Lokalanästhetika 157
LTH (Luteotropes Hormon) 120
Luftsäcke, Pfd 326
Lumbosakralanästhesie, Schw 524
Lumpy-skin-disease, Rd 197
Lungenauskultation, Schw 500
Lungenemphysem und -ödem der Weiderinder 460
Lungengrenzen
– Hd/Ktz 234
– Pfd 340
– Rd 420
– Schw 499

Lungenödem
- Hd/Ktz 287–288
- Pfd 389
- Rd 470
- Schw 530, 533

Lungenperkussion
- Hd/Ktz 234
- Pfd 340
- Rd 421
- Schw 499

Lungenseuche, Rd 198
Lungenwurmlarven, Rd 437
Lyme-Borreliose 178

Lymphknoten
- Hd 211
- Ktz 215
- Pfd 311
- Rd 403
- Schw 483

Lymphopenie 87
Lymphozytäre Choriomeningitis (LCM) 184
Lymphozytose 87

M

Maedi, Schf, Proben 113
Magenüberladung, Pfd 382
Magnesiummangeltetanie, Rd 462
Makrolide 140
Mannheimia-haemolytica-Impfung, Rd 430
Mannitol 80
Marbofloxacin 139
Marburg-Virus-Infektion 184
Maßeinheiten 2–9
Matratzennaht 41
- Pansen 43
Maul- und Klauenseuche s. MKS
Meteorismus, Pfd 385–386
Methylprednisolon 130
Metronidazol 141
Mikrosporie 191
Milben 191
- Nachweis 96
Milchfieber, Rd 461–462
Milchindigestion, Kalb 458–459
Milch-pH 98
Milchproben 110
Milchuntersuchung 97–99
Milzbrand (Anthrax) 179
- Pfd 195
- Proben 113
- Rd 198
- Schw 201
Milz-Nierenband-Kolik, Pfd 385
Mineralocorticoide 122–123, 127
- Hd/Ktz 306
Mineralstoffwechsel, Suchprofil 108
MKS (Maul- und Klauenseuche) 184
- Proben 113
- Rd 198
- Schw 201
MMA, Schw 532
Monitoring, Pfd 370–371
Monozytopenie 87
Monozytose 87
Moser-Achternaht 39
MPA (mittlere palmare Nervenanästhesie), Pfd 367
Mucosal Disease (MD) 197, 432–433
Muskelprofil 109
Muskelrelaxanzien 164
- Antagonisten 165
- zentrale u. periphere 151
Muskelrelaxation 151–152
- Pfd 369

Mycoplasma-hyopneumoniae-Impfung, Schw 509
Myoglobinurie 90
– paralytische 375–376

N

Nachgeburtsverhalten
– Rd 449
– Schw 532
Nadel (Naht) 32–34
Nadel-Faden-Kombinationen 31, 33
Naht 26–51
– fortlaufende 37–38, 40–41
– Materialien 27–32
– Techniken 36–47
Narkose
– Definition 151
– Hd 268–270, 298–299
– Ktz 271–273, 298–299
– Pfd 368–369, 371
– Prämedikation 160–161
– Rd 455
– Schw 525–527
– Stadien 160
– Voruntersuchung 152–155
Narkoserisikoeinschätzung 152–153
Narkotika 163–164
Natamycin 147
(Natrium-)Bicarbonat
– Lösungen 80
– Pfd 394
Natriumchloridlösung 78
Nematoden (Rundwürmer) 96
Neomycin 134
neonatale Asphyxie
– Hd/Ktz 288
– Pfd 389
– Rd 457–458, 470
– Schw 531–532
Neurektomie (Nervenschnitt), Pfd 326–328

neurogener Schock, Hd/Ktz 283
Neuroleptanalgesie 151
– Hd/Ktz 270
Neutropenie 87
Neutrophilie 86
Niederbruch, Pfd 378
Nierenprofil 109
Nierenversagen, Pfd 391
Nitrofural 141
Nitrofurantoin 141
NNR-Insuffizienz, akute 127
NNR-Profil 109
Noradrenalin 123, 134
Notfälle
– Ausrüstung 170–171
– Erstmaßnahmen 173–174
Notfallanästhesie
– Hd/Ktz 298–300
– Pfd 371
Notfallmedikamente
– allgemein 172–173
– Hd/Ktz 284–297
– Pfd 388–390
– Rd 469–470
– Schw 531
NSAID
– Hd/Ktz 306
– Pfd 389, 398–399
– Rd 470, 478
– Schw 532–533, 539
Nystatin 147

O

Oberflächenanästhesie 158
Östrogene 121
Östruserkennung
– Rd 445
– Schw 517–518
Ohrmilben, Nachweis 97
Omentopexie nach Dierksen, Rd 467–468

Opioide 165
orale Rehydratationstherapie (ORT), Kalb 459
Orbifloxacin 139
Organprofile 107–109
Ornithose 192
– Proben 114
Orthopnoe, Hd/Ktz 233
Oxytozin 117

P

Pankreashormone 125–126
Pankreasprofil 109
Pankreatitis, akute, Hd/Ktz 290–291
Panleukopenie, Proben 113
Pansengärung und -azidose, forcierte, Rd 465
Pansennaht 43
Pansenpunktion, Rd 412
Pansensaftprobe 425–427
Pansentympanie, Rd 463–465
paradoxe Atmung 233
Parafilariose, Pfd 348
parasitär bedingte Kolik, Pfd 386–387
Parasitenbekämpfung
– Hd/Ktz 243–247
– Pfd 347–350
– Rd 437–439
– Schw 510–512
parasitologische Proben 110
Paratuberkulose, Proben 113
paravenöse Injektion 73
Paravertebralanästhesie
– Rd 452
– Schw 524
Parazentese, Pfd 324
Parvovirose
– Impfung, Hd 240
– Impfung, Schw 507
– Proben 114

Pasteurella-multocida-Impfung, Schw 509
Pasteurellose 179
Penicilline 135–136
Penrose-Drainage 50
periodische Augenentzündung, Pfd 398
Pest 181
Pferdehusten, Impfung 345
Pferdeenzephalomyelitis 196
pH-Wert 70
Pirlimycin 139
Plasmaexpander 80
Plasmauntersuchung 84
Plathelminthen (Plattwürmer), allgemein 96
PMSG (Pregnant Mare Serum Gonadotropin) 120
Pneumothorax, Hd/Ktz 287
Polydipsie/Polyurie, Suchprofil 108
Polymyxin B 142
Polymyxin E (= Colistin) 142
porcines Circovirus-Impfung 507
porcines Parvovirus-Impfung 507
Prednisolon/Prednison 130
Proben
– Anforderungen 110
– Begleitschein 109
Progesterontest
– Rd 447
– Schw 519
Prolaktin 120
Prostaglandine 122
Proteinurie 89
Protozoenbehandlung, Hd/Ktz 246
PRRS-Impfung, Schw 507–508
Pseudogravidität, Hd 251

Psittakose, Proben 114
Puls
– Hd/Ktz 232
– Pfd 338
– Rd 418
– Schw 498
Puncta maxima (Herzgeräusche)
– Hd/Ktz 234
– Pfd 340
– Rd 422
– Schw 500
Punktate 99–100
– Hd 224–225
– Pfd 324
Punktionsstellen
– Hd 224–225
– Pfd 324
– Rd 411–412
Pyometra
– HD 253
– Ktz 262

Q

Q-Fieber 192
– Proben 114
Quesenbandwurm 190

R

Rauschbrand
– Proben 114
– Rd 198
Reanimation 173–174
– kardiopulmonale, Hd/Ktz 292
Redon-Drainage 48–49
Reffknoten 35–36
retrograde intravenöse Stauungsanästhesie 158
– Rd 451
Reverdin-Naht 40
Rezept 52–61
– Betäubungsmittel 54–61
– gemeines 53
– vorgeschriebene Angaben 52
Rhinitis-atrophicans-Impfung, Schw 508
Rhinopneumonie (Stutenabort), Proben 114
Rifampicin 135
Rifttalfieber (RF)
– Rd 198
– Zoonose 184
Rinderfinnenbandwurm 188
Rinderpest 198
Ringer-Lactat-Lösung 78
– Pfd 394
Rivalta-Probe 99
Rodentiose (Nagerseuche) 181
Röntgen 10–25
– Aufnahmen 20–23
– Entwicklung 23
– Geräteeinstellungen 11
– Kassetten und Filme 11
– Kontrastaufnahmen 22–23
– Lagerung von Kleintieren 13–20
– Standardprojektionen 12–13
Röntgenverordnung (RöV) 25
Ronidazol 141
Rotaviren
– Impfung, Rd 430
– Proben 114
Rotlauf 179
Rotz 179, 196
– Proben 114
Rückenmarksanästhesie s. Epiduralanästhesie
Rückstichnaht
– nach Allgöwer 39
– nach Donati 39
Rumenotomie, Rd 464

S

Säure-Basen-Haushalt 70–71
Sakralanästhesie, Rd 453
Salmonellen-Impfung
– Rd 430
– Schw 507–508
Salmonellose 180
– Rd 198
Sarkocystis 188
Schädel-Hirn-Trauma, Hd/Ktz 283
Schalm-Test 98
Schifferknoten 35–36
Schilddrüsenhormone 124–125
Schleimhautfärbung, Schw 500
Schlundverstopfung
– Pfd 380–381
– Rd 463
Schmerzbehandlung s.a. Analgesie
– Hd/Ktz 299–300
– Pfd 388
– Rd 469–470
– Schw 535
Schmieden-Naht 41
Schnüffelkrankheit, Schw, Proben 114
Schock
– Hd/Ktz 280–283
– Pfd 373–375, 388, 397–398
– Rd 469
– Schw 528–531
– Suchprofil 108
Schrumpfniere 89
Schweinefinnenbandwurm 188, 190
Schweinelähmung, ansteckende 200
Schweinepest 201
– Proben 114

SDH (Sorbitdehydrogenase) 106
Sectio caesarea (Kaiserschnitt)
– Hd/Ktz 278–279
– Rd 456
– Schw 526
– Wundverschluss 46–47
Sedation
– allgemein 151
– Hd 268, 298
– Ktz 271–272, 298
– Pfd 368–369
– Rd 454, 473
– Schw 525, 535
Sedativa 165
Sedimentationsverfahren, Kotuntersuchung 94
Sehnennaht
– nach Bunnell 42
– nach Kessler 42
Sehnenscheidenperforation, Pfd 379
Sehnenwunden, frische, Pfd 379
septischer Schock
– Hd/Ktz 282
– Schw 529
serologische Untersuchung 84
Sexualhormone 123
SI-Einheiten 2–4
Somatostatin 126
Sorbitol 80
Spectinomycin 135
Spermien
– Hd 255
– Pfd 358
– Rd 444
– Schw 518
Spiramycin 140
Spulwürmer, Hd 244

Sachverzeichnis 555

Standardwerte, physiologische
- Hd/Ktz 232–235
- Pfd 338–341
- Rd 418–422
- Schw 497–501

Staupe
- Impfung, Hd 240
- Proben 114

STH (Somatotropin) 118

Stomatitis vesicularis
- Pfd 196
- Rd 199
- Schw 201

Strahlenschutz, Röntgen 24–25

Streptokokken-Meningitis, enzootische, Schw 531

Streptomycin 135

subkutane Injektion
- Hd/Ktz 221
- Pfd 318
- Rd 410
- Schw 492

Suchprofile 107–109

Sulfonamide 142

Sulfonamid-Trimethoprim-Kombinationen 143

Sultan-Diagonalnaht 40

SVD (Bläschenkrankheit des Schweines) 185

Synoviapunktion 100

T

Tachypnoe, Rd 419

Taeniose saginata 188

Taeniose solium 188

Tätowierung 206

Tele-Injektions-Pistolen und -Gewehre 166

Telemann-Methode, Kotuntersuchung 94

Tendinitis, Pfd 378, 389

Teschner, Schw, Proben 114

Tetanie, hypomagnesiämische, Rd 462

Tetanus
- Impfung, Pfd 345–346
- Proben 114

Tetracycline 143–144

TGE (transmissible Gastroenteritis), Proben 115

Therapienotstand, Arzneimittelumwidmung 53

Thrombo(zyto)penie 85

Thrombozytose 85

thyreotoxische Krise, Hd/Ktz 291

Thyroxin (T4) 124

Tiamulin 144

Tierschutzgesetz (TSchG) 207

Tierschutz-HundeVO 207

Tierschutztransportverordnung (TierSchTrV) 207

Tierseuchengesetz (TierSG) 194, 204

Tiertransporte 207

Tilmicosin 140

Toggle pin suture, Labmagenverlagerung, Rd 466

Tollwut 185
- Hd/Ktz 195
- Pfd 196
- Proben 115
- Rd 199
- Schw 201

Tollwut-Impfung
- EU-Verordnung 206
- Hd 241
- Ktz 242
- Pfd 345–346
- Rd 431

Totale Intravenöse Anästhesie (TIVA) 161–162

Toxocarose 188
Toxoplasmose 189
TPA (tiefe palmare Nervenanästhesie), Pfd 365–366
Trachealkollaps, Hd/Ktz 288
Trächtigkeitsdauer
– Hd 249
– Ktz 260
– Pfd 352
– Rd 440
– Schw 513
Transmissible Spongiforme Enzephalopathie, Rd 199
Transsudate 99
Trepanationsstellen, Pfd 325
Triamcinolon 130
Trichinellose 190
Trichomonadenseuche, Rd 199
– Proben 115
Trichophytie 191
Trichophytose-Impfung, Rd 431
Trichterverfahren nach Baermann 94
Trijodthyronin (T3) 124
Triple Drip, Pfd 369
TSH (Thyreotropin) 118
Tuberkulose 180
– Rd 199
– Proben 115
Tularämie (Hasenpest) 181
Tulathromycin 140
Tylosin 140
Tympanie
– Milchkalb 458–459
– Rd 463–465

U

Überinfusion 77–78
U-Heft 39
Umrauschen, Schw 516

Uncinariasis 189
Urobilinogen 102
Uterusnaht 46
Uterustupferprobe, Pfd 358
Utrechter Methode, Labmagenverlagerung, Rd 467

V

Vaginalbiopsie, Schw 519
Vaginalblutung, Rd 468
Vaginalzytologie
– Hd 252–253
– Ktz 262
Valnemulin 145
Vasopressin (ADH) 117
Vergiftungen
– Hd/Ktz 294–297
– Pfd 390–394
– Proben 115
– Rd 471–473
– Schw 533–535
Vesikuläre Schweinekrankheit (SVD) 201
Viborg-Dreieck, Pfd 326
Vibrionenseuche s. Campylobacteriose
Vierpunktanästhesie, Pfd 367
virologische Proben 110
Virusabort-Impfung, Pfd 345–346
Visna, Schf, Proben 115
Vitamin- u. Mineralstoffversorgung, Rd 423–424
Vomiting and Wasting-Disease, Schw, Proben 115

W

Wachstumshormon 118
Wälzen, Labmagenverlagerung, Rd 466
Waffengesetz (WaffG) 166

Wartezeiten, Arzneimittel 54
Wasserbedarf 68, 75
Wasserhaushalt 67–69
Wehenschwäche, Schw 532
Weiberknoten 35–36
Weideemphysem, akutes, Rd 460
Weidetetanie, Rd 462
Whiteside-Test 98
WNV/WNFV (West-Nil-Fieber-Virus) 185
Wood-Lampe, Hautuntersuchung 97
Wundverschluss nach Laparotomie 46–47
Wurminfektion, Hd/Ktz 243–244

Z

Zahnaltersbestimmung, digital radiologisch, nach Korthäuer
– Hd 227–230
– Ktz 231
– Pfd 330–337
– Rd 413–417
– Schw 494–495
Zahnwechsel
– Hd 229–230
– Ktz 231
– Pfd 333–334
– Rd 415
– Schw 494
Zecken, Hd/Ktz 247
Zentrifugiermethode, Kotuntersuchung 94
Zitzennaht 42
ZNS-Trauma, Pfd 398
Zönurose 190
Zoonosen 175–193
Zwingerhustenkomplex, Impfung, Hd 241
Zyklus
– Hd 249–252
– Ktz 259–262
– Pfd 351–356
– Rd 440–443
– Schw 513–518
Zystizerkose 188, 190

MemoVet – Pferd

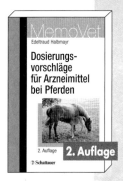

2., überarbeitete und
erweiterte Auflage 2004.
162 Seiten, zahlreiche
tabellarische
Übersichten, kart.
€ 24,95 (D) / € 25,70 (A)
ISBN 978-3-7945-2360-3

Edeltraud Halbmayr

Dosierungsvorschläge für Arzneimittel bei Pferden
MemoVet

Einmalig auf dem deutschen Markt!

Der Erfolg der ersten Auflage dieses auf dem deutschsprachigen Markt einmaligen praxisbezogenen Ratgebers war so groß, dass das Buch schon bald nach Erscheinen vergriffen war. In die erweiterte, zweite Auflage wurden einige Wirkstoffe neu aufgenommen und das Literaturverzeichnis wurde umfassend ergänzt.

Das bewährte Konzept der ersten Auflage blieb bestehen. Die Wirkstoffe sind in alphabetischer Reihenfolge aufgelistet und bieten dem Praktiker vor Ort eine rasche Orientierung bei der Arzneimittelauswahl und -dosierung. Seit dem 1. Juli 2000 ist für alle Equiden beim Verbringen aus dem Bestand ein Equidenpass mitzuführen. Bei Pferden, die darin als Schlachtpferde und somit als Lebensmittel liefernde Tiere definiert werden, gelten bezüglich der Anwendung je nach Präparat unterschiedliche gesetzliche Regelungen. Dies findet Berücksichtigung, indem für jeden Wirkstoff die Zugehörigkeit zu den Kategorien A, B, C, D und E angegeben wird, die auf die Regelung für den jeweiligen Wirkstoff hinweisen.

Der handliche Ratgeber enthält außerdem eine alphabetische Auflistung der bekanntesten Handelspräparate mit Angabe der enthaltenen Wirkstoffe und wird komplettiert durch die aktualisierte I.O.C.-Liste der Wirkstoffe, die beim Pferd als Dopingmittel gelten.

Schattauer   www.schattauer.de

MemoVet – Hund und Katze

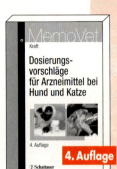

4., vollständig aktualisierte
und erweiterte Auflage
2004. 224 Seiten,
zahlreiche tabellarische
Übersichten, kart.
€ 26,95 (D) / € 27,80 (A)
ISBN 978-3-7945-2348-1

Wilfried Kraft

Dosierungsvorschläge für Arzneimittel bei Hund und Katze

MemoVet

Auf vielfachen Wunsch wieder mit handlicher Spiralbindung

In immer kürzeren Abständen treten neue Vorschriften in Kraft, kommen neue Arzneimittel hinzu, werden andere vom Markt genommen. Der Bedarf des Tierarztes nach einem Wegweiser durch diesen Medikamentendschungel ist groß: Bereits zwei Jahre nach Erscheinen war die letzte Auflage der „Dosierungsvorschläge" ausverkauft. Grund genug für eine Neuauflage, die die im Sommer 2005 in Kraft getretene 13. Novelle des Arzneimittelgesetzes berücksichtigt.

Die vierte Auflage ist noch benutzerfreundlicher geworden: So wurde die Anzahl der aufgeführten Arzneimittel weiter erhöht. Neu aufgenommen wurden ferner zu jedem Wirkstoff die „Nebenwirkungen und Besonderheiten" sowie die „Kontraindikationen", sodass das Medikamentprofil jetzt keine Wünsche mehr offen lässt. Mit der bewährten tabellarischen, alphabetischen Zusammenstellung der Wirkstoffe behalten Sie garantiert den Überblick. Auch die praktische Indikationsliste wurde beibehalten und erheblich erweitert. Und als besonderes Plus erscheint das praktische Kitteltaschenformat auf vielfachen Wunsch erneut mit Spiralbindung.

Für alle praktisch tätigen Tierärzte ist dieser handliche Leitfaden nach wie vor ein unverzichtbarer Begleiter.

„Dieses Buch ist ein Muss für jeden kurativ tätigen Kleintiermediziner und Studierenden der klinischen Semester. Es sollte wie das Stethoskop seinen Platz in jeder tierärztlichen Kitteltasche haben."
Kleintierpraxis

Schattauer   www.schattauer.de   Irrtum und Preisänderungen vorbehalten

MemoVet – Hund und Katze

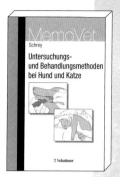

2006. 602 Seiten,
1510 Abbildungen, kart.
€ 49,95 (D) / € 51,40 (A)
ISBN 978-3-7945-2484-6

Christian Ferdinand Schrey

Untersuchungs- und Behandlungsmethoden bei Hund und Katze
MemoVet

Schritt-für-Schritt-Anleitungen in detaillierten Bildern!

Das reich illustrierte Praxisbuch bietet eine „Gebrauchsanweisung" zu den wichtigsten Untersuchungs- und Behandlungsmethoden in der Kleintierpraxis. Mit umfassenden Schritt-für-Schritt-Anleitungen zur klinischen Untersuchung und Therapie bei Hund und Katze sind Sie für den Praxisalltag bestens gerüstet.

Die Techniken und Methoden sind systematisch nach Fachgebieten gegliedert – so stehen die wesentlichen Informationen für eine effektive Diagnostik und Therapie rasch und in übersichtlicher Form zur Verfügung.

Der Autor der beiden erfolgreichen Werke „Leitsymptome und Leitbefunde/Notfalltherapie bei Hund und Katze" geht nach einer kurzen Einführung in die allgemeinen Untersuchungsmethoden auf die wichtigsten Untersuchungs- und Behandlungsformen sämtlicher Körperregionen ein. Das Spektrum reicht dabei von einfachen (z. B. EKG, Injektionen) bis zu aufwändigen (z. B. Perikardiozentese) Methoden. Neben den physiologischen Werten werden auch pathologische Untersuchungsbefunde dokumentiert. Anhand des umfangreichen Bildmaterials wird das konkrete Vorgehen bei Untersuchung, Diagnostik und Behandlung schrittweise und leicht nachvollziehbar dargestellt. Sinnvoll ergänzt werden die Abbildungen durch kurze prägnante Erläuterungen, die die wichtigsten Informationen zusammenfassen.

Dieses praxisorientierte Nachschlagewerk ist besonders für praktizierende Tierärzte, Assistenzärzte und Studenten der Veterinärmedizin geeignet.

Schattauer   www.schattauer.de

Irrtum und Preisänderungen vorbehalten

MemoVet – Hund und Katze

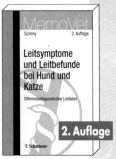

2., überarbeitete und
erweiterte Auflage 2005.
462 Seiten, 3 Abbildungen,
z.T. tabell. aufgebaut, kart.
€ 39,95 (D) / € 38,– (A)
ISBN 978-3-7945-2384-9

Christian Ferdinand Schrey

Leitsymptome und Leitbefunde bei Hund und Katze
Differenzialdiagnostischer Leitfaden
MemoVet

- Über 100 Leitsymptome und deren Differenzialdiagnosen
- Über 30 klinische Leitbefunde und deren Differenzialdiagnosen
- Über 100 Laborbefunde, deren Normwerte und Auswertung
- Diagnostische Stufenpläne für jedes Leitsymptom bzw. für jeden Leitbefund
- Zahlreiche Tabellen zur Befundauswertung

„Dieses Buch ist dank seines klaren, übersichtlichen Aufbaus und seines kompakten Informationsgehaltes ein nützliches, praxisnahes Kompendium." Kleintiermedizin

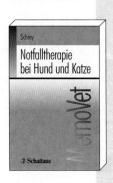

2002. 286 Seiten,
tabellarisch aufgebaut, kart.
€ 34,95 (D) / € 36,– (A)
ISBN 978-3-7945-2171-5

Christian Ferdinand Schrey

Notfalltherapie bei Hund und Katze
MemoVet

Leitlinien zur Therapie von Notfällen

Ein übersichtliches Nachschlagewerk nicht nur zur Erstversorgung, sondern auch zur Weiterbehandlung von Notfällen bei Hund und Katze. Es bietet konkrete Handlungsanweisungen sowie Hilfestellung zur Auswahl von Infusionslösungen, Antibiotika, Analgetika, Sedativa und Präparaten zur klinischen Ernährung.

Dieses Kitteltaschenbuch bietet allen Tierärztinnen und Tierärzten sowie Studierenden klar strukturierte Leitlinien zur Therapie von zahlreichen Notfällen in der Kleintiermedizin.

Schattauer   www.schattauer.de   Irrtum und Preisänderungen vorbehalten